U0668742

河南中医药大学传承特色教材

仲景学术历代医家研究与传承

（供中医学、针灸推拿学、中西医临床医学等专业用）

主编　李成文

全国百佳图书出版单位
中国中医药出版社
· 北 京 ·

图书在版编目（CIP）数据

仲景学术历代医家研究与传承/李成文主编 . —北京：中国中医药出版社，2022.3
（2025.5重印）
河南中医药大学传承特色教材
ISBN 978 - 7 - 5132 - 6144 - 9

Ⅰ.①仲…　Ⅱ.①李…　Ⅲ.①张仲景(150 - 219) - 医学思想 - 中医学院 - 教材
Ⅳ.①R2 - 092

中国版本图书馆 CIP 数据核字（2021）第 245788 号

中国中医药出版社出版
北京经济技术开发区科创十三街 31 号院二区 8 号楼
邮政编码　100176
传真　010 - 64405721
北京盛通印刷股份有限公司印刷
各地新华书店经销

开本 787 × 1092　1/16　印张 17　字数 377 千字
2022 年 3 月第 1 版　2025 年 5 月第 2 次印刷
书号　ISBN 978 - 7 - 5132 - 6144 - 9

定价　68.00 元
网址　www.cptcm.com

服务热线　010 - 64405510
购书热线　010 - 89535836
维权打假　010 - 64405753

微信服务号　zgzyycbs
微商城网址　https：//kdt.im/LIdUGr
官方微博　http：//e.weibo.com/cptcm
天猫旗舰店网址　https：//zgzyycbs.tmall.com

如有印装质量问题请与本社出版部联系（010 - 64405510）
版权专有　侵权必究

河南中医药大学传承特色教材

编审委员会

河南中医药大学传承特色教材

《仲景学术历代医家研究与传承》编委会

前 言

　　教育部和国家中医药管理局《关于医教协同深化中医药教育改革与发展的指导意见》（教高〔2017〕5 号）中指出："改革中医药课程体系：推进中医药课程内容整合与优化，构建以中医药传统文化与经典课程为根基，以提升中医药健康服务能力为导向的课程体系。"2019 年 10 月发布的《中共中央 国务院关于促进中医药传承创新发展的意见》中指出，要改革中医药人才培养模式，强化中医思维培养，改革中医药院校教育。在此背景下，河南中医药大学总结近十年来仲景学术传承班和中药传承班的办学经验，进一步优化培养方案和课程体系，同时进行相关学术传承特色教材建设，组织编写传承特色系列创新教材。

　　本套教材共有 16 本，包含《中医训诂学》《中医文化学》《国学经典导读》《仲景方药学》《仲景辨治学》《仲景经方案例导读》《仲景学术历代医家研究与传承》《本草名著选读》《中药药性专论》《经典中成药》《中药传统制剂技术》《中药传统炮制技术》《中药资源与栽培》《中药鉴定学》等。该系列教材主要配套仲景学术传承班和中药学术传承班教学使用，同时适合中医、中药类相关专业研究生及医学爱好者学习，也可作为中医药教学、医疗研究人员的参考用书。

　　在编写的过程中，我们参考了其他高等中医药院校相关教材及资料，限于编者的能力与水平，本套教材难免有很多不足之处，还要在教学实践中不断总结与改进，敬请同行专家提出宝贵意见，以便再版时修订提高。

河南中医药大学教材编审委员会

2020 年 4 月

编写说明

东汉是中国历史上最寒冷的时期之一，战争频仍，疫病流行，民不聊生。正如《伤寒卒病论集》曰："余宗族素多，向余二百。建安纪年以来，犹未十稔，其死亡者三分有二，伤寒十居其七。感往昔之沦丧，伤横夭之莫救，乃勤求古训，博采众方，撰用《素问》《九卷》《八十一难》《阴阳大论》《胎胪药录》，并平脉辨证，为《伤寒杂病论》，合十六卷。虽未能尽愈诸病，庶可以见病知源。若能寻余所集，思过半矣。"医圣张仲景继承古方，创制新方，防治疫病，辨析杂病，功效卓著，方被誉为经方，书被称为经典，为后世研究《伤寒论》辨证论治规律及用药心得、形成伤寒学派或经方学派或仲景学说奠定了坚实的基础；同时对中医理论和临床医学的发展，特别是对外感热病的辨证论治体系的发展有着深远的影响。

由于研究伤寒者众多，应用经方者更是不可胜数，使得伤寒学研究历千余年而不衰。河南是中医的发源地，中原是医圣的故乡，名医辈出。为进一步弘扬仲景学说，河南中医药大学充分发挥天时地利人和的优势，从全校学生中选拔优秀学子，开设仲景学术传承班，培养出一大批基础理论功底扎实、跟名师临床实践的人才，深得社会好评。

《仲景学术历代医家研究与传承》为河南中医药大学传承特色教材之一，本书编委会通过反复论证，最终选定历代研究《伤寒杂病论》成就卓著的医家共 13 人，制定编写大纲，讨论编写体例，在反复阅读原著、参考众多专家研究成果的基础上，对这 13 人的学术成就、临证经验等方面进行系统阐述。本教材历时近三年，三易其稿，方才完稿。

本教材的编写工作得到河南中医药大学、北京中医药大学、广州中医药大学、辽宁中医药大学、湖南中医药大学、云南中医药大学及中国中医药出版社的大力支持，在此一并感谢！

因编者学识所限，不足之处希望读者在使用过程中能提出宝贵意见，以便再版时修订完善。

《仲景学术历代医家研究与传承》编委会
2021 年 9 月

目 录

绪 论

东汉末年，战争频仍，伤寒病猖獗，死亡率高，病因不明，缺乏治疗手段。医圣张仲景"感往昔之沦丧，伤横夭之莫救，乃勤求古训，博采众方，撰用《素问》《九卷》《八十一难》《阴阳大论》《胎胪药录》，并平脉辨证，为《伤寒杂病论》，合十六卷"。他继承古方，创制新方，防治疫病，辨析杂病，功效卓著，方被誉为经方，书被称为经典，为后世研究《伤寒论》辨证论治规律及用药心得、形成伤寒学派或经方学派或仲景学说奠定了坚实的基础；同时对中医理论和临床医学的发展，特别是对外感热病的辨证论治体系的发展有着深远的影响。

由于《伤寒杂病论》理论价值高、经方临床疗效好，因此研究者众多，代不乏人，著作更是不计其数。后世学者为方便研究仲景学说，根据不同时期的学术研究特点，将其分为宋金以前伤寒八家和明清时期伤寒三派。前者包括晋代王熙，唐代孙思邈，宋代韩祗和、朱肱、庞安时、许叔微、郭雍，金代成无己；后者包括错简重订派、维护旧论派与辨证论治派，并和温病学派进行争鸣，使得中医辨治外感热病迈上了新台阶。

伤寒三派中，错简重订派认为世传本《伤寒论》有错简，主张考订重辑。此观点由方有执首先提出，喻昌（字嘉言）大力倡导，从其说者甚众，如张璐、吴仪洛、吴谦、程应旄、章楠、周扬俊等。该派医家思想活跃，不囿于旧说，有一定创新精神，为伤寒研究注入新风。维护旧论派主张维护世传《伤寒论》旧本内容的完整性和权威性，尊王叔和，赞成无己，认为《伤寒论》诸法不仅能治伤寒，还可治疗杂病，代表医家有张遂辰、张志聪、张锡驹、陈念祖等。辨证论治派强调探讨和发挥《伤寒论》辨证论治规律。根据其研究特点，又分为以柯琴、徐大椿为代表的以方类证派，以尤怡、钱潢为代表的以法类证派，以陈念祖、包诚为代表的分经审证派。

西晋太医令王熙，字叔和，辑佚失散的《伤寒杂病论》伤寒部分，进行整理和编次为《伤寒论》，使之得以保存并流传后世，影响深远，厥功至伟。

孙思邈，唐代人，著《备急千金要方》，创用"方证同条，比类相附"的研究方法，以方为纲，归类相认，以揭示伤寒六经辨治的规律。他推崇太阳病中桂枝、麻黄、青龙三法的运用，对后世医家产生了深远影响，明代方有执、喻嘉言宗其说而发挥为"三纲鼎立"之说，成为错简重订派的主要学术观点之一。

韩祗和，宋代人，著《伤寒微旨论》，主张师仲景之心法，而不泥论中之方药，临证多自拟方。他认为伤寒之病机为阳气内郁，强调从脉证入手分辨，主张杂病证为先、脉为后，伤寒脉为先、证为后，熔伤寒杂病于一炉。

许叔微，字知可，宋代人，著《伤寒百证歌》《伤寒发微论》《伤寒九十论》等。

他主张以阴阳为纲，统领表里寒热虚实，于八纲辨证最有研究，并把六经分证和八纲辨证紧密结合起来。其《伤寒九十论》是中医学发展史上第一部医案专著，共收录应用经方验案90例，涉及内科、妇科等，还摘录他人医案，并记载了死亡医案，对后世产生了较大影响。

朱肱，字翼中，宋代人，著《南阳活人书》。他主张从经络辨识病位，谓"治伤寒须先识经络，不识经络，触途冥行，不知邪气之所在"。他认为伤寒三阴三阳病即是人足六经为病；强调脉与证合参以辨阴阳表里，注重病与证的鉴别诊断。其方药研究则承袭孙思邈之法，以方汇证，颇切实用。

庞安时，字安常，宋代人，著《伤寒总病论》。他认为广义伤寒是由寒毒侵袭所致，天行温病为感受四时乖戾之气而发，具有流行性、传染性，其辨治既与伤寒大异，也不同于一般温病，治疗重用石膏清热解毒，对后余师愚治疫不无影响。

郭雍，字子和，宋代人，著《伤寒补亡论》。因《伤寒论》中方药多有缺失，遂撷取朱肱、庞安时、常器之等医家之方补《伤寒论》之未备，其中引用常器之之论是后世研究常氏的重要参考资料。

成无己，金代人，著《注解伤寒论》《伤寒明理论》。他主张以经释论，即以《黄帝内经》（以下简称《内经》）、《难经》的理论来解释《伤寒论》条文的机理，是注解《伤寒论》的第一家。他重视对伤寒症状的鉴别，《伤寒明理论》是伤寒临床症状鉴别诊断专著，列举了《伤寒论》中50个常见的主要症状进行类症鉴别，如发热、寒热、潮热、烦躁四者的异同，四逆和厥冷的鉴别等，其于定体、分形、析证、明理颇有独到见解。

方有执，字中行，明代人，著《伤寒论条辨》。他认为世传本《伤寒论》有错简，主张考订重辑，采取削去《伤寒例》，合《辨脉》《平脉》改置篇末，对六经证治诸篇大加改订；把太阳病三篇分别更名为《卫中风》《营伤寒》和《营卫俱中伤风寒》，另增《辨温病风温杂病脉证并治篇》，以为如此便基本恢复《伤寒论》原貌。方氏成为错简重订派的开山，清初喻昌大力倡之，从其说者甚众，开启后世伤寒学术争鸣之端，渐次形成伤寒内部不同的学术流派。

喻昌，字嘉言，明末清初人，著《尚论张仲景伤寒论重编三百九十七法》《尚论后篇》《寓意草》《医门法律》《喻选古方试验》《（痘疹）生民切要》等。在王熙、孙思邈、方有执的基础上，他提出伤寒三纲鼎立之说，即四时外感以冬月伤寒为大纲，伤寒六经以太阳经为大纲，太阳经以风伤卫、寒伤营、风寒两伤营卫为大纲，并以此三纲订正《伤寒论》。临证强调"先议病后议药"，重视"议病"，师法仲景，善用经方，其医案专著《寓意草》共收录七十余案，详述病因、病情，剖析辨证、治疗，并多以层层设问或师徒问答方式，阐明案中关键和疑难之处，有许多独到和精辟的见解。清代著名医家李冠仙受其影响，撰《仿寓意草》，将二十年验案之"精心独造得古人法外法者"集为一轶；谢甘澍有感于《寓意草》辞精理博、意深旨奥，对其条分缕析，注疏引申，撰《寓意草注释》，成为阅读喻氏原著的重要参考书。

张璐，字路玉，明末清初人，著《张氏医通》《伤寒缵论》《伤寒绪论》《本经逢原》《诊宗三昧》《千金方衍义》等。他重视伤寒研究，学宗方有执、喻昌，崇尚三纲鼎立之说，以"阴阳传中"为纲，分辨六经经腑及表里寒热，辨治伤寒病。其云"夫治伤寒之法，全在得其纲领。邪在三阳，则当辨其经腑，病入三阴，则当分其传中。盖经属表，宜从外解，腑属里，必须攻下而除。传属热……中属寒……"。辨治杂病，他崇尚温补，虽出入于李杲、朱震亨、薛己、张介宾、王肯堂、李中梓之间，但又不为诸家之说所束，善于在散漫纷繁之中寻出条理，临证投药必参酌古今，断以己意，反复推论，积累了丰富的临床经验，与喻昌、吴谦并称为清初三大家。《张氏医通》收录了张氏父子内外妇儿等各科医案 261 案，包括死亡医案及精选宋元明各代名医医案。医案症脉详细，病因清楚，病机分析精辟，用方灵活，交代疗效，备受后世青睐。

吴仪洛，字遵程，清代人，著有《本草从新》《成方切用》《伤寒分经》等。他对本草、方剂、伤寒均有研究，推崇张元素的用药法象，把药物的气味厚薄、阴阳寒热与脏腑理论结合起来，并根据临床实践，提出以形、色、性、味来区分用药；强调药物的四气五味、升降浮沉与临床疗效之间的密切关系。其治伤寒推崇喻昌《尚论篇》，附和其三百九十七法之说。

吴谦，字六吉，清代人，主编《医宗金鉴》。其《订正伤寒论注》以《伤寒论条辨》为基础，多取方喻之注，对后世方喻之说的广泛传播不无影响。

程应旄，字郊倩，清代人，著有《伤寒论后条辨直解》。他崇尚方有执之说，倡伤寒六经统赅百病之旨。

章楠，字虚谷，清代人，著有《医门棒喝初集》、《伤寒论本旨》（又名（医门棒喝二集））、《灵素节注类编》（又名（医门棒喝三集））。章氏推崇张机辨证论治理论，又深受叶桂等温病学家的影响，强调伤寒与温病不同；治伤寒依方有执风伤卫、寒伤营、风寒两伤营卫之例对《伤寒论》进行编次整理。《医门棒喝初集》论后多附有医案，诊治过程详尽，后附按语，或设问答形式分析辨证思路及临证用药经验，读后有豁然开朗之感。

周扬俊，字禹载，清代人，著有《伤寒论三注》《温热暑疫全书》。其治伤寒兼采方喻两家之说，合以己见，但又有创见。如将"病有发热恶寒者，发于阳也；无热恶寒者，发于阴也。发于阳者七日愈，发于阴者六日愈，以阳数七，阴数六故也"作为辨识阳证阴证的大纲，列为太阳篇首条。

黄元御，字坤载，清代人，著有《伤寒悬解》《四圣悬枢》《伤寒说意》《四圣心源》《素灵微蕴》《长沙药解》《玉楸药解》《金匮悬解》《素问悬解》《难经悬解》《灵枢悬解》《道德悬解》《周易悬解》等。

张遂辰，字卿子，明末清初人，著有《伤寒论参注》。他认为王熙收集整理的《伤寒论》内容与张机原著相差不远，故依据成注本卷次，引经据典，并选取朱肱、许叔微、庞安时、张元素、李杲、朱震亨、王安道、王三阳、王肯堂诸家之说进行注释。其门人有张志聪、张锡驹。

张志聪，字隐庵，清代人，著有《伤寒论宗印》《伤寒论集注》《本草崇原》《本草崇原集说》《黄帝内经灵枢集注》《黄帝内经素问集注》《金匮要略注》《侣山堂类辩》《伤寒论宗印》《医学要诀》等。他主张对《伤寒论》原本"汇节分章","节解句释，阐幽发微"，并将《辨脉》《平脉》置于论末，如此则"理明义尽，至当不移"。他首倡六经气化说，以五运六气、标本中气之理阐发伤寒六经生理病理。

张锡驹，字令韶，清代人，著有《伤寒论直解》。他认为六经六气有正邪两个方面，正气之行，由一而三，始于厥阴，终于太阳，运行不息，周而复始；邪气之传，由三而一，初犯太阳，终传厥阴，唯其传变有不以次，当随其证而治之。

陈念祖，字修园，清代人，著有《伤寒论浅注》《伤寒真方歌括》《长沙方歌括》《伤寒医诀串解》《金匮要略浅注》《景岳新方砭》《灵素集注节要》《女科要旨》《神农本草经读》《时方歌括》《医学从众录》《医学精义》《陈修园医案》《南雅堂医案》等。其依据张志聪《伤寒论集注》所分章节，定为三百九十七法。自《太阳篇》至《劳复篇》十篇，洁本《伤寒论》自此风行。他还采用分经审证方法研究《伤寒论》，融入六经气化之说，将深奥的理论落实到临床证治。如将太阳病分为经证、腑证和变证；经证有虚实之分，虚者桂枝汤，实者麻黄汤；腑证有蓄水蓄血之异，蓄水证用五苓散，蓄血证用桃仁承气汤；变证有从阳从阴之化，阳虚者多从少阴寒化，四逆汤、桂枝加附子汤，阴虚者多从阳明热化，白虎加人参汤、承气汤之类。他如阳明少阳皆分经腑，太阴有阴化阳化，少阴有水化火化，厥阴有寒化热化，有利于掌握六经病机、传变特点和证治规律。其医案包括内外妇儿及五官各科，语言精练，病机分析、标本主次、治则处方用药法度严谨。

柯琴，字韵伯，清代人，著有《伤寒论注》《伤寒论翼》《伤寒附翼》，三书合称《伤寒来苏集》。他主张以方名证，证从经分。首先提出汤证概念，即将某汤方的主治证称为某汤证，如桂枝汤证、麻黄汤证等，汇集方证条文分属于六经篇中。如《太阳篇》汇集了桂枝汤、麻黄汤、葛根汤、青龙汤、五苓散、十枣汤、陷胸汤、泻心汤、抵当汤、火逆、痓暑湿等共十一证类。而桂枝汤证类汇集了桂枝汤脉证十六条，桂枝坏证十八条，桂枝疑似证一条，与桂枝证相关的十八方，如桂枝二麻黄一汤、桂枝加附子汤等。他提出六经地面说，六经为百病立法，指出"伤寒杂病，治无二理，咸归六经节制"，扩大了六经辨证论治范围。

徐大椿，字灵胎，清代人，著有《伤寒论类方》《六经病解》《兰台轨范》《难经经释》《内经诠释》《女科指要》《伤寒约编》《神农本草经百种录》《药性切用》《医贯砭》《医学源流论》《洄溪医案》《女科医案》等。他治伤寒主张类方研究，方不分经，并突破六经束缚，将一百一十三方分作桂枝、麻黄、葛根、柴胡、栀子、承气、泻心、白虎、五苓、四逆、理中、杂方十二类。除杂方外，十一类各有主方与其主治条文，次列与主方有关的加减方。如桂枝汤方类即以桂枝汤为主方，以桂枝为基础的加减方包括桂枝加附子汤、桂枝加桂汤、桂枝去芍药汤、桂枝去芍药加附子汤、桂枝加厚朴杏子汤、小建中汤、桂枝新加汤、桂枝甘草汤、苓桂甘枣汤、桂枝麻黄各半汤、桂枝二麻黄一汤、桂枝二越婢一汤、桂枝去桂加茯苓白术汤、桂枝去芍药加蜀漆龙骨牡蛎救逆汤、桂枝甘草龙骨牡蛎汤、桂枝加葛根汤、桂枝加芍药汤、桂枝加大黄汤等共十九方。徐氏医案重视医理分析，突出治则与用药心法，常独出机杼，并注明预后与治疗效果。后世王士雄为其医案作注加按。

钱潢，一名虚白，字天来，清代人，著有《伤寒论证治发明溯源集》。他承袭三纲学说，以法类证，归纳较为详细。如太阳中风证治分为中风正治、太阳坏病、中风失治、中风火劫、中风误吐、中风误汗、汗下颠倒、中风误下、中风蓄血九证。

尤怡，字在泾，清代人，著有《伤寒贯珠集》《金匮要略心典》《金匮翼》《医学读书记》。他研究伤寒依据主证病机，归纳治法，将三阳篇归纳为正治法、权变法、斡旋法、救逆法、类病法、明辨法、杂治法和刺法八法。如太阳以麻黄、桂枝为正治法；以大小青龙、小建中、炙甘草及桂枝二麻黄一为权变法；以真武、四逆为斡旋法；以大小陷胸及诸泻心汤为救逆法。此外，太阳还有类病法，阳明又有明辨、杂治二法，少阳则有刺法。三阴经亦有表里温清诸法可辨。尤氏医案症状简略，与病机夹叙夹议，突出治则，处方没有剂量，多为一诊病例，复诊较少。

包诚，字兴言，清代人，著有《伤寒审证表》《十剂表》《广生篇》。他按照经病主表、脏腑主里、腑病多实、脏病多虚的原则对《伤寒论》进行分类研究。如将太阳经分为本病中风、本病伤寒、兼病、阳盛入腑、阴盛入脏、坏病、不治病七证；阴阳经分作腑病连经、腑病、虚证、不治病四证；少阳经分为经病、本病、入阳明病、入三阴病、坏病五证；三阴经均有脏病连经、脏病两证，少阴、厥阴各多出不治病一证。

总之，伤寒学派的形成、发展与鼎盛反映了伤寒学研究的成长过程和成熟，使仲景学说深入人心，成为中医学最为重要的组成部分，并与温病学开展学术争鸣，促进了中医基础理论与临床医学的发展与进步，为中医学作出了巨大贡献。

以上归纳了伤寒学派代表医家的学术特点，但是还有更多研究仲景的医家尚未涵盖，即使是代表医家的描述也是画龙点睛。因此，本教材选择许叔微、喻昌、张志聪、郑重光、尤怡、徐大椿、黄元御、陈念祖、郑寿全、章楠、张锡纯、曹家达、恽树珏13人，从生平简介、著作概要、学术渊源、伤寒学术成就、应用经方临证经验、临证医案方面进行系统研究，重点是伤寒学术成就，深入挖掘其学术思想，辨识伤寒杂病的思路与方法，应用经方的指南与要点，临证用药经验与心得体会，并附原著摘录以备课后阅读，以利于拓宽学术视野，提高理论水平，指导临床实践，发扬光大仲景学说。

第一章 许叔微

一、生平简介

许叔微（1080—1154），字知可，宋代真州白沙（今江苏仪征）人。许叔微11岁时，父以时疫，母以气中，百日之间，并失怙恃，因"痛里无良医，遂治经方"。他认为"医之大道矣，可以养生，可以全身，可以尽年，可以利天下与后世"，故潜心岐黄，在服官余暇，穷研医术，精益求精，凡有病者，无问贵贱，给药从不取值，所治应手而愈，后以医名，活人无数。南宋建炎年间（1127—1130），真州被金兵攻破，一时疫疾大作，"知可遍历里门，十活八九"，可见其医术之精湛、医德之高尚。

许氏幼年后累举进士不第，52岁方举进士，曾任徽州、杭州教官，以及翰林集贤院学士，故后世多以"许学士"称之。许氏为官，刚毅正直，因见高宗赵构偏安江南，无意大举，昏庸无能，亲奸害忠，丧权辱国，"会秦桧当国，主和议，疾朝士异者，乃谢病归"，便告归太湖马迹山，居檀溪。乃构筑别墅，因位于梅梁湖畔，故称梅梁小隐，并亲植檀树三棵，别称三檀老屋，檀溪泉也改称为隐君泉。许氏退隐乡里，行医济人，潜心医学。许氏与抗金名将韩世忠交好，韩世忠见许氏对《伤寒论》有独到见解和补充，提笔为其题写了"名医进士"这一中堂匾额。

许氏著有《伤寒百证歌》《伤寒发微论》《伤寒九十论》（合称《许氏伤寒论著三种》）等，均存于世，流传至今。其又善化裁古方，创制新剂，晚年荟萃平生所得，编撰成《普济本事方》及《类证普济本事方后集》。此外，他还著有《仲景脉法三十六图》《治法八十一篇》《翼伤寒论》《辨类》等，惜均亡佚。现有《许叔微医学全书》合订本。

二、著作概要

1.《伤寒百证歌》 又名《拟伤寒歌》《伤寒歌》《张仲景注解伤寒百证歌》，5卷。前两卷为伤寒辨证总纲歌诀，卷一为伤寒脉证总类歌，卷二为伤寒病证总类歌，卷三至卷五为伤寒各种证候歌诀。这是有关伤寒学的最早诗歌专著，许氏取仲景方论编成歌诀100首，以便后学习诵。

2.《伤寒发微论》 又名《张仲景注解伤寒发微论》，2卷，共计22论。首论伤寒73证，加以简明扼要的阐释。首论以下则为学习笔记，涉及伤寒中的证候、脉法和用药等，反映其治伤寒独到的心得和体会。其内容包括论桂枝汤用赤白芍药不同、论伤寒慎用圆子药、论桂枝麻黄青龙用药三证、论两感伤寒、论伤寒以真气为主、论治伤寒须依次第、论仲景缓沉迟三脉、论表里虚实、论桂枝肉桂、论滑脉、论用大黄药、论阴不得有汗、论林亿疑白虎证有差互、论弦动阴阳二脉不同、论中风伤寒脉、论表证未罢未可下、论中暑脉不同、论伤寒须早治、论发热恶寒、论风温证、论温疟证。陆心源认为"《发微论》探微索赜，妙语通神"。汪琥《伤寒论辨证广注》赞曰："此皆发明仲景微奥之旨，书名'发微'，称其实矣。"

3.《伤寒九十论》 又名《伤寒治验九十论》，1 卷，为许氏应用《伤寒论》理法方药诊治伤寒病的医案专著。其中既有成功的经验，也有不治的病例，每论首记病例及治疗经过，然后加以评述，并阐述其道理，颇似今日之病案讨论。该书是现存最早的医案专著，在中医医案的发展史上具有开创意义，后世医家多将书中案例作为典范，收录于各医案专著的伤寒类案中。

4.《普济本事方》 又名《类证普济本事方》，简称《本事方》，全书共 10 卷，亦有作 12 卷者，乃许氏"取平生已试之方，并记其事实"。该书以杂病证治为主，主要内容包括中风肝胆筋骨诸风、心小肠脾胃病、风寒湿痹白虎历节走注诸病、风痰停饮痰癖咳嗽、积聚凝滞五噎膈气、膀胱疝气小肠精漏、翻胃呕吐霍乱、脏腑滑泄及诸痢、虚热风壅喉闭清利头目、肿满水气蛊胀、肾脏风及足膝腰腿脚气、肠风泻血痔漏脏毒、衄血劳瘵吐血咯血、眼目头面口齿鼻舌唇耳、诸嗽虚汗消渴、金疮痈疽打扑诸疮破伤风、诸虫飞尸鬼崖、伤寒时疫、妇人诸疾及小儿病。《普济本事方》按病种分 23 类，各类记述治疗方剂和针灸法。全书共收录 373 方，既收集了古代文献中的方剂，也有自拟方、民间单方，处方简单，选药精微，并且每味药必详述炮制方法。书中诸案强调辨证，详于理论阐述，每以《伤寒论》原文为理论依据。

5.《类证普济本事方后集》 为许氏晚期著作，共 10 卷。主要内容包括治诸虚等并用药总论、治诸积热等疾、治诸风等疾、治诸气冷等疾、治诸腰疼等疾、治脾胃等疾、治口舌牙齿诸疾、治诸眼目等疾、治诸喘嗽等疾、治诸瘰疬等疾、治鼻耳诸疾、治疮痈诸疾、治水肿等疾、治诸泻痢等疾、治诸痔漏等疾、治打扑伤损等疾、治诸寒疟等疾、治肠风酒痢等疾、治诸寸白虫等疾、治妇人诸疾、治小儿诸疾、治诸杂病等。张锡纯评价本书说："尝思医方非经名医选择不足贵，诚以名医能识方，犹伯乐之能相马也。宋名医许氏先生，曾著《本事方》十卷，久为医界所宝贵。至其续集十卷，则得之日本，诚所谓礼失求诸野矣。今观其书所载诸方，多离奇新异，令人乍视之，不得其解。及深思之，则确有精义，是诚所谓海上仙方，而不可以寻常方术视之者也。"

三、学术渊源

许叔微 11 岁时，因时疫痛失亲人，遂钻研医道，参访各地名师，研习古代医学典籍。许氏尤其尊崇张仲景《伤寒论》，在其《伤寒百证歌》《伤寒九十论》等著作中对《伤寒论》理法方药各方面进行了精辟的发挥，在临床上大胆地实践仲景学说，并将应用经方治疗的医案整理成册，成为学习仲景学说的必读之书。许氏认为："论伤寒而不读仲景之书，犹为儒而不知孔子六经也。"可见其对《伤寒论》的推崇与深入阐发。

除了《伤寒论》以外，许氏还广泛参研《内经》《难经》《神农本草经》《金匮要略》《脉经》《针灸甲乙经》《诸病源候论》《备急千金要方》《经效产宝》《太平圣惠方》《经史证类备急本草》《苏沈良方》《小儿药证直诀》《南阳活人书》《太平惠民和剂局方》等，不仅在《普济本事方》中收录了其中的大量医方，还将其付诸临证。

四、伤寒学术成就

宋代伤寒学风浓郁，重理论阐述而有所发明，代表人物如韩祗和、庞安常、朱肱等，皆探幽索隐，各抒己见，于仲景之学不无发蒙解惑之功。许氏承先贤遗绪，立足临床，出以新意，以症类证研究伤寒，别树一帜。清代俞震《古今医案按》评价说："仲景《伤寒论》犹儒书之《大学》《中庸》也，文辞古奥，理法精深。自晋迄今，善用其书者，惟许学士叔微一人而已。所存医案数十条，皆发明，可为后学楷模。"

1. 阐发"三纲鼎立"学说　孙思邈《千金翼方》云："夫寻方之大意，不过三种：一则桂枝，二则麻黄，三则青龙。凡疗伤寒，不出之也。"许氏亦说："桂枝治中风，麻黄治伤寒，青龙治中风见寒脉，伤寒见风脉。"许氏在王叔和与孙思邈的基础上，提出了"三纲鼎立"，他在《伤寒百证歌·伤寒病证总类歌》中说："一则桂枝二麻黄，三则青龙如鼎立。精对无差立便安，何须更数交传日。"对于三方的临床运用，桂枝、麻黄、青龙，皆表证发汗药，而桂枝治汗出恶风，麻黄治无汗恶寒，青龙治无汗而烦。随后，明代医家方有执单列《卫中风篇》《营伤寒篇》《营卫俱中伤风寒篇》，至此"三纲鼎立"之说基本成形，又经喻昌进一步发挥而完善。

2. 临证辨病，注重八纲　八纲辨证在中医学中占有非常重要的地位，是各种辨证方法的总纲和辨证论治的核心。早在《内经》当中，就有关于八纲的内容，如"阴阳者，天地之道也，万物之纲纪，变化之父母，生杀之本始，神明之府也，治病必求于本"。张仲景继承了《内经》中关于八纲的理论基础，创造性地提出了六经辨证论治体系，使八纲理论寓于六经辨证当中。方隅《医林绳墨》说："抑尝考之仲景治伤寒，著三百九十七法，一百一十三方……然究其大要，无出乎表、里、虚、实、阴、阳、寒、热八者而已，若能究其的，则三百九十七法了然于胸中也。"

许氏认为，《伤寒论》虽以三阴三阳分证，但是分析病情、决定治则的关键在于明辨阴阳、表里、寒热、虚实。他指出："伤寒治法，先要明表里虚实，能明此四字，则仲景三百九十七法，可坐而定也。"在《伤寒百证歌》中，参照仲景《伤寒论》，印证《金匮要略》及《内经》，旁及晋唐众家，并引述宋人诸说，以歌诀形式着重阐述了伤寒的辨析证治，形成了独特的八纲辨证体系。

阴证、阳证是伤寒病的总纲。阴阳不辨，就不能进一步分析表里、寒热、虚实。许氏认为，三阳为阳，而阳热之证以阳明为甚；三阴为阴，而阴寒之证以少阴为甚。所谓"发热恶寒发于阳，无热恶寒自阴出；阳盛热多内外热，白虎相当并竹叶；阴甚寒湿脉沉弦，四逆理中最为捷；热邪入胃结成毒，大小承气宜疏泄"。这种以阴阳总括伤寒证候，揭示仲景心法，确有提要钩玄之妙。

表里是疾病的位置，亦是《伤寒论》辨证的基本内容之一。许氏常把它与阴阳、寒热、虚实"相合而热"言其表，则"身热恶寒脉又浮，偏宜发汗更何求"，言其里，则有阴阳之别。在阳专指阳明腑证，在阴则总赅太阴、少阴、厥阴，许氏说："不恶寒兮反恶热，胃中干燥并潮热，手心腋下汗常润，小便如常大便结，腹满而喘或谵语，脉滑而沉里证决……三阴大约可温之，积证见时方发泄，太阴腹满或时痛，少阴口燥心下渴。"

寒热、虚实也是辨证的重要内容。寒热、虚实有表里之分，同样，表里也分寒热、虚实。因此，许氏进一步分析说："病人身热欲得衣，寒在骨髓热在肌"；"病人身寒衣褛退，寒在皮肤热在髓"；"脉浮而缓表中虚，有汗恶风腠理疏；浮紧而涩表却实，恶寒恶风体焚如；脉沉无力里虚证，四逆理中为对病；沉而有力紧且实，柴胡承气宜相应。"便于学者掌握。

许氏强调八纲辨证的重要性，并不等于忽视六经分证的意义。在许氏的辨证体系中，六经分证也是一个组成部分。他反对笼统地谈阴证和阳证，主张应结合六经。事实上，八纲辨证能揭示六经学说之实质，六经辨证也能丰富八纲学说的内容，只要两者紧密结合，灵活应用，就能提高辨证的准确性。

3. 阐发脉法，阴阳统领　许氏对脉象颇为重视，《伤寒百证歌》第一证为"伤寒脉证总论歌"，在《伤寒发微论》中也有专篇论述脉象，并著有《仲景脉法三十六种图》（已亡佚）。

首先，许氏论脉，以仲景脉法为本，在《伤寒百证歌·伤寒脉证总论歌》中，其用阴阳统筹脉象。"大浮数动滑阳脉，阴病见阳生可得，沉涩弦微弱属阴，阳病见阴终死厄"。简洁明了地指出了脉象的阴阳属性。又说："发热恶寒发于阳，无热恶寒自阴出，阳盛热多内外热……阴盛寒湿脉沉弦。"同时，他还强调"仲景伤寒脉不可与杂病脉同日而语"。伤寒以脉之大、浮、数、动、滑为阳，沉、涩、弦、微为阴，而《脉诀》则以动脉为阳，弦脉为阴，许氏认为这是伤寒与杂病之脉不同之处。

其次，他对三部九候之诊也很重视。如"右手气口当主气，主血人迎主其位。气口紧甚食必伤，人迎紧甚风邪炽。趺阳胃脉定死生，太溪肾脉为根蒂"。趺阳、太溪二脉对后天脾胃、先天肾气的诊察颇为重要，对危重病人的预后也有参考价值。

此外，他还重视从脉的盛衰变化来分辨疾病的传变及转归预后。如脉见一息九至，乃精气消，神气乱，须急救治；若九至十至，如泉之涌，脉无人气，乃天真尽，为必死亡候。只有三部调匀，大小浮沉迟数同等，才为脉已和，虽有寒热不解，病亦可愈。许氏所言内容虽大都源于仲景之论，但若无临证之深入体验，是难有如此深刻认识的。

许氏诊小儿不仅重视脉象，还重视指纹。他说："凡婴儿未可辨脉者，俗医多看虎口中纹色与四肢冷热，验之亦可取……紫热红伤寒，青惊白色疳，黑时因中恶，黄即困脾端。"这是最早关于指纹验病的记载，在中国医学史上具有极为重要的意义。

4. 编纂歌诀，传播伤寒　两宋时期政府重视中医，《伤寒论》《金匮要略》不仅是当时的学校教材，而且是学习中医的必读之书。为便于后学习诵，许氏取仲景方论，以"七字韵言，意赅言简"纂为歌诀100首，名之曰《伤寒百证歌》。其主要阐述《伤寒论》中证、治、方、药等问题，强调以阴阳、表里、寒热、虚实为辨证关键，因证论方，因方辨证，且"注中所引《素问》《难经》《甲乙经》《伤寒论》《金匮》《巢源》

《千金》《外台》《活人》、华元化以及孙兆、庞安时诸公，又皆神奇，出人意表"，并将自己的心得体会夹述其中，以裨后学。这种由博返约的写作方法，对《伤寒论》辨证论治精神之普及起到了一定作用。

近代名医何廉臣谓："宋时为其学者，有成无己之注，李柽之《要旨》，王实之《证治》，韩祗和之《微旨》，庞安常之《总病论》，朱翼中之《活人书》，钱闻礼之《百问歌》，虽皆各有所长，而知可之书为最能得仲景之精义。""足以继往开来，大有功于仲景者，当以《伤寒百证歌》为第一。其间有所缺点者，为之新增；有所难解者，为之浅之，以成完整，庶几治伤寒者得所依据，以深入南阳堂奥乎？"

如第三证表证歌云：

身热恶寒脉又浮，偏宜发汗更何求。（仲景云：脉浮，宜以汗解之）

要须手足俱周遍，不欲淋漓似水流。（《金匮》云：凡发汗，欲令手足皆周，漐漐一时间益佳，但不欲流离。若病不解，当重发汗。汗多则亡阳，阳虚不得重发汗也）

轻则随时与和解，重须正发病当瘳。（仲景有和解之者，有正发之者。和解若小柴胡、桂枝是也，正发若麻黄之类是也）

初春阳弱阴尚胜，不可亟夺成扰搜。

夏时暑热脉洪大，玄府开时汗易谋。（初春阳弱，不可大发汗以扰乎阳。夏则玄府汗空开，故易汗）

不可汗脉微而弱，更兼尺中脉迟缓。（《金匮》云：脉微不可发汗，无阳故也。又云：尺中脉迟，荣不足，血气少，不可汗）

微弱无阳迟少血，安可麻黄求发散。

更有衄血并下血，风温湿温如何发。（仲景云：衄家不可发汗，发汗则额上陷。亡血家不可发汗，发汗则寒栗而振）

坏病虚烦且慎之，腹间动气宜区别。（此五证皆不可汗。解在第三十一）

妇人经水适来时，此是小柴胡证决。

忽然误汗表里虚，郁冒不知人作孽。（妇人经水适来适断，属小柴胡证。误汗，郁冒不知人）

第三十九证发热歌云：

太阳发热恶寒栗，阳明身热汗自出。

少阳发热多干呕，三阳发热证非一。（仲景云：发热而恶寒者，发于阳也。大抵三阳多发热。太阳证云：啬啬恶寒，翕翕发热。故太阳发热则恶寒栗也。阳明证云：身热汗出，不恶寒，反恶热，故阳明发热则自汗也。少阳证云：头痛发热，胁下坚满，干呕，故少阳发热则呕）

大抵寒多为易治，热多寒少因寒极。（寒极生热，故热多者寒之极。寒多者病浅，故易治焉）

解热大小柴胡汤，更看浅深为妙术。（若发热无表证，当用大小柴胡汤。热浅者，宜小柴胡，热深者，宜大柴胡。小柴胡解肌，大柴胡正下之也。当以外证内脉为之准）

三阴初无发热证，唯有少阴两证实。

脉沉发热属麻黄，里寒外热宜四逆。（仲景云：少阴病始得之，反发热，脉反沉者，麻黄细辛附子汤主之。又云：少阴病下利清谷，里寒外热，手足厥逆，通脉四逆汤主之）

另外，许氏在《伤寒百证歌》中把仲景运用汗、吐、下、火、水、针等法的内容进行归纳比较，条分缕析，示人法度。这种方法，王叔和早有发轫，但许氏却能师古不泥，并加以发挥，使所选条文更具代表性和说服力，而且所立方剂也愈加丰富，显示了其真知灼见。

五、应用经方临证经验

许氏毕生研究仲景学说，勇于实践，善用经方治疗外感与内伤杂病。其诊治伤寒杂病的辨证与辨病思路、施方技巧、用药特色、临证经验等都体现于《伤寒九十论》和《普济本事方》之中。尤其《伤寒九十论》，案案有论，先列病证，后论治法。医案详细记录患者姓名、性别、年龄、居处、就诊时间、发病经过、诊断治疗情况、方药运用、治疗效果，并于每案之后，还以典籍有关理论，结合个人临床经验体会加以剖析，论述精要，使之成为一份珍贵的临床资料。该书不仅记载了许氏对伤寒之证的临床实践，且开后世医案专著之先河，对医案的日臻完善和中医医案学的形成，起到了不可磨灭的奠基作用。

1. 善用经方，详论方药

（1）善用经方　许氏临证善用经方，如麻黄汤、桂枝汤、青龙汤、葛根汤、桂枝加葛根汤、桂麻各半汤、白虎汤、白虎加人参汤、大小柴胡汤、大小承气汤、猪苓汤、桂枝加厚朴杏子汤、黄芪建中汤、大陷胸汤、抵当汤、理中丸、蜜煎导、麻子仁丸、茵陈蒿汤、苓桂术甘汤、甘麦大枣汤、吴茱萸汤、真武汤等常用来治疗感冒、喘证、伤寒、阳明经证与腑证、寒热往来、温病、中暑、呕吐、头痛、黄疸、便秘、脏躁、喉痹等病证，并有临证医案验证，理论与实践结合，方案合参，相得益彰。如用大青龙汤治何保义伤寒案：何保义从王太尉军中，得伤寒，脉浮涩而紧。予曰：若头疼发热，恶风无汗，则麻黄证也；烦躁，则青龙汤证也。何曰：今烦躁甚。予投以大青龙汤（麻黄、桂枝、甘草、杏仁、生石膏、生姜、大枣，发汗解表，兼清郁热），三投汗解。许氏在案后阐发说：桂枝、麻黄、青龙，皆表证发汗药。而桂枝治汗出恶风，麻黄治无汗恶寒，青龙治无汗而烦，三者皆欲微汗解。若汗多亡阳为虚，则烦躁不眠也。（《伤寒九十论·大青龙汤证第五》）

（2）详论方药　许氏应用经方注重选药，论述甚为精当，如论桂枝、麻黄用药之证，论桂枝汤用赤、白芍不同，论桂枝、肉桂的区别使用。许氏指出应用麻黄汤，"夏至后须加知母半两、石膏一两、黄芩一分，盖麻黄汤性热，夏月服之，有发黄斑出之失"，以防夏季辛温太过而造成弊端。"里间张太医家，一妇病伤寒，发热，恶风，自汗，脉浮而弱。予曰：当服桂枝，彼云家有自合者，予令三啜之，而病不除。予询其药中用肉桂耳，予曰：肉桂与桂枝不同。予自治以桂枝汤，一啜而解。"案后阐发说：仲景论用桂枝者，盖取桂枝轻薄者耳，非肉桂之肉厚也。盖肉桂厚实，治五脏用之，取其镇重。桂枝清轻，治伤寒用之，取其发散。（《伤寒九十论·桂枝证第三十一》）"论曰：仲景桂枝加减法，十有九证，但云芍药。《圣惠方》皆称赤芍药。《孙尚药方》皆曰白芍药。《圣惠方》，太宗朝翰林王怀隐编集，孙兆为国朝医师，不应如此背戾，然赤者利，白者补。予尝以此难名医，皆愕然失措。"（《伤寒九十论·辨桂枝汤用芍药证》）

2. 化裁经方，治疗杂病 许氏调治杂病也非常重视对经方的化裁和应用。如用来治疗肝虚受风的真珠丸系在《金匮要略》酸枣仁汤基础上，加入珍珠母、龙齿二味直入肝经以镇飞扬浮越之神魂，配伍人参、柏子仁、当归、地黄培土荣木、补血养肝；犀角（今用代用品，下同）凉血清火以除烦，沉香行气不伤气，温中不助火，扶脾达肾，引火归原，从而熔定魂与补虚于一炉，发展了前人理论，并在临床上取得了良好效果。民国名医张山雷在《中风斠诠》中对此作出了高度评价："近世平肝熄风之法，知有珍珠母者，实自叔微此方（即真珠丸，编者注）开其端，是不可以不录。"

3. 虚人伤寒，扶正祛邪 虚人受风，正虚伤寒，临床常见，许氏发仲景未言之言，补仲景未备之方，主张先扶正然后祛邪。如感冒风寒，"脉浮紧者，法当身疼痛，宜以汗解之。假令尺中迟者，不可发汗，何以知然，以荣气不足，血少故也"。"脉浮数者，法当汗而愈，若下之，身重心悸者，不可发汗，当自汗出乃解。所以然者，尺中脉微，此里虚，须表里实，津液自和，便自汗出愈，然仲景条文未出方药，只系示后人以法"。故许氏先用小建中汤加当归、黄芪补益营气，以固其本，乃六七日营气足，尺脉应，再用麻黄汤汗出而病除。至于寻常伤风，提出不必用麻黄汤等峻剂，用轻宣即可，方如拒风丹。《伤寒九十论·麻黄汤证第四》有案例为证：乡人邱忠臣，寓毗陵荐福寺，病伤寒，予为诊视，其发热头疼烦渴，脉虽浮数无力，自尺以下不至。予曰：虽麻黄证，而尺迟弱。仲景云：尺中迟者，营气不足，血气微少，未可发汗。予于建中汤加当归黄芪，令饮之。翌日，病者不耐。其家晓夜督发汗药，其言至不逊。予以乡人隐忍之，但以建中调理而已。及六七日，尺脉方应，遂投以麻黄汤。啜第二服，狂言烦躁且闷，须臾稍定，已中汗矣。五日愈。

因此，许氏强调治伤寒注重保养真气，扶助正气，否则抗邪无力，正不胜邪即可发病。其在《伤寒发微论·论伤寒以真气为主》中云："伤寒不问阴证阳证，阴毒阳毒，要之真气完壮者易医，真气虚损者难治。谚云：伤寒多死下虚人。诚哉是言也！盖病人元气不固，真阳不完，受病缠重，便有必死之道。何也？阳病宜下，真气弱则下之多脱；阴病宜温，真气弱则客热便生。故医者难于用药，非病不可治，主本无力也。"又说："自身无病，真气完固，虽有寒邪，易于用药。"许氏认为，不管伤寒是阴证还是阳证，其人体的真气最为重要。真气充盛，正气充足，抗邪能力强，邪不易侵袭而致病，即使患病，也多为正邪斗争剧烈的实证，病势虽急，但不易传变，病程也较短暂，容易治愈；真气虚衰，正气不足，抗邪能力弱，不但易于感邪，且易深入，病情多变，易发生重证或危证，难于治疗。强调了真气的盛衰对于疾病的治疗与转归有着决定性意义。当然在杂病的治疗过程中，许氏也注重保养人体的真气，尤其注重对先后天之本的顾护。

4. 重视灸法，兼顾针刺　许氏私淑仲景，不废针刺，重视灸法，灸药合用，综合发挥中药、针刺、艾灸三者优势，取得良好的效果，并提出风府穴"禁不可灸"。

（1）师法仲景，阴证用灸　仲景《伤寒论》论述针灸治病，总的原则是"阳证宜针，阴证宜灸"。许氏推崇仲景学说，对仲景关于灸法的观点颇赞同。他结合自己的临床实践，主张阴毒、阴证、阳微之证最宜用灸。就《普济本事方》而言，书中载方数百，除药物治疗外，基本上只用灸，极少用针。许氏将灸法用于阴证，尤其是阴盛阳脱之危急症期，这对后世灸法治疗学有很深远的影响。

（2）灸补肾阳，善用重点穴　《普济本事方》中重视温补的学术思想非常突出，除临床用药之外，在灸可温补原则的指导下，许氏常采用灸法治疗肾元不足诸证，如《普济本事方·卷二》治疗肾厥证："治肾气不足，气逆上行，头痛不可忍，谓之肾厥，其脉举之则弦，按之石坚。"除了服玉真圆外，"更灸关元穴百壮"以温肾降逆。

许氏非常强调阳气在人体生命活动中的重要性，主张利用灸法温补肾阳，在用穴方面，重视并善于运用关元、气海、肾俞、神阙，对这些穴位的位置、主治、可灸壮数都有详解。这些穴位或属任脉，位于下焦，或属五脏俞穴，均与肾脏关系密切。《普济本事方》记载气海穴"在脐下一寸五分，任脉气所发"，"此男子生气之海也，脏气虚惫，真气不足，一切气疾，悉可灸之。阴证伤寒，不限壮数"。"关元穴，在脐下三寸，小肠之募"，治"脐下痛"，"可灸三百壮"。

（3）创隔巴豆、黄连灸　许氏创隔巴豆、黄连灸法治结胸。《普济本事方·卷九》载："巴豆十四枚，黄连七寸和皮用。上捣细，用津唾和成膏，填入脐心，以艾灸脐上，腹中有声，其病去矣，不拘壮数，病去为度，才灸了，便以温汤浸手帕拭之，恐生疮也。"结胸证是指邪气积于胸中而出现胸脘疼痛、胀满之证，分为热实结胸与寒实结胸。并在正文下用小字注："阴毒伤寒，关隔不通，腹胀喘促，四肢逆冷，亦依此灸之，气通可治。"可见该法利用巴豆辛热毒烈之性泻下冷积，通利逐实，黄连性寒善清，制约巴豆性味，将这两味性质有霄壤之别的药物共同使用，实是许氏的创见。

六、临证医案

1. 伤寒医案

（1）己酉，王仲贤患伤寒，发热，头痛，不恶风，身无汗，烦闷，脉浮而紧，八九日不退。予诊之曰：麻黄证也。所感多热，是以烦躁，遂投以麻黄汤三服。至暮，烦愈甚，手足躁乱，扬踯不止。或以为发狂，须用寒药。

予争之曰：此汗证也，幸勿忧，切忌乱服药。守一时，须稍定，比寐少时，中汗出矣。仲景云：至六七日，三部大、手足躁乱者，欲解也，盖谓此耳。若行寒剂，定是医杀。（《伤寒九十论·扬手踯足证第六十》）

（2）人患发热，恶寒，自汗，脉浮而微弱，予以三服桂枝（桂枝、芍药、甘草、大枣、生姜。编者注）投之，遂愈。仲景云：太阳中风，阳浮而阴弱者，汗自出，啬啬恶寒，淅淅恶风，翕翕发热，宜桂枝汤。

仲景云：假令寸口脉微，名曰阳不足，阴气上入阳中，则洒淅恶寒也。尺脉弱，名曰阴不足，阳气下陷入阴中，则发热。此医发其汗，使阳气微，又大下之，使阴气弱，此为医所病而然也。大抵阴不足阳从之，故阳内陷发热。阳不足阴往乘之，故阴上入阳中，则恶寒。阴阳不归其分，是以发热恶寒也。故孙真人云：有热不可大攻之，热去则寒起。（《伤寒九十论·发热恶寒证第三十七》）

（3）有一士人，得太阳病，因发汗，汗不止，恶风，小便涩，足挛曲而不伸。予诊其脉浮而大，浮为风，大为虚。予曰：在仲景方中有两证大同而小异，一则小便难，一则小便数，用药稍差，有千里之失。仲景第七证云：太阳病发汗，遂漏不止，其人恶风小便难，四肢微急，难以屈伸者，桂枝加附子汤。第十六证云：伤寒脉浮，自汗出，小便数，心烦微恶寒，脚挛急，反以桂枝汤欲攻其表，此误也。得之便厥，咽中干，烦躁吐逆。一则漏风小便难，一则自汗小便数，或恶风，或恶寒，病各不同也。予用第七证桂枝加附子汤，三啜而汗止。复佐以甘草芍药汤，足便得伸。（《普济本事方·卷第八·伤寒时疫上》）

（4）辛亥中寓居毗陵，学官王仲礼，其妹病伤寒，发寒热，遇夜则如有鬼物所凭。六七日忽昏塞，涎响如引锯，牙关紧急，瞑目不知人，疾势极危。召予视，予曰："得病之初，曾值月经来否？"其家云："月经方来，病作而经遂止，得一二日，发寒热，昼虽静，夜则有鬼祟。从昨日来，涎生不省人事。"予曰："此热入血室证也。仲景云：妇人中风，发热恶寒，经水适来，昼则明了，暮则谵语，如见鬼状，发作有时，此名热入血室。医者不晓，以刚剂与之，遂致胸膈不利，涎潮上脘，喘急息高，昏冒不知人。当先化其涎，后除其热。予急以一呷散投之，两时顷，涎下得睡，省人事。次授以小柴胡加地黄汤，三服而热除，不汗而自解矣。（《普济本事方·伤寒时疫上》）

（5）乡人李生，病伤寒身热，大便不通，烦渴，郁冒。一医以巴豆丸下之，虽得溏利，而病宛然如旧。予视之曰：阳明热结在里，非大柴胡、承气不可，巴豆止去寒积，岂能荡涤邪热温毒耶？亟进大柴胡（大柴胡汤：柴胡、黄芩、芍药、半夏、生姜、枳实、大枣，和解少阳，内泻热结。编者注），三服而溏利止，中夜汗解。

仲景一百十三方，丸者有五，理中、陷胸、抵当、麻仁、乌梅也。理中、陷胸、抵当皆大弹丸，煮化而服之，与汤散无异。至于麻仁治脾约，乌梅治湿䘌，故须小丸达下部。其他皆入经络、逐邪毒、破坚癖、导血、润燥屎之类，必凭汤剂也。未闻巴豆小丸以下邪毒，且如巴豆性热大毒，而病热人服之，非徒无益，而为害不小矣。李生误服不死，其大幸欤！（《伤寒九十论·阳明当下证第十八》）

（6）癸丑年，故人王彦龙作毗陵推官，季夏得疾。胸项多汗，两足逆冷，谵语。医者不晓，杂进药已经旬日。予诊之，其脉关前濡，关后数。予曰：当作湿温治。盖先受暑后受湿，暑湿相抟，是名湿温。先以白虎加人参汤，次以白虎加苍术汤（知母六两、炙甘草二合、石膏一斤、苍术三两、粳米三两，锉如麻豆大，每服四大钱，煎服；主治湿温多汗。编者注），头痛渐退，足渐温，汗渐止，三日愈。此病名贼邪，误用药有死之理。有医难曰：何名贼邪？予曰：《难经》论五邪，有实邪、虚邪、正邪、微邪、贼邪。从后来者为虚邪，从前来者为实邪，从所不胜来者为贼邪，从所胜来者为微邪，自病者为正邪。又曰：假令心病中暑为正邪，中湿得之为贼邪。今心先受暑而湿邪胜之，水克火，从所不胜，斯谓之贼邪，此五邪之中最逆也。《难经》又云：湿温之脉，阳濡而弱，阴小而急。濡弱见于阳部，湿气抟暑也，小急见于阴部，暑气蒸湿也，故《经》曰暑湿相抟，名曰湿温，是谓贼邪也，不特此也。予素有停饮之疾，每至暑月，两足汗漐漐未尝干。每服此药二三盏，即便愈。（《普济本事方·卷第八·伤寒时疫上》）

（7）有人病伤寒，大便不利，日晡发潮热，手循衣缝，两手撮空，直视喘急。更数医矣，见之皆走。予曰：此诚恶候，得之者十中九死。仲景虽有证而无治法，但云脉弦者生，涩者死。已经吐下，难于用药，漫且救之。若大便得通而脉弦者，庶可治也。与小承气汤一服，而大便利，诸疾渐退，脉且微弦，半月愈。或人问曰：下之而脉弦者生，此何谓也？予曰：《金匮玉函》云，循衣妄撮，怵惕不安，微喘直视，脉弦者生，涩者死。微者但发热谵语，承气汤主之。予尝观钱仲阳《小儿直诀》云：手寻衣领及捻物者，肝热也。此证在《玉函》列于阳明部，盖阳明胃也，肝有热邪，淫于胃经，故以承气泻之，能得弦脉，则肝平而胃不受克，所以有生之理。读《仲景论》不能博通诸医书，以发明其隐奥，专守一书者，吾未见其能也。（《普济本事方·伤寒时疫下·小承气汤》）

（8）曹生初病伤寒，六七日，腹满而吐，食不下，身温，手足热，自利，腹中痛呕恶心。医者谓之阳多，尚疑其手足热，恐热蓄于胃中而吐呕，或见吐利而为霍乱。请予诊，其脉细而沉，质之曰：太阴证也。太阴之为病，腹满而吐，食不下，自利益甚，时腹自痛。予止以理中丸，用仲景云如鸡子黄大，昼夜投五六枚，继以五积散，数日愈。（《伤寒九十论·太阴证第二十三》）

（9）仇景莫子仪，病伤寒七八日，脉微而沉，身黄发狂，小腹胀满，脐下如冰，小便反利。医见发狂，以为热毒蓄伏心经，以铁粉、牛黄等药，欲止其狂躁。予诊之曰：非其治也，此瘀血证尔。仲景云：太阳病身黄，脉沉结，小腹硬，小便不利，为无血；小便自利，其人如狂者，血证也，可用抵当汤。再投而下血几数升，狂止，得汗而解。经云：血在下则狂，在上则忘。太阳，膀胱经也，随经而蓄于膀胱，故脐下胀，自阑门渗入大肠，若大便黑者，此其验也。（《伤寒九十论·太阳瘀血证第五十》）

（10）乡里市人姓京，鬻绳为业，谓之京绳子。其子年近三十，初得病，身微汗，脉弱，恶风，医者误以麻黄汤汗之，汗遂不止，发热，心痛，多惊悸，夜间不得眠卧，谵语，不识人，筋惕肉瞤，振振动摇，医者以镇心惊风药治之。予视之曰：强汗之过也。仲景云：脉微弱，汗出恶风者，不可服青龙汤，服之则筋惕肉瞤，此为逆也。惟真武汤可救之。仲景云：太阳病发汗，汗出不解，其人仍发热，心下悸，身瞤动，振振欲擗地者，真武汤主之。予三投而大病除，次以清心丸（黄柏一两为末，生脑子一钱，同研匀，炼蜜圆如梧子大，每服十到十五丸，浓煎麦门冬汤下，主治经络热、梦漏、心忪恍惚、膈热。编者注）、竹叶汤解余毒，数日瘥。（《伤寒九十论·筋惕肉瞤证第十七》，《普济本事方·卷第八·伤寒时疫上》亦录有本案）

（11）里中一人，中表病，渴甚，饮水不止，胸中热疼，气冲心下，八九日矣。医者或作中暍，或作奔豚。予诊之曰：证似厥阴，曾吐虫否？曰：昨曾吐蛔。予曰：审如是，厥阴证也。可喜者，脉来沉而缓迟耳。仲景云：厥阴为病，消渴，气上撞心，饥不欲食，食则吐蛔。又曰：厥阴病，渴欲饮水者，少少与之愈。今病人饮水过多，乃以茯苓甘草白术桂枝汤治之，得止。后投以乌梅丸，数日愈。（《伤寒九十论·厥阴证第二十二》）

2. 热入血室医案 一妇人患热入血室证，医者不识，用补血调气药，涵养数日，遂成血结胸，或劝用前药。予曰：小柴胡用已迟，不可行也。无已，则有一焉，刺期门穴斯可矣。但予不能针，请善针者治之，如言而愈。或问曰：热入血室，何为而成结胸也？予曰：邪气传入经络，与正气相搏，上下流行，或遇经水适来适断，邪气乘虚而入血室。血为邪迫，上入肝经，肝受邪则谵语而见鬼。复入膻中，则血结于胸也。何以言之？妇人平居，水当养于木，血当养于肝也。方未受孕则下行之以为月水，既妊娠则中蓄之以养胎，及已产则上壅之以为乳，皆血也。今邪逐血并归肝经，聚于膻中，结于乳下，故手触之则痛，非汤剂可及，故当刺期门也。《活人书》海蛤散治血结胸。（《普济本事方·卷第八·伤寒时疫上》）

七、参考文献

1. 李玲.许氏及其《伤寒百证歌》［J］.河南医史文献，2011，24（2）：78.
2. 刘景超，李莹莹，褚瑞雪.《普济本事方》杂病证治的学术思想探析［J］.世界中西医结合杂志，2013，8（3）：217.
3. 李翠娟.许氏扶正祛邪思想研究［J］.陕西中医学院学报，2012，32（6）：57.
4. 陈瑜.《普济本事方》灸法探略［J］.安徽中医学院学报，2005，24（6）：25.
5. 黄振.许氏学术思想探析［D］.北京：北京中医药大学，2010.
6. 金丽.《伤寒九十论》辨治伤寒理法探析［J］.陕西中医学院学报，2005，28（3）：1.
7. 茅晓.论许氏祛邪治病学术思想［J］.山西中医，1998，14（4）：6.
8. 许占民.许氏的《普济本事方》及其学术思想［J］.河北中医，1983（3）：13.
9. 严世芸.许氏的脾肾观［J］.上海中医药杂志，1982（2）：24.
10. 范洪亮.《伤寒九十论》特色及对后世影响［J］.承德医学院报，1997，13（5）：264.
11. 李具双.《本事方续集》辨伪［J］.中医文献杂志，2006（1）：29.
12. 王家平.许氏对虫类药物的运用［J］.河南中医，2009，29（2）：133.
13. 杨长胜.中药药引初探［J］.中药通报，1987，12（1）：60.

八、原著摘录

论桂枝麻黄青龙用药三证

仲景论表证，一则桂枝，二则麻黄，三则青龙。桂枝治中风，麻黄治伤寒，青龙治中风见寒脉、伤寒见风脉。此三者，人皆能言之，而不知用药对病之妙处，故今之医者不敢用仲景方，无足怪也。且脉浮而缓者，中风也，故啬啬恶寒，淅淅恶风，翕翕发热，仲景以桂枝对之。脉浮紧而涩者，伤寒也，故头痛发热，身疼腰痛，骨节疼痛，恶风，无汗而喘，仲景以麻黄对之。至于中风脉浮紧，伤寒脉浮缓，仲景皆以青龙对之。何也？予尝深究三者，审于证候脉息，相对用之无不应手而愈。何以言之？风伤卫，卫，气也。寒伤荣，荣，血也。荣行脉中，卫行脉外。风伤卫，则风邪干阳气，阳气不固，发越而为汗，是以自汗而表虚，故仲景用桂枝以发其邪，用芍药以助其血。盖中风则病在脉之外，其病稍轻，虽同曰发汗，特解肌之药耳。故桂枝证云：令遍身染染，微似有汗者益佳，不可令如水流离，病必不除。是知中风不可大发其汗，大发其汗，则反动荣血，邪乘虚而居其中，故不除也。寒伤荣，则寒邪干阴血，而荣行脉中者也，寒邪居脉中，则非特荣受病也。邪自内作，则并与卫气犯之，久则浸淫及骨，是以汗不出而烦冤。仲景以麻黄大发其汗，又以桂枝辛甘助其发散，欲捐其内外之邪，荣卫之病故尔。大抵二药皆发汗，而桂枝则发其卫之邪，麻黄并与荣卫而治之，固有浅深也。何以验之？仲景桂枝第十九证云：病尝自汗出者，以为荣气和，荣气和者，外不谐，以卫气不共荣气谐和故耳。荣行脉中，卫行脉外，复发其汗，荣卫和则愈，宜桂枝汤。又，第四十七证云：发热汗出者，此为荣弱卫强，故使汗出，欲救邪风，宜桂枝汤。是知中风汗出者，荣和而卫不和也。又，第一卷云：寸口脉浮而紧，浮则为风，紧则为寒，风则伤卫，寒则伤荣，荣卫俱病，骨节烦疼，当发其汗。是知伤寒脉浮紧者，荣卫俱病也。麻黄汤中并桂枝而用，此仲景之意欤！至于青龙，虽治伤寒见风脉、伤风见寒脉，然仲景云：汗出恶风者，服之则筋惕肉𥅉。故青龙一证尤难用，必须形证谛当，然后可行。王实止以桂枝麻黄各半汤代之，盖慎之者也。（《伤寒发微论·卷上》）

论伤寒以真气为主

伤寒不问阴证阳证，阴毒阳毒，要之真气完壮者易医，真气虚损者难治。谚云：伤寒多死下虚人。诚哉是言也！盖病人元气不固，真阳不完，受病才重，便有必死之道。何也？阳病宜下，真气弱则下之多脱；阴病宜温，真气弱则客热便生。故医者难于用药，非病不可治也，主本无力也。《素问》称岐伯云：阳胜则身热，腠理闭，喘粗，为之俯仰，汗不出而热，齿干以烦冤腹满死，能冬不能夏。阴胜则身寒汗出，身常清，数栗而寒，寒则厥，厥则腹满死，能夏不能冬。黄帝曰：调此二者奈何？岐伯曰：能知七损八益，则二者可调。盖阳胜而汗不出者，伤寒也；阴胜身寒而汗出者，中风也；二者须知七损八益而已。盖女子二七天癸至，至七七止，男子二八精气溢，至八八而止。妇人月事以时下，故七欲损；男子精欲满而不竭，故八欲溢，如此则男子女人身常无病也。自身无病，真气完固，虽有寒邪，易于用药，故曰二者可调。是知伤寒以真气为主。（《伤寒发微论·卷上》）

论治伤寒须依次第

仲景《论》中虽云不避晨夜，即宜便治，医者亦须顾其表里，待其时日。若不循次第，虽暂时得安，损亏五脏，以促寿期，何足尚也。昔范云为梁武帝属官，得时疫热疾，召徐文伯诊视。是时武帝有九锡之命，期在旦夕，云欲预盛礼，谓文伯曰：可便得愈乎？文伯曰：便瘥甚易，政恐二年外不复起尔。云曰：朝闻道，夕死可矣，况二年乎！文伯于是先以火煅地，布桃柏叶，布席，置云其上，顷刻汗出，以温粉裹之，翌日遂愈。云甚喜，文伯曰：不足喜。后二年果卒。夫取汗先期，尚促寿限，况不顾表里，不待时日，便欲速愈者耶！今病家不耐病，才病三四日，昼夜督汗，医者随情顺意，鲜不致毙。故予感此而以为龟鉴也。（《伤寒发微论·卷上》）

论表里虚实

伤寒治法，先要明表里虚实，能明此四字，则仲景三百九十七法可坐而定也。何以言之？有表实，有表虚，有里实，有里虚，有表里俱实，有表里俱虚，予于表里虚实歌中尝论其事矣。仲景麻黄汤类为表实而设也，桂枝汤类为表虚而设也，里实则承气之类，里虚则四逆理中之类是也。表里俱实，所谓阳盛阴虚，下之则愈也；表里俱虚，所谓阳虚阴盛，汗之则愈者也。（《伤寒发微论·卷下》）

论伤寒须早治

仲景云：凡作汤药，不可避晨夜，觉病须臾，即宜便治，不等早晚，则易愈矣。如或差迟，病即传变，虽欲除治，必难为力。今之医者不究根源，执以死法，必汗之于四日之前，必下之于四日之后，殊不知此大纲也。又云：甚者，病不服药，犹得中医。此为无医处而设也。苟大小便不通，可待其自瘥乎？盖前后不得溲，必腹胀，不过数日而死矣。又况结胸、瘀血、发狂、发黄、发斑之类，未有勿药而喜者。智者知变，愚者执一，所以取祸也。须是随病浅深，在表在里，早为治疗，如救火拯溺，庶易瘥也。《素问》云：邪风之至，疾如风雨，故善治者治皮毛，其次治肌肤，其次治筋脉，其次治六腑，其次治五脏。治五脏者，半死半生也。扁鹊望齐桓侯而走者，其以此欤？（《伤寒发微论·卷下》）

论用大黄药

大黄虽为将军，然荡涤蕴热，推陈致新，在伤寒乃为要药，但欲用之当尔。大柴胡汤中不用，诚脱误也。王叔和云：若不加大黄，恐不名大柴胡。须是酒洗生用为有力。昔后周姚僧垣，名善医，帝因发热，欲服大黄，僧垣曰：大黄乃是快药，然至尊年高，不宜轻用。帝弗从，遂至危笃。及元帝有疾，召诸医，咸谓至尊至贵，不可轻脱，宜用平药，可渐宣通。僧垣曰：脉洪而实，此有宿食，非用大黄，必无差理。元帝从之，果下宿食而愈。此明夫用与不用之异也。（《伤寒发微论·卷上》）

肾气圆

《千金》云：消渴病所忌者有三：一饮酒，二房室，三咸食及面。能忌此，虽不服药，亦自可。消渴之人，愈与未愈，常须虑患大痈，必于骨节间忽发痈疽而卒。予亲见友人邵任道，患渴数年，果以痈疽而死。唐祠部李郎中论：消渴者，肾虚所致，每发则小便甜，医者多不知其疾。故古今亦阙而不言。《洪范》言：稼穑作甘。以物理推之，淋饧醋酒作脯法，须臾即皆能甜也，足明人食之后，滋味皆甜，流在膀胱，若腰肾气盛，是为真火，上蒸脾胃，变化饮食，分流水谷，从二阴出，精气入骨髓，合荣卫行血脉，营养一身。其次以为脂膏，其次以为血肉也，其余则为小便。故小便色黄，血之余也。臊气者，五脏之气。咸润者，则下味也。腰肾既虚冷，则不能蒸于谷气，则尽下为小便，故味甘不变其色，清冷则肌肤枯槁也。犹如乳母谷气上泄，皆为乳汁。消渴病者，下泄为小便，皆精气不实于内，则小便数，瘦弱也。又肺为五脏华盖，若下有暖气蒸，则肺润。若下冷极，则阳气不能升，故肺干则渴。易于否卦，乾上坤下。阳无阴而不降，阴无阳而不升，上下不交，故成否也。譬如釜中有水，以火暖之，其釜若以板覆之，则暖气上腾，故板能润也。若无火力，水气则不能上，此板则终不得润也。火力者，则是腰肾强盛也。常须暖补肾气，饮食得火力，则润上而易消，亦免干渴也。故张仲景云：宜服肾气八味圆。（《普济本事方·卷第六》）

伤寒病证总类歌

伤寒中风与温湿，热病痉暍并时疫。
证候阴阳虽则同，别为调治难专一。
一则桂枝二麻黄，三则青龙如鼎立。
精对无差立便安，何须更数交传日。
发热恶寒发于阳，无热恶寒自阴出。
阳盛热多内外热，白虎相当并竹叶。
阴盛寒湿脉沉弦，四逆理中为最捷。
热邪入胃结成毒，大小承气宜疏泄。
胸满宜用泻心汤，结胸痞气当分别。
按之不痛为虚靳，按之若痛为实结。
浅深大小陷胸丸，仲景方中不徒设。
茵陈可治发黄证，柏皮治痢兼下血。
小便不利更喘满，烦渴五苓安可缺。
半在里兮半在表，加减小柴胡有法。
夜中得脉日中愈，阴得阳兮灾必脱。
日中得脉中夜安，阳得阴兮自相悦。
阴阳调顺自和同，不须攻治翻为孽。

（《伤寒百证歌·卷一》）

表证歌

身热恶寒脉又浮，偏宜发汗更何求。
要须手足俱周遍，不欲淋漓似水流。
轻则随时与和解，重须正发病当瘳。

初春阳弱阴尚胜，不可呕夺成扰搜。
夏时暑热脉洪大，玄府开时汗易谋。
不可汗脉微而弱，更兼尺中脉迟缓。
微弱无阳迟少血，安可麻黄求发散。
更有衄血并下血，风温湿温如何发。
坏病虚烦且慎之，腹间动气宜区别。
妇人经水适来时，此是小柴胡证决。
忽然误汗表里虚，郁冒不知人作痓。

（《伤寒百证歌·卷一》）

里证歌

不恶寒兮反恶热，胃中干燥并潮热。
手心腋下汗常润，小便如常大便结。
腹满而喘或谵语，脉沉而滑里证决。
阳盛阴虚速下之，安可日数拘屑屑。
失下心胸皆痓闷，冒郁不安成热厥。
庸医不晓疑是阴，误进热药精魂绝。
三阴大约可温之，积证见时方发泄。
太阴腹满或时痛，少阴口燥心下渴。
积证悉具更无疑，要在安详加审别。
病犹在表不可下，脉浮更兼虚细者。
恶寒呕吐小便清，不转矢气应难泻。
大便坚硬小便数，阳明自汗津液寡。
如斯之类下为难，莫便参差成误也。

（《伤寒百证歌·卷一》）

伤寒歌

脉浮紧涩是伤寒，热少寒多不躁烦。
头痛无汗身拘急，微厥之时在指端。
腰脊疼痛色多惨，唯宜发汗与通关。
大青龙证及麻黄，热多寒少亦其常。
热多寒少不烦躁，亦宜汗解正相当。
微弱无阳桂枝越，尺迟血少建中汤。
淋家衄家不可汗，小柴胡解自安康。

（《伤寒百证歌·卷二》）

中风歌

恶风自汗是伤风，体热头疼病势浓。

手足不冷心烦躁，面色如常无惨容。

脉浮而缓是本证，寸大尺弱有时逢。

桂枝败毒独活辈，宜皆选用在其中。

项强桂枝加干葛，漏风加附可收功。

伤风伤寒何以判，寒脉紧涩风浮缓。

寒必恶寒风恶风，伤风自汗寒无汗。

（《伤寒百证歌·卷二》）

第二章 喻 昌

一、生平简介

喻昌（1585—1664），字嘉言，晚号西昌老人，江西新建人（今江西南昌）。清初著名医学家，与张璐齐名。

喻昌自幼聪明好学，精力过人，诸子百家无不博览，诗、文样样俱佳，且精于棋艺。明天启年间，考中贡生，崇祯三年（1630），又考中副榜，进京参加会试落第。以"诸生"（即秀才）名义上万言书，以求修整法治，而未被采纳。居北京3年，郁郁不得志，回至南昌。曾披剃为僧，后复蓄发游江南，出禅攻医。《清史稿》中有记载："复蓄发游江南。顺治中，侨居常熟，以医名，治疗多奇中，才辩纵横，不可一世。"他不但医术精纯，医名卓著，冠绝一时，还精研《内经》和《伤寒论》。他步入医途离不开中国传统文化中"不为良相，便为良医"思想的激励，可以说，转攻岐黄之术，是喻昌对人生积极态度的自然体现，也是他追求实现自己抱负的必然结果。喻昌晚年深感"执方以疗人，功在一时"，"著书以教人，功在万里"，因此他开始致力于教书育人、著书立说，总结学术思想，整理临床经验与医案，其语言流畅，词句优美，深受好评。其代表著作是《寓意草》《尚论篇》《医门法律》，后人将其集合为《喻嘉言医学三书》，影响深远。现有《喻嘉言医学全书》合订本。

二、著作概要

喻昌一生著作甚多，著有《寓意草》《尚论篇》《尚论后篇》《医门法律》《（痘疹）生民切要》《喻氏古方试验》《伤寒尚论篇编次仲景原文》《伤寒抉疑》《伤寒问答》《温症朗照》《会讲温症语录》《伤寒杂论十二则》《伤寒脉证歌》《温热燥论治》《伤寒后论》《张机伤寒分经注》等。

1. 《尚论张仲景伤寒论重编三百九十七法》　又称《尚论张仲景伤寒论》，或简称《尚论篇》，成书于1648年，是喻昌研究《伤寒论》的代表著作，同时也是研究伤寒的学派中错简重订派的重要代表著作。该书集中体现了喻昌研究伤寒的思想，其体例主要是承袭明代方有执的《伤寒论条辨》，将仲景《伤寒论》条文重新编次，但在内容上多有补正，编次也有所不同。对于经文的注释，前后互文见意、相互比较，善用比喻的手法解释病机，在注释上多有不同于其他医家的独到见解。《尚论篇》全篇分为《尚论篇》4卷和《尚论后篇》4卷。《尚论篇》的学术思想主要集中体现在错简重订立论的基础上，以三纲鼎立、以纲统法的思想来重新编次《伤寒论》，重新解读《伤寒论》。

卷首医论有"尚论张仲景伤寒论大意""先辨叔和编次之失""先辨林亿、成无己校注之失""驳正王叔和序例""论春温大意,并辨叔和四变之妄""详论瘟疫,已破大惑"6篇,后论伤寒六经证治,共有4卷。喻昌在《寓意草》中还提出《伤寒论》中的397个条文,即为397法,分隶于各自纲目之下。《尚论后篇》4卷是由门人整理而成的,其中喻昌对于温病尤其是《内经》伏气温病的病因、病机及治法做了全面的阐述,此外还通过答门人问阐述了自己很多独特的观点。

2.《医门法律》 喻昌"顾穷源千仞,进求《素》《灵》《难经》《甲乙》诸书,文意浩渺,难以精研,用是参究仲景《金匮》之遗,分门析类,定为杂证法律十卷"。初刊于1658年。该书对《金匮要略》内容多有发挥,尤其强调辨证论治所应该遵循的法则,即"法",并指出在临床辨证治疗上容易犯的错误、需要注意的,列举临床治疗的禁例,即"律";针对诸多内科杂病的病因、病机及病程的发展变化,做了详细的论述,溯求《内经》《伤寒杂病论》之源,阐释杂病辨证理论,以风、寒、暑、湿、燥、火六气为纲进行归类;另外单列疟证门、痢疾门、痰饮门、咳嗽门、关格门、消渴门等。

3.《寓意草》 是喻昌第一部医学著作,成书于1643年,刊于1648年。这是一部具有笔记文学特征的医案集,为喻氏治疗伤寒与内科疑难杂症的病例,见解独到,用方奇特,共计60余例。前两篇是医论,后载内科杂病为主的案例。喻氏强调诊病之法则应"先议病、后用药"。"先议病"即辨病为先,而不是辨证为先,这是先病后证,尔后用药,对于临床诊疗具有重要的意义。"与门人定议病式"篇则提出病案书写要求规范,详细陈述疾病病因、病情,剖析判断辨证论治思路,层层设问,阐明验案肯綮,便于学习与掌握,对后世中医病案学的发展产生了深远的影响。

另外,书中还较早记载了人工种痘以防治天花的案例,是医案著作中的经典,对临床治疗有很高的参考价值。

三、学术渊源

喻昌一生攻读医书,对岐黄以下历代名医的著述均有研究,尤深受仲景的影响,其在《医门法律·卷五》阐发说:"谈医者,当以《灵》《素》为经,《金匮》为纬,读《灵》《素》而不了了者,求之《金匮》,矩矱森森。"指出了医者学习《内经》《伤寒论》《金匮要略》的重要性,并善于运用其中的理论指导临床实践。

1.《内经》为源 喻昌认为医者治病当依循《内经》之理,并在《医门法律·申明〈内经〉法律》提出:治病应辨明标本,重视四时、地域对疾病的影响,审查病势之逆从,辨别脉与证是否相符,懂得疾病发展与转归的四难四易,分辨病程长短、新病久病,探求运气规律对疾病的影响,掌握药性的寒热、方剂配伍的原则、药物的毒副作用,体察患者的生活起居与情志苦乐,还要做到融会贯通、知常达变。

喻昌受《内经》五运六气理论的启发,提出热、暑、湿三气交病理论。《内经》认为:一年之中的主时之气可分为六个时间段以反映气候变化的规律,其中春分至小满为二之气,少阴君火主之;小满至大暑为三之气,少阳相火主之;大暑至秋分为四之气,太阴湿土主之。喻昌对这一学说进行发扬与改进，认为春分以后，秋分以前，少阳相火、少阴君火、太阴湿土"三气合行其事"，从自然气候方面来看，这一时间段热、湿、暑三气并行，难以区分明显的时间界限，三种气候特征常同时存在；而从临床病证方面来看，也出现了三气交病的特征，其中"痉病""风湿""中暑"又是三气交病的典型病证。

临证用药方面，他认为临证之中湿、热二邪联系密切，治疗用药也有相似之处，并援引《素问·至真要大论》："热淫所胜，平以咸寒，佐以苦甘，以酸收之。湿淫所胜，平以苦热，佐以酸辛，以苦燥之，以淡泄之。湿上甚而热，治以苦温，佐以甘辛，以汗为故而止。火淫所胜，平以酸冷，佐以苦甘，以酸收之，以苦发之，以酸复之。热淫同。"基于"湿上甚而热"之说，喻昌发挥说："可见湿淫而置于上甚，即为热淫。其人止汗，必为湿热所郁，而不能外泄，故不更治其湿，但令汗出如其故常。"湿邪郁而化热，形成湿热相交，治疗方法当令湿热随汗而解。

2. 儒佛影响　喻昌的一生，有"先儒而禅、禅而后医"的经历，对于"经史百家以迄释典道记，星历戎铃，山经水注，综析无外"。

（1）儒学影响　受"仁爱""修身立德""济世利民""不为良相，便为良医"思想影响，注重修养和医德。将行医作为体认天道之仁和推行仁心的慈善事业，认为从医救人具有无量无边的功德。在处理医患关系时，对自己提出了要对病人"笃于情"的严格要求，即"笃于情，则视人犹己，问其所苦，自无不到之处"，只有对病家怀有深切的同情和仁爱之心才能急人之所急，痛人之所痛。

（2）佛教影响　喻氏精通佛学，以"慈悲为怀"，"度人苦厄"，注重医德修养和自律规范。

3. 学宗仲景，推崇《伤寒杂病论》　喻昌认为"先圣张仲景生当汉末，著《伤寒杂病论》，维时诸佛初传中土，无一华五叶之盛，而性光所摄，早与三世圣神，诸佛诸祖把手同行，真医门之药王菩萨，药上菩萨也"。基于对张仲景的推崇，以及《伤寒杂病论》原书已不可复见，于是以六经为纲，三百九十七法为目，详论六经证治，以尽伤寒之意，重编《伤寒论》条文，为《尚论张仲景伤寒论重编三百九十七法》，兹特以自然之理，引申触类，阐发神明，重开生面，读之快然，觉无余憾。

4. 兼收并蓄　两宋金元及明代中医界的学术争鸣，临床验证，取长补短、融合各家，勇创新说的学风，不仅促进了中医学的发展，而且对喻氏影响很大。他认为"三人行必有我师"，故对历代医家的学术观点、临证经验，进行"综列群方，赞其所长，核其所短"，为我所用，在理论与实践相结合的基础上，探讨辨证论治规律，提高临床疗效。

四、伤寒学术成就

1. 蠹简残编，错简重订　喻昌认为《伤寒论》自东汉末年成书以来，至晋代之时，劫火之余，靠后代之人口授笔录流传下来，已非原本的面貌，篇目之间也多有差错。虽经晋太医令王叔和整理，但喻昌并不赞同叔和之力，他提出王叔和在整理《伤寒论》

的过程中"附以己意，编集成书"，但叔和之作"究竟述者之明，不及作者之圣"，使得后学者"白首不得其解"。因此，他认为："仲景之道，人但知得叔和而明，孰知其因叔和而坠。"后历代医家中虽出现如庞安常、朱肱、许叔微等精研伤寒的医家，但其理论思想多循叔和之法，而未溯仲景之源。至宋代林亿、金代成无己的校注，喻氏认为二位医家过于尊信叔和之编次，将叔和之言与仲景之文混编于一起，使后世医家分不清哪些是仲景所述，哪些是叔和的发挥。对于究竟应如何编次《伤寒论》，在历代注解《伤寒论》的医家之中，喻昌最为推崇的当属"错简重订"之代表——明代医家方有执。他认为方有执在编次之时，首先删去了王叔和所作《序例》，充分体现了方有执"大得尊经之旨"，尤其是其针对"太阳三篇"，"改叔和之旧，以风寒之伤营卫者分属"的做法，"卓识超越前人"。明确指出方有执的编次一改历代"大纲混于节目之中"的弊端，做到了大纲明晰，且分节细述。于是喻昌主要参考方有执《伤寒论条辨》的整理方法，但与其编次有所不同，内容也有补充。

喻昌以主张规范化著称，其在条文编序方面，亦大倡纲目之说。于外感病中，以冬伤于寒、春伤于温、夏秋伤于暑热为主病之大纲；其中冬月伤寒又可作为四季外感病之大纲。大纲既定，还须详求其节目，才可成为至当不易之规，故他将伤寒六经各自为篇，每一经之前都叙述证治大意，次则以法为目，法下分列条文，加以注释。这样便做到了纲举目张、条理清晰，求理法方药于统一。

2. 完善三纲鼎立学说　喻昌在提倡"错简重订"的同时，亦继承了方有执的"三纲"之说，但其对于三纲学说的分析更加详尽，与方有执不同的是，其重编《伤寒论》的内容，为法和方提出"赖有三百九十七法，一百一十三方之名目，可为校正"。故喻昌在《尚论篇·卷一·论太阳伤寒证治大意》中言："风则伤卫，寒则伤营，风寒兼受，则营卫两伤，三者之病，各分疆界。仲景之桂枝汤、麻黄汤、大青龙汤，鼎足大纲，三法分三证。"这一学说是基于《金匮要略》"无邪中人，各有法度"的思想。王叔和认为"风则伤卫，寒则伤营，营卫俱病，骨节烦痛，当发其汗也"；"风伤阳，寒伤阴，卫为阳，营为阴，各从其类而伤也"，指出了风寒之邪中人部位之不同。至唐孙思邈则提出"寻方之大意，不过三种，一则桂枝，二则麻黄，三则青龙，此之三方，凡疗伤寒不出之也"。此乃风伤卫、寒伤营的雏形。至宋代许叔微则进一步提出治疗风、寒邪气各自的代表方，主张以桂枝汤治疗太阳中风，麻黄汤治疗太阳伤寒，小青龙汤治疗中风见寒脉、伤寒见风脉。至此，三纲学说初步成形，但许叔微并未提出"三纲"之说。一直到明代，方有执为错简重订派最重要的代表人物之一，主张《伤寒论》经王叔和编次"颠倒错乱疏甚"，况且年代久远，又经战火流离，早已和仲景原貌不符，所以应该重新编次，还原其本来面目。喻昌则认为晋王叔和"附以己意"编纂《伤寒论》之后，致其篇先差后错，历代医家特别是林亿、成无己等先后校注《伤寒论》均"莫能舍叔和疆畛"，且各鸣一己之见，甚至"先传后经"。至方有执著《伤寒论条辨》，"削去叔和序例，大得尊经之旨"，说明他对方氏"错简论"是极力推崇的。但他又认为方氏没有对王叔和加以驳正，痛感千余年来，《伤寒论》沦为"若明若昧之书"，为使之"如日月之光照宇宙"，必先驳正叔和序例，振举其大纲，然后详明其节目，使学者不致受王叔和编次之误。由此继承发展了方有执"错简重订"《伤寒论》的方法，形成自己的学术风格，提出了"三纲鼎立"学说。

喻氏基于外感病的总纲解释说："夫足太阳膀胱，病主表也，而表有营卫之不同，病有风寒之各异，风则伤卫，寒则伤营，风寒兼受，则营卫两伤，三者之病，各分疆界，仲景立桂枝汤、麻黄汤、大青龙汤，鼎足大纲三法。"（《尚论篇·卷一·论太阳经伤寒证治大意》）风伤卫指风邪入卫则脉外浮，用桂枝汤解肌；寒伤营指寒性收引则腠理闭密，用麻黄汤散邪外出；风寒两伤营卫，腠理闭而烦躁则用大青龙汤。

"风伤卫"即指太阳病之初，感受风邪侵犯，则卫阳受伤出现汗出、恶风、脉浮等症状。《尚论篇》载"风性属阳，从卫而入，以卫为阳气所行之道，从其类也"，说明风邪属阳易袭阳位而行于脉外，卫气亦属阳而行于脉外，基于同气相求理论，风邪伤人最易伤及卫气，使卫气向体表发散减弱而导致表虚。《伤寒论》载"太阳中风，阳浮而阴弱"，意可理解为风邪入卫鼓动卫阳向体表发散来保卫人体，从而出现热自发的症状。卫阳向体表鼓动不安，且推动阴液外出，故有"阴弱者，汗自出"之说。卫气与营气本相为依附，平衡人体功能达到相调和的状态，但风邪侵犯人体，卫阳奋起反抗而又受风邪削弱，卫阳被削弱则腠理疏松而汗出，人体得病。喻氏认为"伤风者，但取解肌以散外，不取发汗以内动血脉……服桂枝时，要使周身絷絷然，然恐药力易过，又藉热粥以助其缓"。风邪从肌腠外解，营卫调和为治疗太阳中风病证的关键。桂枝汤为辛甘温，用来发肌表之邪，风邪得以发散则肌肤腠理自密。喻昌将太阳中风桂枝汤证进行系统阐述，认为风邪未除则忌过发汗，若过发汗则易扰动人体津血，致津液亏虚，扰动营阴。在临床中使用桂枝汤尤当注意汗解之法，祛风邪之度，恐其不及不足以解肌，邪去不尽而入里，亦恐其太过伤正而有虚候。

"寒伤营"即指寒为阴邪，易伤人体阳气，阳气受损则无力推动津液的运行，且寒性收引凝滞亦导致津液凝滞，寒邪伤人则无汗。而"汗乃心之余液"，营血遇寒，腠理密闭导致的运行不畅也是外感寒邪则无汗的原因之一。喻昌认为"太阳病，头痛发热，身疼腰痛，骨节疼痛，恶风，无汗而喘者，麻黄汤主之"为伤寒之主要脉证，以麻黄汤为大纲之法。故伤寒证病标在于外感寒邪，病本为卫气不虚、营阴受阻，麻黄汤将寒邪托出，不使其入，正气足发汗而解。

"风寒两伤营卫"，喻昌在《尚论篇·太阳经下》中将其总结为"上篇太阳中风，乃卫病而荣不病之证；中篇太阳伤寒，乃荣病而卫不病之证"，此即"风伤卫，寒伤营"。继而又提出"然天气之风寒每相因，人身之荣卫非两截，病则俱病者恒多"。风邪、寒邪可单独伤人，也可同时伤人。自然界风邪、寒邪常夹杂而至，风邪侵犯肌腠，寒邪夹至郁阻营卫之气。喻昌将《伤寒论》大青龙汤证"太阳中风，脉浮紧，发热恶寒，身疼痛，不汗出而烦躁者，大青龙汤主之"发展为"风寒兼受，则营卫两伤"，即风邪、寒邪一起侵犯人体出现恶寒重、发热轻、阳气闭阻等症。也是方有执所言"大青龙者，桂枝麻黄二汤合剂之变制也，故为并中风寒之主治"。临证中则有风邪、寒邪轻重多少之别的发展。喻昌认为仲景创立大青龙汤的本意在于解肌发汗以除郁热，郁热得除，烦躁便解。方中石膏寒以胜热而助青龙升腾之势，辛以桂枝发散风邪，甘以麻黄散寒，临床辨证要点为风寒表实、饮郁肌腠，大青龙汤证尤其需注意与风多寒少之证和有风无寒之证区分，从脉证虚实中加以鉴别，大青龙汤证脉浮紧，为表实之证。

另外，他以四时之序各为一纲，把《伤寒论》的内容分置于下，为外感时病的总体，提出《伤寒论》一书"冬伤于寒"最为详尽，而春夏秋三季则时令虽不同，但所受之外感同一，可用治伤寒之法治之。四时之病，当以冬伤于寒为大纲，以此三纲探求整个《伤寒论》之病机变化和治疗规律。

3. 三纲鼎立，以纲统法 喻昌治伤寒学，尤重大"法"，谓《伤寒论》"赖有三百九十七法，一百一十三方之名目可为校正"，故"举三百九十七法，分列于大纲之下，然后仲景之书，始为全书"。（《尚论篇·尚论张仲景伤寒论大意》）

喻昌在三纲鼎立学说的原则下，以纲统法，全书共制定了三百九十法。其中太阳上篇五十三法，太阳中篇五十八法，太阳下篇二十四法。阳明上篇三十九法，阳明中篇三十一法，阳明下篇三法。少阳经全篇二十一法，附合病九法，并病五法，坏病二法，痰病三法。太阴病全篇九法。少阴病前篇二十五法，少阴经后篇十九法。厥阴篇五十五法。又附过经不解病四法，差后劳复病六篇，阴阳易病一法。统计共制订三百六十七法。另有春温病共三十篇，共三百九十七法。这样的修订方法，在订正方法上，每经之下，设若干法，每法之下，又分列条文，并加以注释，三纲之首均冠以全篇大意。这样让人看着更加一目了然。

另外，在三纲鼎立、以纲统法的原则下，在条文的具体编排上，还结合了类证汇聚的方法。例如阳明经篇分上、中、下三篇，上篇是外邪初入阳明地界，太阳之邪未尽者（太阳阳明）之条文，中篇为凡外邪已离太阳、未接少阳（正阳阳明）之条文，下篇是外邪已趋少阳、未离阳明（少阳阳明）之条文；少阴病分上、下两篇，以寒化、热化之证分类归纳条文；其他如合病、并病、坏病、痰病、过经不解病、差后劳复病等，也都是将同类证候汇聚一类，进行分类编排的结果。纵然于太阳经篇三纲之下，也是进行证候分类，于每一类证候中，总结其各种治法，归纳条文，如"中风病主用桂枝汤解肌和营七法"，"不解肌，或误汗病邪入里用五苓两解表里二法"，"不解肌，而以火劫汗伤阴致变四法"，即分别归纳了太阳中风正证、脏腑及误治失治变坏证等，然后法随证立，证法相应。

喻氏进行类证汇聚的原则，或依其病因相同（包括相同的误治方法），或依其证候相类似，或依其病机相同而方药亦同，或依其传变趋势相同，或依其由于某方某法的禁忌证等，由于各类证候既有共同点，亦有不同处，故其法治同中有异，异中有同，汇聚一处，可以达到相对鉴别、知常达变的目的。如《太阳经中篇》有"服麻黄汤，得汗后，察脉辨证，有次第不同三法"一节，一法辨汗解后复感、复烦、脉浮数，这是汗后腠理疏松，邪风乘虚而入所致，宜更麻黄汤为桂枝汤，调和营卫以解表；一法辨汗后脉浮数、烦渴，此乃津液为热所耗而内燥，为表里俱病，宜表里两解；一法辨汗后渴与不渴，以知表里多少。这说明此三证虽均为汗后，但表里有不同，证情有轻重，故治疗亦异。由上可见，喻昌以纲统领三百九十七法，又结合类证汇聚而归纳原文，使法随证转，证法相应，类证互辨，纲举目张，体现了《伤寒论》辨证施治的精华所在。

4. 规范辨证论治体系 喻昌根据自己的临床经验，在张仲景《伤寒杂病论》辨证论治体系的基础上，对临床诊治进行规范化，即所谓"虽神圣贤明，分量不同，然不能舍规矩准绳，以为方圆平直也"。喻昌将《内经》的整体观——人、大自然与疾病视为一个统一的观点，作为他辨证论治的指导思想，继而将之应用于诊治方法当中，并提出了诊治的原则"治病必先识病，识病然后议药"，将整体辨证思想落实到具体治法方药当中。在诊法上以望、闻、问、切四诊为要旨，运用整体观指导四诊，作为辨证论治的主要依据。喻嘉言结合《内经》《伤寒论》和《金匮要略》中有关四诊的论述，制定了诊法九论及九法、申明《内经》法律及申明仲景律书，将之列于《医门法律》卷一当中。《寓意草》的病例多体现了其所制定的诊法原则及合参四诊以求确诊，对现今临床诊治具有深刻的实用意义。

五、应用经方临证经验

1. 阳明之表 一般认为，伤寒邪入阳明，有阳明经证与阳明腑证之别，而太阳阳明、少阳阳明合并病时，阳明证指的是什么呢？既有合病、并病，就当有单独之病，而此种情况又明显不是阳明经证或阳明腑证，究竟应当如何理解？而阳明经以葛根为主药，如同少阳经以柴胡为主药一样，又为何阳明经证、阳明腑证俱不能应用葛根？喻昌对此有着独到的见解。

"阳明之表"是指太阳经症状之中，略带有阳明经症状者。"阳明之表"又分为两个类型，即太阳病略兼阳明病，分风伤卫型和寒伤营型。

太阳病的主脉主症是脉浮、头项强痛而恶寒。太阳为人身的藩篱，主肌表。外邪侵袭，大多从肌表而入，正气奋起抗邪于外，故脉亦应之为浮。足太阳经脉从头走足，行于身体的背部，太阳经气受邪，失其柔和，故头项强痛。外邪侵袭，卫阳被郁，故见恶风或恶寒。因病人感受病邪的不同和体质的差异，又有风伤卫、寒伤营的区别。前者是外伤风邪，后者是寒邪袭表。

阳明经证的主症是身大热、汗大出、口大渴、脉洪大。邪入阳明，燥热亢盛，充斥阳明经脉，故周身大热；热迫津液外泄，故大汗出；汗出而津不能继，故大渴引饮；热迫其经，故脉来洪大。

阳明病腑证往往是阳明病证的进一步发展。其主症是日晡潮热、腹痛便秘、谵语狂乱、苔黄厚燥起刺。阳明的经气旺于日晡，而四肢禀气于阳明，腑中实热弥漫于经，故日晡潮热；热与糟粕充斥肠道，结而不通，故腹痛便秘；邪热炽盛上蒸而熏灼心宫，则谵语、狂乱、不得眠；热结而津液被劫，故苔黄厚燥起刺。

疾病的发展既有阶段性，又有发展变化的连续性。"阳明之表"就是太阳病证中略兼阳明病证之意。

至于葛根或葛根汤，喻昌认为《伤寒论》中实已提出"阳脉实，因发其汗出多者，亦为太过。太过为阳绝于里，亡津液，大便因硬也，是阳脉实者，且不可过汗"，"且阳明主肌肉者也，而用葛根大开其肌肉，则津液尽从外泄，恐胃愈燥而阴立亡，故不用者，所以存津液耳"。即说明无论阳明经证时大热、大汗、大渴而津液不足，阳明腑证时胃燥阴亏而津液不足，均不宜用解表发汗之葛根及葛根汤类。喻昌提出"桂枝汤、麻黄汤，分主太阳之表；葛根汤，总主阳明之表；小柴胡汤，总主少阳之表。三阳经合、并病，即随表邪见证多寡定方，丝丝入扣"。证属"阳明之表"时即可用葛根及葛根汤类，这就把葛根汤类适用的"阳明之表证"与阳明经证、阳明腑证区别开来，对临床实践有指导意义。然表证总属太阳经，阳明表证多于太阳、少阳等表证共见，单纯阳明表证较少，故《伤寒论》将其列于合、并病论述，且条文较少。

"阳明之表"，乍一初听，似乎义理难明，但喻昌在《尚论篇》中层次清晰、条理分明地区别了"阳明之表"与阳明经证、阳明腑证。总之"阳明之表"是指太阳病证中略兼阳明证，其中，属风伤卫者，桂枝汤加葛根主之；寒伤营者，麻黄汤加葛根主之。

2. 妙用人参 人参为"治虚劳内伤之第一要药"，功善大补元气。然许多医家认为伤寒无补法而畏用人参，喻昌指出对伤寒病证也要辨证论治，不可一概而论，详细阐明有些伤寒病证确有用人参之必要。在《寓意草·卷四·论治伤寒药中宜用人参之法以解世俗之惑》中说："伤寒病有宜用人参入药者，其辨不可不明。盖人受外感之邪，必先发汗以驱之。其发汗时，惟元气大旺者，外邪始乘药势而出；若元气素弱之人，药虽外行，气从中馁，轻者半出不出，留连为困，重者随元气缩入，去生远矣！所以虚弱之体，必用人参三五七分，入表药中，少助元气，以为驱邪之主，使邪气得药，一涌而去，全非补养虚弱之意也。"指出治疗外感伤寒病证时扶正以驱邪的奥义，并运用大量历代名家名方的论述实例佐证自己的观点。

3. 伤寒病后补虚清热 对于伤寒愈后调理，仲景反复强调要逐步细养，以待正气的逐渐恢复，谨防因饮食不节、劳欲过度而复发。喻昌认为：伤寒之后，元气已经虚损，但身中邪热未除尽，如果补虚，则会余热不能除尽；如果清热，则会因体虚而不能承受；若一半清热，一半补虚，则用药模糊不能达到目的。但是除了补虚清热外，便没有更好的治法，所以喻昌细腻精到地提出补虚清热治法的恰当运用："补虚有二法：一补脾，一补胃。"如若患疟疾后脾气虚弱，运化饮食失常，则应该补脾。如果是伤寒发热日久，耗伤胃中津液，不能化生津液，则应该补胃。喻昌还提出清热也有两种方法，在伤寒初期以实热为主时，应该用苦寒药来清实热；在大病之后以虚热为主时，应该用甘寒药来清虚热。

六、临证医案

1. 真寒假热医案 徐国祯伤寒六七日，身热目赤，索水到前复置不饮，异常大躁，将门牖洞启，身卧地上，辗转不快，更求入井。一医汹汹，急以承气与服。余诊其脉，洪大无伦，重按无力。谓曰：此用人参、附子、干姜之症，奈何认为下症耶？医曰：身热目赤，有余之邪躁急若此，再以人参、附子、干姜服之，逾垣上屋矣。余曰：阳欲暴脱，外显假热，内有真寒，以姜、附投之，尚恐不胜回阳之任，况敢以纯阴之药重劫其阳乎？观其得水不欲咽，情已大露，岂水尚不欲咽，而反可咽大黄、芒硝乎？天气燠蒸，必有大雨，此症顷刻一身大汗，不可救矣。且既认大热为阳证，则下之必成结胸，更可虑也。惟用姜、附，所谓补中有发，并可以散邪退热，一举两得，至稳至当之法，何可致疑？吾在此久坐，如有差误，吾任其咎。于是以附子、干姜各五钱，人参三钱，甘草二钱，煎成冷服，服后寒战，戛齿有声。以重绵和头覆之，缩手不肯与诊，阳微之状始著。再与前药一剂，微汗热退而安。（《寓意草·卷一》）

2. 呕吐医案　倪庆云病膈气十四日，粒米不入咽，始吐清水，次吐绿水，次吐黑水，次吐臭水，呼吸将绝，医已歇手。余适诊之，许以可救，渠家不信。余曰：尽今一昼夜，先服理中汤六剂，不令其绝，来早转方，一剂全安。渠家曰：病已至此，滴水不能入喉，安能服药六剂乎？余曰：但得此等甘温入口，必喜而再服，不须过虑。渠诸子或痒或弁，亦知理折，余曰：既有妙方，何不即投见效，必先与理中，然后乃用此，何意耶？余曰：《金匮》有云，病人噫气不除者，旋覆代赭石汤主之。吾于此病分别用之者有二道：一者以黑水为胃底之水，臭水为肠中之水，此水且出，则胃中之津液久已不存，不敢用半夏以燥其胃也；一者以将绝之气，止存一丝，以代赭坠之，恐其立断，必先以理中分理阴阳，俾气易于降下，然后代赭得以建奇奏绩。一时之深心，即同千古之已试，何必更疑？及简仲景方，见方中止用煨姜而不用干姜。又谓干姜比半夏更燥，而不敢用。余曰：尊人所噫者，下焦之气也，所呕者，肠中之水也。阴乘阳位，加以日久不食，诸多蛔虫必上居膈间，非干姜之辣，则蛔虫不下转，而上气亦必不下转，妙处正在此，君曷可泥哉！诸子私谓，言有大而非夸者，此公颇似。姑进是药，观其验否。进后果再索药，三剂后病者能言，云内气稍接，但恐太急，俟天明再服，后且转方为妥。至次早，未及服药，复请前医参酌，众医交口极沮，渠家并后三剂不肯服矣。余持前药一盏，勉令服之，曰：吾即于众医前，立地转方，顷刻见效，再有何说！乃用旋覆花一味煎汤，调代赭石末二茶匙与之。才一入口，病者曰：好药，吾气已转入丹田矣！但恐此药难得。余曰：易耳。病者十四日衣不解带，目不交睫，惫甚，因图脱衣安寝。冷气一触复呕，与前药立止，思粥，令食半盏。渠饥甚，竟食二盏，少顷已食六盏。复呕，与前药立止。又因动怒，以物击婢，复呕，与前药立止。以后不复呕，但困倦之极，服补药二十剂，丸药一斤，将息二月，始能远出，方悔从前少服理中二剂耳。

胡卣臣先生曰：旋覆代赭一方，案中屡建奇绩，但医家未肯信用，熟读前后诸案，自了无疑惑矣！（《寓意草·卷二》）

3. 腰痛医案　张令施乃弟伤寒坏证，两腰偻废，卧床彻夜痛叫，百治不效，求诊于余。其脉亦平顺无恙，其痛则比前大减。余曰：病非死证，但恐成废人矣。此证之可以转移处，全在痛如刀刺，尚有邪正相争之象；若全然不痛，则邪正混为一家，相安于无事矣。今痛觉大减，实有可虑，宜速治之。患者曰：此身既废，命安从活，不如速死！余蹙额欲为救全，而无治法。谛思良久，谓热邪深入两腰，血脉久闭不能复出，只有攻散一法。而邪入既久，正气全虚，攻之必不应，乃以桃仁承气汤，多加肉桂、附子，二大剂与服。服后即能强起，再仿前意为丸，服至旬余全安。此非昔人之已试，乃一时之权宜也，然有自来矣。仲景于结胸证，有附子泻心汤一法，原是附子与大黄同用，但在上之证气多，故以此法泻心，然则在下之证血多，独不可仿其意，而合桃仁、肉桂以散腰间之血结乎！后江古生乃弟，伤寒两腰偻废痛楚，不劳思索，径用此法，二剂而愈。

胡卤臣先生曰：金针虽度，要解铸古熔今，始能措手。（《寓意草·卷一》）

4. 胸痹医案 文学钱尊王，胸中不舒者经年，不能自名其状，颇以为虑。昌投以薤白汤，次日云：一年之病，一剂而顿除。抑何神耶？昌不过以仲景之心法为法耳，何神之有。然较诸家之习用白豆蔻、广木香、诃子、三棱、神曲、麦芽等药，坐耗其胸中之阳者，亦相悬矣。（《医门法律·卷三·附痹证诸方》）

5. 神昏医案

（1）黄长人犯房劳，病伤寒，守不服药之戒，身热已退，十余日外，忽然昏沉，浑身战栗，手足如冰。举家忙乱，亟请余至，一医已合就姜、附之药矣。余适见而骇之，姑俟诊毕，再三辟其差谬。主家自疑阴证，言之不入，又不可以理服，只得与医者约曰：此一病药入口中，出生入死，关系重大，吾与丈各立担承，倘至用药差误，责有所归。医者云：吾治伤寒三十余年，不知甚么担承。余笑曰：吾有明眼在此，不忍见人活活就毙，吾亦不得已也。如不担承，待吾用药。主家方才心安，亟请用药。余以调胃承气汤，约重五钱，煎成热服半盏，少顷又热服半盏。其医见厥渐退，人渐苏，知药不误，辞去。仍与前药，服至剂终，人事大清，忽然浑身壮热，再与大柴胡一剂，热退身安。门人问曰：病者之系阴证见厥，先生确认为阳证，而用下药果应，其理安在？答曰：其理颇微，吾从悟入，可得言也。凡伤寒病初起发热，煎熬津液，鼻干、口渴、便秘，渐至发厥者，不问知其为热也。若阳证忽变阴厥者，万中无一，从古至今无一也。盖阴厥得之阴证，一起便直中阴经，唇青面白，遍体冷汗，便利不渴，身蜷多睡，醒则人事了了，与伤寒传经之热邪，转入转深，人事昏惑者，万万不同。诸书类载阴阳二厥为一门，即明者犹为所混，况昧者乎！如此病，先犯房室，后成伤寒，世医无不为阴证之名所惑，往往投以四逆等汤，促其暴亡，而诿之阴极莫救，致冤鬼夜嚎，尚不知悟，总由传派不清耳。盖犯房劳而病感者，其势不过比常较重，如发热则热之极，恶寒则寒之极，头痛则痛之极。所以然者，以阴虚阳往乘之，非阴乘无阳之比。况病者始能勿药，阴邪必轻，旬日渐发，尤非暴证，安得以厥阴之例为治耶！且仲景明言，始发热六日，厥反九日，后复发热三日，与厥相应，则病旦暮愈；又云厥五日，热亦五日，设六日当复厥，不厥者自愈。明明以热之日数，定厥之痊期也。又云厥多热少则病进；热多厥少则病退；厥愈而热过久者，必便脓血发痈；厥应下而反汗之，必口伤烂赤；先厥后热，利必自止；见厥复利，利止反汗出咽痛者，其喉为痹；厥而能食，恐为除中；厥止思食，邪退欲愈。凡此之类，无非热深发厥之旨，原未论及于阴厥也。至于阳分之病，而妄汗、妄吐、妄下，以至势极。如汗多亡阳，吐利烦躁，四肢逆冷者，皆因用药差误所致，非以四逆、真武等汤挽之，则阳不能回，亦原不为阴证立方也。盖伤寒才一发热发渴，定然阴分先亏，以其误治，阳分比阴分更亏，不得已从权用辛热，先救其阳，与纯阴无阳、阴盛格阳之证，相去天渊。后人不窥制方之意，见有成法，转相效尤，不知治阴证以救阳为主，治伤寒以救阴为主。伤寒纵有阳虚当治，必看其人血肉充盛，阴分可受阳药者，方可回阳。若面鼙舌黑，身如枯柴，一团邪火内燔者，则阴已先尽，何阳可回耶？故见厥除热，存津液元气于什一，已失之晚，况敢助阳劫阴乎！《证治》方云：若证未辨阴阳，且与四顺丸试之。《直指方》云：未辨疑似，且与理中丸试之。亦可见从前未透此关，纵有深心，无可奈何耳。因为子辈详辨，并以告后之业医者。

胡卣臣先生曰：性光自启，应是轩岐堂上再来。（《寓意草·卷一》）

（2）钱仲昭患时气外感，三五日发热头痛，服表汗药，疼止热不清，口干唇裂，因而下之，遍身红斑，神昏谵语，食饮不入，大便复秘，小便热赤，脉见紧小而急。谓曰：此症全因误治，阳明胃经表里不清，邪热在内，如火燎原，津液尽干，以故神昏谵妄，若斑转紫黑，即刻死矣！目今本是难救，但其面色不枯，声音尚朗，乃平日保养肾水有余。如旱田之侧有下泉未竭，故神虽昏乱，而小水仍通，乃阴气未绝之征，尚可治之。不用表里，单单只一和法，取七方中小方，而气味甘寒者，用之惟如神，白虎汤一方足以疗此。盖中州元气已离，大剂、急剂、复剂俱不敢用，而虚热内炽，必甘寒气味方可和之耳。但方虽宜小，而服药则宜频，如饥人本欲得食，不得不渐渐与之。必一昼夜频进五七剂，为浸灌之法，庶几邪热以渐而解，元气以渐而生也。若小其剂，复旷其日，纵用药得当，亦无及矣。如法治之，更一昼夜，而病者热退神清，脉和食进，其斑自化。

胡卣臣先生曰：病与药所以然之地，森森警发。（《寓意草·卷一》）

（3）袁继明素有房劳内伤，偶因小感，自煎姜葱汤表汗，因而发热，三日变成疟疾。余诊其脉豁大空虚，且寒不成寒，热不成热，气急神扬，知为元阳衰脱之候。因谓其父曰：令郎光景，窃虑来日疟至，大汗不止，难于救药。倘信吾言，今晚急用人参二两，煎浓汤预服防危。渠父不以为意。次日五鼓时，病者精神便觉恍惚，叩门请救，及觅参至，疟已先发矣！余甚彷徨，恐以人参补住疟邪，虽救急无益也。只得姑俟疟势稍退，方与服之，服时已汗出黏濡，顷之果然大汗不止，昏不知人，口流白沫，灌药难入，直至日暮，白沫转从大孔遗出。余喜曰：白沫下行可无恐矣，但内虚肠滑，独参不能胜任。急以附子理中汤，连进四小剂，人事方苏能言，但对面谈事不清。门外有探病客至，渠忽先知，家人惊以为祟。余曰：此正神魂之离舍耳！吾以独参及附子理中驷马之力追之，尚在半返未返之界，以故能知宅外之事。再与前药，二剂而安。

胡卣臣先生曰：病情上看得委息周至，大开生面。（《寓意草·卷一》）

6. 腹胀医案 刘泰来年三十二岁，面白体丰，夏月惯用冷水灌汗，坐卧巷曲当风。新秋病疟，三五发后，用药截住，遂觉胸腹间胀满日增，不旬日外，腹大胸高，上气喘急，二便全无，食饮不入，能坐不能卧，能俯不能仰，势颇危急。虽延余至家，其专主者在他医也。其医以二便不通，服下药不应，商用大黄二两作一剂。病者曰：不如此不能救急，可速煎之。余骇曰：此名何病，而敢放胆杀人耶？医曰：伤寒肠结，下而不通，惟有大下一法，何谓放胆！余曰：世间有不发热之伤寒乎？伤寒病因发热，故津液枯槁，肠胃干结，而可用下药，以开其结。然有不转矢气者不可攻之戒，正恐误贻太阴经之腹胀也。此病因腹中之气散乱不收，故津水随气横决四溢而作胀，全是太阴脾气不能统摄所致。一散一结，相去天渊，再用大黄猛剂，大散其气，若不胀死，定须腹破。曷不留此一命，必欲杀之为快耶！医唯唯曰：吾见不到，姑已之。出语家人曰：吾去矣，此人书多口溜，不能与争也。病家以余逐其医而含怒，私谓，医虽去，药则存，且服其药，请来未迟。才取药进房，余从后追至，掷之沟中。病者殊错愕，而婉其辞曰：此药果不当服，亦未可知，但再有何法可以救我？其二弟之不平，则征色而且发声矣。余即以一束，面辨数十条，而定理中汤一方于后。病者见之曰：议论反复精透，但参、术助胀，安敢轻用？大黄药已吃过二剂，尚未见行，不若今日且不服药，挨至明日，再看光景，亦无可奈何之辞也。余曰：何待明日？腹中真气渐散，今晚子丑二时，阴阳交剥之界，必大汗晕眩，难为力矣！病者曰：锉好一剂，俟半夜果有此证，即刻服下何如？不识此时服药尚可及否？余曰：既畏吾药如虎，煎好备急亦通。余就客寝坐待室中呼召，绝无动静。次早，其子出云：昨晚果然出汗发晕，忙服尊剂，亦不见效，但略睡片时，仍旧作胀。进诊，病者曰：服药后，喜疾势不增，略觉减可，且再服一剂，未必大害。余遂以二剂药料作一剂，加人参至三钱，服过又进一大剂，少加黄连在内。病者扶身出厅云：内胀大减，即不用大黄亦可耐，但连日未得食，必用大黄些些，略通大便，吾即放心进食矣。余曰：如此争辩，还认作伤寒病不肯进食，其食吃饭、吃肉亦无不可。于是以老米煮清汤饮之，不敢吞粒。余许以次日一剂立通大便，病者始快。其二弟亦快，云：定然必用大黄，但前后不同耳。次日戚友俱至，病者出厅问药。余曰：腹中原是大黄推荡之泄粪，其所以不出者，以膀胱胀大，腹内难容，将大肠撑紧，任凭极力努挣，无隙可出，看吾以药通膀胱之气，不治大便，而大便自至，足为证验。于是以五苓散本方与服，药才入喉，病者即索秽桶，小便先出，大便随之，顷刻泄下半桶。观者动色，竟称华佗再出，然亦非心服也。一月后小患伤风，取药四剂，与荤酒杂投，及伤风未止，并谓治胀亦属偶然，竟没其功。然余但恨不能分身剖心，指引迷津耳，实无居功之意也。

胡卤臣先生曰：世间不少血性男子，然肝脑无补者多矣！此段转移，全在危疑关头着力，所以为超。（《寓意草·卷一》）

7. 积聚医案　袁聚东年二十岁，生痞块，卧床数月，无医不投。日进化坚削痞之药，渐至毛瘁肉脱，面黧发卷，殆无生理。买舟载往郡中就医，因虑不能生还而止。然尚医巫日费。余至则家计已罄，姑请一诊，以决生死远近耳，无他望也。余诊时，先视其块，自少腹至脐旁，分为三岐，皆坚硬如石，以手扪之，痛不可忍。其脉止两尺洪盛，余具微细。谓曰：是病由见块医块，不究其源而误治也。初起时块必不坚，以峻猛之药攻，至真气内乱，转护邪气为害，如人斯打，扭结一团，旁无解数，故进紧不放，其实全是空气聚成，非如女子冲任血海之地，其月经凝而不行，即成血块之比。观两尺脉洪盛，明明是少阴肾经之气，传于膀胱。膀胱之气，本可传于前后二便而出，误以破血之药，兼破其气，其气遂不能转运，而结为石块。以手摩触则愈痛，情状大露。若是血块得手，则何痛之有？此病本一剂可瘳，但数月误治，从上至下，无病之地，亦先受伤。姑用补中药一剂，以通中下之气，然后用大剂药，内收肾气，外散膀胱之气，以解其相厮相结。约计三剂，可痊愈也。于是先以理中汤，少加附子五分，服一剂，块已减十之三。再用桂、附药一大剂，腹中气响甚喧，顷之三块一时顿没。戚友共骇为神。再服一剂，果然全愈。调摄月余，肌肉复生，面转明润，堆云之发，才剩数茎而已。每遇天气阴寒，必用重裀厚被盖覆，不敢起身。余谓病根尚在，盖以肾气之收藏未固，膀胱之气化未旺，兼之年少新婚，倘犯房室，其块复作，仍为后日之累。更用补肾药，加入桂、附，而多用河车为丸，取其以胞补胞，而助膀胱之化源也。服之竟不畏寒，腰围亦大，而体加充盛。年余又得子。感前恩而思建祠肖像以报，以连值岁凶，姑尸祝于家庭焉，亦厚之道矣！

胡卣臣先生曰：辨证十分明彻，故未用药，先早知其功效矣！又早善其后，得心应手之妙，一一传之纸上，大有可观。（《寓意草·卷四》）

8. 小儿伤寒医案 袁仲卿乃郎入水捉彭蜞为戏，偶仆水中，家人救出，少顷大热呻吟。诸小儿医以镇惊清热合成丸、散与服，二日遂至昏迷不醒，胸高三寸，颈软，头往侧倒，气已垂绝，万无生理。再四求余往视。诊其脉，止存蛛丝，过指全无，以汤二茶匙滴入口中，微有吞意。谓之曰：吾从来不惧外症之重，但脉已无根，不可救矣。一赵姓医云：鼻如烟煤，肺气已绝，纵有神丹，不可复活。余曰：此儿受症何至此极，主人及客俱请稍远，待吾一人独坐静筹其故。良久，曰：得之矣！其父且惊且喜，医者愿闻其说。余曰：惊风一症，乃前人凿空妄谈，后之小儿受其害者，不知几千百亿兆。昔与余乡幼科争论，殊无证据，后见方中行先生《伤寒条辨》后附痉书一册，专言其事，始知昔贤先得我心，于道为不孤。如此症因惊而得，其实跌仆水中，感冷湿之气，为外感发热之病，其食物在胃中者，因而不化，当比夹食伤寒例，用五积散治之。医者不明，以金石寒冷药镇坠，外邪深入脏腑，神识因而不清，其食停胃中者，得寒凉而不运，所进之药皆在胃口之上，不能透入，转积转多，以致胸高而凸，宜以理中药运转前药。倘得症减脉出，然后从伤寒门用药，尚有生理。医者曰：鼻如烟煤，肺气已绝，而用理中，得毋重其绝乎？余曰：所以独坐沉思者，正为此耳。盖烟煤不过大肠燥结之证，若果肺绝，当汗出大喘，保得身热无汗？又何得胸高而气不逼，且鼻准有微润耶？此余之所以望其有生也。于是煎理中汤一盏与服，灌入喉中，大爆一口，果然从前二日所受之药一齐俱出，胸突顿平，颈亦稍硬，但脉仍不出，人亦不苏。余曰：其事已验，即是转机，此为食尚未动，关窍堵塞之故。再灌前药些少，热已渐退，症复递减。乃从伤寒下例，以玄明粉一味化水，连灌三次，以开其大肠之燥结。是夜下黑粪甚多，次早忽言一声云：我要酒吃。此后尚不知人事，以生津药频灌，一日而苏。

胡卣臣先生曰：惊风一症，小儿生死大关，孰知其为外感耶？习幼科者能虚心领会此案，便可免乎殃咎，若骇为异说，则造孽无极矣。（《寓意草·卷一》）

七、参考文献

1. 陈熠. 喻嘉言医学全书［M］. 北京：中国中医药出版社，2015.

2. 潘桂娟，刘亚平. 中医历代名家学术研究丛书：喻昌［M］. 北京：中国中医药出版社，2017.

3. 李成文. 中医各家学说［M］. 2 版. 上海：上海科学技术出版社，2015.

4. 刘桂荣. 中医各家学说［M］. 北京：人民卫生出版社，2017.

八、原著摘录

《伤寒论》大意

后汉张仲景，著《卒病伤寒论》十六卷，当世兆民，赖以生全。传之后世，如日月之光华，旦而复旦，万古常明可也！斯民不幸，至晋代不过两朝相隔，其《卒病论》六卷，已不可复睹。即《伤寒论》十卷，想亦劫火之余，仅得之读者之口授。故其篇目先后差错，赖有三百九十七法、一百一十三方之名目，可为校正。太医令王叔和附以己意，编集成书，共二十二篇。后人德之，称为仲景之徒，究竟述者之明，不及作者之圣，只令学者童而习之，白首不得其解。虽有英贤辈出，卒莫能舍叔和疆畛，追溯仲景渊源，于是偶窥一斑者，各鸣一得。如庞安常、朱肱、许叔微、韩祗和、王实之流，非不互有阐发，然不过为叔和之功臣止耳，未见为仲景之功臣也。今世传仲景《伤寒论》，乃宋秘阁臣林亿所校正，宋人成无己所诠注之书也。林亿不辨朱紫菽粟，谓自仲景于今，八百余年，惟王叔和能学之，其间如葛洪、陶弘景、胡洽、徐之才、孙思邈辈，皆不及也。又传称成无己注《伤寒论》十卷，深得长沙公之秘旨。殊不知林、成二家，过于尊信叔和，往往先传后经，将叔和纬翼仲景之辞，且混编为仲景之书，况其他乎！如一卷之平脉法，二卷之序例，其文原不雅驯，反首列之，以错乱圣言，则其所为校正，所谓诠注者，乃仲景之不幸，斯道之大厄也！元泰定间，程德斋作《伤寒钤法》，尤多不经。国朝王履，并三百九十七法、一百一十三方，亦窃疑之。谓仲景书甚平易明白，本无深僻，但王叔和杂以己意，遂使客反胜主，而仲景所以创法之意，沦晦不明。今欲以伤寒例居前，六经病次之，类伤寒病又次之，至若杂病、杂脉、杂论，与伤寒无预者皆略去，计得二百八十三条，并以治字易法字，而曰二百八十三治，虽有深心，漫无卓识，亦何足取！万历间，方有执著《伤寒条辨》，始先即削去叔和《序例》，大得尊经之旨，然未免失之过激。不若爱礼存羊，取而驳正之。是非既定，功罪自明也！其余太阳三篇，改叔和之旧，以风寒之伤营卫者分属，卓识超越前人，此外不达立言之旨者尚多。大率千有余年，若明若昧之书，欲取而尚论之，如日月之光昭宇宙，必先振举其大纲，然后详明其节目，始为至当不易之规。诚以冬春夏秋，时之四序也，冬伤于寒，春伤于温，夏秋伤于暑热者，四序中主病之大纲也。举三百九十七法，分列于大纲之下，然后仲景之书，始为全书。其冬伤于寒一门，仲景立法，独详于春夏秋三时者，盖以春夏秋时令，虽有不同，其受外感则一，自可取治伤寒之法，错综用之耳。仲景自序云，学者若能寻余所集，思过半矣！可见引申触类，治百病有余能，况同一外感乎，是春夏秋之伤温伤热，明以冬月伤寒为大纲矣。至伤寒六经中，又以太阳一经为大纲，而太阳经中，又以风伤卫、寒伤营、风寒两伤营卫为大纲。何也？大纲混于节目之中，无可寻绎，只觉其书之残缺难读。今大纲既定，然后详求其节目，始知仲景书中，矩则森森。毋论法之中更有法，即方之中亦更有法，通身手眼，始得一一点出，读之而心开识朗，不复为从前之师说所熏浸，假由其道而升堂入室，仲景弥光，而吾生大慰矣！知我罪我，亦何计哉！（《尚论张仲景伤寒论重编三百九十七法·卷首》）

先辨叔和编次之失

尝观王叔和汇集扁鹊、仲景、华元化先哲脉法为一书，名曰《脉经》，其于仲景《伤寒论》，尤加探讨。宜乎显微毕贯，曲畅创法制方之本旨，以启后人之信从可也！乃于汇脉之中，间一汇证，不该不贯，犹曰汇书之常也。至于编述伤寒全书，苟简粗率，仍非作者本意，则吾不知之矣！如始先序例一篇，蔓引赘辞其后，可与不可，诸篇独遗精髓平脉一篇，妄入己见，总之碎剪美锦，缀以败絮，盲瞽后世，无由复睹黼黻之华。泥于编述大意，私淑原委，自首至尾，不叙一语。明是贾人居奇之术，致令岐黄一脉，斩绝无遗，悠悠忽忽，沿习至今，所谓千古疑城，莫此难破。兹欲直溯仲景全神，不得不先勘破叔和。如太阳经中，证绪分头，后学已难入手，乃更插入温病、合病、并病、少阳病、过经不解病，坐令读者茫然。譬诸五谷，虽为食宝，设不各为区别，一概混种混收，鲜不贻耕者、食者之困矣！如阳明经中，漫次仲景偶举问答一端，隶于篇首，纲领倒置，先后差错，且无扼要。至于春温夏热之证，当另立大纲，颛自名篇者，酒懵然不识。此等大关一差，则冬伤于寒，春伤于温，夏秋伤于暑热之旨尽晦，致后人误以冬月之方，施于春夏，而归咎古方之不可以治今病者，谁之过欤？至于霍乱病、阴阳易、差后劳复等证，不过条目中事耳。乃别立篇名，与六经并峙，又何轻所重，而重所轻耶！仲景之道，人但知得叔和而明，孰知其因叔和而坠也哉？（《尚论张仲景伤寒论重编三百九十七法·卷首》）

先辨林亿成无己校注之失

王叔和于仲景书，不察大意，妄行编次补缀，尚存阙疑一线。观其篇首之辞，谓痉湿暍虽同为太阳经病，以为宜应别论者，其一征也。观其篇中，谓疾病至急，仓卒寻按，要旨难得，故重集可与不可方治者，其一征也。观其篇末，补缀脉法，分为二篇，上篇仍仲景之旧，下篇托仲景以传，犹未至于颠倒大乱者，其一征也。第其不露补缀之痕，反以平脉本名，易为辨脉，而阴行一字之颠倒，此吾所为讥其僭窃耳！若夫林亿之校正，成无己之诠注，则以脉法为第一卷矣！按仲景自叙云：平脉辨证，为《伤寒卒病论》合十六卷。则脉法洵当隶于篇首。但晋承汉统，仲景遗书未湮，叔和补缀之言，不敢混入，姑附于后，不为无见。二家不察，竟遗编篇首，此后羚羊挂角，无迹可求，讵能辨其孰为仲景，孰为叔和乎？然犹隐而难识也。其序例一篇，明系叔和所撰，何乃列于第二卷？岂以仲景之书非序例不能明耶？即使言之尤弊，亦无先传后经之理。况其蔓引赘辞，横插异气，寸瑜尺瑕，何所见而崇信若是？致令后学画蛇添足，买椟还珠，煌煌圣言，千古无色。是二家羽翼叔和以成名，比以长君逢君，无所逃矣。至于注释之差，十居六七，夫先已视神髓为糟粕矣，更安望阐发精理乎？（《尚论张仲景伤寒论重编三百九十七法·卷首》）

论春温大意并辨叔和四变之妄

喻昌曰：春温之证，《内经》云，冬伤于寒，春必病温。又云，冬不藏精，春必病温。此论温起之大原也。《伤寒论》云：太阳病，发热而渴，不恶寒者为温病。若发汗已，身灼热者，名曰风温。风温为病，脉阴阳俱浮，自汗出，身重，多眠睡，鼻息必鼾，语言难出。若被下者，小便不利，直视失溲。若被火者，微发黄色，剧则如惊痫，时瘛疭，若火熏之。一逆尚引日，再逆促命期，此论温成之大势也。仲景以冬不藏精之温，名曰风温，其脉阴阳俱浮，正谓少阴肾与太阳膀胱，一脏一腑，同时病发，所以其脉俱浮也。发汗后，身反灼热，自汗出，身重，多眠睡，鼻息必鼾，语言难出，一一尽显少阴本证，则不可复从太阳为治。况脉浮自汗，更加汗之，医杀之也。所以风温证断不可汗，即误下、误火，亦经气伤而阴精尽，皆为医促其亡，而一逆再逆，促命期矣。于此见东海西海，心同理同，先圣后圣，其揆一也。后人不察，惜其有论无方，讵知森森治法，全具于太阳少阴诸经乎？晋王叔和不究仲景精微之蕴，裁风种电，为不根之谈，妄立温疟、风温、温毒、温疫四变，不思时发时止为疟，疟非外感之正病也。春木主风而气温，风温即是温证之本名也。久病不解，其热邪炽盛，是为温毒，温毒亦病中之病也。至温疫则另加一气，乃温气而兼瘟气，又非温证之常矣。今且先辨温疟，温疟正冬不藏精之候，但其感邪本轻，故止成疟耳。黄帝问：温疟舍于何脏？岐伯对曰：温疟得之冬中于风，寒气藏于骨髓之中，至春则阳气大发，邪气不能自出，因遇大暑，脑髓数烁，肌肉消，腠理发泄，或有所用力，邪气与汗皆出，此病藏于肾，其气先从内出之于外也。如是者，阴虚而阳盛则热矣，衰则气复反入，入则阳虚，阳虚则寒矣。故先热而后寒，名曰温疟。此可见温疟为冬不藏精，故寒邪得以入肾，又可见温疟遇温，尚不易发，必大暑大汗始发之也。叔和反以重感于寒立说，岂其不读《内经》乎？抑何不思之甚耶？今且再辨风温，春月时令本温，且值风木用事，风温二字，自不得分之为两，凡病温者，悉为风温。即如初春，地气未升，无湿温之可言也；天气微寒，无热温之可言也；时令和煦，无温疫之可言也；其所以主病之故，全系于风。试观仲景于冬月正病，以寒统之，则春月正病，定当以风统之矣。夫风无定体，在八方则从八方，在四时则从四时。春之风温，夏之风热，秋之风凉，冬之风寒，自然之道也。叔和因仲景论温条中，重挈风温，故谓另是一病，不知仲景于温证中特出手眼，致其叮咛，见冬不藏精之人，两肾间先已习习风生，得外风相召而病发，必全具少阴之证，故于温字上加一风字，以别太阳之温耳。叔和妄拟重感、重变，乃至后人作赋云，风温湿温兮，发正汗，则危恶难医。又云，因知风温汗不休，当用汉防己，隔靴搔痒，于本来之面目安在哉？今且再辨温毒，夫温证中之有温毒，一如伤寒证中之有阳毒、阴毒也。伤寒不以寒毒另为一证，则温病何得以温毒更立一名耶？况温毒复有阴阳之辨，太阳温证，病久不解，结成阳毒；少阴温证，病久不解，结成阴毒。叔和不知风温为阴邪，故但指温毒为阳毒，以致后人袭用黑膏、紫雪。阴毒当之，惨于锋刃，其阶厉亦至今未已耳。其温疫一证，另辨致详。（《尚论张仲景伤寒论重编三百九十七法·卷首》）

论太阳经伤寒证治大意

　　王叔和当日编次仲景《伤寒论》，以辨痉湿暍脉证为第一，以辨太阳病脉证为第二。谓痉、湿、暍虽太阳经之见证，然宜应别论，故列之篇首。此等处最不妥当，岂有别论反在正论之前者！况既应别论，即当明言所指，而故虚悬其篇，此叔和不究心之弊也。至于太阳经中，一概混编，合病、并病、温病、坏病、过经不解病，以及少阳诸病，如理棼丝，不清其脉，寸寸补接，所以不适于用，徒令观者叹息，此更叔和不究心之弊也。宋林亿、成无己辈，以脉法及伤寒例居前，次痉湿暍，次太阳病，分上、中、下三篇。其意以桂枝证、麻黄证汇上篇；大青龙证及汗后、下后诸证汇中篇；结胸及痞证汇下篇，究竟上篇混中下，下篇混上中，不能清也。更可笑者，下篇结胸例中，凡系结字，一概收入。如阳微结、阴微结、脉代结之类，悉与结胸同汇。尤可笑者，上篇第六条，伤寒大义，未及什一，何所见即汇温病？中篇、下篇，太阳本证，未及什七，何所见即汇少阳证及合病、并病、过经不解诸病？如此割裂原文，后人纵思研穷，无门可入矣！夫足太阳膀胱病，主表也。而表有营卫之不同，病有风寒之各异。风则伤卫，寒则伤营，风寒兼受，则营卫两伤，三者之病，各分疆界。仲景立桂枝汤、麻黄汤、大青龙汤，鼎足大纲三法，分治三证。风伤卫，则用桂枝汤；寒伤营，则用麻黄汤；风寒两伤营卫，则用大青龙汤。用之得当，风寒立时解散，不劳余力矣。乃有病在卫，而治营；病在营，而治卫；病在营卫，而治其一，遗其一。与夫病已去营卫而复汗，病未去营卫而误下，以致经传错乱，展转不已，源头一差，末流百出，于是更出种种节目，辅三法而行。正如八卦之有六十四卦，八阵之有六十四阵，分统于乾、坤、震、巽、坎、离、艮、兑、天、地、风、云、龙、虎、鸟、蛇之下，始得井井不紊。仲景参伍错综，以尽病之变态，其统于桂枝、麻黄、青龙三法，夫复何疑？第文辞奥约，义例互陈，虽颖敏之士，读之不解其意，实由当时编次潦草糊涂，不察来意，仲景一手一目，现为千手千目，编者反将千手千目，掩为一手一目，悠悠忽忽，沿习至今，昌不得已而僭为尚论。太阳经中仍分三篇，以风伤卫为上篇，寒伤营为中篇，风寒两伤营卫为下篇，一一以肤浅之语，括大义于前，明奥旨于后。其温病、合病等名，逐段清出，另立篇目，俾读者了无疑惑于心，庶随所施而恰当矣。（《尚论张仲景伤寒论重编三百九十七法·卷一》）

中风病主用桂枝汤解肌大纲一法

太阳中风，阳浮而阴弱。阳浮者热自发，阴弱者汗自出，啬啬恶寒，淅淅恶风，翕翕发热，鼻鸣干呕者，桂枝汤主之。

阳浮阴弱与下文卫强营弱同义。阳浮者，阳邪入卫，脉必外浮。阳性本热，风性善行，所以发热快捷，不待闭郁自发也。阴弱者，营无邪助，比卫不足，脉必内弱。阴弱不能内守，阳强不为外固，所以致汗直易，不等覆盖自出也。啬啬恶寒，内气馁也；淅淅恶风，外体疏也。虽寒与风并举，义重恶风，恶风未有不恶寒者，所以中篇伤寒证中亦互云恶风，又见恶寒未有不恶风者。后人相传谓伤风恶风，伤寒恶寒，苟简辨证，误人多矣。翕翕发热，乃气蒸湿润之热，比伤寒之干热不同。鼻鸣者，阳邪上壅也；干呕者，阳邪上逆也。故取用桂枝汤解散肌表之阳邪，而与发汗驱出阴寒之法，迥乎角立也。

服已，须臾啜热稀粥一升余，以助药力。温覆令一时许，遍身漐漐，微似有汗者益佳，不可令如水流漓，病必不除。若一服汗出病差，停后服，不必尽剂；若不汗，重服依前法；又不汗，后服小促其间，半日许令三服尽。若病重者，一昼一夜服，周时观之。服一剂尽，病证犹在者，更作服。若汗不出者，乃服至二三剂。禁生冷、黏滑、肉面、五辛、酒酪、臭恶等物。

桂枝气味俱薄，服过片顷，其力即尽，所以能解肌者，妙用全在啜稀热粥以助药力。谷气内充，则邪不能入，而热啜以继药之后，则邪不能留，法中之法若此。世传方书无此四字，骎失初意，更有肌肤已透微似之汗，盖覆强逼，至令大汗流漓者，总由不识解肌为何义耳。

按：卫行脉外，风伤卫之证，皆伤其外。外者，肌肤也。故但取解肌以散外，不取发汗以内动血脉，更不取攻下以内动脏腑，所以服桂枝时，要使周身絷絷然，似乎有汗者，无非欲其皮间毛窍暂开而邪散也。然恐药力易过，又藉热稀粥以助其暖，如此一时之久，肌窍不致速闭，则外受之邪尽从外解，允为合法矣。不识此意者，汗时非失之太过，即失之不及。太过则邪未入而先扰其营，甚则汗不止而亡阳；不及则邪欲出而早闭其门，必致病不除而生变。仲景言之谆谆，后人转加忽略，兹特详发其义。（《尚论张仲景伤寒论重编三百九十七法·卷一》）

中风病主用桂枝汤解肌和营卫七法

或问：桂枝汤发字之议，曰一桂枝耳。或云发汗，或云当得汗解，或云当发汗、更发汗宜桂枝汤者数方，是用桂枝发汗也。复云：无汗不得用桂枝，又曰汗家不得重发汗，又曰发汗过多者，都用桂枝甘草汤，是闭汗也。一药二用，如何说得仲景发汗与本草出汗之义相通为一？答曰：本草云，桂枝辛甘热，无毒，能为百药之长，通血脉，止烦出汗者，是调血而汗自出也。仲景云：脏无他病，发热自汗者，此卫气不和也。又曰：自汗出，为营气和。营气和则外不谐，以卫气不与营气和谐也。营气和则愈，故皆用桂枝汤调和营卫，营卫既和则汗自出矣，风邪由此而解。非桂枝能于腠理发出汗也，以其固闭营血，卫气自和，邪无容地而出矣，其实则闭汗孔也。昧者不解闭汗之意，凡是病者俱用桂枝汤发汗，若与中风自汗者合，效如桴鼓，因见其取效而病愈，则曰此桂枝发出汗也，遂不问伤寒无汗者亦与桂枝汤，误之甚矣？故仲景言无汗不得服桂枝，是闭汗孔也。又曰：发汗多，又手冒心，心悸欲得按者，用桂枝甘草汤，是亦闭汗孔也。又曰：汗家不得重发汗，若桂枝汤发汗，是重发汗也。凡桂枝条下言发字，当认做出字，是汗自然出也，非若麻黄能开腠理而发出汗也。本草出汗二字，上文通血脉一句，是非三焦、卫气、皮毛中药，是为营血中药也。如是则出汗二字，当认作营卫和，自然汗出，非桂开腠理而发出汗也。故后人用桂治虚汗，读者当逆察其意则可矣。噫！神农作于前，仲景述于后，前圣后圣，其揆一矣。（《尚论后篇·卷三》）

闻声之法

喻昌曰：声者，气之从喉舌而宣于口者也。新病之人，声不变。小病之人，声不变。惟久病苦病，其声乃变。迨声变，其病机显呈而莫逃，所可闻而知之者矣。《经》

云：闻而知之谓之神，果何修而若是？古人闻隔垣之呻吟叫哀，未见其形，先得其情，若精心体验，积久诚通。如瞽者之耳偏聪，岂非不分其心于目耶？然必问津于《内经》《金匮》，以求生心变化，乃始称为神耳。《内经》本宫、商、角、徵、羽五音，呼、笑、歌、哭、呻五声，以参求五脏表里虚实之病。五气之邪，其谓肝木在音为角，在声为呼，在变动为握；心火在音为徵，在声为笑，在变动为忧；脾土在音为宫，在声为歌，在变动为哕；肺金在音为商，在声为哭，在变动为咳；肾水在音为羽，在声为呻，在变动为栗。变动者，迁改其常志也。以一声之微，分别五脏，并及五脏变动，以求病之善恶，法非不详。然人之所以主持一身者，尤在于气与神焉。《经》谓中盛脏满，气胜伤恐者，声如从室中言，是中气之湿也。谓言而微，终日乃复言者，此夺气也。谓言语善恶，不避亲疏者，此神明之乱也。是听声中，并可得其神气之变动，义更精矣。《金匮》复以病声内合病情，谓病人语声寂寂然喜惊呼者，骨节间病；语声喑喑然不彻者，心膈间病。语声啾啾然细而长者，头中病。只此三语，而下、中、上三焦受病，莫不有变动可征，妙义天开，直可隔垣洞晰。语声寂寂然者，不欲语而欲嘿也。静嘿统属三阴，此则专系厥阴所主。何以知之？厥阴在志为惊，在声为呼，病本缄嘿，而有时惊呼，故知之耳。惟在厥阴，病必深入下焦骨属筋节间也。喑喑然声出不彻者，声出不扬也。胸中大气不转，出入升降之机，艰而且退，是可知其病在中焦胸膈间也。啾啾然细而长者，谓其声自下焦阴分而上。缘足太阳主气，与足少阴为表里，所以肾邪不剂颈而还，得从太阳部分达于颠顶。肾之声本为呻，今肾气从太阳经脉直攻于上，则肾之呻并从太阳变动而啾唧细长，为头中病也。得仲景此段，更张其说，而听声察病，愈推愈广，所以书不尽言，学者当自求无尽之藏矣。（《医门法律·卷一》）

明辨息之法

喻昌曰：息出于鼻，其气布于膻中。膻中宗气，主上焦息道，恒与肺胃关通，或清而徐，或短而促，咸足以占宗气之盛衰。所以经云：乳之下，其动应衣，宗气泄也。人顾可奔迫无度，令宗气盛喘数急，有余反成不足耶？此指呼出为息之一端也。其谓起居如故而息有音，此肺之络脉逆也；不得卧而息有音者，是阳明之逆也。益见布息之气关通肺胃，又指呼出为息之一端也。呼出心肺主之，吸入肾肝主之，呼吸之中，脾胃主之，故惟脾胃所主中焦，为呼吸之总持。设气积贲门不散，两阻其出入，则危急存亡，非常之候。善养生者，俾贲门之气，传入幽门，幽门之气，传二阴之窍而出，乃不为害。其上焦下焦，各分呼出吸入，未可以息之一字，统言其病矣。此义惟仲景知之，谓息摇肩者，心中坚；息引胸中上气者，咳；息张口短气者，肺痿唾沫。分其息颛主乎呼，而不与吸并言，似乎创说，不知仲景以述为作，无不本之《内经》。昌前所拟呼出为息二端，不足尽之。善心火乘肺，呼气奔促，势有必至，呼出为心肺之阳，自不得以肝肾之阴混之日。息摇肩者，肩随息动，惟火故动也。息引胸中上气咳者，肺金收降之令不行，上逆而咳，惟火故咳也。张口短气，肺痿唾沫，又金受火形，不治之证，均以出气之粗，名为息耳。然则曷不径以呼名之耶？曰呼中有吸，吸中有呼，剖而中分，圣神所不出也。但以息之出者，主呼之病；而息之入者，主吸之病，不待言矣。《经》

谓：乳子中风热，喘鸣肩息，以及息有音者，不一而足。惟其不与吸并言，而吸之病，转易辨识。然尚恐后人未悉，复补其义云；吸而微数，其病在中焦，实也，当下之即愈，虚者不治。在上焦者其吸促，在下焦者其吸迟，此皆难治。呼吸动摇振振者不治。见吸微且数，吸气之往返于中焦者速，此必实者下之，通其中焦之壅而即愈。若虚则肝肾之本不固，其气轻浮，脱之于阳，不可治矣。昌前所指贲门、幽门不下通，为危急存亡非常之候者此也。在上焦者其吸促，以心肺之道近，其真阴之虚者，则从阳火而升，不入于下，故吸促，是上焦未尝不可候其吸也。下焦者其吸迟，肝肾之道远，其元阳之衰者，则困于阴邪所伏，卒难升上，故吸迟。此真阴元阳受病，故皆难治。若呼吸往来，振振动摇，则营卫往返之气已索，所存呼吸一线耳，尚可为哉？学者先分息之出入，以求病情，既得其情，合之愈益不爽。若但统论呼吸，其何以分上中下三焦所主乎？噫，微矣！（《医门法律·卷一》）

小柴胡汤必去滓复煎

用小柴胡汤必去滓复煎，此仲景法中之法，原有奥义。盖少阳经用药，有汗吐下三禁，故但取小柴胡汤以和之。然一药之中，柴胡欲出表，黄芩欲入里，半夏欲驱痰，纷纭而动，不和甚矣。故云滓复煎，使其药性合而为一，漫无异同，俾其不至偾事耳！又和非和于表，亦非和于里，乃和于中也。是必煎至最熟，令药气并停胃中，少顷随胃气以敷布表里，而表里之邪不觉潜消默夺。所以方中既用人参、甘草，复加生姜、大枣，不厌其复，全藉胃中天真之气为斡旋。所谓大力者，负之而走耳。试即以仲景印仲景，三黄附子汤中，以其人阳邪入阴而热炽，非三黄不能除热。其人复真阳内微而阴盛，非附子不能回阳。然必各煎，后乃得以各行其事，而复煎以共行其事之义，不亦彰彰乎！（《尚论后篇·卷二》）

喘病

人身难治之病有百症，喘病其最也。喘病无不本之于肺，然随所伤而互关，渐以造于其极，惟兼三阴之症者为最剧。三阴者，少阴肾、太阴脾、厥阴肝也，而三阴又以少阴肾为最剧。经云：肾病者善胀，尻以代踵，脊以代头，此喘病兼肾病之形也。又云：劳风发在肺下。巨阳引精者三日，中年者五日，不精者七日。当咳出青黄浓浊之痰如弹子者大，不出者伤肺，伤肺者死也。此喘病兼肾病之情也。故有此症者，首重在节欲，收摄肾气，不使上攻可也。其次则太阴脾、厥阴肝之兼症亦重，勿以饮食忿怒之故，重伤肝脾可也。若君艺之喘症，得之于髫幼，非有忿欲之伤，止是形寒饮冷，伤其肺耳。然从幼惯生疮疖，疮疖之后，复生牙痛，脾中之湿热素多，胃中之壮火素盛，是肺经所以受伤之原，又不止于形寒饮冷也。脾之湿热，胃之壮火，交煽而互蒸，结为浊痰，溢入上窍，久久不散，透开肺膜，结为窠囊。清气入之，浑然不觉。浊气入之，顷刻与浊痰狼狈相依，合为党援，窒塞关隘，不容呼吸出入，而呼吸正气，转触其痰，鼾齁有声，头重耳响，胸背骨间有如刀刺，涎涕交作，鼻頞酸辛，若伤风状。正《内经》所谓心肺有病，而呼吸为之不利也。必俟肺中所受之浊气，解散下行，从前后二阴而去。

然后肺中之浓痰，咯之始得易出，而渐可相安。及夫浊气复上，则窠囊之痰复动，窒塞仍前复举，乃至寒之亦发，热之亦发，伤酒、伤食亦发，动怒、动欲亦发。所以然者，总由动其浊气耳。浊气本居下体，不易犯入清道，每随火热而上腾。所谓火动则气升者，浊气升也。肾火动，则寒气升；脾火动，则湿气升；肝火动，则风气升也。故以治火为先也。然浊气既随火而升，亦可随火而降，乃凝神入气以静调之。火降而气不降者何耶？则以浊气虽居于下，而肺中之窠囊，实其新造之区，可以侨寓其中，转使清气逼处不安，亦若为乱者然。如寇贼依山傍险，蟠据一方，此方之民，势必扰乱而从寇也。故虽以治火为先，然治火而不治痰，无益也；治痰而不治窠囊之痰，虽治与不治等也。治痰之法，曰驱，曰导，曰涤，曰化，曰涌，曰理脾，曰降火，曰行气。前人之法，不为不详。至于窠囊之痰，如蜂子之穴于房中，如莲子之嵌于蓬内，生长则易，剥落则难。由其外窄中宽，任行驱导涤涌之药，徒伤他脏，此实闭拒而不纳耳。究而言之，岂但窠囊之中，痰不易除，即肺叶之外，膜原之间，顽痰胶结多年，如树之有萝，如屋之有游，如石之有苔，附托相安，仓卒有难于铲伐者。古今之为医者伙矣，从无有为此渺论者。仆生平治此症最多，皆以活法而奏全绩。盖肺中浊痰为祟，若牛渚怪物，莫逃吾燃犀之炤者。因是而旷观病机，异哉！肺金以脾土为母，而肺中之浊痰，亦以脾中之湿为母。脾性本喜燥恶湿，迨夫湿热久锢，遂至化刚为柔，居间用事。饮食入胃，既以精华输我周身，又以败浊填彼窍隧。始尚交相为养，最后挹此注彼，专为外邪示岂弟，致使凭城凭社辈，得以久遂其奸。如附近流寇之地，益以巨家大族，暗为输导，其滋蔓难图也。有由然矣！治法必静以驭气，使三阴之火不上升，以嘿杜外援。又必严以驭脾，使太阴之权有独伸而不假敌饩。我实彼虚，我坚彼瑕，批瑕捣虚，迅不掩耳，不崇朝而扫清秽浊。乃广服大药，以安和五脏，培养肺气。肺金之气一清，则周身之气，翕然从之下降。前此上升浊邪，允绝其源。百年之间，常保清明在躬矣。此盖行所当然，不得不然之法。夫岂涂饰听闻之赘词耶！君艺敦请专治，果获全瘳。益见仆言之非谬矣！

胡卣臣先生曰：岐黄论道以后，从不见有此精细快彻之谈，应是医门灵宝。

又曰：君艺童年痼疾，非所易瘳，今疾愈而且得子矣。先议后药，功不伟耶！

（《寓意草·卷三》）

第三章　张志聪

一、生平简介

张志聪（1644—1722），字隐庵，号西陵隐庵道人，明末清初浙江钱塘（今浙江杭州）人。自称仲景后裔，其十一世祖游宦钱塘。张氏曾师从伤寒大家张遂辰学医，后集同学、弟子数十人，讲学于侣山堂，"数十年间，谈轩岐之学者，咸归之"，颇极一时之盛，开创了集体探讨医经之先河，对伤寒研究有突出贡献。主要著作有《黄帝内经素问集注》《黄帝内经灵枢集注》《伤寒论集注》《伤寒论宗印》《金匮要略注》《侣山堂类辩》《本草崇原》《医学要诀》等。现有《张志聪医学全书》合订本。

二、著作概要

张志聪研究伤寒的著作主要包括《伤寒论宗印》《金匮要略注》《伤寒论集注》三部。

1.《伤寒论宗印》　书名"盖以印证先世遗意"，故名"宗印"，成书于1663年，八卷。书中首先依次辑录《伤寒论》原文，然后逐条诠释，注文条晰明畅，对伤寒方义诠释尤为详细，且有很多个人见解，是张氏早年研究《伤寒论》的代表作。其中卷一载辨脉法，卷二载平脉法、痉湿暍、太阳病，卷三、四载太阳病，卷五载太阳病、阳明病，卷六载阳明病、少阳病、太阴病、少阴病，卷七载厥阴病、霍乱病、阴阳易差后劳复、不可发汗及可发汗，卷八载发汗后病等、伤寒例。

2.《金匮要略注》　又名《金匮要略注释》，成书于1664年，全书四卷，二十五篇。系张氏对《金匮要略》采用以经解经之法，对全书进行考订注释，所引书目包括《素问》《灵枢》《伤寒论》《难经》等，并附批注。其注会通百家，阐明要略，字注节解，论辩精深。

3.《伤寒论集注》　本书刊于1683年，六卷。卷一、卷二为太阳病上下篇，卷三为阳明、少阳病篇，卷四为太阴、少阴、厥阴病篇，卷五为霍乱病篇、阴阳易差后劳复病篇、痉湿暍病篇及诸可诸不可病篇，卷六为辨脉法、平脉法篇。全书一百章，四百七十四证，广集前贤之说，采用"汇节分章"方法，将《伤寒论》中内容相似的条文汇为一节概括注论，纲目清楚，旨趣明畅，尤重于《伤寒论》原文的互注。又认为仲景撰《伤寒论》本于五运六气，运气学说是《伤寒论》的重要理论依据，故提出了"六经气化为病说"，用六气标本、中气升降等有关理论对《伤寒论》进行了阐发。并反对"三纲鼎立"之说，指出"辨脉法"之"风则伤卫、寒则伤营、营卫俱伤"另有旨意，非为区别风与寒。因书中对《伤寒论》颇有阐发，从而自成一家。

三、学术渊源

张氏出生于世医之家，因幼年失怙，故弃儒习医，师从伤寒名家张遂辰，学习《张卿子伤寒论》，得其真传。其师运用《内经》《难经》理论注解《伤寒论》，通过对《伤寒论》的阐释，从临床角度验证经典，采用阴阳、寒热、虚实、营卫、气血、邪正进退等理论，明辨其义，以经解经，以论证论，对张志聪影响巨大。张氏广览前贤诸书，深入研究《素问》《灵枢》《伤寒论》等经典著作，收获颇丰。遂仿杭州卢之颐、卢之繇父子著书讲学以传医道，于是建造侣山堂，以为讲习之所，招同道及弟子数十人，讲论医学，自顺治中至康熙初四十年间，谈轩岐之学者咸归之，而成钱塘一代名家，与老师张遂辰及同学张锡驹并誉为钱塘三张。其门生甚众，以高世栻为最有名，其余如王弘义、王廷贵、黄绍姚、朱景韩、莫昌善、徐永时、金绍文、倪昌大、朱轮等，俱以医知名，晚年著《伤寒论集注》，书未成而因肺病逝去，后由高世栻代为完成。其子张兆璜，能承父业。

四、伤寒学术成就

1. 维护旧论，汇节分章　张志聪师事张遂辰，因而张遂辰维护伤寒旧论的观点对他影响很大。张志聪早年著《伤寒论宗印》时有此看法，其晚年再著《伤寒论集注》时，仍反复强调这一点。他指出"本经章句，向循条则，自为节目，细玩章法，联贯井然，实有次第，信非断简残篇，叔和之所编次也""世传《伤寒论》乃断简残篇，藉王叔和之编次。聿稽仲景生于东汉，叔和西晋时人，相去只百余岁，不遭秦火之劫，奚为断残乎""若学者熟读全书，细心体会，其中义理，如神龙出没，首尾相顾，一字一句，条分缕析，鳞甲森然，得其蕴奥，自有精华滋味，非比尘垢糠秕"。张氏认为，王叔和离仲景之《伤寒论》成书年代不远，又无兵火之劫，不能臆断为断简残篇。从全书内容来看，前后连贯，不应妄加重订。因此，他在《伤寒论集注》中指出："成氏之后，注释本论，皆散叙平铺，失其纲领旨趣，至今不得其门，视为断简残篇，辄取条裂节割。然就原本而汇节分章，理明义尽，至今不移，非神游仲景之堂，不易得也。"

为了更好地说明《伤寒论》条理井然，首尾相顾，是一部有条理而完整的著作，张志聪在研究《伤寒论》时采用了"汇节分章"的方法，即在《伤寒论》原文顺序的基础上分为一百章，每一章中又包括一至数条，在每章中都用数语概括这些条义的中心内容。例如，将"太阳之为病，脉浮，头项强痛而恶寒""太阳病，发热，汗出，恶风，脉缓者，名为中风""太阳病，或已发热，或未发热，必恶寒，体痛，呕逆，脉阴阳俱紧者，名曰伤寒""伤寒一日，太阳受之，脉若静者为不传。颇欲吐，若躁烦，脉数急者，为传也""伤寒二三日，阳明少阳证不见者，为不传也"五条归于一章。张氏认为"此下五节言太阳受风寒之邪而传阴传阳之义"中，提示此五节首尾连贯以说明伤寒发病之不同。如此一来，"章义既明，然后节解句释，阐幽发微，并无晦滞不明之弊"，为说明王叔和整理之《伤寒论》并非断残错简提出了有利的证据。

2. 研究六经，注重气化 对于伤寒六经的认识，历代《伤寒论》研究者都十分重视。张志聪认为，研究六经之实质，应从仲景撰写《伤寒论》的理论渊源分析，以运气理论来阐发伤寒六经实质。他说："注解本论，必明仲景撰论之原，方为有本。其序有'撰用《素问》《九卷》《八十一难》《阴阳大论》《胎胪》《药录》'之说……《阴阳大论》者，《素问》中大论七篇，皆论五运六气，司天在泉，阴阳上下，寒热胜复之理。"运气学说以太阳寒水、阳明燥金、少阳相火、太阴湿土、少阴君火与厥阴风木六气的变化来说明自然界气候的变化规律，以及它对人与万物的影响，包括人体产生的各种病证。

首先，张志聪根据运气学说阐释三阴三阳的基本概念。他指出："本论太阳、阳明、少阳，三阳也；太阴、少阴、厥阴，三阴也。三阴三阳谓之六气，天有此六气，人亦有此六气，无病则六气运行，上合于天，外感风寒，则以邪伤正，始则气与气相感，继则从气而入于经，世医不明经气，言太阳便曰膀胱，言阳明便曰胃，言少阳便曰胆，迹其有形，亡乎无形，从其小者，失其大者，奚可哉？"张氏认为三阴三阳在六气中代表风寒暑湿燥火，在人体中则代表相关的脏腑，这样就把人体之脏腑经络与天之六气通过三阴三阳而统一在一起，并依此对伤寒六经的实质进行探讨。

其次，张志聪运用六气传变理论说明《伤寒论》中疾病传变的规律。张氏总结三阴三阳运行规律为："夫阴阳之理，从阴而阳，由一而三，厥阴为一阴，少阴为二阴，太阴为三阴；少阳为一阳，阳明为二阳，太阳为三阳。《素问·至真要大论》六气司天，六气在泉，皆始于厥阴，终于太阳。"对于患病之人，张氏认为阴阳运行之理与无病之人不同。"若伤寒一日太阳受病，则从阳而阴，从三而一"。即疾病的传变，先太阳、再阳明、再少阳、再太阴、再少阴、再厥阴，由阳而阴，由三而一。张氏还认为，六气的正常运行无休止，而疾病之传变则一传便止，二者亦不相同。这样，张氏运用了六气传变的理论来说明《伤寒论》中疾病的传变，以解释《伤寒论》中有关传变、预后的条文。提出按时而传变者是病传，而疾病不按时而传者为气传。正如张志聪所说："本论（即《伤寒论》）中纪日者言正气也，传经者言病气也。正气之行，每日相移；邪气之传，一传便止。《素问》云：传，乘之名也，乃从此乘彼之意也。本论有脉静为不传者，有不见阳明少阳证为不传者，有作再经者，有过经十余日不解者。夫病解，则其行复旧，仍从一而三，不解，则从三而一，此纪日传经之大概也。"

第三，张志聪从六气角度阐发六经病证，并运用《内经》中标本中气的理论加以解释说明。如对伤寒六经病证，张氏指出"少阴太阳标本相火，故太阳经中有少阴，少阴经中有太阳，从本从标，故太阳有附子证，少阴有急下证。是以太阳少阴有标本水火之分，阳明太阴有天地土金之分，少阳厥阴有风火寒热之分"，认为六经所以各有临床表现，并非邪气性质所决定，亦非邪气侵犯不同经络脏腑之表现，而是由于人身之经络脏腑根据其三阴三阳的属性特征所决定的。邪气侵犯不同的经络脏腑，根据脏腑的属性，表现出自身因疾病的影响而特有的特征。张志聪的这一认识，既不同于朱肱的经络释六经的认识，也不同于许氏以八纲阐发六经的观点，还不同于以脏腑病机理论解释六经病证的说法，而是独树一帜，另辟新径，对六经实质的探讨作出了应有的贡献。张氏的这一观点受到后世一些医家的好评。陈修园曾云："惟张隐庵、张令韶二家，俱从原文注释，虽有矫枉过正之处，而阐发五运六气、阴阳交会之理，恰与仲景自序撰用《素问》《九卷》《阴阳大论》之旨吻合，余最佩服。"

3. 立足临床，辨章学术 张志聪虽然维护伤寒旧论，赞同成无己依王叔和整理之《伤寒论》随文注释的观点，但对其注释中的某些认识则有不同的学术观点。张志聪曾说："成无己注解本论，谓风则伤卫，寒则伤荣。凡遇风寒俱执是解，不知此二语乃辨脉篇中论神机出入二节寸口、二节跌阳，另有旨义，非别风与寒也。如谓风必伤卫，寒必伤荣，何以《素问·玉机真脏篇》云：风寒客于人，使人毫毛毕直，皮肤闭而为热。《灵枢·五变篇》云：百病之始期也，必生于风雨寒暑，循毫毛而入腠理。《素问·皮部论》云：百病之始生也，必先于皮毛。《灵枢·刺节》云：虚邪之中人也，洒淅动形起毫毛而发腠理。须知风寒皆为外邪，先客皮毛，后入腠理，留而不去则入于经，留而不去则入于腑，非必风伤卫而寒伤荣也。成氏倡之，诸家合之，固执不解，是举一而废百也，不亦诬乎？"成无己认为"风则伤卫，寒则伤荣"，张志聪从《内经》理论入手，提出风寒之邪皆首先侵犯人之皮毛腠理，先在表而后入里，并非风邪伤人皮毛卫气，寒邪伤人脉中营气，故成氏之说不可取。

对于成无己提出"伤寒无汗，中风有汗"的看法，张氏也持不同见解，张氏云："成氏谓伤寒无汗，中风有汗。夫伤寒既无汗，何以本论云：伤寒脉浮自汗出。中风既有汗，何以太阳中风不汗出而烦躁。须知风在皮毛，亦必无汗；寒入肌腠，亦当有汗。并非伤寒无汗，中风有汗也。"在《伤寒论》条文中，"伤寒脉浮，自汗出，小便数，心烦，微恶寒，脚挛急，反与桂枝汤，欲攻其表，此误也"一条，即是伤寒而有自汗；而"太阳中风，脉浮紧，发热恶寒，身疼痛，不汗出而烦躁者，大青龙汤主之"一条，即是中风无汗之证，故张氏认为不能绝对以有汗无汗区分中风、伤寒。

总之，张志聪虽维护伤寒旧论，但在理论上的阐发又能结合条文与临床实际，提出个人见解，可见张氏于《伤寒论》研究是很有造诣的。

五、应用经方临证经验

1. 注重脏腑及其功能联系

（1）脏腑之间生克制化的整体观 对脏腑之间的相互联系和影响，张氏多以五行生克制化之理加以注释，如其对《金匮要略·肺痿肺痈咳嗽上气病》篇"脉沉者，泽漆汤主之"条注云："此水令强而土气弱也。土气不升，故脉沉，而沉则为水也。土令不及则水气盛强……盖土令不及则水欲上奔，土气独盛则水中之升阳不发……"说明本病是由于土令不及，土不制水而造成水欲上奔。其后在"大逆上气，咽喉不利者，止逆下气，麦门冬汤主之"条注中认为，"此则土气虚而水气大逆于肺也……此肾气上逆于肺，乃子来逆母，故曰大逆也"。这又是以生理上土金水的生克制化关系来论述病理过程中脏腑的相互联系和影响。脏腑之间以五行生克制化相互联系，若有一脏的太过或不及，则会导致整个脏腑间的生克制化紊乱而发生疾病。

（2）脏腑气机的上下阴阳交会 在伤寒研究中，张氏对脏腑气机上下阴阳交会的认识尤为深刻。张氏认为，人体脏腑间的气机活动主要在于肺、脾胃、肾等脏腑功能活动中所体现出的上中下三个环节。肺主气居高而属天，气为肾之所生。肾为水而居下，脾属阴而主地，气之所生者先天，所主者后天，上下先后相互生化。由于气发源于下焦肾，生于中焦脾胃，主于上焦肺，故气的生化途径是由下而中而上，又由上而下，天地之气上下循环，周而复始，既有金水之相生（上下），又有天地相生（上中）、地水相交（中下），由此构成气机的循环运动。如他在第十二篇"支饮不得息，葶苈大枣泻肺汤主之"条注中云："肺为金天，脾为土地，天气下降，地气上升，天地交泰而有亨毒之功，又何虑支流之阻塞哉！……此章泻肺汤，亦可用为交泰之剂。"说明其对金水及金土天地上下相交的认识十分深刻。

2. 注重气化学说　伤寒六经气化学说的形成与张志聪密不可分，他认为"学者当于大论中五运六气求之，伤寒大义思过半矣"。其中，张氏用开阖枢理论来说明六经生理、病理，不失为指导临床用方的原则之一。他认为从生理而言，太阳经主开，阳明经主阖，少阳经主枢，太阴经主开，少阴经主枢，厥阴经主阖，六经病证即是开阖枢功能失调而成。如张氏注释小柴胡汤云"言太阳之气运行于皮表，从胸膈而出入，若逆于三阴三阳之内，不能从胸膈以出入，须藉少阳之枢转而外出。盖胸乃太阳出入之部，胁为少阳所主之枢，小柴胡汤从枢转而达太阳之气于外者也"。后世陈修园十分赞同张志聪的观点，并在此基础上，以枢为主，具体阐明了开、阖、枢之间的联系，认为小柴胡汤既是太阳篇之重要方剂，又是阳明篇之大方，融气化、脏腑病机和证治为一体详加论述，足见张氏学术思想影响之深远。

六、临证医案

1. 伤寒医案　予治一少年，伤寒三四日，头痛，发热，胸痛不可按。病家曰：三日前因食面而致病者。予曰：不然。面饭粮食，何日不食，盖因外感风寒，以致内停饮食，非因食面而为头痛、发热者。故凡停食感寒，只宜解表，不可推食。如里气一松，外邪即陷入矣。夫食停于内，在胸下胃脘间按之而痛。今胸上痛不可按，此必误下而成结胸。病家云：昨延某师，告以食面之因，医用消食之药，以致胸中大痛。予诊视外证尚有，仍用桂枝汤加减，一服而愈。（《侣山堂类辩·卷上·问因论》）

2. 水肿医案　予在苕溪，治一水肿者，腹大，肤肿，久服八正散、琥珀散、五子、五皮之类，小便仍淋漓，痛苦万状。予曰：此虽虚证，然水不行则肿不消，肿不消则正气焉能平复？时值夏月，予不敢用麻黄，恐阳脱而汗漏不止，以苏叶、防风、杏子三味，各等分，令煎汤温服，覆取微汗，而水即利矣。次日至病者之室，床之上下，若倾数桶水者，被褥帏薄，无不湿透。病者云：昨服药后，不待取汗，而小水如注，不及至溺桶，而坐于床上行之，是以床下如此也。至天明，不意小水复来，不及下床，是以被褥又如是也。今腹满、肿胀俱消，痛楚尽解，深感神功之救我。予曰：未也。此急则治其标耳！子之病因火土伤败，以致水泛，乃久虚之证也。火即人之元气，必待脾气、元气复，而后可保其万全。予即解维，写一六君子方去甘草，加苍术、厚朴、炮姜、熟附子，每日令浓煎温服；即以此方令合丸药一料，每日巳未时服之，即止其汤药。半载后，病者之兄，备土物来谢曰：吾弟已全愈矣。予曰：如此之证，水虽行而正气不复，后仍肿胀而死者比比，此命不应绝，非予之功也。虽然邪之所凑，其正必虚，若初肿之时，行去其水，正气易于平复，医者不知发汗行水之法，惟以疏利之药利之，肿或减而无尾闾之泄，犹以邻国为壑耳！如久服疏利之药，则正气日消，水留日久，则火土渐灭，然后以此法行之，无济于事矣！（《侣山堂类辩·卷上·发汗利水辩》）

3. 乳痈医案 一妇人产后，乳上发痈，肿胀将半月，周身如针刺，饮食不进。余诊之，六脉沉紧有力，视左乳连胸胁皆肿。予用麻黄、葛根、荆、防、杏子、甘草、石膏，令温服取汗。次日复视之，曰：昨服药后，身有大汗，而周身之痛尽解，乳上之肿胀亦疏，饮食亦进。服药不啻十有余剂，毫无效验，奚此剂有如是之功也。予曰：《金匮要略》云：产后妇人喜中风。《生气通天论》曰：开阖不得，寒气从之，荣气不从，逆于肉理，乃生痈肿。此系风寒外壅，火热内闭，营卫不调，以致肿痛。诸医止以凉药治热，而不知开阖故也。今毛窍一开，气机旋转，营卫流行，而肿痛解矣。《内经》云：食气入胃，散精于肝。此肿属阳明、厥阴二经，是以饮食不进，今经气疏通，自然能食矣。（《侣山堂类辩·卷上·乳痈鼠瘘辩》）

七、参考文献

1. 陈荣，熊墨年，何晓晖. 中国中医药学术语集成中医文献 [M]. 北京：中医古籍出版社，2007.

2. 吴枫. 简明中国古籍辞典 [M]. 长春：吉林文史出版社，1987.

3. 贾维诚，贾一江. 中国医籍志 [M]. 中国医院管理杂志社，1983.

4. 裘沛然. 中国医籍大辞典 [M]. 上海：上海科学技术出版社，2002.

5. 郑林. 张志聪医学全书 [M]. 北京：中国中医药出版社，2015.

6. 任应秋. 中医各家学说 [M]. 上海：上海科学技术出版社，1998.

7. 裘沛然，丁光迪. 中医各家学说 [M]. 北京：人民卫生出版社，2008.

8. 沈敏南.《伤寒论集注》注重气化学说 [J]. 中医杂志，1986，（12）：63.

9. 若秋. 张志聪陈修园伤寒气化学说之异同 [J]. 福建中医药，1988，19（6）：8.

10. 李成文. 张志聪用中药 [M]. 北京：人民卫生出版社，2019.

八、原著摘录

《伤寒论》编次辩

仲祖《伤寒论》，其中条绪井井，原系本文，非叔和所能编次。盖谓断简残篇者，是因讹传讹也。如痉、湿、暍二种，非伤寒之病，因病在太阳而与伤寒相似，故先提出于《太阳篇》外。温病风温，原因伤寒所致，然非卒病之风寒，故先分别于《太阳篇》中。太阳为诸阳主气，故首提太阳之为病，次中风风即寒中鼓动之气，故篇名《伤寒论》而反先提中风，次伤寒，次传经，次桂枝汤证，次麻黄汤证。如六经篇首，则曰某经之为病，若六经所概论者，总归于太阳之首篇。其间条分缕析，有断有续。予于断续间，首加一圈，如学、庸、孔、孟之分章，便后学之体认。此皆仲祖位置，非叔和编次也。

再按仲祖一百十三方，为形层浅深、阴阳寒热而设，无分风与寒也。如邪在皮毛者，宜麻黄汤；在肌腠者，宜桂枝汤。故曰桂枝本为解肌，然中风之用桂枝者，始受之风邪，不闭于皮毛，而入于肌腠，故桂枝汤为中风之首方。如寒邪发汗不解，而入于肌腠者，亦属桂枝汤证。故邪病太阳，而无分风与寒者，则曰太阳病；有风寒之分者，则曰太阳中风，曰中风发热，曰伤寒。如风寒之邪，皆可为柴胡汤证者，则曰伤寒五六日；中风皆可为陷胸汤证者，则曰浮则为风，曰伤寒五六日结胸热实。如瓜蒂散证，则曰伤寒中风。盖始受之时，有风寒之分者，分中风、伤寒。如病在太阳，感太阳之热化者，则曰太阳病，病在阳明，感阳明之燥化者，则曰阳明病，而无分风与寒矣。至如大、小青龙汤证，乃病太阳寒水之气者也。

太阳之上，寒气主之，故太阳标阳而本寒。大青龙证，太阳标本之为病也；小青龙证，病太阳之阳而动其水气也。曰太阳中风，谓风中太阳之气也。脉浮紧者，浮则为风，紧则为寒，乃天之风邪，与太阳之寒气相搏，而见于脉也。发热者，风在太阳而为热也；恶寒者，病太阳之寒气也；身疼痛者，风寒之邪，尚及于形身；不汗出者，邪正之气陷于内也；烦躁者，太阳标本之气化也。此风中太阳之热邪，而兼病其本寒，故用麻黄、桂枝之复方，去芍药之苦平，易石膏之甘辛，直从内而透发于外也。如汗出恶风者，风邪在外，故不可服。盖汗之生，原有二：一出于表者，血液之汗也；一出于里者，阳明水谷之汗也。麻黄汤，发表汗之剂也；桂枝汤，解肌腠之邪也。如麻黄配石膏，乃直从里而发阳明水液之汗矣。邪不在里而妄动其阳明，是以筋惕肉瞤，阳明主肌而主宗筋也。又如伤寒脉浮缓者，乃寒伤太阳，而邪正之气，并陷于内也。夫天之寒邪，与太阳之阳气，相搏于肤表之间，其脉则紧<small>风与寒搏，寒与阳搏，乃阴阳相搏，其脉皆紧</small>。此寒伤太阳，寒已化热，邪正相合，而陷于内，故止见虚浮之缓脉也。身不疼者，邪在内也。但重者，阳气陷也。乍有轻时者，正气欲出也。太阳与少阴标本相合，如寒伤太阳而见少阴证者，则为一身手足尽热，以热在膀胱，必便血也。盖太阳与少阴，在标本寒热之合化，寒在太阳，则病反其本而为热矣；及于里阴，则同气相感于少阴之火气矣。故曰无少阴证者，大青龙汤发之。上章乃风动之邪，入于里而尚涉于形身，故见浮紧之脉、疼痛之证，宜大青龙汤主之。此乃寒凝之气，入于里而无形身之痛，故恐转属于少阴，借阳气之欲出，乍有轻时，而以大青龙汤发之。此风寒之邪，病太阳之标阳，而兼动其本气者也。又伤寒表不解，心下有水气者，病太阳之阳，而动膀胱之水气也。干呕者，水气上逆也<small>水火相交者，正气也；水气上乘者，邪气也</small>。发热者，寒在太阳而为热也。咳者，水气上通于肺也。病表阳之气而动其水气，则气不化而水不行，故有或渴，或利，或噎，或小便不利、少腹满，或喘之证也，宜小青龙汤主之。用麻黄、桂枝、甘草、芍药，以清肌表之邪；用干姜、半夏、细辛，以助火土之气；用五味子之酸，助春生之木气，以泄冬令之寒水也。渴者，火郁于上，水逆于下，故去半夏之燥，加栝蒌根，通水液以上滋。利者，寒水在下，火气不能下交。芫花性寒属水，用花萼之在上者，如鸡子大，熬令赤色，皆取其象心，导火气温煊于下也。水得寒气，冷必相搏，其人即噎，故加附子以散寒。小便不利、少腹满者，土受所胜之侮，而不能制化，故加茯苓补中土以伐水邪。喘者，加杏子以利肺气。此在表之邪，入于里而动其水气，故并去其麻黄。又伤寒心下有水气，咳而微喘，发汗不渴，服汤已渴者，此寒去欲解也，小青龙汤主之。此表邪已解，而寒水之气上逆也。咳而微喘者，水气上乘于肺也。发热不渴者，得太阳之气化也。服汤已渴者，水寒之气外散，而复伤太阳之气也，故仍以小青龙主之。经曰：太阳之上，寒气主之，在天呈象，在地成形，在天为寒，在地为水。天有六气，地有五行，人秉天地之气而生，兼有此五行六气，是以大青龙证，病太阳之阳，而动其寒气者也。故宜大青龙汤以发汗，谓在天之龙，能行云而施雨也。小青龙证，病太阳之阳，而动其水气者也，故宜小青龙主之，谓潜藏始蛰之龙，能泄冬令之寒水也。又如少阴病，真武汤主之者，病少阴而动其水气也；四逆散主之者，病在少阴得君火之热化而动其水气也。盖太阳、少阴，乃水脏水腑，皆有寒热之气化者也。若夫外因之水，停饮于中焦者，又属五苓散证。盖其因有不同，而治法亦别，是以有发表之方，有解肌之方，有散寒之方，有行水之方，有气分之方，有血脉之方，有胸胁之方，有腹胃之方，有却邪之方，有补正之方，有大凉之方，有大热之方，有大补之方，有大泻之方，有和解之方，有寒热补泻兼用之方，皆从形层外内之浅深，寒热虚实之气化麻黄、桂枝分形层，大、小青龙论气化，不然止属风、寒二邪，奚有三百八十九证之分耶？明乎形层、气化之道，伤寒大义，思过半矣。(《侣山堂类辩·卷上》)

《金匮要略》论

所谓要者，得其纲领也。知其要者，一以贯十，十以贯百，可千可万，一言而终；不知其要，流散无穷，此之谓也。内如妇人妊娠章云：怀身七月，太阴当养不养，此心气实，当泻劳宫。类而推之，则知八月有手阳明之当养不养矣。十月之中，各分主养之脏腑，而各有当养不养之患，若止以七月论之，是举一隅而不以三隅反也。学者潜心此书，得其要而引申之，天下之理，其庶几乎！(《侣山堂类辩·卷上》)

辨太阳病脉证

太阳之为病，脉浮，头项强痛而恶寒。

太阳为诸阳主气，有通体、分部之不同。通体太阳如天，主周身皮肤毫毛肌表，一似天之环绕于地外；分部太阳如日，主头项脊背尾闾血室，一似日之旋转于躔度。此首明太阳主通体之毫毛，而复有循经之分部也。太阳之为病脉浮，言太阳运行于周身之肤表，病通体之表阳，故其脉应之而浮也。头项者，太阳经脉所循之分部也，病在表而涉于分部，故强痛也。恶寒者，恶本气之寒也。盖太阳之上，寒气主之，以寒为本，以热为标故也。天元纪大论云：太阳之上，寒气主之，所谓本也。六微旨大论云：本之下，中之见也，见之下，气之标也，六气皆然。此下五节，言太阳受风寒之邪而传阴传阳之义。(《伤寒论集注·卷第一》)

太阳病，或已发热，或未发热，必恶寒，体痛，呕逆，脉阴阳俱紧者，名为伤寒。

太阳病者，病太阳通体之表气也。或已发热者，感太阳之标阳而为热也；或未发热者，寒邪始袭于皮毛未得太阳之热化也。太阳以寒为本，故无分已未发热，而必恶寒也。通体之气为阴邪所伤，故体痛；凝敛于周身之毛窍，则里气不舒，故呕逆也；夫阴阳邪正相持，其脉则紧，今寒伤通体之表阳，故脉阴阳俱紧，而名为伤寒也。（《伤寒论集注·卷第一》）

桂枝汤方

此论风邪薄于太阳通体之肌表，而为桂枝汤证也，盖风寒之邪必先毫毛而入于肌腠。太阳中风阳浮而阴弱者，太阳主表，故阳气外浮而热发；风伤肌腠，故阴气内弱而汗出，此风伤太阳之肌腠而然也。若风邪始薄于毫毛而未入于肌腠之际，则有啬啬、淅淅、翕翕之象。啬啬者，皮毛栗栗之状，邪在皮毛，故啬啬恶寒；淅淅者，洒淅不宁之貌，肌腠未开，故淅淅恶风；翕翕者，动起合聚之意，太阳邪正之气相持，故翕翕发热。夫风邪从表入肌，在皮毛则肺气不利而鼻鸣，入于肌腠则三焦不和而干呕，桂枝汤主之。

本论云：桂枝本为解肌，盖三焦木火之气通会于肌腠，桂为百木长，气温色赤，秉木火之性，主助肌中之气，以解肌表之邪；芍药气味苦平，花开赤白，放于二气之中，得少阴君火之气，主益神气以助肌中之血，肌腠之血气调和而邪自不能容矣；甘草、生姜宣达中胃之气，而辛甘发散；大枣色黄，味甘，脾之果也，主助脾气之转输而为胃行其津液。汗乃水谷之津，故啜热稀粥以助药力，中焦之津液外布，即有留舍之邪与汗共并而出矣。津液外泄，则中气暴虚，故忌食生冷、肉面、酒酪、臭恶等物，使勿伤脾胃之气。（《伤寒论集注·卷第一》）

往来寒热论

《辨脉篇》曰：病有洒淅恶寒，而复发热者何？答曰：阴脉不足，阳往从之；阳脉不足，阴往乘之。曰：何谓阳不足？答曰：假令寸口脉微，名曰阳不足。阴气上入阳中，则洒淅恶寒也。曰：何谓阴不足？答曰：尺脉弱，名曰阴不足。阳气下陷入阴中，则发热也。阳脉浮阴脉弱者则血虚，血虚则筋急也。其脉沉者，营气微也。其脉浮而汗出如流珠者，卫气衰也。营气微者，加烧针则血流不行，更发热而躁烦也。夫脏脉为阴，腑脉为阳；血为阴，气为阳；营为阴，卫为阳；内为阴，外为阳。此所言阴阳者，非此之谓也，乃阴阳之气耳！阴阳之气者，先天之水火也。在地为水，在天为寒；在地为火，在天为热。无形之气，曰阴曰阳；有形之征，曰水曰火。阴阳气交，是为平人。乘于脉中，则为往来寒热矣。故始曰阴脉，曰阳脉，复曰寸口，曰尺脉，曰阴气，曰阳气，曰阴中，曰阳中，谓阴阳之气相乘，入于脉中而见于寸尺也。盖以寸尺分阴阳，非脏脉为阴脉，腑脉为阳脉也；又非谓内络于脏腑者为阴脉，外络于形身者为阳脉也。中脉中也，阴中、阳中者，谓身半以上为阳，身半以下为阴，故曰上入下陷。此阴阳之气，乘于脉中，而为寒为热，非脉中之血虚，故曰阳脉浮、阴脉弱者，则为血虚也。血虚则筋急者，谓血行脉中，渗于脉外，肝脏所主，而血自有阴阳之分也。_{脉内为阴，脉外为阳。}营气微者，其脉沉，卫气衰者，其脉浮。谓阴阳相乘者，见寸口脉微，尺中脉弱，非营卫之为阴阳，而脉之浮沉也。如烧针则血流不行者，谓血随营转，非随阴阳之气而往来也。更发热而躁烦者，谓营气之生于阳明，而主于心肾也。烧针之火气伤阳明则发热，伤心肾则躁烦。此言营血生于后天水谷之精，阴阳本于先天水火之气，乃阴阳之气乘于脉中，而为寒为热，非营血之为寒热也。男玉师曰：何以治之？曰：金匮肾气丸为主方，配四物以养血。（《侣山堂类辩·卷上》）

咳嗽论

咳者，肺证也。有邪在皮毛而为肺咳者；有五脏受邪，各传与之肺而为咳者。此外因之咳也。有寒饮食入胃，从肺脉上至于肺，则肺寒而咳者；有脏腑之郁热，上蒸于肺而为咳者。此内因之咳也。盖肺者，五脏之长也，轻清而华盖于上，是以脏腑之病，皆能上传于肺而为咳。然其标见于肺，而其本在于脏腑之间，故当以标本之法兼而行之，治无不应矣。《咳论》曰：肺咳之状，咳而喘息有音，甚则唾血。心咳之状，咳则心痛，喉中介介如梗状，甚则咽肿喉痹。肝咳之状，咳则两胁下痛，甚则不可以转，转则两肤下满。脾咳之状，咳则右胁下痛，阴阴引肩背，甚则不可以动，动则咳剧。肾咳之状，咳则肩背相引而痛，甚则咳涎。胃咳之状，咳而呕，呕甚则长虫出。胆咳之状，咳呕苦汁。大肠咳状，咳而遗失。小肠咳状，咳而失气，气与咳俱失。膀胱咳状，咳而遗溺。三焦咳状，咳而腹满，不欲食饮。（《侣山堂类辩·卷上》）

本草纲领论

天地所生万物，皆感五运六气之化，故不出五气、五味、五色、五行、寒热温凉、升降浮沉之别。经云：五味阴阳之用，辛甘发散为阳，酸苦涌泄为阴，淡味渗泄为阳，咸味涌泄为阴，六者或收、或散、或缓、或急、或燥、或润、或软、或坚，随所利而行之。此物性之纲领也。五气、五味，各归所喜。酸先入肝，苦先入心，甘先入脾，辛先入肺，咸先入肾。肝色青，宜食甘；心色赤，宜食酸；肺色白，宜食苦；脾色黄，宜食咸；肾色黑，宜食辛。辛散，酸收，甘缓，苦坚，咸软。毒药攻邪，五谷为养，五果为助，五畜为益，五菜为充，气味合而服之，以补益精气。四时五脏之病，随五味所宜也。又肝苦急，急食甘以缓之，欲散，急食辛以散之，用辛补之，酸泻之；心苦缓，急食酸以收之，欲软，急食咸以软之，用咸补之，甘泻之；脾苦湿，急食苦以燥之，欲缓，急食甘以缓之，用苦泻之，甘补之；肺苦气上逆，急食苦以泄之，欲收，急食酸以收之，用酸补之，辛泻之；肾苦燥，急食辛以润之_{辛又能润，为能开发腠理，致津液通气也}，欲坚，急食苦以坚之，用苦补之，咸泻之。又辛走气，气病无多食辛；咸走血，血病无多食咸；苦走骨，骨病无多食苦_{《灵枢》苦走血，咸走骨}；甘走肉，肉病无多食甘；酸走筋，筋病无多食酸。此五味补泻宜忌之纲领也。夫百病之生也，不出乎表里、阴阳、寒热、虚实。虚者补之，实者泻之，寒者热之，热者寒之，坚者削之，客者除之，劳者温之_{凡甘温、辛温，皆从补}，结者散之，留者攻之，燥者濡之，急者缓之，散者收之，损者益之，逸者行之，盛者折之，惊者平之，高者抑之，下者举之，微者逆之，甚者从之，上之下之，摩之浴之，薄之劫之，开之发之，适事为故，逆者正治，从者反治。此治病之纲领也。万物各有自然之性，凡病自有当然之理，即物以穷其性，即病以求其理，得其性理，豁然贯通，则天地所生之万物，人生所患之百病，皆归一致矣。用之可十可百，推之可万可千，岂不绰然有余裕哉！(《侣山堂类辩·卷下》)

四气逆从论

经云：升降浮沉则顺之，寒热温凉则逆之。谓春宜用升，以助生气；夏宜用浮，以助长气；秋时宜降，以顺收令；冬时宜沉，以顺封藏。此药性之宜顺四时者也。春气温，宜用凉；夏气热，宜用寒；秋气凉，宜用温；冬气寒，宜用热。此用气之宜逆四时者也，而病亦如之。然时气、病气，又皆有常有变，知其常变，反其逆从，可以把握阴阳，裁成造化矣。(《侣山堂类辩·卷下》)

寒热补泻兼用辩

夫治病有专宜于寒者、热者、补者、泻者，又宜寒热补泻之兼用者。如《伤寒》有附子泻心汤，用大黄、芩、连、附子，寒热之并用者；有柴胡加龙骨牡蛎汤，以人参、大黄、黄芩、姜、桂，补泻寒热之并用者。《金匮》有大黄附子细辛汤，有大黄、干姜、巴豆之备急丸。此皆先圣贤切中肯綮之妙用，当参究其所用之因而取法之。今时有用凉药而恐其太凉，用热药而恐其太热，是止知药之寒热，而不知病之邪正虚实也。然亦有并用寒热补泻而切当者，反为不在道者笑之。开之曰：寒热补泻兼用，在邪正虚实中求之则得矣。(《侣山堂类辩·卷下》)

小青龙汤方

经云：在天为寒，在地为水，水气即寒水之气而无形者也。太阳秉膀胱寒水之气，运行于肤表，出入于胸膈。今寒伤太阳正气，不能运行出入，故表不解而致心下有水气；水气逆于心下，故干呕；表不解，故发热；水寒上逆，故咳气不化而水不行，故有或渴、或利、或噎、或小便不利，少腹满，或喘诸证，但见一证即是，不必悉具，小青龙汤主之。用麻黄、桂枝解肌表之寒邪，甘草、干姜、半夏助中焦之火土，芍药、细辛、味子启春生之木气，达太阳之水气，从胸膈而转达于肌表，表气行而水气散矣。若渴者，水逆于下，火郁于上，去半夏之燥，加蒌根以启阴液。利者，水寒下乘而火气不能下交，茺花秉性虽寒，能导心气以下降，花萼在上，如鸡子大，熬令赤色，咸助心火下交之义。水得寒气，冷必相抟，其人即噎，加附子以温水寒。小便不利，少腹满者，水气下逆，故加茯苓补中土以制伐其水邪。喘者，水气上乘而肺气厥逆，故加杏仁以利肺气。此皆水寒内逆，故并去其麻黄。(《伤寒论集注·辨太阳病脉证篇第一》)

金匮肾气丸论

肾气丸乃上古之圣方，藏之金匮，故名金匮方。夫人秉先天之阴阳水火，而生木火土金之五行。此方滋补先天之精气，而交通于五脏，故名肾气丸。用熟地黄八两，以滋天一之精，八者，男子所得之阴数也。用附子一枚重一两者，以资地二之火，两为阴数之终，一乃生阳之始，助阴中所生之阳。盖两肾之水火互交，阴阳相合，是以用地黄、附子，以助先天之水火精气者也。用桂通肾气以生肝，桂色赤，而为百木之长，肝主血而属木也古方原用桂枝。用牡丹皮通肾气，上交于心脾，丹属火而主血，牡乃阴中之阳升也。夫肾与肺，皆积水也。泽泻能行水上，复能泻水下行，主通水天之一气，是以配肉桂、丹皮、泽泻者，导肾脏之水火，上交于四脏者也。茯苓归伏心气以下交，山药培养脾土以化水，山茱萸乃木末之实，味酸色赤，复能导肝气交通于肾，是以配茯苓、山药、山萸、泽泻者，导四脏之气而下交于肾也。心肺为阳，故用三两之奇，肝脾为阴，故用四两之偶，此培养精神气血，交通五脏五行之神，方不可缺一者也。宋钱仲阳以为阳常有余，阴常不足，去桂、附而改为六味地黄丸。夫精血固宜补养，而神气可不资生乎？后人因而有加知母、黄柏者，有加枸杞、菊花者，有加麦冬、五味者，竟失本来面目矣。夫加减之法，因阴虚火盛之人，以之治病则可，若欲调摄阴阳，存养精气，和平水火，交通五行，益寿延年，神仙不老，必须恒服此金丹矣。元如曰：精生于五脏，而下藏于肾，肾气上升，以化生此精，是以五脏交通而后精气充足。（《侣山堂类辩·卷下》）

第四章　郑重光

一、生平简介

郑重光（1638—1716），字在辛，号素圃，祖籍新安歙县（今安徽省歙县），明代末年其曾祖父郑梦圃举家迁至江苏，郑重光生于仪征，后迁居扬州。郑氏早年，其父病重不治，自愧于"为人子不知医"，后又身患羸疾，"不能洒然自脱于汤炉药里间者凡五年"。于是，"发奋肆力于医药"，苦读医书，精勤不倦，"自轩岐以来，下迄近代，凡圣哲之书，莫不殚究"。如是数年，医理日精，临证时，每"遇前辈名家，莫不虚心质问，而又验之临证，以观其效。其有不效，则又参互考证，以求灼见其所以然"。郑氏好学深思，不遗余力，又能"体之身心，验之实践"，于是医名日盛，"以医名世几五十年"，虽"殁数十年，黄童白叟无不知其名"。

郑氏著作主要有《伤寒论条辨续注》《伤寒论证辨》《温疫论补注》《素圃医案》，还曾参校柯琴的《伤寒论翼》，后人曾于1716年将五书合刊为《郑素圃医书五种》。

二、著作概要

1. 《伤寒论条辨续注》　成书于1705年，共十二卷。其以明代方有执《伤寒论条辨》为本，旁参程郊倩的《伤寒论后条辨》、喻昌的《尚论篇》、张璐的《伤寒缵论》三家著作之长，并附以己见，续注而成。该书论理审慎，对《伤寒论》研究颇有参考价值。

2. 《伤寒论证辨》　成书于1711年，共三卷。该书辨论伤寒，汇证标目，就证分经，每一条目下或书仲景原文，或采晋唐以降名医二十余家高论注释，或加郑氏自注，论证详备，辨证明晰，具有较大的临证参考意义。

3. 《温疫论补注》　成书于1710年，共两卷。该书为郑氏对明末吴有性《温疫论》重新编次，并添加评论和注解而成，对后世温病学发展起到了一定的推动作用。

4. 《素圃医案》　成书于1707年，共四卷。该书系郑氏承曾祖郑梦圃所辑录临证验方，结合自己平生行医之心得，重修整理而成。共集辑医案184则，涉及伤寒、暑证、疟疾、痢疾、诸中证、男病、妇病、胎产等病证。

三、学术渊源

郑氏临证详慎周密，于伤寒、温病尤多发明。治学宗仲景之论，崇尚方有执之说。然因方氏《伤寒论条辨》仅详太阳病，"而三阴用力遂馁"，于是旁参喻昌、柯琴、程郊倩、张路玉四家之说，断以己意，撰成《伤寒条辨续注》。更有憾于"吴又可既不分温、疫，又以阴证世间罕有，不知疫证最多阴证，惟虚寒之疫误治乃死"，于是撰成《温疫论补注》。

四、伤寒学术成就

1. 辨伤寒专析阴证　郑氏《素圃医案》卷一"伤寒治效"中载案 53 则，全无三阳热实治例，是因为郑氏认为三阳证显明易见，诸道中治无遗病，即光所治亦无异于诸公，而三阴亢害之证似是而非，则每贻误，当录存而剖析之。概阴极似阳之证繁幻多端，使人眩惑。如"又如君汪"之误汗误清伤阳，寒入少阴，以致耳聋昏睡似少阳，"吕惟斗翁令眷"之去被露胸恶热似阳明，"余青岩广文令眷"之阴斑狂乱似实热，"吴景何翁"之寒传厥阴，搏血下利似痢疾，"方纯石兄"之心为水逼而笑不休，似热狂，"方诞初孝廉"之肝寒吐血涎，肺寒则咳，下冷则痛泻，全然似虚劳，"王汝振仆妇"之戴阳头痛面赤似实火，"汪次履兄"之肾邪逼真气上浮而口臭，似胃热，"杨紫澜兄"之下冷阳上厥，所以渴而欲饮，似壮热。凡此危证，郑氏以为"认经不认证"，诚可犀烛真伪。

阳邪致病，亦有阴证，郑氏立足于体质学说以阐明之。如就中暑答客问："暑者天之气也，而人禀有厚薄。禀之厚者，感天地之热气，则愈热矣；禀之薄者，感天地之热气，反消己之阳气而益虚寒矣。"又如疟邪致病，亦见虚寒，故而郑氏反对见疟止疟，"治疟不辨六经，不分阴阳，浪投劫药，医家病家皆当致警"。

内伤杂病与胎产诸疾，亦有阴极似阳者。如"汪嵩如翁"症见不寐畏热月余，辨为阴不守阳，孤阳飞越，"似与阴盛格阳同病"。又如"式武族侄令眷徐氏"症见咳喘痰脓，辨为"此痈因风因冷而伤肺，非火热刑金之证，乃肺疽，故（痰）不臭也"。再如"瓜镇曹实甫令眷"产后寒热身痛烦躁，有医辨为伤寒热证，而郑氏则决为"产后虚烦，急须温补"。

2. 议治法温阳见长　郑氏重视阳气的生理功能，认为"人身阳不尽不死，阴不盛不病"，临证治病，贵阳贱阴，治验以阴证居多，大多取效于参、芪、桂、附、姜，在"仙柯族侄"案中自命"留热医也"，足可见其对阳气的重视。《素圃医案》184 则医案中，未取温热方药者仅 35 则，不足五分之一，这足以说明其擅长用温阳之法。

郑氏临证用温阳，颇具胆识。如"汪静夫兄"案，"附子之谤不息"，回阳固脱用之热不退，仍恃"少阴身热，乃为可治。若厥冷则下利不止矣。余所以留热以存阳也"之定见，赓续原法。"仙柯族侄"腹泻神昏已病危，众医议论不合，真武汤法已用过，病家更以热不退质疑，郑氏施治收效于"照上药服至三十剂"。胆识过人，还表现在孕妇之用药。如"许蓼斋大守令眷"怀胎四月，便血之后，又见喘促胸胀，竟用姜桂附了药百剂。又如"吴绍先兄令眷"产前中风，抽搐昏厥，参附桂姜服至月余。时医每拘"见血无寒""痢无止法""痛无补法"诸说，而畏惧温剂，郑氏则不然。如"休邑黄益之"，患痢用温肾升阳法，不十剂而痢止，收常法之未逮。又如"崔魏之"，疝痛一月余，清肝理气，消坚攻劫，备尝而无效，郑氏用升阳温肾，仅"五七日，方渐收能坐"。再如"程锡蕃兄令眷"，吐血半盆，附近医家拘常例而凉血治之，郑氏诊为中冷不能健运，遂以温里治验。

郑氏诚以善用姜桂附子驰誉，然并非一见虚寒，概投辛热。如"陈圣年令眷"暑月发热多汗，初医用参附理中汤，汗止而烦躁口渴。易医改用柴芩白虎不效，拟改承气汤，取决于郑氏，治以当归补血汤加麦冬、五味子以甘温除热。概病为劳倦内伤而兼风暑，二治皆不中窾，逼阳外越，俨如热病，"证似白虎，但脉不弦长为异耳"。

药随证转，恰到好处，则更见其娴熟于温阳。如"郭元威博士"三年之中，呕血、胁痛、吐泻、黄疸先后迭作，濒危数次，屡用温热挽回。唯中曾大热大渴大咳血，脉变大数，全现阴虚，则改用六味地黄汤加味以清滋为治。又如"西林族侄"之病情分析：始病庸或阳脱，参附未为不善，今已阳回而阴竭，遂当阴阳平补，脉细数不寐多餐，皆阴虚脉证，附子不宜用矣。

五、应用经方临证经验

1. 善用四逆汤回阳救逆　四逆汤是张仲景《伤寒论》中治少阴病的重要方剂，郑氏大量化裁使用了四逆汤，把四逆汤作为回阳救逆的重要方剂，且以肾为中心，兼及其他脏腑。其加减变化灵活多样，把应用范围由《伤寒论》中的少阴病拓展到伤寒、暑证、疟疾、痢疾、中风、男病、女病等各种病证。在《素圃医案》卷一"伤寒治效"的53则医案中，以四逆汤加减形式治疗的有38则，足见郑氏重视阳气，擅用、广用、重用姜附之特色。与张仲景《伤寒论》中不同的是，郑重光在《素圃医案》"伤寒治效"中运用附子至一两时可见到，更多的是四逆汤"日进三剂""夜投三剂"，足见其重用附子之特色，也更擅于用姜附进行扶阳救逆。郑氏在《素圃医案》"伤寒治效"中广泛运用四逆汤进行加减，或加茯苓、人参，或加桔梗，或加人参，或加半夏、茯苓，或加当归四逆汤，或加猪胆汁汤，或兼用乌梅丸等，颇具章法。

（1）应用方法

①回阳益阴法：四逆汤加茯苓、人参，即茯苓四逆汤，适宜于少阴阳虚、阴液不继的病证。茯苓感天地太和之气化，不假根而成，能补先天无形之气，安虚阳外脱之烦。人参配茯苓，补下焦之元气。《金镜内台方议》云："四逆汤以复阳气，加人参、茯苓以复阴气也。"吴隐南案"因大劳后得时疫，初病但发热身痛，胸胀作呕……不知连日所服何药，已传少阴，将致亡阳"，遂立方茯苓四逆汤。

②回阳利咽法：四逆汤加桔梗，适用于少阴寒证、咽喉无音的病证。四逆汤中甘草与桔梗并行，同为舟楫之剂，姜附温里回阳，共奏破阴回阳利咽之功。叶奉宇媳案"孕三月，恶寒呕吐，腹痛下利……寒极于下，阳气不升"，遂治以四逆汤加桔梗。

③回阳益气法：四逆汤加人参，即四逆加人参汤，适用于虚寒下利、阳亡液脱、真阳外越之证。汪象成兄令眷案"两尺脉全无，呕逆不已，手足厥冷……此真阳飞越"，急用四逆汤加人参。方纯石兄案"两颐肿痛，先疡科所医……至八日见招，肿势将陷，寒热交作……又传入少阴"，遂用大剂四逆汤加人参三钱。

④回阳温散法：四逆汤加当归四逆汤，适用于厥阴病阴阳错杂、寒热并见、宜表里

兼温者。又令媳汪宅未出阁闺女案"甲申春月，感寒喉痛……此脉沉寒，未经温散，直入于里"，此法当表里双温，逼寒外解，郑氏用当归四逆汤温经散寒，加四逆汤回阳救逆。

（2）应用特点

①剂有大小，据症而施：四逆汤中君药附子的剂量在"伤寒治效"中有二钱、三钱、五钱、七钱五分、斤许等，依病情轻重斟用。如吴季履兄案中"因冷极于内，遏其阳于外……幸神气未昏，手足未厥"，用附子斤许。汤剂服法有日服一剂、日服三剂、夜投三剂、日进四剂、三日九剂等，病势危重，服用更甚重剂。如吴云翼兄案"现亡阳烦躁，狂呼抚几而立……急用四逆汤加人参三钱，夜投三剂"。此亦体现郑重光重用姜附之特色。

②形证相参，善辨虚实：临证之时，需用四逆汤剂的病证都颇显危重。郑氏每能条分缕析，续溪堪舆案"其语音清响，身轻自能起卧，无烦躁下利……病脉似少阴，而实太阴也"。此证内实似虚，冷证似热，其用四逆汤加人参，作太阴霍乱治法。汪次履兄案"盖腐气本于肾，脉既细紧，断非胃热……此为少阴身热可知"，此真寒假热之顽疾，郑氏据其脉证立方茯苓四逆汤加桂枝、半夏，用药一个半月乃愈。

2. 当归四逆汤养血散寒通脉　当归四逆汤证出自《伤寒论·厥阴病脉证并治》，见于第351条"手足厥寒脉细欲绝者，当归四逆汤主之"和第352条"若其人内有久寒者，宜当归四逆加吴茱萸生姜汤"。当归四逆汤和当归四逆加吴茱萸生姜汤两方也被后世诸家认为是治疗厥阴病血虚寒凝证的主方，其用当归、芍药、大枣、炙甘草温养血脉，桂枝、细辛、木通温经散寒。郑氏对这两条注解为："手足厥冷，脉细欲绝，是厥阴伤寒之外证，当归四逆是厥阴伤寒之表药。夫阴寒如此而不用姜附者，以相火寄于肝脏，外虽寒而里不寒，脉虽细而欲绝，必重按有力……盖脉之虚细本是阳气衰微，然阴血更为不足，故药用归芍以济其阴，不用姜附恐劫其阴也。"在其医案《素圃医案》"伤寒治效"部分的所载医案53则中，用当归四逆汤治疗得效者21则，占全部医案的近半比例，可见其对运用此方有着丰富的经验。

当归四逆汤具有养血温经、散寒通脉之功。当归养血活血，是方中必不可少之药，但在郑氏应用当归四逆汤的医案中，方中含有当归的有9则，占厥阴病医案的近一半，其中有出血症状的有6则，如方诞初孝廉咳嗽吐血案，以及方伦远兄族弟咳嗽喉痛吐血案等，而其余诸案均未用当归，可见当归四逆汤在治疗厥阴病时，当归亦非必加，需要根据证候选择，而厥阴病出现血证使用当归也多有用武之地。方中当归的存弃问题也是郑氏与众多医家的不同之处，值得进一步深入探究。

温散厥阴表里之寒，郑氏在当归四逆汤中多加姜附。在郑氏21则运用当归四逆汤的医案中，均加入了干姜和附子。其在《伤寒论条辨续注》中注解当归四逆汤时称"不用姜附恐其劫阴也"。而在其医案中却每案必加姜附，可见其临床中对于姜附在厥阴病当归四逆汤证中的运用也是从权而变、因证制宜的，这也成为郑氏灵活运用当归四逆汤的一大特色。

总之，郑氏学宗仲景而绍承方有执，又能补方氏所未逮，重视阳气在人身的作用，注重阴证的论治，阴证施治侧重厥少二阴，善用辛热回阳而不滥施，与当时吴医置附子不用的风气形成鲜明对比，其思想为火神派思想的成熟和完善起到了重要的推动作用。

六、临证医案

1. 伤寒医案

（1）方伦远兄族弟，年未二十，自歙到扬，秋杪伤寒，先为扬城某医所治，至八日迎余。诊得脉弦而细，身微热，足冷呕逆，胸满咳嗽喉痛而吐血水，腹痛下利，阴茎内痛而尿血，夜则谵语。此证阴阳错杂，寒热混淆，乃厥阴经病也。检前医之药，乃柴苓汤也，辞不治。病人泣曰：我孤子也，家有老母，乞怜而救之。予曰：此厥阴经病，宜表里兼温，使邪外解，前医不识邪气内搏，故呕哕下利，厥阴主血，邪搏血，故上下皆出，用药与前医天渊，必须桂附，如不效，必归怨于热药矣。伦远答以大数决不归怨。遂用桂枝、细辛、当归、赤芍、干姜、附子、木通、桔梗、甘草，姜枣为引，解肌温里，以治身热喉痛，腹疼下利，外用乌梅丸以治呕哕、吐血、尿血，而祛寒热混淆之邪。余以一念矜怜，遂忘旁议，不意竟以汤丸二药，坚治半月而获痊。病起方初冬，而病者日已围炉烘足，设以吐血尿血为热证，岂不殆哉！（《素圃医案·卷一》）

（2）黄庶常翁令政，年近四十，于五月初旬，惟熟睡不醒，呼醒又睡，胸背胀痛，呕吐不能食，不知何病。招余诊视，脉沉细紧滑，恶寒足冷，以前病论之，此少阴中寒而兼痰饮也。经曰少阴病但欲寐，此证是已。诸阳受气于胸中，转行于背，今胸背胀者，寒痰冷气上参于阳部，幸未厥逆，急以四逆汤加半夏、茯苓，日投三剂，计用附子七钱五分，服至七日，即霍然起矣。（《素圃医案·卷一》）

（3）吕惟斗翁令眷，住居仪真，癸亥正月初旬，余自真州发郡，路遇令婿黄苍润兄价，执帖相招。至诊其脉，细数近疾，重取全无，舌卷焦黑，齿垢枯黄，卧床去被，露胸取凉。问其病源，初二日开窗梳头受寒，前医用麻黄汤发汗，汗出后即烦躁，因而又用石膏白虎汤，遂致如此。口索冷水，复不能咽，而房内又设火三炉。余曰病人如此怕热，何须置火？家人答以主母平素畏寒，日常所设。余曰：若此乃阴极似阳，亡阳脱证。辞不治。其时朱性生翁在座，力嘱用药，勉以四逆加猪胆汁汤主之。生附子三钱，干姜二钱，人参三钱，甘草一钱，人尿、猪胆汁各五匙，煎成灌下一半，而人即昏沉不能咽。约一时许回苏，已离魂至江口，醒云扬州医生药好，复索余药。服后熟寐，次日回阳，齿舌润滑，如常畏寒矣。继用理中生脉汤十数剂而愈。（《素圃医案·卷一》）

（4）全椒胡子任寓王东木兄宅，二月上旬，舟中受寒，即中阴经。王兄知医，自以桂枝姜附治之。暂减，因无发热头痛，病者漫不为意，饮食不节，酒肉无忌，致邪不解。如此半月，坐食时忽不能起立，遂困卧于床，渐变神昏谵妄，舌黑而干。迎医治疗，不识寒邪入里，食满胃中，误以舌干谵妄，认为前服热药所致，因身有红影，遂作斑狂。初用生地黄、玄参、麦冬、石膏、升麻、黄连，不效。益加犀角、大黄，如斯三日，大便不动，而病愈笃。前医自逊不辨何证，易余诊视，脉则一息二至，似雀啄之象，证则舌干而黑，身痛不能转侧，口不能言，余辞不治。因告之曰：此水极似土，《内经》亢则害之证也，今舌干不渴，阴也。脉只二至，阴也，谵妄声低，乃为郑声，阴也。身重痛，不能转侧，阴也。夜则谵妄，日则但寐，阴也。身有疹影，乃寒极于内，逼阳于外，阴斑也。具此六阴，其舌干黑者，乃寒极于下，逼阳于上，假热也。因一假热而弃六阴，悖谬殆甚。王兄力嘱，勉用附子人参茯苓四逆汤，五日脉起三至，身轻能言，稍有生机，至六日真阳欲绝，夜汗三身，遂肉瞤筋惕，脉脱亡阳，乃苦寒结阴，大便冷秘，竟成藏结，药难下膈，又延六日而殒。前方于长舌干齿燥，用四逆汤而愈。以此证之，诚误治也。存为舌鉴。（《素圃医案·卷一》）

（5）魏虞成学博，壬申秋，得伤寒似疟。诸医皆以柴葛解肌，枳朴化滞，或作疟治，而寒热无定期，且无汗解。因热不退，又进大黄丸下之而不便。至十八日，招余诊视。脉来弦细而紧，三脉皆阴，舌黑而滑，干哕不休，频欲饮汤，甫下咽，即呕出，而水倍之，当胸结硬，腹亦微痛。告之曰：余治法不类诸医，恐不相信也。此证已转虚寒，非温剂不效。舌黑而滑，肾水凌心，饮汤即吐，引水自救，皆属少阴。况已汗已下，而邪犹不解，反增呕哕，阴躁不眠，乃亡阳之机，常药不效，遂立方，用生附子三钱，茯苓四钱，干姜二钱，甘草五分，乃茯苓四逆汤也。令其多迎高明参议，未敢奉药，惟团弘春首允，他皆不然。至暮，乞药于余。服二剂躁定，四剂舌退黑，六剂热除，八剂呕止，能进谷汤。照此药再加半夏，八九日后，粥食渐进，而大便冷秘不通，兼服半硫丸五日，大便方通，而病解。计服温药一月，甫能离床。（《素圃医案·卷一》）

（6）吴李履兄，庚午七月间得伤寒，初不知其病状，至半月后始延余治，诊其脉弦而紧，哕声越邻，舌苔灰黑，胸发紫斑，结硬而痛，脐旁动气，大便利水。询其何以至此，答云：初医说是伤寒，不效。又医说中暑，进香薷饮二剂，遂变至此，仍欲用化斑汤，未敢煎也。余曰：此阴斑也。因冷极于内，通其阳于外，法在不治。幸神气未昏，手足未厥，初剂用四逆汤加茯苓、半夏、吴萸，温里以治哕，次日加人参以培阳。六剂斑散利止，惟呕哕胸结不开，仍用前剂，不加增减，半月后胸开痛止。方用白术理中，计用参斤许，附子斤许，两月方起床，贻害至今，遇病必须姜附。（《素圃医案·卷一》）

（7）吴象采太学令堂，年近五十，春间得伤寒，初不知病状，经历四医，至四十日，始迎余治。诊得脉沉而紧，按之甚坚，全无和柔胃气，呕吐发呃，胸结如石，舌黑而滑，渴欲冷饮，而滴水不能纳。询其治法，初则发表，继则解肌，皆不效。后浙医包治，先用黄连、枳实，后用大黄、芒硝，惟下粪水。反逆上而结于胸。幸不烦躁下利厥冷，犹为可治。以生附子、生干姜、半夏、茯苓、吴萸，大剂与之，始能下咽，亦不觉辛辣。如此五日，胸前稍软，面下痛于腹矣。余曰，此病必原胃冷，误投凉药。若阳病结胸，岂堪此大辛大热。所以黄连、大黄，闪烁至坚冰，今得温剂，冰化为水，将必洞泄，勿谓热药致泻，乃前黄连、大黄未动也。倘利泻不止，仍属死证。至七日，果大泻不禁，其家以余先言，竟备终事。急用人参二钱，合理中汤一剂，入腹片时即止矣。续以理中汤调理一月而瘥。原籍山西，胃气本厚，病饿四十日，误治不伤，而人参一剂即应，所谓有胃气则生，此证足征矣。（《素圃医案·卷一》）

（8）许蔚南兄令眷，暑月因食瓜果得夹阴伤寒，至第七日，迎余往真州，时当酷暑，诊其脉数大无伦，重取无力，乃虚阳伏阴之脉。烦躁席地而卧者五日矣，身发赤斑，目赤畏亮，口渴频欲冷饮，复不能饮。前医不识夹阴，误为中暑，投以香薷，以致阴极似阳。余因其怀孕六月，姜附未敢即投，初用温中平剂，又属女病，不能亲视病容唇舌，脉大而虚，亦似暑证。恐热药伤胎，先以井底泥敷脐，以试其里之寒热，便投温剂甫以泥沾腹皮，即叫冰冷入腹而痛。急令拭去，余曰：此真病状也。遂用茯苓四逆汤，茯苓三钱，附子二钱，干姜、人参各钱五分，甘草五分，令煎成冷饮。余方撮药，病家惊畏而哭，谓人参、附子尽剂也，倘不效奈何？有孕在怀，即药效，胎将奈何？余曰：经云：有故无殒，有病则病受，不伤胎也。正在迟疑，吴中璧兄曰：此吾女也，年少可再孕。接药加参，煎成立令服下。五日未寐之病人，得药便睡，醒则登床。再剂斑消热退，熟寐半夜。次日余辞曰：药效矣，病未除也，尚须药六日，倘畏热，予告去矣。病家云：药虽效，而附子、干姜必致堕胎，汝去谁为先生任过耶？因留七日，每日人参五钱，附子四钱，干姜、白术三钱，甘草一钱，服六日，胎不堕。而病回后足月产一女，今成育。（《素圃医案·卷一》）

（9）续溪堪舆方于长，年将六旬，自徽初到维扬，为方宅卜地。时癸亥初冬，彼不知江北较冷，多啖海珍，盖覆单薄，夜受寒冷，因之头痛发热。忍隐不药，而饮食又未节，迨传至阴经，干呕胸胀，舌黑干卷，脉细如丝，方求医治。因其脉证，诸医金云不治，宜迁别寓。而卜地主人，不忍使迁，最后招余以定去留。余诊脉望形，答以不死。其语音清响，身轻自能起卧，无烦躁下利厥逆等证，病脉似少阴，而实太阴也。因肥甘在胃，冷结不通，食压太阴，致脉不出，中宫壅滞，津液不能上输，致舌干齿燥。用四逆汤加人参，作太阴霍乱治法。干姜三钱，附子二钱，人参、甘草各一钱，陈皮二钱。服至六日，腹中肠鸣，冷食熔化，大便畅解二次，脉出舌润。次日黑苔转黄，胸宽思食矣。此证内实似虚，冷证似热，若不以形证相参，几至不救。要之。阳气未伤，身轻不厥，为可治也。（《素圃医案·卷一》）

（10）又如君汪，庚申年在瓜镇，时九月杪，得伤寒，初幼科医治，先发表，即大汗如水，继和解而热不退，益增烦躁，再投白虎凉膈，即神昏默睡，唤亦不醒，摇之惟开目而已。病至十九日，自郡迎余至瓜镇，切其脉洪大无伦，重取则散，身重蜷卧。余曰：此因误治，寒入少阴矣。初必夹阴伤寒，宜用温经，误投表药，致魄汗淋漓，阳因汗越，益增烦躁，再服苦寒，阳气愈消，致耳聋昏睡，此少阴，非少阳也。脉反散大，乃真阳欲脱之机，特进投附子理中汤二剂，服后脉稍敛，欲小便，及就桶，小便已，即寒战口张欲脱，再以理中汤重加人参，连进二剂，方阳回苏醒。次日回郡，留理中汤方药调治，半月始痊。（《素圃医案·卷一》）

（11）余青岩广文令眷，年近三十，夏初得时疫伤寒，初起不恶寒，但发热身痛目赤。用败毒散，二日微汗，而热不退。延至六七日，身发稠密赤斑，狂乱谵语，声变北音，发则不识人，似属阳明热证，但脉细如丝而弦紧，口虽干而不渴。有议用凉膈化斑者，余以脉为主，作时疫阴斑亡阳危证，幸程至飞团弘春，定议金同。主以真武理中合剂，重用参附者五日，阳回斑散，始克有生，此余致恭同道冢媳，因自如医，故弗疑而治效也。（《素圃医案·卷一》）

（12）赵宅寡居蒋氏，年四十外，五月得时疫伤寒，初医未辨时疫，概作伤寒正治，发表有汗而热不退，再用清热，即干呕吐蛔，七日后延余往治，脉弦数而无力。余曰：此时疫证，乃邪自里发于表，非若伤寒自表而传于里也。初因误汗，徒伤正气，清热必定寒中。以致干呕吐蛔，急宜温中安蛔，免邪入里。即以小柴胡汤加炮姜，去黄芩，四剂呕止蛔安。而经水适至，夜则谵语，即前方加当归、赤芍、红花，作热入血室施治。至十一日。乃大战汗出而解，已身凉脉静，一日一夜矣，忽复烦躁。面赤戴阳，渴欲冷饮，赤身跣足，或歌或哭，谵妄如狂。他医有谓汗后余热未尽，当用竹叶石膏者，有谓汗虽出而里未通。宜用承气者，又有谓余先误用炮姜药贻患者，议论杂出。余答曰：皆不然，初因邪未出表而误汗。以伤阳气，致中寒干呕吐蛔，又值行经而伤阴血，气血两虚，故出战汗。幸战而有汗，邪方外解，若战而无汗，正属不治。今身不热而脉反大，乃真阳外越，不急用参附，必再战而脱。余主用四逆汤加人参，煎成而不敢服。瞬息间，病人索被恶寒，方信余言。即以前四逆汤乘冷灌之，面赤渐淡，就枕略睡片刻，醒则又躁，即急煎如前大剂，亦用冷饮。方熟寐一时，及醒，问前事全然不知，反倦卧于床，不能昂首矣。用参术炮姜，一月方瘥。（《素圃医案·卷一》）

2. 咳嗽医案 又令媳汪宅未出阁闺女，甲申春月，感寒喉痛。浙医称火，遂恣食水果，饮冷伤肺，致增咳嗽。因不温散，咳甚则吐血。又易一医，竟认阴虚，用生地黄、二冬、二母、元参等药，更加生藕汁半钟，令其冷服。服后即呕吐不止，气塞喉中，急以咳嗽吐血求治于余。及诊其脉，沉弦而紧，搏手甚紧。余曰：岂愚我乎？此脉乃沉寒痼冷，未经温散，直入于里，其证必恶寒身痛，胸中阻塞，呕逆喉痛。问之果然，诸症皆备。余曰：此当表里双温，逼寒外解。遂用桂枝、细辛、赤芍、附子、干姜、吴萸、半夏、桔梗、甘草，二剂喉不痛，亦不呕矣。如斯六日，寒邪出表，发寒战，微热微汗，邪从外解，胸塞咳嗽皆减，能食米汤矣。彼畏热药，遂中止。（《素圃医案·卷一》）

3. 咳嗽发热医案 李元亮书吏也，因书写过劳，秋杪忽咳嗽火上逆，头面皆赤。前医苦寒直折，遂吐粉红白血如肺肉，则火愈上逆，一日三五次，火一逆则遍身皆赤，咳嗽益甚，兼有白血，头面汗多。余往诊之，两手脉大而数，重取全无神力，若以失血之后，见此数大之脉，则为逆证，咳白血亦属不治。病者云：卧则不咳，坐起则咳甚。余熟思之，久视伤血，书写伤力。此气中虚火，宜人参、黄芪、甘草以退之。所谓虚火宜补，误用苦寒，虚以实治，则火愈炽。坐起咳甚，肺虚也。脉大无力，所谓劳则彰，亦气虚也。多汗面赤，乃虚阳上犯，非阴虚之火。遂用大剂黄芪为君，人参、当归、白芍、麦冬、五味、甘草为臣佐，一剂汗收脉敛，三剂火熄咳止。如此滋补，一月方能起床，火之阴阳，可不辨哉？（《素圃医案·卷三》）

4. 呕吐医案 吴云翼兄秋杪赴席，夜归已寐，半夜后寒战，呕吐汗多，次日微发热，他医作阳证伤寒，用汗法，汗后热愈甚，反增身痛腹疼。三日后就诊，脉细紧，身无大热，因思酒后已寐而病作，寒战不热，呕吐汗出，此病从中发，寒邪在里，不在表也，因药汗出，而身反疼，岂非误汗乎？初以桂枝理中汤解肌温里，二日不效，至夜即转少阴，而现亡阳烦躁，狂呼抚几而立，不能卧床，少腹急痛，肉瞤筋惕，两足厥冷。

急用四逆汤加人参三钱，夜投三剂，至四鼓方躁定，登床得寐。次日，夫妇悲泣畏死。余慰曰：昨夜应死，今日不死矣。改用真武汤加人参二钱，六日后方能坐于床。后用理中汤加减调治，半月方愈。治病须意会表里阴阳，此寒霍乱，初治即当用理中汤者。（《素圃医案·卷一》）

5. 痞满医案 瓜镇赵姓，伤寒半月余，前医发表攻里俱备。已经两下，心下痞硬，肠鸣下利，干呕心烦，形容瘦削，六脉沉细，前医辞治。其母求救，予曰：胸痞硬而不痛，非结胸也。因两下胃而气逆，故痞硬，惟温中泻实一法可施，以甘草泻心汤主之。用黄连、干姜、甘草、半夏、大枣，二剂知，六剂即效。盖前治之不如法，所以易效也。（《素圃医案·卷一》）

6. 头痛医案 王汝振仆妇，年近三十，冬杪患头痛，以无发热恶寒表证，前医遂以火治之。至三日，痛益甚，头疼如裂，小便频出无度。予诊之，六脉弦紧而细，面赤如妆，此厥阴头痛也。阴惟厥阴有头痛，以厥阴之络，络于颠顶也。检前方乃石膏、栀子，误用苦寒，致寒极于下，逼阳于上，面赤戴阳，头痛如破。且妇人厥阴之络内络廷孔，廷孔者，溺孔之端也。寒客内络，故小便频数矣。幸未厥冷下利，邪犹在经，用桂枝、赤芍、细辛、生姜以解经邪，用附子、干姜、吴萸、半夏以温里冷，日服三剂。先出冷汗，后出热汗，头痛便频随止。此藜藿之人，里气不虚，故邪易解也。（《素圃医案·卷一》）

7. 眩晕医案 汪文年兄，冬月伤寒，初诊脉沉细紧，少腹背皆痛，外证反发热头疼。余曰：此阳证阴脉，法当难治，应以脉为主，作厥阴病治法，不用表散，惟主温经。用桂枝、细辛、赤芍、附子、干姜、吴萸、甘草、生姜，服三日，得微汗，头痛表热尽退，腹中尚隐隐而痛。如此六七日，胸中亦不饥，惟进清米饮，脉亦不甚起，正为可虑。盖以厥阴不回阳外解，邪搏于里，恐转少阴，而变下利也，至夜果腹痛，下黑血数碗，即眩晕汗出，次日往诊，脉仍如前之细小，未因脱血散乱，幸前预用桂附温经，故不致气随血脱。彼之尊人，十数年前，夏月病此，医作暑疗，血下随脱，病人恐甚。急用真武汤日投三剂，每剂加人参四钱，附子三钱，茯苓、干姜、白术各二钱，赤芍一钱。幸下血之后，更不再便。如此大剂，七日后方减参附，加甘草，合理中汤，调治一月而愈。（《素圃医案·卷一》）

8. 神寐医案 仙柯族侄，秋杪内伤生冷，外感寒邪，形盛气虚，中宫素冷，即腹痛作泻，呕吐发热，里证多而表热微。余初作太阴治，用苍术、炮姜、桂枝、二陈、香砂之剂。畏余药热，易医用柴苓汤，至十日，寒邪直入少阴，渐变神昏不语，默默但寐，肠鸣下利，足冷自汗，筋惕肉瞤。复召治疗，病势已危，主用真武汤加人参、干姜，回阳固脱。众医议论不合，惟秦邮孙医，以予不谬，令祖晓斋先生主持，坚托余医，遂以真武汤本方，加人参三钱，干姜二钱，附子三钱，日投三剂，汗泻稍宁。其时令岳母曰：药则效矣，奈热不退何？余曰：此证以身热为可治，若不热则厥冷下利不止矣，故余留热医也。照上药服至三十剂，历一旬始省人事，筋惕下利方止。询其前事，全然不知，后服理中汤匝月方起。盖少阴病以阳为主，热乃可治也。（《素圃医案·卷一》）

9. 亡阳医案

（1）方安止郡丞，素虚寒，脉本细小。丙子年初冬，因酒后盖覆不周，感寒呕吐，次日即发热恶寒，身痛脉浮，犹有表证，作太阴病治法，用桂枝、苍术、炮姜、二陈等药，温里解肌得汗表解。旋入少阴，脉细如丝，舌黑下利，尿如煤水。因病重又请一医参治，见舌黑而滑，作肾虚，用八味地黄汤加人参，甫一剂即呕吐，半夜而增呃逆。因吐汗多，遂致亡阳，筋惕肉瞤，大便频下，神昏蜷卧，急以真武汤换干姜，每剂人参五钱，附子三钱，日服三剂，如此十日，未少间断，方得神清利止。幸天生胃气，能进粥食，计用人参三斤，姜附二斤，医治两月，方获痊可。（《素圃医案·卷一》）

（2）郭元威学博令政，平素虚弱，正月杪夜发寒战，寒后发热。次日招诊，脉细紧而近于疾，其证发热头疼，左胁痛甚，上至臂，下至腰足，皆牵引而痛，干呕胸胀，因脉沉细，作厥阴病主治，用桂枝、细辛、赤芍、附子、干姜、半夏、茯苓、吴萸、木通、甘草，姜枣为引。四剂上身微汗，痛减而下体痛甚，因向有脚气证，加独活，至第五日有出少阳之机，以前剂稍加柴胡，令其微汗，不虞亲属覆以重裘，逼汗大出，虽热退半日，至夜即烦躁不寐，呻吟不绝，胸中大热，欲饮冷水。暮夜再诊，脉变数大无伦，重取近散。此汗多亡阳也，急以茯苓四逆汤救之。用人参三钱，茯苓四钱，附子二钱，干姜一钱，甘草五分，一剂稍安，二剂得寐。一夜三剂，至天明热退而安。随增咳嗽，半身不能侧卧，此又属肝肾阴虚，伤寒病后，每多此证。若认少阳而用柴胡二陈苏杏，必致不救。仍以前厥阴为主病，用桂枝、当归、白芍、茯苓、附子、甘草、人参、五味子，姜枣为引。十数剂咳止，可侧卧矣。半月后，紧脉退尽，方去桂、附，以归、芍、参、术、苓、草，平补而愈。（《素圃医案·卷一》）

（3）吴隐南主政尊堂，因大劳后得时疫，初病但发热身痛，胸胀作呕，脉弦数。外无表证，此邪从内发，所谓混合三焦，难分经络者也。用芎苏饮疏解之，至第三日，两颐连颈肿痛，此邪由太少二阳而出，正合败毒散证。服二剂，邪不外解，次日，反内陷而入少阴，变为胸胀呕哕，烦躁不寐。因病增剧，日请数医，皆用柴胡、苍朴、半夏、青陈皮、枳壳。余虽日到，而诊视者五人，药剂杂投，余不能肩任。至第九日，脉变细疾，烦躁下利，干呕胸满，令汗自出，遂直告隐南曰：病危矣。不知连日所服何药，已传少阴，将致亡阳，若不急救，明日即不可治。遂立方立论，用茯苓四逆汤，茯苓三钱，附子二钱，干姜钱半，人参八分，甘草三分，留药为备卷，以俟众议。其日历医八位，皆曰不可服。延至二鼓，病人不躁，忽变为笑矣。隐南知笑为恶证，勉煎服半剂，即安睡。至四鼓醒，索余药尽剂服之，又熟睡。至天明，再请不准服四逆之医，又云当服矣，但造议宜减附加参。病家崇信，减附一半，加参一倍，甫下咽，即烦躁干呕，急复相招，竟去人参而加附子，随即相安。盖寒邪在少阴，重在附子，其加人参，不过助正气耳，终竟去人参，以俟邪尽，六日后，方用人参理中汤加半夏，弥月乃安。病九日而传变三经，医不明经，何能治病。（《素圃医案·卷一》）

10. 笑不休医案
方纯石兄，五月初，两颐肿痛，先为疡科所医，外敷内服，不知何药，至八日见招，肿势将陷，寒热交作，余曰：此时行之虾蟆温也。用荆防败毒散二剂，表热随退，肿消大半，不虞少阳之邪，直入厥阴，脉变沉弦，喉痛厥冷，呕吐胸胀。改用当归四逆汤，加附子、干姜、吴萸。坚服三四日，得微汗，喉不痛而呕止，脉起足温尚有微肿。病家以为愈矣，次日往看，肿处尽消，但笑不休，问其所笑何事。答曰：我亦不知，脉复沉细，舌有灰苔，已笑半日矣。追思初病，必服凉药，所以少阳传入厥阴，厥阴不解，又传入少阴，少阴寒水，上逼心火，心为水逼，发声为笑。不早治之，将亡阳谵语，不可治矣。幸孙叶两医，以予言不谬，遂用大剂四逆汤，加人参三钱。服后片时，略睡须臾醒，即笑止，一昼夜共服三剂，次日肿处复起，仍用当归四逆汤，加附子、干姜，三四日肿处回阳发痒起皮而解，其时有不解事者，谓予多用姜附而致狂。医难用药，有如此夫。(《素圃医案·卷一》)

11. 产后风寒咳嗽身痛医案 李子立兄令眷，年三十外，频次半产，产后未及满月，便乘凉食瓜果，中秋夜乘凉，外感风寒，即咳嗽恶寒，呕吐痰水，又当经水大行之后，前医不辨外感风寒，犹用调经养血补剂。见咳嗽益甚，又疑去血过多，阴虚咳嗽，再用麦冬、贝母，以致表邪不解，里冷益深。恶寒发热，汗出咳喘，坐不能卧，吐不能食，腹胀作泻，遍身麻木，筋骨冷疼。自疑必死，促备终事。急迎救疗，脉浮细而紧，余曰：风寒积冷，表里皆邪，须重剂方解，无足虑也。以小青龙汤加减，用桂枝、细辛、防风、赤芍、附子、干姜、半夏、茯苓、杏仁、厚朴。二剂得冷汗一身，遂喘定得平卧。(《素圃医案·卷四》)

七、参考文献

1. 熊益亮，陈丽，刘珊，等. 新安医家郑重光生平考 [J]. 安徽中医药大学学报，2016，35 (5)：8.

2. 吴远旭，蔡永敏，黄兴.《伤寒论证辨》学术思想探讨 [J]. 中医临床研究，2014，(10)：59.

3. 张存悌. 郑重光学术思想探讨（上）[J]. 辽宁中医杂志，2013，40 (1)：162.

4. 张存悌. 郑重光学术思想探讨（下）[J]. 辽宁中医杂志，2013，40 (1)：332.

5. 万四妹，戴慎. 浅析《素圃医案》临证实践仲景学说的特色 [J]. 时珍国医国药，2011，22 (9)：2267.

6. 郭锦晨.《素圃医案》"伤寒治效"中四逆汤的应用浅探 [J]. 湖北中医药大学学报，2014，16 (1)：72.

7. 吴袁元，方朝晖，郭锦晨，等.《素圃医案》"扶阳法"辨治咳嗽验案选析 [J]. 山东中医药大学学报，2017，41 (4)：322.

8. 许燕，耿婧婷，李郁春，等.《素圃医案》暑证治验浅析 [J]. 浙江中医药大学学报，2013，(7)：856－857.

9. 龚悦，黄莉，李家劼，等. 郑重光《素圃医案》"女病治效"中附子应用举隅 [J]. 中国民族民间医药，2019，28 (12)：69.

10. 杨荣禄. 从《素圃医案》浅探郑重光运用参、芪、桂、附、姜的特色 [J]. 江西中医药大学学报，2016，28 (1)：4.

11. 洪必良. 郑重光《素圃医案》特色简介 [J]. 安徽中医学院学报，1990，9

（3）：11.

12. 高建伟，倪亚平，闵范忠. 郑重光运用当归四逆汤辨治厥阴病特色［J］. 吉林中医药杂志，2008（5）：381.

13. 于渐慧.《素圃医案》阴证似阳证辨识［J］. 河南中医，2017，37（4）：582.

八、原著摘录

辨太阳病脉证治法上篇

太阳中风，阳浮而阴弱，阳浮者热自发，阴弱者汗自出，啬啬恶寒，淅淅恶风，翕翕发热，鼻鸣，干呕者，桂枝汤主之。

此申上条而详言之，释其义而出其治。阳浮而阴弱，乃言脉状以释缓之义也。《难经》曰：中风之脉，阳浮而滑，阴濡而弱是也。关前为阳，卫亦阳也。风邪中于卫则卫实，实则太过，太过则强。卫本行脉外，又得阳邪助强于外，脉所以阳浮也。阳主气，气为风，郁则蒸热，风性善行而数变，不待闭郁而热即发矣，故曰阳浮者热自发。关后为阴，营亦阴也。营未邪干，比卫为不及，不及则弱。营本行于脉内，又无邪助，则为不及于内，脉所以阴弱也。阴主血，汗者血之液，阴弱不能内守，阳强不为外固，故曰阴弱者汗自出。伤寒、中风，各有轻重，不在命名，而在见证。太阳篇言太阳中风脉证者二，上篇太阳中风，阳浮而阴弱，阳浮者热自发，阴弱者汗自出，啬啬恶寒等证，桂枝汤主之；下篇太阳中风，脉浮紧，发热，恶寒，身疼痛，不汗出而烦躁者，大青龙汤主之。二证相较，阳浮阴弱，见寒之轻；浮紧，见寒之重。啬啬、翕翕，见寒热之轻；寒热、身疼，见寒之重。自汗、干呕，见烦之轻；不汗出，见烦躁之重。首皆称太阳中风，而见证各有轻重，于二汤之药品见之矣。

桂枝性味辛甘而属阳，能解肌固卫而走阴也；芍药酸寒下气，收阴而敛液也。夫卫受邪则腠理开疏，非桂枝孰能解肌而固卫？营血虚而寒自出，非芍药孰能收之？以芍药臣事桂枝而治中风，使营卫和谐而病自解；佐以甘草，和中以退热；使以姜、枣，益胃而止呕，皆用命之士也。微火者，取和缓不猛，免耗辛甘之气。啜稀热粥以助药力，此微旨也。微似有汗更为深意，桂枝汤原主解肌，禁其大汗如水流漓，病必不除也。小促，役催速值事也。诸家集方遗却啜稀热粥四字，徒以发汗相授受，微似二字视为羡文，苟简之弊，大都若此。

桂枝本为解肌，若其人脉浮紧，发热汗不出者，不可与之也。常须识此，勿令误也。

桂枝汤原为太阳中风解肌而立，盖风伤卫，则卫不固，致发热、汗出而恶风。卫行脉外，肌肤之分也。桂枝以解释也，故曰本为解肌。若脉浮紧，乃太阳伤寒也。寒伤营，故汗不出。汗不出者，则不可与也。以伤寒无汗，不得以桂枝汤，故示禁焉。（《伤寒论条辨续注·卷一》）

太阳病不解，热结膀胱，其人如狂，血自下，下者愈。其外不解者，尚未可攻，当先解其外；外解已，但少腹急结者，乃可攻之，宜桃核承气汤。

膀胱居下焦而属寒水，膀胱热结，水得热邪，上侮心火，故其人如狂，心虽未病，有似乎狂也。热与血抟，不自归经，蓄于下焦。若血自下，则邪热不留，故曰愈也。先解外，乃可攻。攻法亦自不同，必用桃仁增入承气以达血所，加桂枝分解外邪，犹恐余邪少有不解，蓄血留而不行也。桃仁承气加桂枝以解外，犹之大柴胡加柴胡以解外相仿也。（《伤寒论条辨续注·卷一》）

辨太阳病脉证治法下篇

太阳中风，脉浮紧，发热恶寒，身疼痛，不汗出而烦躁者，大青龙汤主之。若脉微弱，汗出恶风者，不可服之。服之则厥逆，筋惕肉𬌗，此为逆也，以真武汤救之。末后六字，旧本大青龙主之，今宗黄氏正之如此。

太阳中风四字，即上篇之头痛项强而恶寒也。中风脉本浮缓，反见浮紧，浮以候风，紧以候寒。发热，中风热即发也。恶寒、身疼、不汗出，皆寒也。风为阳邪，寒为阴邪，阳为寒郁不得汗而烦躁，桂枝汤、麻黄汤均不可用也，是以以大青龙汤主之。盖天地郁蒸，得雨乃和，人身烦躁，得汗则解。大青龙汤为太阳无汗而设，与麻黄汤何异？因有烦躁一证兼见，则非此法不解，故用以发汗而解其烦躁也。本方原于无汗者取微似汗，若有汗之烦躁，其不藉汗解甚明。加以恶风、脉微弱，则是少阴亡阳之证。若脉浮弱、汗出、恶风而不烦躁，即是太阳中风，皆非此汤证也。若误服之，宁不致厥逆、肉𬌗筋惕，而速其阳之亡也？更立真武一汤以救其逆。风为阳邪，故中风者虽在少阴，每多阳证。寒为阴邪，故伤寒者虽在太阳，每多阴证。盖风寒二气多相因并发，有寒时不皆无风，有风时不皆无寒，而人中伤者，则阴阳齐病，乃大青龙所由设也。此揭太阳经中风、伤寒营卫皆病定脉定证之法，为下篇之首。以下凡称太阳病者、伤寒者，皆同此，下条反复互言之。

伤寒，脉浮缓，身不疼但重，乍有轻时，无少阴证者，大青龙汤发之。

伤寒二字，总括中篇伤寒而言。伤寒脉本浮紧，反见浮缓、身不疼，中风之证也。但重者，伤寒也。乍有轻时，言不似少阴但欲寐、昼夜皆重也。乃风寒并伤，所以证脉错见，审辨无少阴证脉，则用大青龙汤发之。前条以脉微弱、汗出恶风示禁，此条以无少阴证发明，重重辨论，互发详申之至也。

按：大青龙汤，桂枝、麻黄二汤合剂之变制也，故为兼伤风寒之主方，较桂枝麻黄各半汤与桂枝二麻黄一汤，则少芍药而加石膏。去芍药者，不欲其酸收，即麻黄汤中加石膏、姜、枣是也。盖石膏辛甘大寒，辛以散风，甘以散寒，寒以除热，一药而三美俱备，且能助青龙升腾之势。去芍药之酸收，增石膏之辛散，外攻力猛，在寒多风少及风寒均等之证，用之如神。其有风无寒及微弱之脉，若不辨而试用，必致厥逆、肉𬌗筋惕亡阳之患也。青色属木，龙乃木神而主春令，春热而烦躁，雷雨解而致和，人之汗以天地之雨名之，龙兴云雨，发烦躁之汗而营卫以和，龙以名汤，神汤之谓也。真武者，北方司水之神也，龙惟藉水以变化，而水又为真武之所司，误服大青龙以亡阳，魄汗淋漓，真阳不守，须真武坐镇北方，收摄少阴离散之真阳，使阳气归根，阴必从之，阴从则水不逆，阴从则阳不孤，故方中用茯苓、白术、芍药、附子，行水收阴多于回阳，名

曰真武，乃误服大青龙救逆之神方也。（《伤寒论条辨续注·卷三》）

辨少阳病脉证治法篇

伤寒五六日，中风，往来寒热，胸胁苦满，嘿嘿不欲饮食，心烦喜呕，或胸中烦而不呕，或渴，或腹中痛，或胁下痞鞕，或心下悸、小便不利，或不渴、身有微热，或咳者，小柴胡汤主之。

太阳经有营卫之分，所以风寒分别而治。阳明经与太阳切近，风寒之辨犹严。少阳经，越阳明，去太阳远矣。本论云：伤寒五六日，中风，往来寒热。后第三条又有：少阳中风，两耳无所闻。第四条又有：伤寒脉沉细，头痛发热者。少阳虽有受病之不同，以与太阳远，至少阳则同归一治也。此少阳之初病，言伤寒中风，当五六日之时，皆有此往来寒热之证。盖少阳为半表之阳，其热发于腠理，时开时阖，故往来寒热。一往一来，势若两分，始得谓半表也。阖而并于阴则寒，开而并于阳则热，开阖无常，所以寒热间作。少阳之脉，循胃络胁。苦满者，邪凑其经。伏饮涌而上溢，致有若为诸病。邪之出入不常，所以变动不一，总以小柴胡和解表里为主治，随证加减耳。

有柴胡证，但见一证便是，不必悉具者，言往来寒热，是柴胡证。此外兼见胸胁满硬，心烦喜呕，及若有诸证中凡有一证者，即是半表半里，故曰：呕而发热者，小柴胡汤主之。因柴胡为枢机之剂，风寒不全在表，未全入里者，皆可用，故证不必悉具，而方有加减法也。柴胡有疑似证，不可不审。如胁下满痛，本渴而饮水呕者，柴胡不中与也。又，但欲呕，胸中痛，微溏者，亦非柴胡证，如此等病，又当细为条辨者也。（《伤寒论条辨续注·卷六》）

伤寒五六日，头汗出，微恶寒，手足冷，心下满，口不欲食，大便鞕，脉细者，此为阳微结，必有表，复有里也。脉沉，亦在里也，汗出为阳微，假令纯阴结，不得复有外证，悉入在里，此为半在里半在外也。脉虽沉紧，不得为少阴病，所以然者，阴不得有汗，今头汗出，故知非少阴也。可与小柴胡汤，设不了了者，得屎而解。

此少阴、少阳疑似之证，又柴胡证之变局者。伤寒五六日，半里之热以怫郁不能外达，故头汗出。半表之寒持久不能散，故微恶寒。两邪互拒，阳气郁滞而成结矣。所谓阳微结者，乃阳邪微结未尽散也。惟其阳气结，所以手足冷，心下满，口不欲食，大便硬。既成结滞之证，便有结滞之脉，所以脉亦细也。但结有阴阳不同，阳结亦有微甚。阴结为寒，寒总无阳热头汗等证。而阳结甚者，则表邪尽入于里，热势必深，必不恶寒反加发热。今皆不然，所以谓为阳微结，以有微恶寒之半表，故结亦只半在里也。至于脉沉，虽似里阴，而又头汗出，则非阴矣。即脉见细沉紧者，皆阳热郁结所使，无关少阴也。以此可见阳气一经郁结，不但阳证似阴，并脉亦似阴矣。且五六日又少阳发病之时，若谓阴不得有汗，而少阴亡阳亦有反汗出者。然亡阳与阴结，其别在大便，亡阳则咽痛、吐利，阴结则不能食而大便反硬。亡阳与阳结其别在汗，亡阳则卫气不固，汗出必遍身；阳结者，热邪闭郁，汗只在头也。阳结与阳微结其别在食，阳明阳盛，故能食而大便硬，此为纯阳结；少阳阳微，故不能食而大便硬，此为阳微结也，故与小柴胡汤，必究其病在半表也。然微恶寒亦可称少阴，但头汗出始可谓属少阳。故反复讲明头汗之义，与小柴胡汤而勿疑矣。设不了了者，结势已解，即前大便硬未去云耳。此证不责在胃实，即大柴胡汤加芒硝之治法也。（《伤寒论条辨续注·卷六》）

辨太阴病脉证治法全篇

《伤寒论》立太阴本病为主，以腹满而吐、食不下、自利益甚、时腹自痛为提纲。不以《内经》太阴病腹满嗌干自阳部注经之热证而乱提纲者，缘太阴为阴中之至阴，无热可发，因为胃行其津液以灌四旁，故得主四肢而热于手足，所以太阴伤寒手足自温、太阴中风四肢烦疼也。脾之为脏，具坤静之德，而有乾健之能。不于阴中助阳，乾何由而健，故首以不可下为戒，而急法宜温以四逆汤，大旨了然矣。太阴居三阳二阴之间，本无外中之寒，即有中风，亦必因饮食后腠理疏而入，故太阴但有桂枝证而无麻黄证也。若谓太阴既无中寒，何有四逆汤证？此脾肾虚寒之人，内伤饮食得之，故太阴寒证但言脏寒，不曰中寒，即间有传经之邪，总无热证，非少阴、厥阴之比。惟桂枝大黄汤一证，乃太阳误下，阳邪内陷而腹痛，用以泻陷内之阳邪，非太阴有可下之例也。脾与胃同处腹中，故腹满为太阴病，阳明亦有腹满证，在阳明乃实热为患，在太阴乃寒湿为胜。阳明腹满，尚不敢轻下者，恐胃家实，即转属太阴。世人拘阳明传少阳之谬，反昧传太阴之本，要知胃家不实，便是太阴病矣。热病腹满，是热郁太阴之经，有嗌干可证，病在标也。寒湿腹满，是寒生至阴，有自利可证，病在本也。脾经有热，则阴精不上输于肺，故嗌中干。脾脏有寒，则不能为胃行其津液，故自利。究其旨要，惟在脾家实腐秽当去七字，乃一篇之大关。温之宜四逆辈，意在实脾云耳。即桂枝加芍药、大黄两法，尚恐其人胃家弱，易动为虑。其首尾慎重如斯，以此证之，可悟太阴之治法矣。（《伤寒论条辨续注·卷七》）

辨少阴病脉证治法前篇

少阴肾经，寒水之脏而居坎北，全赖水中真阳以奉其生，所以脏兼水火，寒热并居。本论以脉微细、但欲寐为少阴病之提纲，乃正气虚衰脉证。盖邪气盛则正气虚，治本即所以祛邪；不虚而邪气实，祛邪即所以护正。但少阴为性命之根，故经中历言死证，然少阴病始得时，有发热、脉沉之证，犹有病状寒邪显著。若脉微细、但欲寐、口中和、背恶寒，其机甚微，人每不觉其为病也。若身体疼、手足寒、骨节痛、脉沉者，此表中阳虚证。若欲吐不吐、心烦欲寐、自利而渴、小便色白者，此里之阳虚证。若下利、咽痛、胸满心烦与口中气出、唇口干燥、鼻中涕出、蜷卧足冷、舌上胎滑者，此少阴半表半里、阴阳驳杂之证也。脉阴阳俱紧、反汗出而咽痛、吐利者，此阴极似阳，肾阳不归，为亡阳证也。若至八九日，一身尽热，是寒极生热，肾阳郁极而胜复太过也。其腹痛、下利、小便不利者，有水火之分。若四肢疼痛，为有水气，是阳虚不胜阴也；若便脓血与泻利下重者，此为火郁，是阳邪陷入阴中也；下利清谷，里寒外热，手足厥冷，烦躁欲死者，此是阴极而发躁也。又有病似同而实异，更宜详察。同是恶寒蜷卧，利止、手足温者可治，利不止、手足逆冷者不治；时自烦、欲去衣被者可治，不烦而躁，四逆而脉不至者死。同是吐利，手足不逆冷、反发热者，不死；烦躁四逆者，死。

同是呕吐、汗出，大便数少，可治；自利、烦躁不得卧者，死。盖阴阳互为其根，阴中无阳者，故死。肾为封蛰之本，若少阴不藏，则坎阳无蔽，故受寒邪，发热而脉反沉，用麻黄附子细辛汤，俾外邪解而真阳不出。倘其人真阳素亏，因汗、吐扰之外越，不能内返，下焦虚冷，多致亡阳，必藉温药以回其生。所以伤寒传入少阴，急温之证十居其七，何必以犯房事而致病者方为可温乎？若其人真阴素亏，及邪热传入少阴，必伤经中之阴，甚则邪未解而阴已竭。盖真阴不可虚而邪阳不可纵也，不从正治，而用清热夺邪存阴为先务，而急下之证不过十之三也。凡少阴真中寒证及汗、下太过转变虚寒之证，宜用温补之法者，疏于前篇。其少阴传经热证，宜用存阴之法者，疏于后篇。其温热发于少阴者，另疏温病条内，庶根蔓不致错乱也。（《伤寒论条辨续注·卷八》）

辨厥阴病脉证治法全篇

两阴交尽，名曰厥阴，内属肝脏，为阴中之阳，而主风木。实胎火气，而胆藏肝内，为相火之区。厥者，逆也。肾居极下，厥行而上，以传于肝，故厥阴病以里证为提纲。风寒一入厥阴，即成壮火充斥三焦。邪犯上焦，则气上撞心、心中疼热、消渴、口烂、咽痛喉痹；逼入中焦，即手足厥冷、脉微欲绝、饥不欲食、食即吐蛔；移祸下焦，则热利下重，或便脓血。仲景制乌梅丸，寒热并用，攻补兼施，为平治厥阴之主方，少与水以治消渴。茯苓甘草汤以治水，当归四逆汤以治厥，此分治上焦之心主，以安神明；用白虎、承气汤清胃而平中焦之热实；白头翁、四逆散清肝而止下焦之热利，是分救腹中之阴而扶胃脘之阳耳。邪热传入厥阴，其热深矣，所谓热深厥深是也。阴阳有不相承顺，因而致厥。厥后发热，则阳邪出表，为易愈；厥多热少，为病进；热多厥少，则病退。其中有纯阳无阴之证，有阳进欲愈之证，有阴进不愈之证。其阳证阳脉者，仲景杂用三阳经治法；阴证阴脉者，借用少阴经治法；有不自传经，初病即属厥阴者，其证亦发热头痛，微寒微厥，下体酸痛，少腹里急，口渴胸满，俨如疟痢，其脉必弦细而紧，乃厥阴表里兼病，即如太阳之脉沉、少阴之发热也，此属当归四逆汤证。若下利脓血，加姜、附以温里，逼寒外出，邪从汗解；甚则阴阳格拒，呕吐不纳药者，以乌梅丸止呕，继进四逆辈。若误作少阳，恣用柴、芩，必致下利、厥冷，所以温之、灸之以回其阳，仍不出少阴治法也。故少阳病不解，转属厥阴而病危；厥阴病衰，转属少阳为欲愈，此阳邪出表也。但厥阴经病，寒热混淆，阴阳错杂，不似太阴湿土、少阴寒水纯阴不化之比。故有时可以湿伏、可以寒折，特以阴下而阳上，阴阳不相顺接，胜复之间，大伏危机。故发其经旨，庶临证有法也。（《伤寒论条辨续注·卷十》）

手足厥冷、脉细欲绝，是厥阴伤寒之外证，当归四逆是厥阴伤寒之表药。夫阴寒如此而不用姜、附者，以相火寄于肝脏，外虽寒而里不寒，脉虽细而欲绝，必重按有力，故先厥者后必热，乃阴阳不相顺接也。脉之细者，总因无血，不但不可用下，并不可用温。盖脉之虚细，木是阳气衰微，然阴血更为不足，故药用归、芍以济其阴，不用姜、附，恐劫其阴也。所以伤寒初起，脉证如此者，须详察脉理，不可遂认虚寒，妄投姜、附。其人素有久寒者，但增吴茱萸、生姜耳。以此投之，厥阴大义可知矣。（《伤寒论条辨续注·卷十》）

伤寒脉微而厥，至七八日肤冷，其人躁无暂安时者，此为脏厥，非蛔厥也。蛔厥者，其人当吐蛔。今病者静，而复时烦者，此为脏寒，蛔上入其膈，故烦，须臾复止，得食而呕，又烦者，蛔闻食臭出，其人常自吐蛔。蛔厥者，乌梅丸主之。又主久利。

　　脉微而厥，纯阴之象征于脉矣。至七八日当自肤冷，无阳之象征于形矣。阴极则发躁，无暂时之安，乃肾阳发露。此是少阴脏厥，用四逆及灸法，其厥不回者主死。若蛔厥则时烦时止，为厥阴本证，与阴阳不相顺接者推同。未为此证，或因此而渐至胃中无阳，则亦致死。其乌梅丸酸苦辛温，寒热互用，温胃益虚。故论厥阴病以阳为法而治，厥阴药以阴为主，故当归四逆汤不去芍药，乌梅丸重用黄连。要知脉微欲绝，手足厥冷，虽是阴盛，亦不阳虚。所以然者，肝之相火本少阳生气，而生气实出坎中之真阳。经曰：少火生气，壮火食气。审此则知厥阴之理矣。久痢而便脓血，亦主此者，能解阴阳错杂之邪故也。（《伤寒论条辨续注·卷十》）

第五章　尤　怡

一、生平简介

尤怡（1650—1749），字在京，一作在泾，号拙吾，晚号饲鹤山人，清代江苏长洲（今江苏苏州）人。年幼家贫而好学，曾在寺院卖字为生。性格沉静，淡泊名利，好诗文，往来皆一时名流。学医于马俶（字元仪，号卧龙老人，江苏苏州人，清乾隆年间江南医家，其师为沈朗仲，沈朗仲为李中梓入室弟子），《中国医学源流论》记载"士材之学，一传沈郎仲，再传为马元仪，三传为尤在泾"，故为李中梓的三传弟子。

尤怡在医学方面勤于学习而不求名利，博涉医籍，私淑喻昌，兼采百家，尤其是对仲景学说致力甚深，最有心得。晚年学识益精，治病亦多奇验，医术由是有名，其学验俱富，连目空时人的徐大椿亦为之称道。徐氏在雍正十年为尤氏《金匮要略心典》作序，给予极高的评价："尤君在泾，博雅之士也，自少即喜学此艺，凡有施治，悉本仲景，辄得奇中。居恒叹古学之益衰，知斯理之将坠，因取《金匮要略》，发挥正义，朝勤夕思，穷微极本，凡十易寒暑而后成，其间条理通达，指归明显，辞不必烦而意已尽，语不必深而旨已传。虽此书之奥妙不可穷际，而由此以进，虽入仲景之室无难也。尤君与余有同好，属为叙。余读尤君之书而重有感也，故举平日所尝论说者识于端，尤君所以注此书之意，亦谓是乎。"并在乾隆四年又为《医学读书记》作序，尤怡的学术成就由此可见一斑。

尤氏学验俱丰，既有坚实的基础理论，又有丰厚的临床经验，治病悉本仲景，尤重详审病机，强调先辨病名，而后方能辨证论治。并善于著书立说，内容既有外感伤寒，又有内伤杂病；既有医论，又有医案。其著作有《伤寒贯珠集》《金匮要略心典》《金匮翼》《医学读书记》《静香楼医案》五种。现有《尤在泾医学全书》合订本。

二、著作概要

1.《伤寒贯珠集》　本书成书于 1729 年，刊于 1810 年，共八卷。卷一、二为太阳篇，卷三、四为阳明篇，卷五至卷八为少阳、太阴、少阴、厥阴诸篇。该书将《伤寒论》原文重整编次，以六经分篇，每经首订条例大意，次列正治、权变、斡旋、救逆、类病、明辨、杂治诸法，按法类证，随证出方，附系注解、提纲挈领，分析详明，揭示了伤寒六经证治规律，使人一目了然，千头万绪，总归一贯，犹如"轮珠在手"，故曰"贯珠"，便于掌握运用。分析仲景原文颇有见地，对于临床治疗辨证立法的阐发亦很有成就，在《伤寒论》注本中颇有影响，是一本研习伤寒的主要参考书之一。《简明中医词典》评价说"论述条理清晰，简明扼要，平正通达"。清代唐大烈评赞尤注"仲景著书之旨，如雪亮月明，令人一目了然，古来未有"。

2.《金匮要略心典》 本书成书于 1729 年，刊于 1732 年，简称《金匮心典》，三卷。尤氏研究仲景学说多年，每有心得则笔诸简端，覃精研思，日积月累，自谓于仲景之意十已得其七八，因取《金匮》旧本，重加考订注释和编纂，删去原书最后三篇，"断自脏腑经络之下，终于妇人杂病，凡二十二篇，厘为上中下三卷，仍宋林亿之旧也。集既成，颜曰'心典'，谓以吾心求古人之心，而得其典要云尔"。本书阐述仲景原文的精义，文笔简练，条理通达，对原文中难以解释的深奥文字，宁可缺略，不强予衍释，并改正原文传写之误，删略后人增添的内容，是《金匮要略》较好的注本之一，对后世有较大的影响。清徐大椿为本书作序，赞曰"其间条理通达，指归明显，辞不必烦而意已尽，语不必深而旨已传。虽此书之奥妙不可穷际，而由此以进，虽入仲景之室无难也"。

3.《金匮翼》 本书刊于 1768 年，全书共八卷。尤氏为补充《金匮要略心典》，又撰集本书以为辅翼，故名。书中参考历代方书，结合个人心得和经验，阐述内科杂病 48 门。每门首列统（总）论，其次分述各种病证及治法，后附作者按语，对内科杂病的分类较细，论述简明扼要，广泛运用古今方剂，选方实用，对烦冗的内科杂病有较清晰的类别和辨治原则，颇具临床价值。

4.《医学读书记》 本书初刊于 1814 年，三卷，又《医学续记》一卷，为尤氏读书杂记。乃尤氏"自轩岐以迄近代诸书，搜览之下，凡有所得，或信或疑，辄笔诸简，虽所见未广，而日月既多，卷帙遂成"。书中阐述了经典医理及各家之说，内容主要包括部分基础理论、多种病证的辨治、若干方论、某些医籍和医家论述的正误与论辨等，共 86 个分题。每题标明题目，援引古代文献中有关内容作扼要的辨析，或予以评述和考证。其论精要，平正通达，对后学很有启发和参考价值。徐大椿乾隆四年为本书作序云："尤君在泾，读书好古士也，而肆其力于医，于轩岐以下诸书，靡昕夕寒暑，穿穴几遍，而以己意条贯之。其间凡有所得，笔之于书，日月既多，卷帙略定。辨五行之生克，察四气之温严，审人事之阴阳虚实，与夫药性之君臣佐使。凡成书之沿误者，厘而正之；古人纷纭聚讼者，折而衷之。夫惟多读古人之书，斯能善用古人之书，不误于用意，亦不泥于用意，于长沙氏之旨，庶几得之，可谓通其意矣。抑吾观太史公之传扁鹊也，云长桑君以禁方尽与之，忽然不见，后遂能生死人，其说近于鬼物，其人不可再得。而其传淳于意也，谓得禁方于公乘阳庆，传黄帝扁鹊脉书五色诊病，是多读书而通于意者。扁鹊吾不得而见之矣，得见如淳于意者斯可矣。尤君之学不知于古人何如，然多读书而通以意，是闻古人之风而兴起者，由此书以治病，当不贻讥于人费也夫！"

5.《静香楼医案》 本书成书于 1814 年，原系抄本，其附刻于《医学读书记》后者，亦仅三十余条，非全本也。后清·柳宝诒精选抄本，收入《柳选四家医案》，初刊于 1904 年。予以分门汇辑，并加按语，为上、下两卷，包括内伤杂病、伏气、外感、外疡、妇人等 32 门。尤氏善用经方，灵活化裁，对复杂病机善于分清标本缓急，立法严谨，按语明确，说理简要，刊本颇多，流传较广，可供参考。柳氏赞曰："（《静香楼医案》）论病则切理餍心，源流俱澈，绝不泛引古书，用药则随证化裁，活泼泼地，从不蹈袭成方。"

三、学术渊源

1. 学有师承　尤氏为明末著名医家李中梓三传弟子，师承马俶（字元仪，号卧龙老人，江苏苏州人），马俶师承沈朗仲，沈朗仲师承李中梓，学有渊源。《中国医学源流论》谓："士材之学，一传沈郎仲，再传为马元仪，三传为尤在泾。"

2. 私塾仲景，崇尚经方　尤氏崇尚仲景之书，精究伤寒，著《伤寒贯珠集》《金匮要略心典》《金匮翼》，注释医圣经典，悉本《内经》。博采众长，拾前人之遗，纠前人之误，结合临床，深入浅出，言简意赅，颇有创见，因而深受后世推崇。治病悉本仲景，尤重详审病机。他认为："治病者，必知前哲察病之机宜与治疗之方法，而后合之气体，辨之方土，而从而损益之。盖未有事不师古，而有济于今者；亦未有言之无文，而能行之远者。"又说："夫治病者，必先识病，欲识病者，必先正名，名正而后证可辨，法可施矣。"

四、伤寒学术成就

尤怡深研仲景之学，师事马俶，兼采易水、丹溪诸家之说，于伤寒和杂病辨治均有创见。

1. 修正"三纲"　太阳病"三纲鼎立"之说起于王叔和、孙思邈。叔和曰："风则伤卫，寒则伤营，营卫俱伤，骨节烦疼。"孙思邈从其说，尝谓"夫寻方之大意，不过三种：一则桂枝，二则麻黄，三则青龙"。以风伤卫，桂枝证也；寒伤营，麻黄证也；营卫俱病，青龙证也，创麻、桂、青龙三法之说。后成无己、方有执、喻昌等，竟发挥而为"三纲鼎立"之说，风行一时。直至钱潢探索六经病以法分证，皆贯通了方喻三纲鼎立之说，而实有过之者。然而尤怡则敢于超脱方、喻窠臼，不以风伤卫、寒伤营印定眼目。他说："不知邪气之来，自皮毛而入肌肉，无论中风、伤寒，未有不及于卫者，其甚者乃并伤于营耳。以寒之浅者，仅伤于卫，风之甚者，并及于营；卫之实者，风亦难泄，卫而虚者，寒亦不固。当分病证之有汗无汗，以严麻黄、桂枝之辨，不必执营卫之孰虚孰实，以证伤寒、中风之殊。"又说："按伤寒分立三纲，以愚观之，桂枝主风伤卫则是，麻黄主寒伤营则非，盖有卫病而营不病者，未有营病而卫不病者。至于大青龙证，其辨不在营卫两病，而在烦躁一证。"大青龙汤的立方旨意也不在于并用麻黄、桂枝，而在于独加石膏，加用石膏的用意，则是因为本证的病机特点是"表不得泄而闭热于中"所决定的，大青龙汤主治的关键在于外泄表邪、内清郁热。

外邪中人，从外及内，由浅入深，伤卫伤营在于病理层次的不同。风伤卫，而风邪深入亦可病及于营；寒伤营，而寒邪之轻浅者亦可仅伤于卫。风寒之伤营卫只有深浅之异，而无"风伤卫，寒伤营"固定不移之理。又卫气实者，虽感风邪（阳邪外散）亦可无汗而为表实证；卫气虚者，虽受寒邪（阴邪内敛），亦可有汗而发为表虚证。有汗无汗，表虚表实，全在体质的强弱、卫气的虚实，而不是决定于伤风、伤寒。以邪中有浅深，体质有虚实，当审证求因，随证施治，岂可以致病之原而预定其必为此病哉？故太阳病证见有汗为表虚者，用桂枝汤；无汗为表实，宜麻黄汤，而不必拘于"风则伤卫，寒则伤营，风寒两伤营卫"治以麻、桂、青龙三法也。

尤氏之论允正贴切，符合中医发病学原理和辨证论治的精神，修正了"三纲鼎立"之说。他既私淑喻昌，又辨喻昌之误，同于钱潢以法类证而又超脱方、喻之外，真所谓"能不胶于俗说者，斯为豪杰之士"也。

2. 以法类证 研究伤寒，自明·方有执倡言错简之后，逐渐形成两派：一是方喻持错简论，一是"三张"维护旧论。尤氏著《伤寒贯珠集》，不囿于两派之中，不遵三纲之说，而从临床实际出发，立足辨证论治。以六经分篇，纂入《金匮要略》有关条文，将《伤寒论》原文重整编次，以八法贯穿仲景六经辨治体系，尤以三阳篇之最详，太阳病分正治、权变、斡旋、救逆、类病五法，阳明病分正治、明辨、杂治三法，少阳病分正治、权变、针刺三法。

（1）**正治法** 本经原出之病，则以正治之法，即该经证治之常法。三阳病皆有此法。

①太阳病正治法：太阳病篇幅最多，内容庞杂，故治伤寒者必首辨太阳，而太阳必先明正治之法。尤氏说："伤寒一证，古称大病，而太阳一经其头绪之繁多，方法之庞杂，又甚于他经，是以辨之非易，然非不可辨也。盖太阳之经，其原出之病与正治之法，不过二十余条而已，其他则皆权变法、斡旋法、救逆法、类病法也。假使治伤寒者，审其脉之或缓或急，辨其证之有汗无汗，从而汗之解之，如桂枝、麻黄等法，则邪却而病解矣。其或合阳明，或合少阳，或兼三阳者，则从而解之清之，如葛根、黄芩、白虎等法，亦邪分而病解矣，此为正治之法。"可见，太阳病正治法是以汗法立论，包括表虚（脉缓有汗）以桂枝汤，表实（脉紧无汗）以麻黄汤，或合阳明以葛根汤，或合少阳以黄芩汤，或兼三阳以白虎汤，总以发汗解肌为主，或兼用和解清里之法，皆为太阳病正治法。

②阳明病正治法：阳明正治法分经腑两类，以腑病为主。尤氏认为："太阳病从外入，是以经病多于腑病；若阳明则腑病多于经病，以经邪不能久留，而腑邪常聚而不行也，故仲师以'胃家实'为阳明正病。"因此，尤氏在治疗上腑病有宜下、宜清、宜温之不同，但均属于阳明病正治法范畴。

如腑病有宜下者，腑实之用承气汤类；腑病宜清者，如里热未实之用白虎汤。尤氏说："白虎、承气并为阳明腑病之方，而承气苦寒，逐热荡实，为热而实者设；白虎甘寒，逐热生津，为热而不实者设，乃阳明邪热入腑之两大法门也。"至于腑病宜温者，若"食谷欲呕者，属阳明也，吴茱萸汤主之"即是。以阳明中虚，客寒乘之，食谷则呕，故宜吴茱萸汤温胃止呕。

③少阳病正治法：尤氏曰："少阳居表里之间，当肓膜之处，外不及于皮肤，内不及于脏腑，汗之而不从表出，下之而不从里出，故有汗、吐、下之戒，而惟小柴胡一方和解表里，为少阳正治之法。"

尤氏以小柴胡汤为少阳病正治法，故将太阳篇中有关小柴胡汤的条文（如第98、

99、101、103、104、153条等）移入少阳篇。其中第98条"伤寒五六日，中风，往来寒热，胸胁苦满，默默不欲饮食，心烦喜呕，或胸中烦而不呕，或渴，或腹中痛，或胁下痞硬，或心下悸，小便不利，或不渴身有微热，或咳者，与小柴胡汤主之"，从太阳篇移至少阳病提纲"少阳之为病，口苦、咽干、目眩"之后，就补充了少阳病提纲之不足。同时，由于大量条文的移入，使少阳病证治法更加充实和完善。

（2）权变法 即权衡病证表里、寒热、虚实偏胜之多少，所采用的变通治法。此法以太阳、少阳两经最多。

①太阳病权变法：风寒致病，有时情况复杂，因为"人的体质有虚实之殊，脏腑有阴阳之异，或素有痰饮、瘀气以及咽燥、淋、疮、汗、衄之疾，或适当房室、金刃、产后亡血之余，是虽同为伤寒之候，不得竟从麻桂之法，于是有小建中、炙甘草、大小青龙及桂枝二麻黄一等汤，是为权变之法"。太阳病的权变法包括桂枝二越婢一汤证、桂枝二麻黄一汤证、桂麻各半汤证、大青龙汤证、小青龙汤证、十枣汤证、五苓散证、四逆汤证、调味承气汤证、小建中汤证、炙甘草汤证。

如"伤寒二三日，心中悸而烦者，小建中汤主之"。以悸烦为正虚邪欲入内，但与小建中汤温养中气，和里解表。"伤寒脉结代，心动悸，炙甘草汤主之"。以脉结代为邪气阻滞而营卫涩少，故宜益营卫之气，阴阳并调之法。又大青龙汤证属表寒里热，其辨在烦躁一症而独加石膏，以解表清里；小青龙汤证属表寒里饮，故无石膏而有半夏、姜、辛、味诸药，以散寒行水。两方通谓之"青龙"者，以其有发汗蠲饮之功，如龙之布雨而行水也。桂枝二麻黄一汤、桂枝二越婢一汤、桂麻各半汤，其方制之小，示微发于不发之中，则三方如一方也。凡正虚邪微而仍须汗解者，则宜用此三方小发汗。

②少阳病权变法：少阳病宜和解而禁汗下，此言其常；但少阳而兼太阳、阳明等证，则又有兼汗兼下之法，此言其变，故尤氏以和解而兼汗下之法者，为少阳病之权变法。如少阳兼太阳之表，则宜兼汗，以柴胡桂枝汤解太少之邪；兼阳明之里者，则宜兼下，以小柴胡汤先解其外，后以柴胡加芒硝汤治其里；又先与小柴胡汤，后与大柴胡汤下其里热，亦为先表后里之意。此和解而兼汗兼下之法，即少阳病权变法也。

（3）斡旋法 太阳病的桂枝汤证及麻黄汤证，若在治疗用药的过程中出现太过或不及，因而出现汗出过多而内伤阳气，或汗出不彻而邪不外散，以及蓄血、发黄、筋惕肉瞤等变证，则需要进一步的调治，此为太阳病的斡旋法。方剂有桂枝二麻黄一汤、白虎加人参汤、甘草干姜汤、芍药甘草汤、桂枝加附子汤、真武汤、四逆汤、麻杏石甘汤、旋覆代赭汤、苓桂术甘汤、桃核承气汤、抵当汤等20多首。如"伤寒发汗已解，半日许复烦，脉浮数者（余邪未尽），可更发汗，宜桂枝汤"。因汗出过多，阳虚水泛，而用真武汤温阳化水。若重发汗复加烧针，以致大汗亡阳，则用四逆汤回阳救逆法等，皆属斡旋法。

（4）救逆法 即救误纠偏之治法。尤氏曰："若太阳病当汗而及下，或既下而复汗，以及温针、艾灼、水渍，种种混施，以致结胸痞满，夹热下利，或烦躁不得眠，或内烦饥不欲食，或惊狂不安，或肉上粟起，于是有大小陷胸汤、诸泻心汤、文蛤散等方，此为救逆之法。"如"病发于阳而反下之，热入因作结胸；病发于阴而反下之，因作痞也。所以成结胸者，以下之太早故也"。如见口燥渴、心烦、心下至少腹硬满而痛等证，此为水饮结在胸胁之间，故与大陷胸汤破饮散结。结胸较轻者为小结胸，故又以破饮散结之轻缓剂小陷胸汤主之。又如"脉浮而紧，而复下之，紧反入里，则作痞"。热痞用大黄黄连泻心汤泄热消痞，热痞兼表阳虚，用附子泻心汤泄热消痞、扶阳固表。伤寒汗后心下痞硬而利，用生姜泻心汤散水止利、和胃消痞。伤寒中风误下，痞利尤甚，以甘草泻心汤和胃补中、降逆消痞。柴胡证误下，邪热内陷，其痞满而不痛者，不可汗下，故以半夏泻心汤和中降逆、散结消痞。再如病在表当汗，而反以冷水潠之灌之，以致表邪郁滞，怫热于里，故用文蛤散（或《金匮》文蛤汤）清热解表。诸如此类因太阳病误治而引起各种变证的治法，皆属救逆法。这类病证包括大小结胸、痞证、懊憹烦满、下利、下后变证、误用汗吐下后变证及火逆，方剂包括大小陷胸汤、文蛤散、三物白散、五泻心汤、五栀子汤、葛根芩连汤、赤石脂禹余粮汤、桂枝加厚朴杏子汤、桂枝甘草龙骨牡蛎汤等30余首方剂。斡旋与救逆同属治疗不当而引起各种变证或坏证的治法，只是前者为发汗太过或不及，后者纯属误治。

（5）类病法　尤氏说："天之邪气，共有六淫，太阳受邪，亦非一种，是以伤寒之外又有风温、温病、风湿、中湿、湿温、中暍、霍乱等证。其形与伤寒相似，其治与伤寒不同，于是有桂附、术附、麻黄、白术、瓜蒂、人参、白虎等方，此为伤寒类病法也。"举例如下。

①"太阳病，发热而渴，不恶寒者为温病，若发汗已，身灼热者，名风温"。温病、风温的病因性质和治法与伤寒不同，然其脉浮、身热、头痛与伤寒相似，故谓之伤寒类病。

②"湿为六淫之一，故其感人亦如风寒之先在太阳，但风寒伤于肌腠，而湿则流入关节"。如"病者一身尽疼，发热，日晡所剧者，此名风湿"。"若治风湿者，发其汗，但微微似欲汗出"。若"伤寒八九日，风湿相搏，身体疼烦不能自转侧，脉浮虚而涩者，桂枝附子汤"。又"太阳病，关节疼痛而烦，脉沉而细者，此名湿痹。其候小便不利，大便反快，但当利其小便"。

③如"太阳中暍者，发热恶寒，身重而疼痛"者，即中暑之谓。暑亦六淫，太阳受之则为寒热也，然暑多兼湿，故治当以辛散湿，以寒清暑，若发汗则徒伤其表。

④如"太阳病，发热无汗，反恶寒者，名曰刚痉；太阳病，发热汗出，不恶寒者，名曰柔痉"。尤氏认为，刚痉、柔痉之发热恶寒虽与伤寒相似，但其必兼头动、面赤、口噤、背反张、颈项强，或脉见沉迟弦细，与伤寒各异。仲景不言之者，以"痉"字该之也。

⑤又"病发热、头痛、身疼、恶寒、吐利者，此名霍乱"。尤氏认为，霍乱本自外来，以其人中气不足，邪得乘虚入里，伤于脾胃而作吐利，头痛、发热、身疼痛则霍乱之表证也。热多则渴欲饮水，故与五苓散两解表里，去水而泄热；寒多则不欲饮，故与理中丸暖土胜水，安里而和表。

⑥有痰饮而类似伤寒者，其"病如桂枝证，头不痛，项不强，寸脉微浮，胸中痞硬……此为胸有寒，当吐之，宜瓜蒂散"。尤氏以其病状如桂枝证（有发热、汗出、恶

风），但无头痛、项强，知非太阳表证。寸脉微浮，病在膈间；胸中痞硬，是胸有寒饮。经曰"其高者因而越之"，故用瓜蒂散吐之。

此外，尤氏提出湿温亦属伤寒类病之列，惟在太阳类病法中未见具体论述，后世吴鞠通论"头痛恶寒，身重疼痛，舌白不渴，脉弦细而濡，面色淡黄，胸闷不饥，午后身热，状若阴虚，病难速已，名曰湿温。汗之则神昏耳聋，甚则目瞑不欲言，下之则洞泄，润之则病深不解，三仁汤主之"。可资借鉴。

总之，太阳受邪，病非一种，临床常常相互混淆，故尤氏强调治病必先识病而后辨证立法。其所创类病法者，实为辨病与辨证结合之范例。类病法设于太阳篇中者，以着意于辨见证之始也。

（6）明辨法　尤氏说："阳明以胃实为病之正，以攻下为法之的，而其间有经腑相连，虚实交错，或可下或不可下，或可下而尚未可下，及不可大下之时，故有脉实、潮热、转矢气、小便少等辨，及外导、润下等法"，是为明辨法。如"病人烦热、脉实者，宜下之""潮热者，实也""阳明病，短气，腹满而喘，有潮热者，此外欲解，可攻里也；其热不潮，未可与承气汤""若不大便六七日，恐有燥屎，欲知之法，少与小承气汤，汤入腹中，转矢气者，此有燥屎也，乃可攻之；若不转矢气，此但初头硬，后必溏，不可攻之""若不大便六七日，小便少者，虽不能食，但初头硬，后必溏，未定成硬，攻之必溏；须小便利，屎定硬，乃可攻之，宜大承气汤""阳明病，自汗出，若发汗，小便自利者，此为津液内竭，虽硬不可攻之，当须自欲大便，宜蜜煎导而通之"。脾约则用麻仁丸润下。

可见阳明病见脉实、潮热、转矢气、小便利等可下；若见其脉不实、或有表证、其热不潮、不转矢气、小便少、大便初硬后溏者，则不可攻下。若津液枯乏，大便虽硬亦不可攻，但宜外导、润下等法。如是阳明病可攻不可攻、峻下缓下之法明矣。阳明胃实以攻下为正法，正法明则他法不难矣。

（7）杂治法　尤氏曰："杂治法，谓病变发黄、蓄血诸候，非复阳明胃实及经邪留滞之时所可比拟，或散或下，所当各随其证，而异其治者也。"如"伤寒瘀热在里，身必发黄，麻黄连翘赤小豆汤主之"。若"头汗出，身无汗，剂颈而还，小便不利，渴饮水浆者，此为瘀热在里，身必发黄，茵陈蒿汤主之"。又"伤寒身黄发热者，栀子柏皮汤主之"。尤氏以三方合而言之，谓"茵陈蒿汤是下热之剂，栀子柏皮汤是清热之剂，麻黄连翘赤小豆汤是散热之剂也"。又如"阳明证，其人喜忘者，必有蓄血。所以然者，本有久瘀血，故令喜忘，屎虽硬，大便反易，其色必黑者，宜抵当汤下之"。尤氏曰："蓄血者，热与血蓄于血室也。大便虽硬而反易出者，热结在血而不在粪也。其色必黑者，血瘀久而色变黑也，是宜破结下瘀也。"

如此阳明发黄、蓄血诸候，病属阳明而又与阳明胃实不同，当随证治之，故列为杂治法。

（8）针刺法　刺法见于少阳病。尤氏曰："刺法，如纵横胁满，合并之病，当刺期门、大椎、肺俞、肝俞诸穴是也。"如肝乘脾，曰"纵"，刺期门；肝乘肺，曰"横"，刺期门；太阳与少阳并病，刺大椎、肺俞、肝俞；妇人中风，热入血室，刺期门等，皆属针刺法。

总之，历代研究伤寒者甚多，至清代，辨证论治一派的形成标志着伤寒学派的成熟，其中按法类证又以钱潢和尤怡为代表人物。钱潢谓："大约六经证治无非是法，无一句一字非法也。其有方者，未尝无法，而法中亦未尝无方。故以方推之，则方中自有法；以法论之，则法内自有方。"因而强调立法，认为明确诸证的治法，便是溯得《伤寒论》立法之源。唯其崇尚"三纲"，论法细而无准，后世取法者少。尤氏则不拘"三纲"之说，而是根据伤寒病各经的主证、兼证、变证、坏证，以及体质虚实之殊，脏腑阴阳之异，经证与腑证相连，他病与伤寒相似等特点，立正治、权变、斡旋、救逆、类病、明辨、杂治、针刺八法，自谓"略引大端于前，分列纲目于后，而仲景之方与法，罔不备举"。的确，尤氏根据伤寒病机出入变化的规律以法类证，使千头万绪的六经证治总归一贯，犹如轮珠在手，较之钱潢更加简明系统，易于掌握，其突出治法可谓优胜于钱氏矣。同时，尤氏运用以法类证、以证论治的原则，对《伤寒论》部分条文进行了合理调整，如第 98 条从太阳篇移入少阳篇，第 371 条由厥阴篇移至太阴篇等，特别是将《金匮要略》原文参入《贯珠集》编次，如太阳类病加痉病五条、湿病五条、风湿二条等，不仅使条文词明义晓，且对保持仲景《伤寒论》学术体系的完整性亦大有裨益。故后世医家十分推崇，至今亦有进一步研究的价值。

3. 经络脏腑解六经　尤怡遵从仲景立说本旨，从脏腑的生理、病理角度阐发六经实质，用经络循行部位来解析伤寒经病的机理。

（1）三阳病以经腑主论　伤寒之邪，从外而来，必犯经络，经络内属脏腑，外络肢节，不同的经络受邪，反映了不同的病理变化，故尤氏以经络不同的生理功能及其循行部位来解释伤寒经病的机理。如对第 1 条"太阳之为病，脉浮，头项强痛而恶寒"，尤氏注曰："人身十二经络本相联贯而各有畛界，是以邪气之中必各有所见之证与可据之脉。盖太阳居三阳之表，而其脉上额交巅，入络脑，还出别下项，故其初病无论中风、伤寒，其脉证皆如是也。"又对第 35 条"太阳病，头痛发热，身疼腰痛，骨节疼痛，恶风无汗而喘者，麻黄汤主之"，尤氏注曰："足之太阳，其脉上际颠顶而下连腰足，寒气外闭卫阳而内郁营血，故其为病，有头痛发热、身疼腰痛、骨节疼痛、恶风无汗而喘之证。"尤氏以经络解释太阳经病，实在中肯。

对于阳明病的腑证，尤氏曰："太阳病从外入，是以经病多于腑病；若阳明则腑病多于经病，以经邪不能久留，而腑邪常聚而不行，故以胃家实为阳明正病。"以"胃者，阳明之腑也，胃家实者，邪热入胃与糟粕相结而成，实非胃气自盛。凡伤寒腹满、便闭、潮热、转矢气、手足濈然汗出等证，皆是阳明胃实之证也。"尤氏以胃肠生理功能解释阳明"胃家实"的病机证候，深入浅出，理明词畅。

尤氏又说："少阳居表里之间，进而就阴则寒，退而从阳则热，其气有乍进乍退之机，故见往来寒热；胸胁苦满者，以少阳之脉，其直者从缺盆下腋，循胸过季胁故也；默默不欲饮食，心烦喜呕者，木火相通，而胆喜犯胃也"。又"少阳之脉起于目锐眦，其支从耳后入耳中，以下胸中，少阳受邪，壅热于经，故耳聋、目赤、胸中满而烦也。"

可见尤氏之论三阳，太阳病以经证为主，阳明病以腑证为主，而少阳则以经腑兼见，三阳病总以经腑立论。如此既合经旨，又易于掌握，切合实际。

（2）三阴病以经脏立说　尤氏认为三阳病多见经腑之证，而三阴病则多为经脏之证。故曰："太阴者，土也，在脏为脾，在气为湿，伤寒传经之热，入而与之相搏，则为腹满吐利等证。"又谓"太阴之脉入腹属脾络胃，上膈挟咽，故其病有腹满而吐、食不下、自利腹痛等证。"又如"少阴之脉，上膈循喉咙；少阴之脏为胃之关，为二阴之司。寒邪直入，经脏俱受，故当咽痛而复吐利也""厥阴为阴之尽，而风木之气又足以生阳火而烁阳津，津虚火实，脏燥无液，求救于水，则为消渴；气上冲心、心中疼热者，火生于木，肝气通心也；饥而不欲食者，木喜攻土，胃虚求食，而邪热复不能消谷也；下之利不止者，胃家重伤而邪热下注也。此厥阴在脏之证"。而"厥阴之脉，挟胃上膈布胁肋，若其邪不解，淫溢厥阴之位，则为厥而呕，为胸胁烦满也""厥阴之脉上出额，与督脉会于巅，寒气随经上入于头，故痛也"。尤氏把经络与脏腑学说有机地结合起来，用以揭示六经实质，言简意赅，切合临床。

4. 活用八味　八味丸原为诸肾气不足而设，仲景用治虚劳、消渴、妇人转胞等证，尤氏守正创新，结合自己临证经验，扩大其主治范围。

（1）治咳喘上实下虚　尤氏对"久咳喘不得卧，颧赤足冷、胸满上气、饥不能食"之证，断为"肺实于上，肾虚于下，脾困于中之候，而实不可攻，姑治其虚，中不可燥，姑温其下"。故以金匮肾气丸加减，以温补命火、暖中固肾、纳气平喘，并强调指出"下虚上实，当治其下，勿清其上，真气归元，痰热自降""阴虚于下，阳浮于上，咳呛火升，甚于暮夜，治肺无益，法当补肾"。

（2）治"肾虚齿痛，入暮则发"，或虚火上炎所致的头面诸恙　尤氏认为"真阳以肾为宅，以阴为妃，肾虚阴衰，则阳无偶而荡矣。由是上炎则头耳口鼻为病，下走则膀胱、二阴受伤，屡用滋养清利之剂，欲以养阴而适以伤阳，不能治下而反以戕中。《内经》所谓'热病未已，寒病复起'者也。鄙意拟以肾气丸直走少阴，据其窟宅而招之"。又说"咽喉干痛，滋清不愈，宜从降导"，故亦尝用肾气丸加减，以引火下行，摄纳浮阳。

（3）治失血过多，气逆咳呛　尤氏认为"屡经失血，气从下焦上冲则呛，动则气促，此病不在肺而在肾，治嗽无益，宜滋肾阴。"故用肾气丸加减以滋肾摄降。

（4）治漏汗、"无梦而泄"　尤氏认为"心阴不足，心阳易动，则汗多善惊；肾阴不足，肾气不固，则无梦而泄。以汗为心液，而精藏于肾故也"。汗多善惊与无梦而泄见证截然不同，故治法有养心与滋肾之分。

（5）治肿胀二便如常　尤氏说"肿胀之病，而二便如常，肢冷气喘，是非行气逐水之法所能愈者矣，当用肾气丸行阳化水"。

（6）治遗精　尤氏认为"少阴为三阴之枢，内司启闭，虚则失其常矣，法宜填补少阴。或通或塞，皆非其治"。

以上诸病，俱借肾气丸培元固本之功，以求异病同治。尤氏以肾气丸广泛用于临床诸疾，通常达变，熨贴巧妙。

五、应用经方临证经验

1. 崇尚经方 尤氏对仲景学说研精覃思，熟谙仲景诸方而活法圆机，临证应用经方灵活加减，运用自如。例如，用《金匮要略》橘皮竹茹汤加芦根、粳米治疗胃气热的干呕便秘；用旋覆代赭汤加减治疗气郁痰凝、阻隔胃脘、食入则噎之证；用桂枝加黄芪汤扶正达邪而治脾虚发黄；用理中汤扶正固中而截疟止血；以四君子汤加益智仁、干姜益气敛火而治"冷泻齿蚫"；以黄土汤加人参阴阳两顾而治"泻痢便血，五年不愈，色黄心悸，肢体无力"等。

2. 七法治痰饮 尤氏承仲景之学，兼采丹溪、王纶之论，于《金匮翼·卷二》对痰饮辨治提出了比较系统的理论和经验。他说："人之有形，藉水饮以滋养，若三焦调适，气脉平均，则能宣通水液，行入于经，化而为血，灌溉周身；设三焦气涩，脉道不通，则水饮停滞，不得宣行，因之聚成痰饮。"言痰饮总由三焦不调，气道痞涩所致，痰之与饮异名同类，故以痰饮并称。以气行即水行，气滞即水滞，故治痰饮以宣通气脉为先。以"温药和之"者，盖人之气血得温则宣流也。又以痰饮分而言之，"痰者，食物所化，饮者，水饮所成，故痰质稠而饮质稀，痰多胶固一处，饮多流溢上下""痰多从火化，饮多从寒化，故痰宜清可润，而饮宜温可燥"。尤氏在总结前人经验的基础上，根据痰饮的病因病机及证候不同，专列治痰七法。

（1）攻逐法 尤氏认为，痰积既甚如沟渠淤壅，久则倒流逆上，污浊臭秽，故以攻逐之剂决而去之。以控涎丹（甘遂、大戟、白芥子）、十枣汤（芫花、甘遂、大戟，煮大枣调服）为逐饮之真方，礞石滚痰丸（青礞石、沉香、大黄、黄芩）乃下痰之的药。

（2）消导法 尤氏认为，凡病痰饮未盛或虽盛而未至坚顽者，不可攻之，只宜消导。消者，损而尽之；导者，引而去之。如脾湿生痰用二陈、导痰（半夏、天南星、赤茯苓、枳实、橘红、炙甘草）诸方，食积成痰用青礞石丸（青礞石、半夏、天南星、风化硝、黄芩、茯苓），痰结胸膈用半夏丸（半夏、皂角、生姜），痰迷关窍用鹤顶丹（白矾、黄丹、全蝎），风痰壅盛用青州白丸子（半夏、南星、白附子、川乌）等，皆属消导之法。

（3）和法 尤氏指出，病有始因虚而生痰，继因痰而成实，补之则痰益固，攻之则正不支。唯有寓攻于补，使正复而痰不滋，或寓补于攻，使痰去而正无损，总在虚实攻补之间而调之，故曰和法。如以橘皮汤（半夏、茯苓、陈皮、细辛、青皮、桔梗、枳壳、炙甘草、人参、旋覆花）或六君子汤（人参、白术、茯苓、甘草、陈皮、半夏）而权衡用之。

（4）补法 尤氏认为，痰即水液，本于脾肾，或肾虚水泛，或脾虚不化，攻之则弥盛，补之则潜消，方用济生肾气丸（干地黄、山药、山茱萸、泽泻、茯苓、牡丹皮、桂枝、附子、车前子、牛膝）、四君子汤、苓桂术甘汤之类。

（5）温法 尤氏认为，凡因阳气不足而导致水饮停聚，痰凝心膈上下，或痞，或呕，或利，久而不去，或虽去而复生者，法当温之，以温能健脾运湿也。方用千金半夏汤（白术、半夏、生姜、茯苓、人参、桂心、甘草、附子）、吴茱萸汤（吴茱萸、人参、半夏、桂心、茯苓、姜、枣）、沉香茯苓丸（沉香、白茯苓、半夏、人参、丁香、甘草、陈皮、肉豆蔻、槟榔）之类。

（6）清法　或因热而生痰，或因痰而生热，痰热交结，相助为虐，其证咽喉干燥，或塞或壅，胸膈不利，头目昏重，咳吐稠黏，面目赤热，是以欲去其痰，必先清其热，痰因火逆，治火为先也。方用洁古小黄丸（南星、半夏、黄芩）、圣济鹅梨煎丸（鹅梨汁、皂荚汁、生地黄汁、薄荷汁、白蜜、人参、白茯苓、半夏、槟榔、青皮、桔梗、甘草）、圣济千金散（半夏、蛤粉、甘草、寒水石）之类。

（7）润法　肺虚阴涸，燥火灼津，结而成痰，胶固黏稠，心胸烦热，是不可以辛散，不可以燥夺，当清之则气自化，润之则痰自消。方用杏仁煎（杏仁、生姜汁、白蜜、饴糖、桑白皮、贝母、木通、紫菀、五味子）、节斋化痰丸（天门冬、片芩、瓜蒌仁、橘红、海石粉、香附、芒硝、桔梗、连翘、青黛）之类。

总之，尤怡传仲景、士材之学，于伤寒和杂病辨治尤有发挥，为清代伤寒名家之一。其治伤寒不落方喻窠臼，立正治、权变、斡旋、救逆、类病、明辨、杂治诸法，以法类证，逐条分析，分类对比，揭示了伤寒六经证治规律。尤氏之书编著新颖，结构严谨，注释精辟，词简意深，犹如轮珠在手，深受后世医家推崇，至今为研究仲景学说的较好注本之一。

其治杂病，燮理阴阳，刚柔相济而法出仲景；医案立方稳朴，轻灵平正，说理简要，且不拘成法，重在临证，强调治病详审病机，医术精邃，颇具特色。其学术思想及成就对后世研究伤寒学派者具有深远的影响。

六、临证医案

1. 咳嗽医案　咳而吐沫，食少恶心，动作多喘，中气伤矣，非清肺治咳所能愈也。人参　半夏　麦冬　炙草　茯苓　粳米　大枣。（《静香楼医案·咳喘门》）

2. 喘证医案

（1）久咳喘不得卧，颧赤足冷，胸满上气，饥不能食。此肺实于上，肾虚于下，脾困于中之候也。然而实不可攻，姑治其虚，中不可燥，姑温其下。且肾为胃关，火为土母，或有小补，未可知也。

金匮肾气丸。

柳宝诒按：拟再用旋覆代赭汤送下，则上中两层，亦可关会矣。（《静香楼医案·咳喘门》）

（2）秋冬咳嗽，春暖自安，是肾气收纳失司，阳不潜藏，致水液变化痰沫，随气射肺扰喉，喘咳不能卧息，入夜更重，清晨稍安。盖痰饮乃水寒阴浊之邪，夜为阴时，阳不用事，故重也。仲景云：饮病当以温药和之。金匮饮门，短气倚息一条，分外饮治脾、内饮治肾，二脏阴阳含蓄，自然潜藏固摄。当以肾气丸方，减牛膝、肉桂，加骨脂以敛精气。若以他药发越阳气，恐有暴厥之虑矣。

肾气丸减牛膝、肉桂加补骨脂。

柳宝诒按：此案推阐病原，极其精凿。(《静香楼医案·痰饮门》)

（3）肺病以中气健旺，能食便坚为佳。兹喘咳已久，而大便易溏，能食难运，殊非所宜。诊得脉象与前无异，但能节饮食，慎寒暖，犹可无虞。

沙参、贝母、炙草、杏仁、苡仁、橘红、枇杷叶。

又丸方：六味丸加五味子、肉桂。

柳宝诒按：不刊之论，读者最宜记好。(《静香楼医案·咳喘门》)

（4）两寸浮大，关迟沉小，气上而不下，喘咳多痰。肝肾之气，上冲于肺。宜以肾气丸，补而下之。

肾气丸。

柳宝诒按：此治本之法。(《静香楼医案·咳喘门》)

（5）气喘足冷至膝，唇口干，鼻塞，脉虚小。下气上逆，病在根本。勿以结痰在项，而漫用清克也。

肾气丸三钱，盐花汤送下。

柳宝诒按：识见老当。(《静香楼医案·咳喘门》)

（6）卧则喘息有音，此肿胀，乃气壅于上。宜用古人开鬼门之法，以治肺通表。

麻黄、杏仁、薏仁、甘草。

柳宝诒按：此兼喘逆，故专治肺。(《静香楼医案·肿胀门》)

（7）久遗下虚，秋冬咳甚，气冲于夜，上逆不能安卧，形寒足冷，显然水泛而为痰沫。当从内饮门治，若用肺药则谬矣。

桂枝、茯苓、五味、炙草、白芍、干姜。

柳宝诒按：古人云：内饮治肾。据此证情，似可兼服肾气丸，以摄下元。(《静香楼医案·痰饮门》)

3. 呕吐医案 胃有火邪，故呕而不食，胆有热邪，故合目自汗。

橘皮竹茹汤加石斛。

柳宝诒按：山栀必不可少，以其专清胆热故也，川连亦在应用之列。

再诊：前方去石斛加木瓜。(《静香楼医案·呕哕门》)

4. 嘈杂医案 嘈杂得食则已，此痰火内动，心胃阴气不足。

生地、山栀、半夏、麦冬、茯苓、丹皮、竹茹、炙草。

柳宝诒按：阴虚而夹痰者，用药最难恰好。方中可加石斛、广皮。(《静香楼医案·呕哕门》)

5. 不食医案

（1）谷之不入，非胃之不纳，有痰饮以阻之耳。是当以下气降痰为法，代赭之用，先得我心矣。

旋覆代赭汤。

柳宝诒按：识既老当，笔亦爽健。(《静香楼医案·呕哕门》)

（2）脉疾徐不常，食格不下。中气大衰，升降失度。

旋覆花、代赭石、麦冬、茯苓、半夏、广皮、人参、枇杷叶。

柳宝诒按：此因中气大伤，故用参、麦。(《静香楼医案·呕哕门》)

6. 噎膈医案

气郁痰凝，阻隔胃脘，食入则噎，脉涩，难治。

旋覆花、代赭石、橘红、半夏、当归、川贝、郁金、枇杷叶。

柳宝诒按：旋覆代赭为噎膈正方。食入则噎，肺气先郁，故加郁、贝、枇杷叶，惟脉涩者正虚，可加人参。(《静香楼医案·呕哕门》)

7. 痰饮医案　往昔壮年，久寓闽粤，南方阳气易泄；中年以来，内聚痰饮，交冬背冷喘咳，必吐痰涎，胸脘始爽；年逾六旬，恶寒喜暖，阳分之虚，亦所应尔，不宜搜逐攻劫，当养少阴肾脏，仿前辈水液化痰阻气以致喘嗽之例。

熟地、泽泻、云苓、山药、附片、车前、五味、沉香、丹皮、山茱萸。

柳宝诒按：议论明确，立方亦极精当。(《静香楼医案·痰饮门》)

8. 内风医案　肝阳化风，逆行脾胃之分，胃液成痰，流走肝胆之络。右腿麻痹，胸脘痞闷，所由来也。而风火性皆上行，故又有火升、气逆、鼻衄等症。此得之饥饱劳郁，积久而成，非一朝一夕之故矣。

治法：清肝之火，健脾之气，亦非旦夕可图也。

羚羊角、广皮、白术、枳实、天麻、半夏、茯苓、甘草、麦冬。(《静香楼医案·内风门》)

9. 泄泻医案　中气虚寒，得冷即泻，而又火升齿衄等症。古人所谓胸中聚集之残火，腹内积久之沉寒。此当温补中气，俾土厚则火自敛。

人参、茯苓、白术、炙草、干姜、益智仁。(《静香楼医案·内伤杂病门》)

10. 血证医案

(1) 疟发而血上下溢，得之中虚，而邪复扰之也。血去既多，疟邪尚炽，中原之扰，犹未已也。谁能必其血之不复来耶？谨按古法，中虚血脱之症，从无独任血药之理。而疟病经久，亦必先固中气。兹拟理中一法，止血在是，止疟亦在是，惟高明裁之！

人参、白术、炮姜、炙草。(《静香楼医案·疟疾门》)

(2) 阴不足而阳有余，肺善逆而肺多郁。脉数、气喘、咳逆见血、胁痛，治宜滋降，更宜静养。不尔，恐其血逆不已也。

小生地、荆芥炭、白芍、童便、郁金、小蓟、藕汁。(《静香楼医案·失血门》)

11. 喉痹医案　用复脉甘润法。呛止音出，得益水濡润之力也。无如胃弱便溏，此药不宜再用。仿金匮麦门冬汤义，取养土之阴，以生肺金。

麦门冬汤。

柳宝诒按：此用药转换法也。(《静香楼医案·咳喘门》)

七、参考文献

1. 孙中堂. 尤在泾医学全书 [M]. 北京：中国中医药出版社，1999.

2. 潘桂娟，金香兰. 论尤在泾治痰 7 法 [J]. 中医杂志，1994，35 (9)：520－521.

3. 蓝忠仁，谢茂源，林峻生．浅谈《伤寒贯珠集》［J］．吉林中医药，2011，31（1）：83-85.

4. 李成文．伤寒学派医案［M］．北京：中国中医药出版社，2015.

八、原著摘录

辨列太阳条例大意

伤寒一证，古称大病，而太阳一经，其头绪之繁多，方法之庞杂，又甚于他经，是以辨之非易，然非不可辨也。盖太阳之经，其原出之病与正治之法，不过二十余条而已，其他则皆权变法、斡旋法、救逆法、类病法也。假使治伤寒者，审其脉之或缓或急，辨其证之有汗无汗，而从而汗之解之，如桂枝、麻黄等法，则邪却而病解矣。其或合阳明，或合少阳，或兼三阳者，则从而解之清之，如葛根、黄芩、白虎等法，亦邪分而病解矣，此为正治之法。顾人气体有虚实之殊，脏腑有阴阳之异，或素有痰饮痞气，以及咽燥、淋、疮、汗、衄之疾，或适当房室、金刃、产后、亡血之余，是虽同为伤寒之候，不得竟从麻桂之法矣。于是乎有小建中、炙甘草、大小青龙及桂枝二麻黄一等汤也，是为权变之法。而用桂枝麻黄等法，又不能必其无过与不及之弊，或汗出不彻而邪不外散，则有传变他经，及发黄、蓄血之病，或汗出过多而并伤阳气，则有振振擗地、肉瞤筋惕等证，于是乎有可更发汗、更药发汗及真武、四逆等法也，是为斡旋之法。且也，医学久芜，方法罕熟，或当汗而反下，或既下而复汗，以及温针、艾灼、水渍，种种混施，以致结胸痞满，夹热下利，或烦躁不得眠，或内烦饥不欲食，或惊狂不安，或肉上粟起，于是乎有大小陷胸、诸泻心汤、文蛤散等方也，此为救逆之法。至于天之邪气，共有六淫，太阳受邪，亦非一种，是以伤寒之外，又有风温、温病、风湿、中湿、湿温、中暍、霍乱等证，其形与伤寒相似，其治与伤寒不同，于是乎有桂附、术附、麻黄、白术、瓜蒂、人参、白虎等方，此为伤寒类病法也。夫振裘者必挈其领，整网者必提其纲，不知出此而徒事区别，纵极清楚，亦何适于用哉。兹略引大端于前，分列纲目于后，而仲景之方与法，罔不备举，然后太阳一经，千头万绪，统归一贯，比于百八轮珠，个个在手矣。六经仿此，详见各篇。（《伤寒贯珠集·卷一》）

辨列阳明条例大意

太阳病从外入，是以经病多于腑病，若阳明则腑病多于经病，以经邪不能久留，而腑邪常聚而不行也，故仲师以胃家实为阳明正病。本篇先列腑病于前，次列经病于后，遵先圣之法也。而经病有传经、自受之不同，腑病有宜下、宜清、宜温之各异，详见各条，要皆不出为正治之法也。此为上篇，凡五十条，其次则为明辨法。盖阳明以胃实为病之正，以攻下为法之的，而其间有经腑相连，虚实交错，或可下，或不可下，或可下而尚未可下，及不可大下之时，故有脉实、潮热、转矢气、小便少等辨，及外导、润下等法。又其次为杂治法，谓病变发黄、蓄血诸候，非复阳明胃实，及经邪留滞之时，所

可比例，或散，或下，所当各随其证，而异其治者也。此为下篇，凡三十三条。（《伤寒贯珠集·卷三》）

辨列少阳条例大意

少阳居表里之间，当肓膜之处，外不及于皮肤，内不及于脏腑，汗之而不从表出，下之而不从里出，故有汗吐下之戒。而惟小柴胡一方，和解表里，为少阳正治之法，凡十六条。其次则有和解而兼汗下之法，谓证兼太阳之表，则宜兼汗，或证兼阳明之里，则宜兼下，如柴胡加桂枝汤、柴胡加芒硝汤、大柴胡汤、柴胡桂枝汤等方是也。夫有汗下之禁，而或汗之，或下之，此亦少阳权变法也，凡四条。又其次为刺法，如纵横胁满合并之病，当刺期门、大椎、肺俞、肝俞诸穴是也，凡四条。（《伤寒贯珠集·卷五》）

桂枝汤脉证

太阳中风，阳浮而阴弱，阳浮者热自发，阴弱者汗自出，啬啬恶寒，淅淅恶风，翕翕发热，鼻鸣干呕者，桂枝汤主之。

太阳中风者，阳受风气而未及乎阴也，故其脉阳浮而阴弱。阳浮者，不待闭郁而热自发；阴弱者，不必攻发而汗自出。所以然者，风为阳邪而上行，卫为阳气而主外，以阳从阳，其气必浮，故热自发；阳得风而自强，阴无邪而反弱，以弱从强，其气必馁，故汗自出。啬啬恶寒，淅淅恶风者，肌腠疏缓，卫气不谐，虽无寒而若不能御，虽无风而常觉洒淅也。翕，越也，动也，盛也，言其热时动而盛，不似伤寒之一热至极也。鼻鸣干呕，不特风气上壅，亦邪气暴加、里气上争之象。是宜桂枝汤助正以逐邪，抑攘外以安内也。（《伤寒贯珠集·卷一》）

桂枝汤方

按：风之为气，能动阳气而泄津液，所以发热汗自出，与伤寒之发热无汗不同。此方用桂枝发散邪气，即以芍药摄养津气，炙甘草合桂枝之辛足以攘外，合芍药之酸足以安内，生姜、大枣甘辛相合，补益营卫，亦助正气去邪气之用也。盖以其汗出而邪不出，故不用麻黄之发表，而以桂枝助阳以为表，以其表病而里无热，故不用石膏之清里，而用芍药敛阴以为里，此桂枝汤之所以异于麻黄、大青龙也。服已须臾，啜稀粥一升余，所以助胃气，即所以助药力，盖药力必藉胃气以行也。温覆令微汗，不使流漓如水者，所谓汗出少者为自和，汗出多者为太过也。一服汗出病瘥，停后服者，中病即止，不使过之以伤其正也。若不汗，后服小促，及服至二三剂者，期在必克，以汗出为和而止也。仲景示人以法中之法如此。

然仲景营弱卫强之说，不过发明所以发热汗出之说，后人不察，遂有风并于卫、卫实而营虚，寒中于营、营实而卫虚之说。不知邪气之来，自皮毛而入肌肉，无论中风伤寒，未有不及于卫者，其甚者，乃并伤于营耳。郭白云所谓涉卫中营者是也。是以寒之浅者，仅伤于卫；风之甚者，并及于营。卫之实者，风亦难泄；卫之虚者，寒犹不固。无汗必发其汗，麻黄汤所以去表实而发邪气；有汗不可更发汗，桂枝汤所以助表气而逐邪气。学者但当分病证之有汗无汗，以严麻黄、桂枝之辨，不必执营卫之孰虚孰实，以证伤寒、中风之殊。且无汗为表实，何云卫虚，麻黄之去实，宁独遗卫！能不胶于俗说者，斯为豪杰之士。（《伤寒贯珠集·卷一》）

风之为气，能动阳气而泄津液，所以发热、汗自出，与伤寒之发热、无汗不同。此用桂枝外发邪气，即以芍药内安津液；炙甘草合桂枝之辛，足以攘外，合芍药之酸，足以安内；生姜、大枣甘辛相合，亦助正气去邪之用。盖以肌解而邪不去，故不用麻黄发表，而以桂枝助阳以为表；以其汗出而营自和，故不用石膏之清里，而用芍药敛阴以为里。此桂枝汤之所以大异于麻黄、大青龙也。（《医学读书记·卷中》）

寒邪六经俱受不必定自太阳

伤寒传经次第，先太阳，次阳明，次少阳，次太阴，次少阴，次厥阴，此其常也。然而风寒之邪，亦有径中阳明者。仲景云：阳明中风，口苦，咽干，腹满，微喘，发热，恶寒，脉浮而紧。又少阳中风，两耳无所闻，目赤，胸中满而烦者是也。不独阳明、少阳为然，即三阴亦有之。云少阴病始得之，反发热、脉沉者，少阴初受寒邪之症也。太阴中风，四肢烦疼，阳微阴涩而长者，太阴初受风邪之症也。厥阴中风，脉微浮为欲愈，不浮为未愈，此厥阴初受风邪之脉也。此三者，又与三阴直中不同。直中者，病在脏，此则病在经也。是以六经皆能自受风寒，何必尽从太阳传入；即从太阳传入，亦不必循经递进。海藏言之最详，兹不重述。

伤寒传足不传手者，寒邪中人，先着皮肤，而足太阳膀胱之脉，在最外一层，故先入之；稍深则去皮肤而入肌肉，肌肉为足阳明之分，故次入之；又稍深则在躯壳之内，脏腑之外，而足少阳之脉，正当半表半里之间，故又次入之。迨去表而之里，离阳而入阴，则三阴者，太阴为开，厥阴为阖，少阴为枢，故邪气入之，先太阴，次少阴，次厥阴也。合而言之，阳主表而阴主里，表为腑而里为脏，故邪气在表，则足三阳受之，在里则足三阴受之也。手之三阳，虽亦主表，而太阳小肠、少阳三焦、阳明大肠，并从手至于头，位偏而脉短，不若足经之自下行上，纲维一身也。手之三阴，虽亦主里，然太阴肺、少阴心、厥阴胞络，并处上焦，不若肝、脾、肾之实居阴位也。是故手三阳经虽阳，而脉络于表，惟足三阳为独主阳之表；手三阴脏虽阴，而位不处阴，惟足三阴为独主阴之里。伤寒之邪，所以恒在足而不在手欤！发明所谓伤寒止伤西北，而不伤东南，亦穿凿之语。夫邪气浸淫，自足及手者有之。如《玉机》所谓足经实，手经虚，故能冤热。洁古所谓壬病传丙、丙病传丁者是也。然非汗下差误，或七情劳倦之故，焉有传及手经者哉？（《医学读书记·卷中》）

麻黄汤

寒邪伤人阳气，郁而成热，皮肤闭而成实。麻黄轻以去实，辛以发阳气，温以散寒气。杏仁佐麻黄通肺气，使腠理开泄，王好古谓其为治卫实之药者是也。然泄而不收、升而不降，桂枝、甘草虽以佐之，实监制之耳！东垣云：麻黄汤是阳经卫药也，开腠理使阳气申泄，此药为卫实也。（《医学读书记·卷中》）

太阳病，脉浮紧，发热，身无汗，自衄者愈。

伤寒脉浮紧者，邪气在表，法当汗解，而不发汗，则邪无从达泄，内搏于血，必致衄也，衄则其邪当去，而犹以麻黄汤主之者，此亦营卫并实，如上条所云阳气重之证。上条卫已解而营未和，故虽已发汗，犹须得衄而解。此条营虽通而卫尚塞，故既已自衄，而仍与麻黄汤发汗而愈。然必欲衄而血不流，虽衄而热不解者，乃为合法，不然，靡有不竭其阴者。于是仲景复著夺血无汗之例曰，脉浮紧，发热，身无汗，自衄者愈，谓阳气重者，须汗血并出，以泄其邪，其稍轻者，设得衄血，邪必自解，身虽无汗，固不必更以麻黄汤发之也。（《伤寒贯珠集·卷一》）

太阳病愈时日及欲解之候与传经之证

太阳病头痛，至七日以上自愈者，以行其经尽故也。若欲作再经者，针足阳明，使经不传则愈。

太阳病头痛，所谓病发于阳也，法当七日愈，云以上者，该常与变而言之也。行其经尽者，邪行诸经尽而当解也。设不解则将从太阳而复入阳明，所谓作再经也。故针足阳明，以引邪外出，邪出则经不传而愈矣。盖伤寒之邪，有在经、在腑、在脏之异，行其经尽者，邪行诸经而未入脏腑之谓，而经脉阴阳相贯，如环无端，是以行阴极而复行阳者有之，若入厥阴之脏，则病深热极而死耳。其或幸而不死者，则从脏出腑而愈，未闻有作经再传者也。此条诸注释俱误，盖于经、腑、脏未审耳。

再按《内经》云，伤寒一日，巨阳受之云云，又云七日太阳病衰，头痛少愈云云。盖伤寒之邪，有离太阳而入阳明者，有遍传诸经而犹未离太阳者，此太阳病头痛，至七日以上自愈，正与《内经》之旨相合。盖六日邪遍六经，至七日而太阳先受者，当先解耳。则是所谓行其经尽者，不但未入腑脏，亦并未离太阳，所以当有头痛。所谓作再经者，七日不愈，而欲至十四日也。针足阳明者，以其经多气多血，可以任受针石，且离太阳未远，尤易逐邪外出耳。（《伤寒贯珠集·卷一》）

大小青龙汤

大青龙治风寒外壅，而闭热于经者；小青龙治风寒外壅，而伏饮于内者。夫热郁于经，而不用石膏，汗为热隔，宁有能发之者乎？饮伏于内，而不用姜、夏，邪与饮抟，宁有能散之者乎？其芍药、五味，不特靖逆气而安肺气，抑且制麻、桂、姜、辛之势，使不相骛而相就，以成内外协济之功也。（《医学读书记·卷中》）

五苓猪苓

属性：五苓、猪苓，并治脉浮、发热、渴而小便不利之症。然五苓则加桂枝、白术，而治太阳；猪苓则加滑石、阿胶，而治阳明。盖太阳为开，阳明为阖。太阳为表之表，其受邪也，可以热发，可以辛散；阳明为表之里，其气难泄，其热易蓄，其发散攻取，自与太阳不同。是以五苓散加甘辛温药，假阳气以行水；猪苓汤加甘咸寒药，假阴

气以利水也。(《医学读书记·卷中》)

泻心诸汤

伤寒下后，心下满而不痛者，为痞，半夏泻心汤主之。盖客邪内陷，既不可从汗泄，而痞不实，又不可从下夺。故惟半夏、干姜之辛，能散其结；芩、连之苦，能泄其满。然其所以泄、散者，虽药之能，而实胃气之使也。此用人参、甘草者，非以下后中伤，故以益气而助其能耶！

甘草泻心、生姜泻心，虽同为治痞之剂，而生姜泻心意在胃中不和，故加辛温以和胃；甘草泻心意在下利不止与客气上逆，故不欲人参之增气，而须甘草之安中也。大黄黄连泻心汤治伤寒汗下后心下痞，按之濡，其脉关上浮者。成氏云：此虚热也，与大黄、黄连以导其虚热。按成氏所谓虚热者，对燥屎而言也。盖邪热入里，与糟粕相结，则为实热，不与糟粕相结，则为虚热，非阴虚、阳虚之谓。本方以大黄、黄连为剂，而不用枳、朴等药者，盖以泄热，非以荡实热也。(《医学读书记·卷中》)

通一子杂论辨

中风者，风从外入，天地之邪气也；类中风者，风自内生，肝脏之厥气也。肝之生气暴而病速，肝气即厥，诸气从之，诸液又从之。诸气化火，诸液化痰，辐辏上焦，流溢经络，如风雨之骤至，如潮汐之乍涌，而不可当也。岂特如景岳所谓气血虚败而已哉？昔贤于此症，或云火，或云痰，或云气虚。三者诚俱有之，余惜其终属模糊，而未中肯綮也。(《医学读书记·卷下》)

制方用药必本升降浮沉之理

古人制方用药，一本升降浮沉之理，不拘寒热补泻之迹者，宋元以来，东垣一人而已。盖四时之气，春升、夏浮、秋降、冬沉，而人身之气，莫不由之。然升降浮沉者，气也；其所以升降浮沉者，人之中，犹天之枢也。今人饥饱、劳役，损伤中气，于是当升者不得升，当降者不得降，而发热、困倦、喘促、痞塞等症见矣。夫内伤之热，非寒可清；气陷之痞，非攻可去。惟阴阳一通，而寒热自已；上下一交，而痞隔都损。此东垣之学，所以能为举其大钦！(《医学读书记·卷下》)

序

今之称医宗者，则曰四大家，首仲景，次河间，次东垣，次丹溪。且曰仲景专于伤寒，自有明以来，莫有易其言者也。然窃尝考神农著《本草》以后，神圣辈出，立君臣佐使之制，分大小奇偶之宜，于是不称药而称方，如《内经》中所载半夏秫米等数方是已。迫商而有伊尹汤液之说，大抵汤剂之法，至商而盛，非自伊尹始也。若扁、仓诸公，皆长于禁方，而其书又不克传，惟仲景则独祖经方而集其大成，远接轩皇，近兼众氏，当时著书垂教，必非一种，其存者有《金匮要略》及《伤寒论》两书。夫伤寒乃诸病之一病耳，仲景独著一书者，因伤寒变证多端，误治者众，故尤加意，其自序可见矣。且《伤寒论》中一百十三方，皆自杂病方中拣入，而《伤寒》之方，又无不可以治杂病，仲景书具在，燎如也。若三家之书，虽各有发明，其去仲景相悬，不可以道理计。四家并称已属不伦，况云仲景专于伤寒乎？呜呼！是尚得为读仲景之书者乎。《金匮要略》正仲景治杂病之方书也，其方亦不必尽出仲景，乃历圣相传之经方也，仲景则汇集成书，而以已意出入焉耳。何以明之？如首卷栝楼桂枝汤，乃桂枝加栝楼也，然不曰桂枝加栝楼汤，而曰栝楼桂枝汤，则知古方本有此名也。六卷桂枝加龙骨牡蛎汤，则知桂枝汤为古方，而龙骨、牡蛎则仲景所加者也。如此类者，不可胜举。因知古圣治病之法，其可考者，惟此两书，真所谓经方之祖，可与《灵》《素》并垂者。苟有心于斯道，可舍此不讲乎？说者又曰：古方不可以治今病，执仲景之方，以治今之病，鲜效而多害，此则尤足叹者。仲景之方，犹百钧之弩也，如其中的，一举贯革，如不中的，弓劲矢疾，去的弥远，乃射者不恨已之不能审的，而恨弓强之不可以命中，不亦异乎？其有审病虽是，药稍加减，又不验者，则古今之本草殊也。详本草惟《神农本经》为得药之正性，古方用药，悉本于是，晋唐以后诸人，各以私意加入，至张洁古辈出，而影响依附，互相辩驳，反失本草之正传，后人遵用不易，所以每投辄拒，古方不可以治今病遂为信然，嗟乎！天地犹此天地，人物犹此人物，若人气薄则物性亦薄，岂有人今而药独古也？故欲用仲景之方者，必先学古穷经，辨证知药，而后可以从事。尤君在泾，博雅之士也，自少即喜学此艺，凡有施治，悉本仲景，辄得奇中。居恒叹古学之益衰，知斯理之将坠，因取《金匮要略》，发挥正义，朝勤夕思，穷微极本，凡十易寒暑而后成，其间条理通达，指归明显，辞不必烦而意已尽，语不必深而旨已传。虽此书之奥妙不可穷际，而由此以进，虽入仲景之室无难也。尤君与余有同好，嘱为叙，余读尤君之书而重有感也，故举平日所尝论说者识于端，尤君所以注此书之意，亦谓是乎。

雍正十年壬子阳月松陵徐大椿叙（《金匮要略心典》）

第六章　徐大椿

一、生平简介

徐大椿（1693—1771），字灵胎，晚年自号洄溪老人，江苏吴江（今苏州市吴江区。徐氏祖上在北宋南渡时从江西迁至浙江嘉善，到明代正统年间又迁到江苏吴江）人，清代著名医家。徐氏出身书香名门，其祖父徐釚乃康熙十八年博学鸿词科翰林，官翰林检讨，参与编修《明史》；其父徐养浩，考授州司马，不就选而归，益耽于学。徐氏七岁入私塾就读，稍长"习时文，得师训，知习时文于学问无甚益处，遂潜心经学，每于中夜默坐研读"。初为县学生员，因行为狂放而被剥夺功名，遂绝意仕途，后因家中亲人多病而治医。自《内经》以来的医书几万余卷，徐大椿朝夕阅览，《清史稿》称他"学博而通"，通读医书之后，经过实践与探索，提出自己独到的见解，对前人的医学著作进行注释或考证。他主张医学应当溯本求源，从源及流，治疗疾病善于审证求因，对奇症痼疾每奏捷效。徐氏还长于天文、历算、史地、音乐、武技、水利等，袁枚称其"有异禀，聪强过人。凡星经、地志、九宫、音律，以至舞刀夺槊、勾卒、嬴越之法，靡不宣究，而尤长于医"。

徐大椿一生著述颇丰，著有《难经经释》《医学源流论》《伤寒类方》《兰台轨范》《医贯砭》《慎疾刍言》《洄溪医案》等。现有《徐灵胎医学全书》合订本。

二、著作概要

1.《难经经释》　本书成书于1727年，分上下两卷，以《内经》和《难经》为基础，互相比勘，按八十一难顺序逐条疏释《难经》。徐氏说："以《灵》《素》之微言奥旨引端未发者，设为问答者，俾畅其义也。""难者，辩论之谓。天下岂有以难名为经者？故知《难经》非经也。"其特点为结合《灵枢》《素问》以解释《难经》经义，并有所阐发。书中注释明晰详尽，对经文有辩论、考证和校勘，立意新颖而晓畅，与诸家注《难经》者相比，声望颇著。

2.《神农本草经百种录》　本书成书于1736年。徐氏从《神农本草经》中采撷出上品63种、中品25种、下品12种，依据药物本身的形状、颜色、气味及土宜、时令来辨明药性，阐发意蕴。同时结合人体脏腑经络探本溯源，阐发药物的药理与功效。如阿胶一药，"主心腹内崩"，注为"血脱之疾"；"女子下血、安胎"，注为"养血则血自止而胎安"，其养血之功乃由"凡皮皆能补脾，脾为后天生血之本而统血，故又为补血药中之圣品"。

3.《医贯砭》　本书成书于 1742 年，分上下两卷。徐氏鉴于当时温补之风盛行，为补偏救弊，对明代医家赵献可《医贯》进行逐字逐句的批驳贬斥。《医贯》阐述"肾间命门说"，强调命门真火、真水之重要；倡言命门之火谓君主之火，是人体之本，一切外感内伤都来源于"火衰"，故统以六味地黄丸、八味地黄丸为主治之方。徐氏针对该学说，节录《医贯》原文，逐段加评，阐述自己见解。本书观点鲜明，继承经典学说，倡导辨证论治，从而揭示当时医界中拘泥于一二成方治病之弊，对推动学术繁荣起了重要作用。

4.《医学源流论》　本书成书于 1757 年，分为两卷，上卷 52 篇，下卷 47 篇，是徐氏医学论文专集，较为全面地反映了徐氏数十年治学的心得体会。这些论文主要对当时医界现状和弊端，从医学方面结合《内经》《伤寒论》进行论说，涉及经络脏腑、脉、病、方药、治法及书论、古今等各方面，能明其渊源，正其异说。每篇文章不过千字左右，但说理深刻，有根有据，体现了徐氏辨证论治的医学思想，"用药如用兵论""病同人异论""药性变迁论""人参论"等论述精湛。此书最能代表徐氏学术思想，对于后世医家、病家均有启发。

5.《伤寒类方》　本书成书于 1759 年，是对张仲景《伤寒论》的笺释和重编。徐氏认为《伤寒论》"非仲景依经立方之书，乃救误之书"。"误治之后，变症错杂，必无循经现症之理。当时著书，亦不过随证立方，本无一定之次序"。因而以方类症之法，将《伤寒论》113 方分为桂枝汤、麻黄汤、葛根汤、柴胡汤、栀子汤、承气汤、泻心汤、白虎汤、五苓散、四逆汤、理中汤、杂法方共 12 类。每类以主方起分析论说，随文诠释，使读者一目了然。徐氏所述与仲景原意亦多吻合，具有独到见识，为研究仲景学说之佳作。

6.《兰台轨范》　本书成书于 1764 年，共 8 卷。先是通治方，继则为内科杂病、伤寒、内伤病、痉、湿、暍、疟、痢、癫狂、咳嗽、鼓胀、诸血、噎、呕、积聚、癥、痞、诸痛、疫疠、五窍病等，以及妇人、小儿诸病。全书以《内经》论述为本，以《难经》《伤寒论》《金匮要略》索求治法。其未备者，又取六朝、唐人之法补充，以广其法。对于宋以后诸家及单方异诀，亦有选择地采撷附记，使学者有所采，不致临证无措。

7.《慎疾刍言》　本书成书于 1767 年，为徐氏晚年之作。其目的为针对"世之医者，庆古书，随心自造以致人多枉死，目击心伤"，实因"悲悯填胸，不能自已"而作。以论文形式谈补剂、用药、中风、咳嗽、吐血、中暑、痢疾、阴证、老人、妇人、小儿、外科、治法、制剂、煎药服药、延医、秘方、诡诞、宗传等。当时长洲（今江苏苏州）谢嘉孚蓉初氏评本书谓："是书系先生六十余岁所作，阅历既深，言皆老当。"确是作者着重剖析当时医界的流弊之著述。

三、学术渊源

1. 崇尚医德，虚心笃学　徐氏重视医德，批评一些医家医德沦丧的行为，他说："或立奇方以取异；或用僻药以惑众；或用参茸补热之药以媚富贵之人；或假托仙佛之方，以欺愚鲁之辈；或立高谈怪论，惊世盗名；或造假经伪说，瞒人骇俗；或明知此病易晓，伪说彼病以示奇。"（《医学源流论·医家论》）他对这些行为感到痛心疾首，认为："医之高下不齐，此不可勉强者也。然果能尽智竭谋，小心谨慎，犹不至杀人。更加以诈伪万端，其害不可穷矣"，"能正心术，虽学不足，犹不至于害人。况果能虚心笃学，则学日进，自然求之者众，而利亦随之。若专于求利，则名利必两失，医者何苦舍此而蹈彼也。"另外，在自身行医过程中，徐大椿也能谨守本分，做到不趋利避祸，如松江王孝贤夫人素有血证又病咳喘，常州名医法丹书治而无效，于是延请徐大椿。徐氏欲用麻桂等药，法丹书则提出麻桂之属诚然能愈其疾，但病家不知此理，且世人皆知麻桂性烈，若不用麻桂其病无法痊愈而死亡，病家会认为这是他的疾病本就该走到这一步而坦然接受，但若用了麻桂之属后仍无力回天，病家则会将患者的死亡责之于医家。法丹书认为这是出于自身名誉考虑，情有可原。但徐大椿并不认可法丹书的看法，他认为怎能为了个人名利而置患者安危于不顾，因此毅然选择先用麻桂等药缓其标，再慢慢调理其本病。

徐氏认为于医德与医术而言，德重于术，但同时也重视医学知识的学习和医术的精进，他提出"医之为道，乃通天彻地之学"，"乃古圣人所以泄天地之秘，夺造化之权，以救人之死"，不是人人可学的。"其理精妙入神，非聪明敏哲之人不可学也。黄帝、神农、越人、仲景之书，文词古奥，搜罗广远，非渊博通达之人不可学也。凡病之情，传变在于顷刻，真伪一时难辨，一或执滞，生死立判，非虚怀灵变之人不可学也。病名以千计，病症以万计，脏腑经络，内服外治方药之书，数年不能竟其说，非勤读善记之人不可学也。又《内经》以后，支分派别，人自为师，不无偏驳。更有怪僻之论，鄙俚之说，纷陈错立，淆惑百端，一或误信，终身不返，非精鉴确识之人不可学也。故为此道者，必具过人之资，通人之识，又能屏去俗事，专心数年，更得师之传授，方能与古圣人之心潜通默契。若今之学医者，与前数端事事相反。以通儒毕世不能工之事，乃以全无文理之人，欲顷刻而能之，宜道之所以日丧，而枉死者遍天下也"。人体疾病非常复杂，变化万端，病证繁多，难以胜数，不易辨识和把握；医学理论精妙入神，内容丰富，论著古奥，学派林立，众说纷纭，真伪难辨。因此要求学医者必须聪明敏哲，渊博通达，勤读善记，精鉴确识，即"必具过人之资、通人之识"，并且还要"屏去俗事，专心数年，更得师之传授"，方可学有所得。

2. 从流溯源，尊经崇古　徐氏习医，乃因其三弟患痞病，其父遍请名医，乃得日与讲论，又药皆新制，医理稍通。后来他的四弟、五弟、二弟又接连病卒，其父悲悼得疾，家藏有医书数十种，朝夕披览，久而通其大义，质之时医茫知也。乃更穷源及流，自《内经》以至元明诸书，广求博采，几万余卷，而后胸有实获，不能已于言矣。主张穷源及流，"循序渐久，上追《灵》《素》根源，下延汉唐支派"，"如是者十余年，乃注《难经》；又十余年而注《本草》；又十余年而作《医学源流论》；又五年而著《伤寒类方》"。"惟知溯流以寻源，源不得则中道而止，未尝从源以及流也"。（《难经经释·序》）

徐氏研究《伤寒论》自孙思邈起，经朱肱、许宏、柯琴等医家传承而来。孙思邈

《千金翼方》卷九、卷十的伤寒部分，创《伤寒论》类方研究之开端；朱肱《活人书》、许宏《金镜内台方议》、柯琴《伤寒来苏集》等都为徐氏《伤寒类方》的形成提供了框架结构。徐大椿在借鉴、吸取前人经验的基础之上，别具一格进行编次，使《伤寒类方》问世，并成为以方类证研究《伤寒论》之佳作。

徐氏厚古情结比较重，质疑张元素"运气不齐，古今异轨，古方今病不相能也"、朱丹溪"操古方以治今病，其势不能尽合"之言，认为"古人制方之义，微妙精详，不可思议。盖其审察病情，辨别经络，参考药性，斟酌轻重，其于所治之病，不爽毫发。故不必有奇品异术，而沉痼艰险之疾，投之辄有神效，此汉以前之方也"。"学者必当先参于《内经》《难经》及仲景之说而贯通之，则胸中先有定见，后人之论，皆足以广我之见闻，而识力愈真"。（《医学源流论·脉经论》）并在《慎疾刍言》重申道："一切道术，必有本源。未有目不睹汉唐以前之书，徒记时尚之药数种，而可为医者。今将学医必读之书并读法开列于下，果能专心体察，则胸有定见。然后将后世之书遍观博览，自能辨其是非，取其长而去其短矣。"

对于徐氏的崇古思想，后学者应辨证对待。其言必本经、治必遵于古法的思想过于尊经崇古，而且过分地轻唐、宋以后的理论方药，对于医学的发展必然会有一定的限制。

3. 反对滥用温补　明代温补盛行，张介宾、薛己、赵献可为代表医家。张氏出身上层社会，患者多为官绅豪商，他们多因生活无节制而导致羸弱。薛己身为太医院院长，专为官僚阶级服务，故治疗偏于平稳调理，不求大功，但求无过，所用方剂不过六味、八味、逍遥、补中益气、四君、四物等。赵献可治病亦多用六味、八味。三氏之书，至清大行，其弊极广，徐氏看到这种情况，发为愤激之言。他认为，病由邪生，疾病发展变化的过程即是邪正交争的过程，邪盛则病进伤正，故曰"人之死于虚者，十之一二，死于病者，十之八九"；强调治病应以祛邪为主，而补益药则应用于邪去正衰，或邪微而正亦惫，或邪深而正气怯弱不能逐之于外时，与祛邪药合而用之。"盖服纯补之药，断无专补正不补邪之理"，如果"不察其有邪无邪，是虚是实，又佐以纯补温热之品，将邪气尽行补住"，那么其结果将是"轻者邪气永不复出，重者即死矣"。因此主张为医者在临床除应详辨虚实外，不应迎合一些患者好补而恶攻、以药价贵贱论药物优劣的心理而滥施补益。但也并不是一味反对使用温补之品，而是强调有是证用是药，临床中应当根据疾病所处阶段的邪正盛衰来判断。邪盛时以祛邪药渐消渐托而使邪尽，兼正虚时宜攻邪与扶正并用，而不宜纯用峻补之品。在徐大椿诸多著作中都专门讨论了人参使用过程中的利弊，认为人参虽有奇效，但不可滥用，否则会有破家杀身之害。如《神农本草经百种录》："（人参）力大而峻，用之失宜，其害亦甚于他药也。今医家之用参救人者少，杀人者多。盖人之死于虚者十之一二，死于病者十之八九。人参长于补虚，而短于攻疾。"《慎疾刍言·制剂》："不论人之贫富，人参总为不挑之品，人情无不贪生，必竭蹶措处，孰知反以此而丧身。其贫者送终无具，妻子飘零，是杀其身而并破其家也。"指出人参价格较高，无论贫富之家，滥用人参或有因病致贫之困，或有伤人性命之虞。

四、伤寒学术成就

1. 以方类证，类分十二　徐氏深入探求《伤寒论》三十年，认为《伤寒论》"乃仲景救误之书，其自序云：'伤横夭之莫救，所以寻求古训，博采众方'。盖因误治之后，变症错杂，必无循经现症之理。当时著书，亦不过随证立方，本无一定之次序也"。遂致力于探讨仲景处方用药规律，其云："方之治病有定，而病之变迁无定，知其一定之治，随其病之千变万化而应用不爽。此从流溯源之法，病无遁形矣。至于用药，则各自条理，解肌发汗，攻邪散痞，逐水驱寒，温中除热，皆有主方。"立足临床实践，采用类方而不类经的编纂方法，凡君药或主症相同即可归为同类，将《伤寒论》113 方分为桂枝汤、麻黄汤、柴胡汤等十二大类，每类先定主方，同类诸方附后，撰成《伤寒类方》，五易其稿。注释结合临床辨证，方证注重类方比较，同类诸方随证加减变化，编次方法别出心裁，自成一派，对伤寒学派的发展作出了很大的贡献。正如其自序中所言："其方之精思妙用，又复一一注明，条分而缕析之，随以论中用此方之证，列于方后，而更发明其所以然之故，使读者于病情药性，一目显然，不论从何经来，从何经去，而见证施治，与仲景之意无不吻合。"

《伤寒类方》具体分类如下：桂枝汤类一，其类方有 19 首；麻黄汤类二，其类方有 6 首；葛根汤类三，其类方有 3 首；柴胡汤类四，其类方有 6 首；栀子汤类五，其类方有 7 首；承气汤类六，其类方有 12 首；泻心汤类七，其类方有 11 首；白虎汤类八，其类方有 3 首；五苓散类九，其类方有 4 首；四逆汤类十，其类方有 11 首；理中汤类十一，其类方有 9 首；杂法方类十二，其方有 22 首。

2. 掌握主方，灵活用药　徐氏认为病、方、症、药相对，丝丝入扣，临证运用才能得心应手，获得桴鼓之效。他提出"一病必有一方，专治者名曰主方。而一病又有几种，每种亦各有主方。此先圣相传之法，莫之能易也"。（《兰台轨范·凡例》）又说"凡人所患之症，止一二端，则以一药治之，药专则力厚，自有奇效。若病兼数症，则必合数药而成方"。（《医学源流论·单方论》）不论病情简单复杂，在辨证论治之时，都一定要确定主方主药，不可主次不分，杂乱无章，否则误己害人。但方和药不能混为一谈，"方之与药，似合而实离也。得天地之气，成一物之性，各有功能，可以变易血气以除疾病，此药之力也……制方以调之，或用以专攻，或用以兼治，或相辅者，或相反者，或相用者，或相制者。故方之既成，能使药各全其性，亦能使各失其性，……此方之妙也"。其目的在于切合病情，使药物有效地发挥其治疗作用。

徐氏认为掌握 11 个主方，分析主方之方证，即可知病机病位；分析主方之方药，可明其治则。如桂枝汤类，凡论中桂枝汤主治诸条，均列于桂枝汤主方下，后附桂枝汤、桂枝加附子汤、桂枝加桂汤、桂枝去芍药汤、桂枝去芍药加附子汤、桂枝加厚朴杏仁汤、小建中汤、桂枝加芍药生姜人参新加汤、桂枝甘草汤、茯苓桂枝甘草大枣汤、桂枝麻黄各半汤、桂枝二麻黄一汤、桂枝二越婢一汤、桂枝去桂加茯苓白术汤、桂枝去芍药加蜀漆龙骨牡蛎救逆汤、桂枝甘草龙骨牡蛎汤、桂枝加葛根汤、桂枝加芍药汤、桂枝加大黄汤等方，其他各类亦如此例。

其次，为了方便将《伤寒论》方运用于临床，徐氏把《伤寒论》中的 398 个条文列于方剂之后。以桂枝汤类为例，徐氏先叙述桂枝汤中的药物组成、煎服方法等，然后把散在六经中的 19 条桂枝汤条文按先后顺序排列，这样不仅明确了桂枝汤的原发脉证，还能反映出桂枝汤证误治后的变证。将各经的桂枝汤汇集一处，既有助于深刻理解桂枝汤之方义，又有助于扩大桂枝汤在临床中的使用范围。

3. 审证求因，重视辨病 徐氏在临证中重视审证求因，同时也不忽视辨病的重要性，强调辨病与辨证相结合。他较为明确地分析了病与证的概念，揭示了诊断过程中辨病与辨证的各种复杂因素，针对疾病立方处药，提高辨证施治的准确性，以达到提高临床疗效的目的。徐大椿博览了自《伤寒论》以来历代诸家对辨证施治的精辟论述，取其精华，加上自身长期的医疗实践，悉心钻研，于辨证施治终有心得。他认为，病与证的概念不同，病有一定的发生原因及发展趋势，有一定的演变过程。而证则概括了疾病的一组特定症状表现，反映的是疾病某一阶段的病机，或某一种病因所导致的特殊类型的病机。即所谓"凡一病必有数证"，"合之则约病，分之则曰证"。徐大椿提出诊治疾病之时，应按辨识病名、审证求因、选择治法等步骤进行，强调辨证的同时当辨明病因，施治之先必须识病。正如《兰台轨范·序》中说"欲治病者，必先识病之名。能识病名，而后求其病之所由生。知其所由生，又当辨其生之因各不同，而病状所由异，然后考其治之之法。一病必有主方，一方必有主药"。临床实践亦证明，如果不能识病，徒讲辨证，则辨证难以深化、精确，难免仅停留在泛论阴阳、表里、气血、营卫的阶段，治法、用药也难以切中。

另外，他在临床中观察到疾病过程中证的出现有一定规律性，在强调辨病的同时也看到了证后转化的多变性，因而更为重视辨证。他发现病证之间有病同而证异，又有证同而病异；有病与证相应，也有病与证不相应等多种情况。即是《知病必先知证论》中所称："凡一病必有数证，有病同证异者，有证同病异者，有证与病相因者，有证与病不相因者。"临床中，病证变化极为复杂，而对于病异而证同者，应高度重视，其关键便在于审证求因，详细鉴别。《病同因别论》中指出："如同一身热也，有风有寒，有痰有食，有阴虚火升，有郁怒、忧思、劳怯、虫疰，此谓其因，知其因，则不得专以寒凉治热病矣。盖热同，而所以致热者不同，则药亦迥异。凡病之因不同，而治个别者尽然。"而病又非一证，往往伴有兼病、兼证的干扰，如"身热而腹痛，则腹痛又为一症，而腹痛之因，又复不同。有与身热相合者，有与身热各别者。如感寒而身热，其腹亦因寒而痛，此相合者也；如身热为寒，其腹痛又为伤食，则各别者也"。因此在临床诊治过程中，既要辨病，又得辨证，对每一症状的出现都要认真辨别，即"每症究其缘由，详其情状，辨其异同，审其真伪，然后遍考方书本草，详求古人治法。一遇其症，应手辄愈"。（《医学源流论·知病必先知症论》）

徐氏还提出，辨证是测病机定证候的一个复杂过程，除了要依据上述症状、病因、病史、兼病、兼证等因素，还应辨明患者体质。同一病因导致的同一病证，在不同患者身上，可能出现不同反应，而处方用药亦当不同。《医学源流论·病同人异论》云："夫七情六淫之感不殊，而受感之人各殊，或气体有强弱，质性有阴阳，生长有南北，性情有刚柔，筋骨有坚脆，肢体有劳逸，年力有老少，奉养有高粱藜藿之殊，心境有忧劳和乐之别，更加天时有寒暖之不同，受病有深浅之各异。一概施治，则病情虽中，而于人之气体迥乎相反，则利害亦相反矣。故医者必细审其人之种种不同，而后轻重缓急、大小先后之法因之而定。"治疗疾病时，医家应考虑到地域因素对该地区人群的体质影响，《五方异治论》整篇都是关于此观点的论述。《治病缓急论》中提到，医者应该分别对体质虚弱者或是老年人、儿童进行不同的调护，才能使其正胜而邪退，否则反而会对身体造成伤害。而进行针灸时，医者如对患者的社会地位、劳作情况、体形等体质因素细心观察，使用不同的针刺方法，则可以收获神奇功效。若医者没有考虑这些因素，则会产生不良后果。同时徐大椿还认为，辨体质固然重要，但医家施治时不可拘泥于体质而忽略病证，而应采用切合实际病情的多种治疗方法。

　　在辨证施治过程中，徐氏还十分重视脏腑经络问题，他认为，治病首先应分清脏腑经络之所在，还要了解其七情、六淫所受何因，然后才能有目的地选择针对何经何脏对症之药，而收到理想的疗效。同时，他还提出脏腑、经络的辨证用药，必须灵活运用和全面掌握。一般诊治疾病时，必当分清脏腑经络，但有时亦不能拘泥。《医学源流论·治病不必分经络脏腑论》："有不必求经络脏腑者，盖人之气血，无所不通，而药性之寒热温凉，有毒无毒，其性亦一定不移，入于人身，其功能亦无所不到。岂有某药只入某经之理？"他还举例说明，"如参芪之类，无所不补，砒鸩之类，无所不毒，并不专于一处也。所以古人有现成通治之方，如紫金锭、至宝丹之类，所治之病甚多，皆有奇效"。说明徐氏治学严谨，知常达变，其见解之深可补张元素药物归经理论之不足，为后世医家开阔了视野。

　　在用药上，徐氏还提倡"轻药愈病"，对于常见病主张"起病时仍用切近之药"（《慎疾刍言·补剂》），并且反对"专求怪僻"，针砭时弊，至于危重疑难之证，才须博考群方，以求变法。他坚持"用药如用兵"的学术思想，认为"虽甘草、人参，误用致害，皆毒药之类也"，对后世影响深远。

五、应用经方临证经验

1. 明辨寒热虚实　徐氏精于辨证，尤其是针对疾病的寒热虚实，把握尤为准确。《洄溪医案》92则医案中，寒热虚实辨证在疾病诊断过程中起关键作用者便有40余则，可见徐氏对此十分重视。仔细探究，一则寒热虚实在辨证中具有纲领性意义，若辨证有误，轻则不效，重则伤生；二则寒热虚实辨证看似简单，实则精微奥妙，《洄溪医案》中记载了不少因前医寒热虚实判断有误而失治，后因辨证准确而病愈的案例，可见寒热虚实辨证殊难把握。

　　如治卜夫人畏寒一案中，患者病畏寒，据前医之法服人参、附子等十余年，症状不减反增。徐氏诊查病情后认为，此证因热结于内，阳气不能外达所致，故以清凉疏散为法，十余剂后症状大减，后以养阴之品调理，而不复畏寒。《内经》云"热极生寒"，《伤寒论》云"厥深者热亦深"，均提示热结于里而外现寒证的机理，此时若审证有误，以热治热，则无异于抱薪救火。徐氏准确地辨别出其疾病的本质，方能对症用药，施以寒凉清润之品，使疾病速愈。

2. 强调主方主药　徐氏临床疗效显著，强调"主方主药治病"。他认为"一病必有一方，专治者名曰主方。而一病又有几种，每种亦各有主方"，"药专则力厚，自有奇效"。若病情单纯，可以单味药治之，选对主药会起到事半功倍的效果。如同样是滋阴，麦冬偏重于滋肺阴，生地黄则偏重于滋肾阴；同样是解毒，雄黄偏重于解蛇虫毒，甘草则偏重于解饮食毒。若病情复杂，兼现数症，则必遵法度合药以成方。在方药加减运用方面，提出只要疾病大端相同，而症状不同时，即可运用加减法，不必另立一方。如太阳病用桂枝汤，见项背强几几则加葛根，见喘则加厚朴、杏仁，见胸满则减芍药，此为药味之加减；见奔豚加桂枝，见腹痛加芍药，此为药量之加减。

如曾治陆某，患呃逆，偶尔胃中不和，本可不治自愈，然陆某乃养尊处优之人，从未患此，遂大惧，延医调治。众医皆认为此是大虚之体，即用人参、白术等药物，痰火凝结而胃络塞，呃遂不止，病者举家惊惶，延请徐大椿，以泻心汤加旋覆花、枇杷叶，一剂而呃止。徐氏认为用药如用兵，必须各用其长。邪之中人经络脏腑，有气而无形，时间愈长愈深入，如果用药气相反之物治疗则拒而不纳，必须用药性相同之物引达病所，组方的药效才能得到最大程度发挥。"用药之法，并不能专取寒热温凉补泻之性也。或取其气，或取其味，或取其色，或取其形，或取其所生之方，或取其嗜好之偏，其药似与病情之寒热温凉若不相关，而投之反有神效"。临床上无论病情多么复杂，在辨证论治时，一定要确定主方主药，不可主次不清。

3. 提倡制方有度　徐氏对于方药的配伍应用也很有见解，他指出："故方之既成，能使药各全其性，亦能使药各失其性，此制方之妙也。"制方的奥妙之处就在于建立药物之间的有机联系，应避免有方无药和有药无方。仅仅按照疾病的症状来选用药物，用药虽然和症状一一对应，但是整个组方却没有法度，称之为有药无方；固守一个或数个处方治疗疾病，方虽然是好方，其中的药物总有与疾病不相关的，称之为有方无药。没有领会方药加减的精神实质，用柴胡便称小柴胡汤，不知小柴胡之力全在人参；用茯苓、泽泻便称五苓散，不知五苓散之力专在桂枝。

如苏州倪姓商人，伤寒失下，昏不识人，气喘舌焦，病情危殆，其子哀泣求治，遂予大承气汤原方，下后月余，身体强健如故。凡古方与病及证俱对者，不必加减；若病同而证稍有异，则随证加减，其理甚明，而人不能用。徐大椿认为，医者必须认真钻研古人处方用药的法度，推究药理，明辨药性，既要知道药物的长处，也要了解药物的短板，同时定气之逆从，审脏腑之好恶，合君臣之配伍。如果要用古方，必须审查患者的病情与古方所列症状是否符合，方中之药是否与现在的症状一一对应；如果自己组方，需在洞彻病源、明晰经络的基础上，制定守法度、合病情的处方。只有这样，才能投剂必效。

六、临证医案

1. 伤寒医案　苏州柴行倪姓，伤寒失下，昏不知人，气喘舌焦，已办后事矣。余时欲往扬州，泊舟桐泾桥河内，适当其门，晚欲登舟，其子哀泣求治。余曰：此乃大承气汤证也，不必加减，书方与之。戒之曰：一剂不下则更服，下即止。遂至扬，月余而返，其人已强健如故矣。古方之神效如此，凡古方与病及证俱对者，不必加减；若病同而证稍有异，则随证加减，其理甚明，而人不能用。若不当下者反下之，遂成结胸，以致闻者遂以下为戒。颠倒若此，总有不肯以仲景《伤寒论》潜心体认耳。（《洄溪医案·伤寒》）

2. 痰喘医案

（1）观察毛公裕，年届八旬，素有痰喘病，因劳大发，俯几不能卧者七日，举家惊惶，延余视之。余曰此上实下虚之证。用清肺消痰饮，送下人参小块一钱，二剂而愈。毛翁曰：徐君学问之深，固不必言，但人参切块之法，此则聪明人以此玄奇耳。后岁余，病复作，照前方加人参煎入，而喘逆愈甚。后延余视，述用去年方而病有加。余曰：莫非以参和入药中耶？曰然。余曰：宜其增病也。仍以参作块服之，亦二剂而愈。盖下虚固当补，但痰火在上，补必增盛，惟作块则参性未发，而清肺之药，已得力过腹中，而人参性始发，病自获痊。此等法古人亦有用者，人自不知耳，于是群相叹服。

王士雄评析并举例说：痰喘碍眠，亦有不兼虚者。黄者华年逾五旬，自去冬因劳患喘，迄今春两旬不能卧，顾某作下喘治，病益甚。又旬日，迓余视之，脉弦滑，苔满布，舌边绛，乃冬温薄肺，失于清解耳。予轻清肃化药治之而痊。至参不入煎，欲其下达，与丸药嚼化，欲其上恋，皆有妙义，用药者勿以一煎方为了事也。

王士雄再举例：又有虚不在阴分者，余治方啸山今秋患痰喘汗多，医进清降药数剂，遂便溏肢冷，不食碍眠，气逆脘疼，面红汗冷。余诊之，脉弦软无神，苔白不渴，乃寒痰上实，肾阳下虚也。以真武汤去生姜，加干姜、五味、人参、厚朴、杏仁，一剂知，二剂已。又治顾某体肥白，脉沉弱，痰喘易汗，不渴痰多，啜粥即呕，以六君去甘草，加厚朴、杏仁、姜汁、川连，盖中虚痰滞也，投七日果痊。（《洄溪医案·痰喘亡阴》）

（2）松江王孝贤夫人，素有血证，时发时止，发则微嗽，又因感冒变成痰喘，不能着枕，日夜俯几而坐，竟不能支持矣。是时有常州名医法丹书，调治无效，延余至。余曰：此小青龙证也。法曰：我固知之，但弱体而素有血证，麻桂等药可用乎？余曰：急则治标，若更喘数日，则立毙矣。且治其新病，愈后再治其本病可也。法曰：诚然。然病家焉能知之，治本病而死，死而无怨；如用麻桂而死，则不咎病本无治，而恨麻桂杀之矣。我乃行道之人，不能任其咎。君不以医名，我不与闻，君独任之可也。余曰：然，服之有害，我自当之，但求先生不阻之耳。遂与服。饮毕而气平就枕，终夕得安。然后以消痰润肺养阴开胃之方以次调之，体乃复旧。法翁颇有学识，并非时俗之医，然能知而不能行者。盖欲涉世行道，万一不中，则谤声随之。余则不欲以此求名，故毅然用之也。凡举世一有利害关心，即不能大行我志，天下事尽然，岂独医也哉。

王士雄评析说：风寒外束，饮邪内伏，动而为喘嗽者，不能舍小青龙为治。案中云感冒是感冒风寒，设非风寒之邪，麻桂不可擅用。读者宜有会心也。（《洄溪医案·痰喘》）

3. 翻胃医案　嘉兴朱亭立，曾任广信太守，向病呕吐，时发时愈，是时吐不止，粒米不下者三日，医以膈证回绝，其友人来邀诊。余曰：此翻胃证，非膈证也。膈乃胃腑干枯，翻胃乃痰火上逆，轻重悬殊，以半夏泻心汤加减治之，渐能进食，寻复旧，从此遂成知己。每因饮食无节，时时小发，且不善饭，如是数年，非余方不服，甚相安也。后余便道过其家，谓余曰：我遇武林名医，谓我体虚，非参附不可。今服其方，觉强旺加餐。余谓此乃助火以腐食，元气必耗，将有热毒之害。亭立笑而腹非之，似有恨不早遇此医之意。不两月遣人连夜来迎，即登舟，抵暮入其寝室。见床前血汗满地，骇问故，亭立已不能言，惟垂泪引过，作泣别之态而已。盖血涌斗余，无药可施矣，天明而逝。十年幸活，殒于一朝，天下之服热剂而隐受其害者，何可胜数也。

王士雄评析说：服温补药而强旺加餐，病家必以为对证矣，而孰知隐受其害哉。更有至死而犹不悟者，目击甚多，可为叹息。（《洄溪医案·翻胃》）

4. 外感停食医案 淮安大商杨秀伦，年七十四，外感停食。医者以年高素封，非补不纳。遂致闻饭气则呕，见人饭食辄叱曰：此等臭物，亏汝等如何吃下？不食不寝者匝月，惟以参汤续命而已。慕名来聘，余诊之曰：此病可治，但我所立方必不服，不服则必死。若徇君等意以立方亦死，不如竟不立也。群问：当用何药？余曰：非生大黄不可。众果大骇，有一人曰：姑俟先生定方再商。其意盖谓千里而至，不可不周全情面，俟药成而私弃之可也。余觉其意，煎成，亲至病人所强服，旁人皆惶恐无措，止服其半，是夜即气平得寝，并不泻。明日全服一剂，下宿垢少许，身益和。第三日侵晨，余卧书室中未起，闻外哗传云：老太爷在堂中扫地。余披衣起询，告者曰：老太爷久卧思起，欲亲来谢先生。出堂中，因果壳盈积，乃自用帚掠开，以便步履。旋入余卧所，久谈。早膳至，病者观食，自向碗内撮数粒嚼之，且曰：何以不臭？从此饮食渐进，精神如旧，群以为奇。余曰：伤食恶食，人所共知，去宿食则食自进，老少同法。今之医者，以老人停食不可消，止宜补中气，以待其自消，此等乱道，世反奉为金针，误人不知其几也。余之得有声淮扬者，以此。（《洄溪医案·外感停食》）

5. 心下坚如大盘医案 余遇一卒，说拙妻为室女时，心下有冷积如覆杯，按之作水声，以热手熨之如冰，娶来已十五年矣，恐断我嗣，急欲弃之。余止之曰：如用吾药，病可除，孕可得，卒从之。诊其脉沉而迟，尺脉洪大而有力，非无子之候也，可不逾年而孕。卒笑曰：姑试之。先以三圣散吐涎一斗，心下平软；次服白术调中汤、五苓散；后以四物汤加木香、香附，调和经脉，不再月而血气合度，数年间而连孕二子，皆育。（《医略六书》）

6. 瘟疫医案 雍正十年，昆山瘟疫大行，因上年海啸，近海流民数万，皆死于昆，埋之城下。至夏暑蒸尸气，触之成病，死者数千人。汪翁天成亦染此症，身热神昏，闷乱烦躁，脉数无定。余以清凉芳烈，如鲜菖蒲、泽兰叶、薄荷、青蒿、芦根、茅根等药，兼用辟邪解毒丸散进之，渐知人事。因自述其昏晕时所历之境，虽言之凿凿，终虚妄不足载也。余始至昆时，惧应酬不令人知，会翁尸愈，余将归矣。不妨施济，语出而求治者二十七家，检其所服，皆香燥升提之药，与证相反。余仍用前法疗之，归后有叶生为记姓氏，愈者二十四，死者止三人，又皆为他医所误者，因知死者皆枉。凡治病不可不知运气之转移，去岁因水湿得病，湿甚之极，必兼燥化，《内经》言之甚明，况因证用药，变化随机，岂可执定往年所治祛风逐湿之方，而以治瘟邪燥火之证耶。

王士雄按：风湿之邪，一经化热，即宜清解，温升之药，咸在禁例。喻氏论疫，主以解毒，韪矣。而独表彰败毒散一方，不知此方虽名败毒，而群集升散之品，凡温邪燥火之证，犯之即死，用者审之。（《洄溪医案·瘟疫》）

7. 便血医案　淮安程春谷，素有肠红证，一日更衣，忽下血斗余，晕倒不知人，急灌以人参一两、附子五钱而苏。遂日服人参五钱、附子三钱，而杂以他药，参附偶间断，则手足如冰，语言无力，医者亦守而不变，仅能支持，急棹来招，至则自述其全赖参附以得生之故。诊其六脉，极洪大而时伏，面赤有油光，舌红而不润，目不交睫者旬余矣。余曰：病可立愈，但我方君不可视也。春谷曰：我以命托君，止求效耳，方何必视。余用茅草根四两作汤，兼清凉平淡之药数品，与参附正相反。诸戚友俱骇，春谷弟风衣，明理见道之士也，谓其诸郎曰：尔父千里招徐君，信之至，徐君慨然力保无虞，任之至，安得有误耶。服一剂，是夕稍得寝，二剂手足温，三剂起坐不眩，然后示之以方，春谷骇叹，诸人请申其说。余曰：血脱扶阳，乃一时急救之法，脱血乃亡阴也。阳气既复，即当补阴。而更益其阳，则阴血愈亏，更有阳亢之病。其四肢冷者，《内经》所谓热深厥亦深也。不得卧者，《内经》所谓阳胜则不得入于阴，阴虚故目不瞑也。白茅根交春透发，能引阳气达于四肢，又能养血清火，用之使平日所服参附之力皆达于外，自能手足温而卧矣。于是始相折服。凡治血脱证俱同此。

王士雄按：论治既明，而茅根功用，尤为发人所未发。（《洄溪医案·肠红》）

七、参考文献

1. 刘洋．徐灵胎医学全书［M］．北京：中国中医药出版社，1999.

2. 高铎．精于辨证的徐灵胎［M］．北京：中国科学技术出版社，1990.

3. 刘桂荣．中医各家学说［M］．北京：人民卫生出版社，2017.

4. 宋大仁．清代伟大医学家徐灵胎的一生［J］．江苏中医，1963（11）：30.

5. 莫伟．徐灵胎学术思想渊源初探［J］．中医文献杂志，2003（4）：9.

6. 郑冬青．徐大椿临床辨证用药特色［J］．中国医药学报，2001，29（4）：63.

7. 刘媛．结合《洄溪医案》探讨徐灵胎的诊疗特色［J］．北京中医药，2017，36（10）：921.

8. 张潞潞，王琦．徐灵胎《医学源流论》体质思想探微［J］．浙江中医药大学学报，2019，43（4）：324.

9. 徐涌浩．略论洄溪的医学成就［J］．浙江中医学院学报，1982（1）：17.

10. 马良梅．徐灵胎对《伤寒论》学术思想的继承和发展［D］．北京：北京中医药大学，2012.

11. 王子川．徐灵胎学术思想与临床经验研究［D］．北京：中国中医科学院，2013.

12. 丁立维．清代早中期医易思想研究［D］．北京：北京中医药大学，2018.

13. 闫玉冰，代恒恒，杨博鸿，等．徐大椿用药经验浅析［J］．天津中医药大学学报，2019，38（6）：209.

14. 李成文. 中医各家学说［M］. 2版. 上海：上海科学技术出版社，2015.

八、原著摘录

序

叔和《伤寒例》云：今搜采仲景旧论，录其证候诊脉声色，对病真方，拟防世急。则知《伤寒论》当时已无成书，乃叔和之所搜集者。虽分定六经，而语无诠次，阳经中多阴经治法，阴经中多阳经治法，参错不一。后人各生议论，每成一书，必前后更易数条，互相訾议，各是其说，愈更愈乱，终无定论。不知此书非仲景依经立方之书，乃救误之书也。其自序云：伤夭横之莫救，所以寻求古训博采众方。盖因误治之后，变症错杂，必无循经现症之理。当时著书，亦不过随症立方，本无一定之次序也。余始亦疑其有错乱，乃探求三十年，而后悟其所以然之故，于是不类经而类方。盖方之治病有定，而病之变迁无定，知其一定之治，随其病之千变万化而应用不爽。此从流溯源之法，病无遁形矣。至于用药，则各自条理，解肌发汗，攻邪散痞，逐水驱寒，温中除热，皆有主方。其加减轻重，又各有法度，不可分毫假借。细分之，不外十二类，每类先定主方，即以同类诸方附焉。其方之精思妙用，又复一一注明，条分而缕析之。随以论中用此方之症，列于方后，而更发明其所以然之故，使读者于病情药性一目显然。不论从何经来，从何经去，而见症施治，与仲景之意，无不吻合，岂非至便之法乎？余纂集成帙之后，又复钻穷者七年，而五易其稿，乃无遗憾。前宋朱肱《活人书》亦曾汇治法于方后，但方不分类，而又无所发明，故阅之终不得其要领。此书之成，后之读《伤寒论》者，庶可以此为津梁乎。（《伤寒类方·序》）

桂枝汤

桂枝本不能发汗，故须助以热粥。《内经》云：谷入于胃，以传于肺。肺主皮毛，汗所从出，啜粥充胃气以达于肺也。观此，可知伤寒不禁食矣。温覆令一时许，遍身絷絷，微似有汗者益佳，不可令如水流漓，病必不除。此解肌之法也。若如水流漓，则动营气，卫邪仍在。若一服汗出，病瘥，停后服，不必尽剂。若不汗，更服依前法。又不汗，后服小促其间。半日许，令三服尽。若病重者，一日一夜服，周时观之。服一剂尽，病证犹在者，更作服。若汗不出，乃服至二三剂。桂枝汤全料谓之一剂，三分之一谓之一服，古一两今二钱零，则一剂之药，除姜枣仅一两六钱零，一服不过五钱零矣。治伤寒大症，分两不过如此。一服即汗不再服，无汗服至二三剂，总以中病为主。后世见服药得效者，反令多服。无效者，即疑药误，又复易方，无往不误矣。禁生冷、黏滑、肉面、五辛、酒酪及臭恶等物。（《伤寒类方·桂枝汤》）

麻黄附子细辛汤

少阴病，始得之，反发热，脉沉者，此汤主之。少阴病三字，所该者广，必从少阴诸现症细细详审。然后，反发热知为少阴之发热，否则何以知其非太阳、阳明之发热耶？又必候其脉象之沉，然后益知其为少阴无疑也，凡审症皆当如此。附子、细辛为少阴温经之药，夫人知之。用麻黄者以其发热，则邪犹连太阳，未尽入阴，犹可引之外达。不用桂枝而用麻黄者，盖桂枝表里通用，亦能温里，故阴经诸药皆用之。麻黄则专于发表，今欲散少阴始入之邪，非麻黄不可。况已有附子，足以温少阴之经矣。(《伤寒类方·麻黄附子细辛汤》)

柴胡汤

古方治嗽，五味干姜必同用，一以散寒邪，一以敛正气，从无单用五味治嗽之法。后人不知，用必有害。况伤热劳怯火呛，与此处寒饮犯肺之症，又大不同，乃独用五味收敛风火，痰涎深入肺脏，永难救疗矣。

又按：小柴胡与桂枝二方，用处极多，能深求其义，则变化心生矣。论中凡可通用之方，必有加减法。(《伤寒类方·柴胡汤》)

栀子汤类

按：栀子汤加减七方，既不注定何经，亦不专治何误，总由汗吐下之后，正气已虚，尚有痰涎滞气，凝结上焦，非汗下之所能除。经所云：在上者，因而越之，则不动经气，而正不重伤，此为最便，乃不易之法也。古方栀子皆生用，故入口即吐。后人作汤，以栀子炒黑，不复作吐，全失用栀子之意。然服之于虚烦症亦有验，想其清肺除烦之性故在也。终当从古法生用为妙。(《伤寒类方·栀子汤类》)

五十六难

肾之积，名曰贲豚其状如豚之奔突也。发于少腹，上至心下少腹，肾之分。至心下，言上则至心而止，非谓其大至心也。下文自明，若豚状言其躁动如豚也，或上或下无时。久不已，令人喘逆肾气上冲也。《素问·逆调论》：肾"主卧与喘"，骨痿少气肾主骨，故骨痿。下焦不能纳气，故少气。以夏丙丁日得之。何以言之？脾病传肾，肾当传心，心以夏适王，王者不受邪，肾复欲还脾，脾不肯受，故留结为积。故知贲豚以夏丙丁日得之。此五积之要法也。

按：《伤寒论·太阳中篇》云："发汗后，脐下悸者，欲作奔豚。"又云："烧针令其汗，针处被寒，核起而赤者，必发奔豚"，此似卒然之病，与此处异。《金匮要略》云："奔豚病从少腹起上冲咽喉，发作欲死，复还止，皆从惊恐得之。"其说与此相近。而其所载方内亦引《伤寒论》一条文，则此病得之久而不已，时发作者，即为肾之积，为难治；因外感误治而骤起者，非肾之积为易治，盖病形同而病因异也。

又按：五脏之积，受病各殊，脏气虽有衰旺，然四时皆能成病，此固不必拘泥。但以时令生克及病情传变之理推之，则当如此，存之以备一说可也。(《难经经释·五十六难》)

麻黄

味苦，温。主中风伤寒，头痛温疟，发表出汗，去邪热气，凡风寒之在表者，无所不治，以能驱其邪，使皆从汗出也。止咳逆上气，轻扬能散肺邪。除寒热，散营卫之外邪。破癥坚积聚，散脏腑之内结。

麻黄，轻扬上达，无气无味，乃气味之最清者，故能透出皮肤毛孔之外，又能深入积痰凝血之中。凡药力所不到之处，此能无微不至，较之气雄力厚者，其力更大。盖出入于空虚之地，则有形之气血，不得而御之也。（《神农本草经百种录·中品》）

柴胡

味苦，平。主心腹，去肠胃中结气，轻扬之体，能疏肠胃之滞气。饮食积聚，疏肠胃之滞物。寒热邪气，驱经络之外邪。推陈致新。总上三者言之，邪去则正复也。久服轻身，明目益精。诸邪不能容，则正气流通，故有此效。

柴胡肠胃之药也。观经中所言治效，皆主肠胃，以其气味轻清，能于顽土中疏理滞气，故其功如此。天下惟木能疏土，前人皆指为少阳之药，是知其末，而未知其本也。

张仲景小柴胡汤专治少阳，以此为主药何也？按伤寒传经次第，先太阳，次阳明，次少阳。然则少阳虽在太阳、阳明之间，而传经乃居阳明之后，过阳明而后入少阳，则少阳反在阳明之内也。盖以所居之位言，则少阳在太阳、阳明之间，以从入之道言，则少阳在太阳、阳明之内，故治少阳与太阳，绝不相干，而与阳明为近，如小柴胡汤之半夏、甘草，皆阳明之药也。惟其然，故气味须轻清疏达，而后邪能透土以出，知此则仲景用柴胡之义明，而柴胡为肠胃之药亦明矣。（《神农本草经百种录·上品》）

干地黄

味甘，寒。主折跌绝筋，伤中，逐血痹，行血之功。填骨髓，血足能化精，而色黑归肾也。长肌肉。脾统血，血充则肌肉亦满矣。作汤，除寒热积聚，血充足则邪气散，血流动则凝滞消。除痹。血和利则经脉畅。生者尤良。血贵流行，不贵滋腻，故中古以前用熟地者甚少。久服轻身不老。补血之功。

地黄色与质皆类血，故入人身则专于补血。血补则阴气得和，而无枯燥拘牵之疾矣。

古方只有干地黄、生地黄，从无用熟地黄者。熟地黄乃唐以后制法，以之加入温补肾经中药颇为得宜。若于汤剂及养血、凉血等方，甚属不合。盖地黄专取其性凉而滑利流通，熟则腻滞不凉，全失其本性矣。

又仲景《伤寒》一百十三方，惟复脉用地黄。盖伤寒之病，邪从外入，最忌滋滞。即使用补，必兼疏拓之性者，方可入剂。否则邪气向里，必有遗害。今人一见所现之证，稍涉虚象，便以六味汤为常用之品，杀人如麻，可胜长叹。（《神农本草经百种录·上品》）

《伤寒论》论

仲景《伤寒论》，编次者不下数十家，因致聚讼纷纭。此皆不知仲景作书之旨故也。观《伤寒》叙所述，乃为庸医误治而设。所以正治之法，一经不过三四条，余皆救误之法，故其文亦变动不居。读《伤寒论》者，知此书皆设想悬拟之书，则无往不得其义矣。今人必改叔和之次序，或以此条在前，或以此条在后，或以此症因彼症而生，或以此经因彼经而变，互相诟厉。孰知病变万端，传经无定，古人因病以施方，无编方以待病。其原本次序，既已散亡，庶几叔和所定为可信，何则？叔和《序例》云：今搜采仲景旧论，录其症候、诊脉、声色，对病真方有神验者，拟防世急。则此书乃叔和所搜集，而世人辄加辨驳，以为原本不如此，抑思苟无叔和，安有此书？且诸人所编，果能合仲景原文否耶？夫六经现症，有异有同，后人见阳经一症杂于阴经之中，以为宜改入阳经之内，不知阴经亦有此症也。人各是其私，反致古人圆机活法，泯没不可问矣。凡读书能得书中之精义要诀，历历分明，则任其颠倒错乱，而我心自能融会贯通，否则徒以古书纷更互异，愈改愈晦矣。（《医学源流论·〈伤寒论〉论》）

《金匮》论

《金匮要略》乃仲景治杂病之书也。其中缺略处颇多，而上古圣人，以汤液治病之法，惟赖此书之存，乃方书之祖也。其论病皆本于《内经》，而神明变化之。其用药悉本于《神农本草》，而融会贯通之。其方则皆上古圣人历代相传之经方，仲景间有随症加减之法。其脉法亦皆《内经》及历代相传之真诀。其治病无不精切周到，无一毫游移参错之处，实能洞见本源，审察毫末。故所投必效，如桴鼓之相应，真乃医方之经也！惜其所载诸病，未能全备，未知有残缺与否。然诸大症之纲领，亦已粗备，后之学者，以此为经而参考推广之，已思过半矣。自此以后之书，皆非古圣相传之真诀，仅自成一家，不可与《金匮》并列也。（《医学源流论·〈金匮〉论》）

表里上下论

欲知病之难易，先知病之浅深。欲知病之浅深，先知病之部位。夫人身一也，实有表里上下之别焉。何谓表？皮肉筋骨是也。何谓里？脏腑精神是也。而经络则贯乎其间。表之病易治而难死，里之病难治而易死，此其大略也。而在表在里者，又各有难易，此不可执一而论也。若夫病本在表，而传于里，病本在里，而并及于表，是为内外兼病，尤不易治。身半已上之病，往往近于热，身半已下之病，往往近于寒，此其大略也。而在上在下，又各有寒热，此亦不可执一而论也。若夫病本在上，而传于下，病本在下，而传于上，是之谓上下兼病，亦不易治。所以然者，无病之处多，有病之处少，则精力犹可维持，使正气渐充，而邪气亦去。若夫一人之身，无处不病，则以何者为驱病之本，而复其元气乎？故善医者，知病势之盛而必传也，豫为之防，无使结聚，无使泛滥，无使并合，此上工治未病之说也。若其已至于传，则必先求其本，后求其标，相其缓急而施治之，此又桑榆之收也。以此决病之生死难易，思过半矣。（《医学源流论·表里上下论》）

阴阳升降论

人身象天地。天之阳藏于地之中者，谓之元阳。元阳之外护者谓之浮阳。浮阳则与时升降，若人之阳气则藏于肾中而四布于周身，惟元阳则固守于中，而不离其位。故太极图中心白圈，即元阳也，始终不动。其分阴分阳，皆在白圈之外。故发汗之药，皆鼓动其浮阳，出于营卫之中，以泄其气耳。若元阳一动，则元气漓矣。是以发汗太甚，动其元阳，即有亡阳之患。病深之人，发喘呃逆，即有阳越之虞，其危皆在顷刻，必用参附及重镇之药，以坠安之。所以治元气虚弱之人，用升提发散之药，最防阳气散越，此第一关也。至于阴气则不患其升，而患其竭，竭则精液不布，干枯燥烈，廉泉玉英，毫无滋润，舌燥唇焦，皮肤粗槁。所谓天气不降，地气不升，孤阳无附，害不旋踵。《内经》云：阴精所奉其人寿。故阴气有余则上溉，阳气有余则下固，其人无病，病亦易愈，反此则危。故医人者，慎毋越其阳而竭其阴也。（《医学源流论·阴阳升降论》）

寒热虚实真假论

病之大端，不外乎寒热虚实，然必辨其真假，而后治之无误。假寒者，寒在外而热在内也，虽大寒而恶热饮。假热者，热在外而寒在内也，虽大热而恶寒饮，此其大较也。假实者，形实而神衰，其脉浮、洪、芤、散也。假虚者，形衰而神全，其脉静、小、坚、实也。其中又有人之虚实、症之虚实。如怯弱之人而伤寒、伤食，此人虚而症实也。强壮之人，而失血、劳倦，此人实而症虚也。或宜正治，或宜从治，或宜分治，或宜合治，或宜从本，或宜从标，寒因热用，热因寒用，上下异方，煎丸异法，补中兼攻，攻中兼补，精思妙术，随变生机，病势千端，立法万变。则真假不能惑我之心，亦不能穷我之术，是在博求古法而神明之。稍执己见，或学力不至，其不为病所惑者，几希矣。（《医学源流论·寒热虚实真假论》）

病同人异论

天下有同此一病，而治此则效，治彼则不效，且不惟无效而反有大害者，何也？则以病同而人异也。夫七情六淫之感不殊，而受感之人各殊，或气体有强弱，质性有阴阳，生长有南北，性情有刚柔，筋骨有坚脆，肢体有劳逸，年力有老少，奉养有膏粱藜藿之殊，心境有忧劳和乐之别，更加天时有寒暖之不同，受病有深浅之各异。一概施治，则病情虽中，而于人之气体迥乎相反，则利害亦相反矣。故医者必细审其人之种种不同，而后轻重缓急、大小先后之法因之而定。《内经》言之极详，即针灸及外科之治法尽然。故凡治病者，皆当如是审察也。（《医学源流论·病同人异论》）

病症不同论

凡病之总者谓之病，而一病必有数症。如太阳伤风是病也，其恶风、身热、自汗、头痛，是症也，合之而成其为太阳病，此乃太阳病之本症也。若太阳病而又兼泄泻、不寐、心烦、痞闷，则又为太阳病之兼症矣。如疟，病也，往来寒热、呕吐、畏风、口苦，是症也，合之而成为疟，此乃疟之本症也。若疟而兼头痛、胀满、嗽逆、便闭，则又为疟疾之兼症矣。若疟而又下痢数十行，则又不得谓之兼症，谓之兼病。盖疟为一病，痢又为一病，而二病又各有本症，各有兼症，不可胜举。以此类推，则病之与症，其分并何啻千万，不可不求其端而分其绪也。而治之法，或当合治，或当分治，或当先治，或当后治，或当专治，或当不治，尤在视其轻重缓急，而次第奏功。一或倒行逆施，杂乱无纪，则病变百出，虽良工不能挽回矣。(《医学源流论·病症不同论》)

病同因别论

凡人之所苦谓之病，所以致此病者谓之因。如同一身热也，有风，有寒，有痰，有食，有阴虚火升，有郁怒、忧思、劳怯、虫疰，此谓之因。知其因则不得专以寒凉治热病矣。盖热同而所以致热者不同，则药亦迥异。凡病之因不同，而治各别者尽然，则一病而治法多端矣。而病又非止一症，必有兼症焉。如身热而腹痛，则腹痛又为一症，而腹痛之因，又复不同，有与身热相合者，有与身热各别者。如感寒而身热，其腹亦因寒而痛，此相合者也。如身热为寒，其腹痛又为伤食，则各别者也。又必审其食为何食，则以何药消之。其立方之法，必切中二者之病源而后定方，则一药而两病俱安矣。若不问其本病之何因，及兼病之何因，而徒曰某病以某方治之，其偶中者，则投之或愈，再以治他人，则不但不愈而反增病，必自疑曰何以治彼效而治此不效？并前此之何以愈？亦不知之。则幸中者甚少，而误治者甚多！终身治病，而终身不悟，历症愈多而愈惑矣。(《医学源流论·病同因别论》)

亡阴亡阳论

经云：夺血者无汗，夺汗者无血。血属阴，是汗多乃亡阴也。故止汗之法，必用凉心敛肺之药，何也？心主血，汗为心之液，故当清心火。汗必从皮毛出，肺主皮毛，故又当敛肺气，此正治也。惟汗出太甚，则阴气上竭，而肾中龙雷之火随水而上，若以寒凉折之，其火愈炽，惟用大剂参附，佐以咸降之品如童便、牡蛎之类，冷饮一碗，直达下焦，引其真阳下降，则龙雷之火反乎其位，而汗随止。此与亡阴之汗，真大相悬绝，故亡阴亡阳，其治法截然，而转机在顷刻。当阳气之未动也，以阴药止汗，及阳气之既动也，以阳药止汗，而龙骨、牡蛎、黄芪、五味收涩之药，则两方皆可随宜用之。医者能于亡阴亡阳之交，分其界限，则用药无误矣。其亡阴亡阳之辨法何如？亡阴之汗，身畏热，手足温，肌热，汗亦热而味咸，口渴喜凉饮，气粗，脉洪实，此其验也。亡阳之汗，身反恶寒，手足冷，肌凉汗冷，而味淡微黏，口不渴，而喜热饮，气微，脉浮数而空，此其验也。至于寻常之正汗、热汗、邪汗、自汗，又不在二者之列。此理知者绝少，即此汗之一端，而聚讼纷纷，毫无定见，误治甚多也。(《医学源流论·亡阴亡阳论》)

方药离合论

方之与药，似合而实离也。得天地之气，成一物之性，各有功能，可以变易血气，以除疾病，此药之力也。然草木之性，与人殊体，入人肠胃，何以能如人之所欲，以致其效？圣人为之制方以调剂之，或用以专攻，或用以兼治，或相辅者，或相反者，或相用者，或相制者。故方之既成，能使药各全其性，亦能使药各失其性。操纵之法，有大权焉。此方之妙也。若夫按病用药，药虽切中，而立方无法，谓之有药无方，或守一方以治病，方虽良善，而其药有一二味与病不相关者，谓之有方无药。譬之作书之法，用笔已工，而配合颠倒，与夫字形俱备，而点画不成者，皆不得谓之能书。故善医者分观之，而无药弗切于病情，合观之，而无方不本于古法，然后用而弗效，则病之故也，非医之罪也。而不然者，即偶或取效，隐害必多，则亦同于杀人而已矣。至于方之大小奇偶之法，则《内经》详言之，兹不复赘云。（《医学源流论·方药离合论》）

古方加减论

古人制方之义，微妙精详，不可思议。盖其审察病情，辨别经络，参考药性，斟酌轻重，其于所治之病，不爽毫发。故不必有奇品异术，而沉痼艰险之疾，投之辄有神效，此汉以前之方也。但生民之疾病，不可胜穷，若必每病制一方，是曷有尽期乎？故古人即有加减之法，其病大端相同，而所现之症或不同，则不必更立一方，即于是方之内，因其现症之异，而为之加减。如《伤寒论》中，治太阳病用桂枝汤。若见项背强者，则用桂枝加葛根汤。喘者，则用桂枝加厚朴杏子汤。下后脉促胸满者，桂枝去白芍汤。更恶寒者，去白芍加附子汤。此犹以药为加减者也。若桂枝麻黄各半汤，则以两方为加减矣。若发奔豚者用桂枝，为加桂枝汤，则又以药之轻重为加减矣。然一二味加减，虽不易本方之名，而必明著其加减之药。若桂枝汤倍用芍药而加饴糖，则又不名桂枝加饴糖汤，而为建中汤。其药虽同，而义已别，则立名亦异。古法之严如此，后之医者，不识此义，而又欲托名用古，取古方中一二味，则即以某方目之。如用柴胡，则即曰小柴胡汤。不知小柴胡之力，全在人参也。用猪苓、泽泻，即曰五苓散，不知五苓之妙，专在桂枝也。去其要药，杂以他药，而仍以某方目之，用而不效，不知自咎，或则归咎于病，或则归咎于药，以为古方不可治今病。嗟乎！即使果识其病而用古方，支离零乱，岂有效乎？遂相戒以为古方难用，不知全失古方之精义，故与病毫无益而反有害也。然则当何如？曰：能识病情与古方合者，则全用之。有别症，则据古法加减之。如不尽合，则依古方之法，将古方所用之药，而去取损益之，必使无一药之不对症，自然不倍于古人之法，而所投必有神效矣。（《医学源流论·古方加减论》）

方剂古今论

后世之方已不知几亿万矣，此皆不足以名方者也。昔者，圣人之制方也，推药理之本原，识药性之专能，察气味之从逆，审脏腑之好恶，合君臣之配偶，而又探索病源，推求经络，其思远，其义精，味不过三四，而其用变化不穷。圣人之智，真与天地同体，非人之心思所能及也。上古至今，千圣相传，无敢失坠。至张仲景先生，复申明用法，设为问难，注明主治之症，其《伤寒论》《金匮要略》，集千圣之大成，以承先而启后，万世不能出其范围。此之谓古方，与《内经》并垂不朽者。其前后名家，如仓公、扁鹊、华佗、孙思邈诸人，各有师承，而渊源又与仲景微别，然犹自成一家。但不能与《灵》《素》《本草》一线相传，为宗枝正脉耳。既而积习相仍，每著一书，必自撰方千百。唐时诸公，用药虽博，已乏化机。至于宋人，并不知药，其方亦板实肤浅。

元时号称极盛，各立门庭，徒骋私见。迨乎有明，蹈袭元人绪余而已。今之医者，动云古方，不知古方之称，其指不一。若谓上古之方，则自仲景先生流传以外无几也。如谓宋元所制之方，则其可法可传者绝少，不合法而荒谬者甚多，岂可奉为典章？若谓自明人以前，皆称古方，则其方不下数百万。夫常用之药，不过数百品，而为方数百万，随拈几味，皆已成方，何必定云某方也？嗟！嗟！古之方何其严，今之方何其易，其间亦有奇巧之法、用药之妙，未必不能补古人之所未及，可备参考者。然其大经大法，则万不能及。其中更有违经背法之方，反足贻害。安得有学之士为之择而存之，集其大成，删其无当，实千古之盛举。余盖有志而未逮矣！（《医学源流论·方剂古今论》）

第七章 黄元御

一、生平简介

黄元御（1705—1758），字坤载，号研农，别号玉楸子，山东昌邑人。黄氏出身名门，自幼饱读诗书，聪明过人，15 岁为诸生，"常欲奋志青云，以功名高天下"。由于不久即患目疾，为庸医误治，而致左目失明。清朝科举制度，凡五官不正者均不仕禄，黄氏不得已弃举子业，致力于岐黄之学。他溯本求源，将黄帝、岐伯、秦越人和张仲景喻为"四圣"，精研《内经》《难经》及仲景之学，医术渐精，数年之内即医名大振，并被选为御医，乾隆皇帝亲题"妙悟岐黄"匾额悬挂于太医院门首。黄氏一生著述甚丰，自 1748 年至 1758 年，撰成《伤寒悬解》《金匮悬解》《四圣悬枢》《四圣心源》《长沙药解》《伤寒说意》《素灵微蕴》《玉楸药解》《素问悬解》《灵枢悬解》《难经悬解》等医书达 11 种之多。现有《黄元御医学全书》合订本及《黄元御用经方》。

二、著作概要

1.《伤寒悬解》 本书成书于 1748 年，十四卷。黄氏将仲景《伤寒论》重新编次，对其经文逐条诠释，释仲景之奥旨，条序井然，多所独见，自成一家。《四库全书总目提要》曰："自晋王叔和混热病于伤寒，后来坊本杂出，又有传经为热、直中为寒之说，而伤寒亡矣，且简编亦多失次。因为解其脉法，详其经络，考其常变，辨其宜忌，凡旧文之讹乱者悉为更定。末载《驳正叔和序例》一卷，以纠其失，其持论甚高。考《伤寒论》旧本经王叔和之编次已乱其原次，元御以为错简较为有据。"

2.《金匮悬解》 本书成书于 1748 年，二十二卷。本书是在黄氏研习《金匮要略》多年，且通读诸多医家诠释《金匮要略》著述后而纂成的研究仲景学说的著作，其学术价值极高。《四库全书》评述曰："元御谓张机著《金匮玉函经》，以治内伤杂病，大旨主于扶阳气以为运化之本。自滋阴之说盛，而阳自阴升、阴由阳降之理迄无解者，因推明其意，以成此书。于四诊九候之法，言之颇详。"

3.《伤寒说意》 本书成书于 1754 年，十卷。本书对《伤寒论》之脉、证、理、法、方、药逐一剖析阐释，强调里气的重要性和阳气的主导作用，义理明彻，见解独到。本书与《伤寒悬解》一纵一横，相互羽翼，乃阐释《伤寒论》之佳作。

4.《四圣心源》 本书成书于 1753 年，十卷。黄氏为光大黄帝、岐伯、秦越人、张仲景四圣伟业，阐发四圣典籍精蕴而撰此书。论述内外百病时，博采诸家之长，融合独特己见，值得从医者师法研读。该书理法方药俱备，长于内、外、妇科及七窍病的证治。

5.《四圣悬枢》 本书成书于 1753 年，五卷，为论述温、疫、痘、疹之专书。黄氏鉴于历代医家对上述四病的论述杂乱无章，用药孟浪不精，于是博采前贤精言，辨析四病原始要终、病因机转，以六经辨证解析八纲，所拟诸方均宗四圣之旨，扼要精当，独具特色。

6.《长沙药解》 本书成书于 1753 年，四卷，是诠释仲景常用方药的专著。黄氏取仲景书常用药物 162 种，以药为经，以方为纬，首列每药的气味归经及性情功用，继述是方治证，并予以精当诠释，兼及前贤得失，可供医者参用。

三、学术渊源

黄元御出身于书香门第，少年时代遍览四书五经、诸子百家和历代著作，被乡人视为"国器"，后因庸医误治而绝仕宦之途，改业医学。黄氏治古医经，无不以错简为说，这与其被庸医所误、决心匡正时弊、探本溯源有关。在具体编撰中，黄氏以运气治伤寒，大力畅发五运六气之义，以六经为纲，以气化释六经，从气化的角度究诘伤寒脏腑、经络、营卫、表里、阴阳、寒热、虚实诸病的病因病机，指出"人有十二经，仲景《伤寒》但立六经者，从六气也"。同时提出手足经六经从化、两经同气等重要观点，持论颇高。

四、伤寒学术成就

1. 主张错简之说，大倡风寒营卫 《伤寒论》问世后，一直被历代医家所重视。随着研究的深入，明清学者围绕着《伤寒论》的编次注释、研究方法及六经本质的问题展开了讨论。明代方有执认为王叔和编次的《伤寒论》是"颠倒错乱殊甚"，必须"重修考订"，开错简重订之先河；继之喻昌著《尚论篇》对方氏的考订大加赞赏，并将风寒中伤营卫之论概括为"三纲鼎立"说。黄氏赞同方、喻二家，认为"《伤寒》次第，乱于叔和，《伤寒》之亡，亡于次第紊乱而下士不解也"，遂"于破裂纷乱之中，条分缕析，复其次第之旧"。他将总论置于卷首，阐发仲景微旨，前两卷论"脉法"，卷三至卷十二是"六经病"，卷十三述"伤寒类证"，卷十四讲"汗下宜忌"，卷末附"王叔和《伤寒例》"。其中"六经病"共编入条文 368 条，重订为太阳病上、中、下三篇，阳明病上、下两篇，少阳病两篇，三阴病各一篇。黄氏注解的《伤寒论》内容结构完整，脉络清晰，纲领振举，条理综贯，被赞为"两千年不传之绝学，至是始得其真"。

风伤卫、寒伤营、风寒两伤营卫被称为伤寒三纲鼎立说。黄元御专篇立论，大倡是说，成为其研究伤寒的重要思想。他认为营卫乃经络之气血。气统于肺，凡脏腑经络之气皆由肺气所宣布，其在脏腑者则为气，在经络则为卫。血统于肝，凡脏腑经络之血皆肝血之所流注，其在脏腑则为血，在经络则为营。盖肺气清凉而性收敛，肝血温暖而性生发。卫秉肺金之气，其性亦清降而收敛；营秉肝木之气，其性温升而发散。风者，天地之阳气，主开主泄；寒者，天地之阴气，主阖主敛。故黄氏将风伤卫之病机解释为

"卫以收敛为性，风愈泄而卫愈闭，闭而不开，故郁遏营血，而为内热"，将寒伤营之病机解释为"营以发达为性，寒愈敛而营愈发，发而不透，故裹束卫气，而生表寒"，是独具视角而高出前人之论。

2. 重视运气理论，阐释六经气化 黄氏"博览群书，尤邃于《易》，诸子百家，靡不精熟"。医学方面，他强调"天人一也，未识天道，焉知人理"，十分重视五运六气理论对人体生理病理的影响。六气乃风、火、暑、湿、燥、寒。其在天者，分别为厥阴风木、少阴君火、少阳相火、太阴湿土、阳明燥金及太阳寒水，在人体则一一对应肝、心、三焦、脾、胃、膀胱。黄元御注重以六气释六经，他指出"内外感伤，百变不穷，溯委穷源，不过六气，六气了彻，百病莫逃，义至简而法至精也""仲景为六经写真，知六气也"。

黄氏以运气治伤寒的特点重在"气化"。《伤寒悬解》《伤寒说意》二书不但在总论部分有专篇阐述气化思想，而且于六经每经病之篇首亦以气化学说开篇，体现了气化总统六经的指导思想。如《伤寒悬解·太阴全篇·太阴脏病》云："太阴以湿土主令，故太阴脾脏不病则已，病则是湿。土之所以克水者，以其燥也，湿则反被水侮。少阴寒水之气传之于土，是以其脏有寒。湿者，太阴之主气，寒者，少阴之客气也，而太阴之病寒湿者，总因阳明之虚。脾为湿土，胃为燥土，阳明之阳盛，则湿为燥夺而化热，太阴之阴盛，则燥为湿夺而生寒。而阴阳虚实之权在乎中气，中气旺则脾家实，太阴从化于阳明，中气衰则胃气逆，阳明从化于太阴。"从主气、客气、虚实、从化等方面将太阴脾脏的病理演变阐释得清楚明了，为太阴篇各条文方证的解释奠定了理论基础。

3. 强调寒温异气，力驳传经为热 黄氏在《伤寒悬解》开篇即论"寒温异气"，指出伤寒"本无内热，但因风寒外感而发，病在经络，不在脏腑"，而温病"原有内热，因表郁而里发也……五脏六腑，皆受病也"，指出了伤寒与温病在病因病机方面的本质区别。在此基础上，黄氏进一步指出："叔和混热病于伤寒，遂启后来传经为热之讹。注伤寒者数十百家，无不背仲景而遵叔和。一论之误，遗祸千古，此虽叔和之谬，而实后人之愚。"力驳伤寒传经为热之说。《伤寒悬解·寒热死生》云："温病在脏腑，总是内热，伤寒中风，原无内热，脏腑和平，寒热不偏，营卫不至内陷，故六经既尽，自能汗解。阳盛则腑热内作，从此但热而不寒，阴盛则脏寒里动，从此但寒而不热。入腑入脏，则营卫内陷，死机攸伏，解无定期矣……一临伤寒，先有传经为热之语横塞胸中，至于证脉阴阳，丝毫不解，人随药死，枉杀多矣。"强调临床实践中不能拘泥于传经为热之说，而应根据证脉阴阳辨证论治，体现了唯物辩证法中实事求是的重要思想。

五、应用经方临证经验

1. 立足中气升降 运用中气升降理论指导临床实践，是黄氏论治伤寒的重要学术特点。他在《四圣心源·劳伤解·阴阳》中指出："中气升降，是生阴阳，阴阳二气，上下回周。阴位于下，而下自左升，则为清阳；阳位于上，而自上右降，则为浊阴……清气之左升，赖乎阴中之阳生，阳生则浮动而亲上，权在己土；浊阴之右降，赖乎阳中之阴生，阴生则沉静而亲下，权在戊土。戊己升降，全凭中气，中气一败，则己土不升而清阳下陷，戊土不降而浊气上逆，此阴虚阳虚所由来也。"说明了中气升降的重要作用。《四圣心源·劳伤解·中气》认为："中气衰则升降窒，肾水下寒而精病，心火上炎而神病，肝木左郁而血病，肺金右滞而气病。神病则精怯而不宁，精病则遗泄而不秘，血病则凝瘀而不流，气病则痞塞而不宣。四维之病，悉因中气……故医家之药，首在中气。"说明中气衰败是百病之源，治病之本当调补中气。如黄氏分析少阴水火胜负之机时指出："水之所以不胜火者，全赖乎土，水虽有胜火之权，而中州之土堤其阴邪，则寒水不至泛滥，而君火不至渐亡，盖土旺则水邪不作，少阴不病也。"临床上则擅用甘草、人参培土健中，干姜、附子温运脾肾，茯苓、泽泻祛湿利水，均是重视中气升降的体现。

2. 注重扶阳抑阴　在以阴阳盛衰、寒热变化为主要病理特征的六经病中，黄氏尤为重视阳气的作用。他认为人身立命全赖阳气，若阳气无伤，则百病不作，而阳气若伤，则百病皆起。《素灵微蕴·脏象解》指出："阳如珠玉，阴如蚌璞，含珠于蚌，完玉以璞，而昧者不知，弃珠玉而珍蚌璞，是之谓倒置之民矣。"《伤寒说意·六气解》亦强调"阴易盛而阳易衰，凡人之病，阴盛者多，阳盛者少。太阳之病，足太阳主令于寒水者十之六七，手太阳化气于君火者十之二三。阳明之病，足阳明化气于燥金者十之一二，足阳明化气于湿土者十之八九。少阳之病，足少阳化气于相火者十之三四，足少阳化气于风木者十之六七。太阴之病，足太阴主令于湿土者不止十九，手太阴化气于燥金者未能十一。少阴之病，足少阴化气于寒水者无人非是，足少阴化气于君火者千百之一。厥阴之病，足厥阴主令于风木者十之八九，手厥阴化气于相火者十之一二。阳从阴化则易，阴从阳化则难，气数如此，无如何也"，说明扶阳抑阴乃不易之道。内伤杂病方面，黄氏亦从阳衰理论，处处顾护阳气，比如在妇科提出"调经养血之法，首以崇阳为主"，认为"仲景温经一汤，温中去湿，清金荣木，活血行瘀，诚为圣法"；再如治疗便血时变仲景之黄土汤为桂枝黄土汤，用桂枝振奋、升发阳气，使扶阳之功易奏。

总之，基于崇阳卑阴的思想，黄元御临证用药喜温热而远苦寒，常用药物为甘草、干姜、桂枝、茯苓、半夏等。

六、临证医案

1. 惊悸医案　陈梦周，患作酸嗳气，头晕耳鸣，春季膈热，火升头痛，手麻惊悸，不寐善忘，左乳下跳动不息。每午后膝冷病作，鸡鸣膝温而轻，平旦膝暖而差。服燥土疏木之药，饱食甘寝，但胸有火块，游移上下左右，时时冲击微痛，心跳未已。初秋膝冷又发，项脊两肩作痛，面颧浮肿，喷嚏时来，四肢拘急，心跳连脐，遍身筋脉亦动。八月后睡醒口苦，舌根干燥，每夜鸡鸣膝冷病作，午后膝温而轻，日夕膝暖而差。病来计粒而食，饮啖稍过，胀闷不消，滞气后泄。略啖瓜果，便觉腹痛。食粥则吐稀痰，晚食更多。

此缘土湿不运，阳气莫藏。心藏神，肾藏精，人之虚灵善悟者，神之发也，睹记不忘者，精之藏也。而精交于神，神归于精，则火不上炎，水不下润，是谓既济。精不交神，则心神飞越，不能知来；神不归精，则肾精驰走，不能藏往，此善忘之由也。精根于神，及其右降而为金，则魄俱而精生，神根于精，及其左升而为木，则魂成而神化，《子华子》所谓精秉于金火而气谐于水木也。今火炎于上，则金被其克而不降，水润于下，则木失其政而不升矣……

治法惟宜燥土。土居二气之中，以治四维，在阴而阴，在阳而阳，随四季而递变。土旺则上清下温，升左降右，稍助其推迁，而南北互位，东西贸区，静与阴同闭，动与阳俱开，成然寐，遽然觉，经目而讽于口，过耳而识于心，泰山崩而色不变，迅雷震而心不摇，神宇泰定，诸病俱消矣。

惊悸之证，阳败土湿，后世庸工，以为阴亏，归脾、补心诸方，谬妄极矣。梦周平日强记善睡，涉秋病作，服归脾、六味诸药，大损眠食，惕然惊悸，通夜不寐。年逾六十，中气衰弱，而常服滋润，伐其微阳，神思荒浪，欲作阜落国人。其老矣，何以堪此哉！

《宋书》：谢晦与檀道济将发荥阳，晦其夕悚动不眠，道济就寝便熟。何其胆壮如是？是宜泻湿降逆，以培甲木，甲木根深，自当宠辱不惊。（《素灵微蕴·惊悸解》）

2. 泄泻医案 崔季长，素病腿膝寒冷，日暮环脐腹痛，胀满作泄，阳痿肩寒，服燥土疏木药愈。夏初童试，劳倦病发，吐黑血数日，饮食不甘，胀满吐泄，腹中郁热，积块坟起，泄则气块宣鸣而下，小便红涩，日夕脐腹痛连左胁，往来寒热，作酸嗳气，壅嗽生痰，四肢酸凉，膝股如冰，时常倦睡，夜卧腘中作痛，仰卧冲气上奔，左侧冲气横塞，满腹剧痛，惟右胁着席。

此缘水寒土滞，金木结辖。人身脐居上下之间，太阴阳明之中气也。中气盛则运，衰则滞，运则清虚，衰则胀塞，《关尹子》所谓实即虚而虚即实也。饮食入胃，脾土消磨，中气运行，是以不胀。水谷腐化，精华升而渣滓降，津液渗于膀胱，渣滓传于二阳，便溺分途，故前不至淋而后不至泄。阳衰土湿，不能蒸水化气，而与渣滓并注二肠，水渍湿旺，脾气郁陷，抑遏乙木，不得升达，木气郁冲，故作痛胀。木性升泄，遏于湿土之下，冲突击撞，不得上达，则下走二肠，以泄积郁。水在二肠，不在膀胱，故乙木冲决，膀胱闭塞而大肠泄利也。《灵枢·口问》：中气不足，溲便为之变，正此义也。盖脾胃者，仓廪之官。《脉要精微论》：仓廪不藏者，是门户不要也。肾开窍于二阴，是为胃之关门。肾以癸水居土之下，心以丁火居土之上，而水交于火，则浊气下降而上不热，火交于水，则清气上升而下不寒。《阴阳应象论》：寒气生浊，热气生清。火不上热，则浊生而右降，水不下寒，则清生而左升，浊气在下，故上不胀，清气在上，故下不泄。而水火之交，全恃乎土，土者，如车之输，如户之枢，四象皆赖以为推迁。《子华子》：阳之正气，其色赤，阴之正气，其色黑。上赤下黑，左青右白，黄潜于中宫，而五运流转，故有输枢之象焉。输枢运则火下炎而浊降，水上润而清升，是以坎离独斡乎中气。土虚则鸟飞而上，鱼动而下，火则上炎，水则下注，浊气在上，则生膜胀，清气在下，则生飧泄。

胀泄者，太阴脾土之湿盛也。土生于火而败于水，火旺则阳明盛而湿亦化燥，水旺则太阴盛而燥亦化湿。燥则运行，湿则滞塞，运行则谷消而便坚，滞塞则完谷而后泄。《调经论》：志有余则腹胀飧泄。肾藏志而气寒，志有余者，寒水泛滥，入土化湿，木郁风动，是以胀泄并作也……

治法燥土暖水，疏木达郁，清金降逆。水温土燥，则土气回旋，木升金降，痰消而嗽止，水利而便调矣。

季长病泄半载，为庸医误药，已至危急。用温中燥土、暖水达木之方，腹中滞气，一啜而散，阳气浸淫，见于眉宇之间，数剂泄止。

庸工以胀泄为脾气之散，用五味、木瓜、山萸、芍药诸品。中气郁结，而再服酸收，是益其源而障其流也。至于十全大补一方，真俗腐之妄作，人每用以治泄利，不通之至！（《素灵微蕴·飧泄解》）

3. 鼓胀医案 田龙章，初秋病痢，服药数剂，痢愈而腹胀，得食更甚，胁内气冲作痛。用温中散滞之方，胀消，心绪烦乱，悦怒不平。又以忿恚而发，数发之后，脐内肿胀，遂成气鼓，喘呼不卧，溲溺艰涩，诸味俱绝，食甘稍差。此缘脾土湿陷，木郁不达。肾司二便，而粪溺之输泄，其职在肝。阳衰土湿，脾气郁陷，抑遏乙木升发之气，下冲魄门，泄其积郁，而传道阻梗，是以病痢。过服寒泄，伤其脾阳，痢止土败，不能升运，木气犹遏，故多忿怒。怒伤肝气，贼虚脾土，肝脾郁迫，不得发舒，故清气壅阻而为肿胀。脾主消磨，肝主疏泄，饮食入胃，脾阳升磨，谷精上运，则化气血，谷滓下传，则为大便。而水之消化，全赖土燥，克以燥土，蒸而为气，雾气降洒，化而为水，以输膀胱。粪溺蓄积，泄以风木之气，水利于前，谷行于后，则后不至泄而前不至淋。水利土燥，脾升木达，清阳旋转，肿胀所以不作也。土湿不能蒸水化气，乃与谷滓并入二肠，水停湿旺，土陷木郁，木气冲决，但冲二肠而为泄利，不开膀胱而导闭癃，是以后窍滑而前窍涩。前窍不开，湿无去路，肝脾日郁，此肿胀所由作也……

此宜燥土升陷，而达木气。土燥阳升，消化水谷，水能化气而气复化水，下注膀胱，水道清利，湿气渗泄，肝脾升达，肿胀自消。庸工见其小便热涩，而以黄柏、知母清泻膀胱之热，脾阳更败，湿陷益增，是拯溺而投之以石也，岂不谬与！若脏腑之中，湿旺气结，久而不行，化生腐败，腐败瘀填，则用疏涤五脏之法，去其菀陈。腐败全消，脾阳升布，则精气动薄，神化回潏，寿命永固，长生不老。此除旧布新之法也。

龙章病用燥土达木、行郁升陷之味，十余日全瘳。（《素灵微蕴·气鼓解》）

七、参考文献

1. 秦玉龙，尚力. 中医各家学说［M］. 北京：中国中医药出版社，2012.

2. 孙洽熙. 黄元御医学全书［M］. 北京：中国中医药出版社，1997.

3. 秦玉龙. 明医心鉴：历代名医临床经验集萃［M］. 北京：中国中医药出版社，2013.

4. 王伟波. 昌邑历史人物［M］. 北京：东方出版社，1998.

5. 于露婧. 清代名医黄元御与《伤寒悬解》《伤寒说意》及《长沙药解》［J］. 实用中医内科杂志，2017，31（2）：70.

6. 欧阳翔，张国霞. 黄元御之《伤寒悬解》概说［J］. 中医药导报，2015，21（11）：1.

7. 姜建国. 黄元御治伤寒学思想述评 [J]. 国医论坛, 1986 (4): 41.

8. 林秀华, 胡学军. 黄元御中气升降理论阐析 [J]. 广州中医药大学学报, 2013, 30 (3): 430.

9. 吕志. 试论黄元御之扶阳气学术思想 [J]. 中医药学报, 1984 (6): 25.

10. 汪辉东. 试论黄元御扶阳抑阴学术思想 [J]. 陕西中医, 1985, 6 (11): 524.

11. 李成文. 黄元御用经方 [M]. 北京: 中国中医药出版社, 2019.

12. 李成文. 黄元御用中药 [M]. 北京: 中国中医药出版社, 2016.

八、原著摘录

寒温异气

伤寒温病, 各不同气。《素问·生气通天论》: 阴阳之要, 阳密乃固。阳强不能密, 阴气乃绝, 因于露风, 乃生寒热, 是以冬伤于寒, 春必病温。金匮真言论: 精者, 身之本也, 故藏于精者, 春不病温。冬伤于寒, 即冬不藏精之变文也。阳生于春而长于夏, 收于秋而藏于冬, 冬时地下之温暖者, 阳气之密藏也。人于此际, 宜顺天时, 以藏阳气。蛰藏者, 肾精之职, 精密则阳藏矣。冬不藏精, 阳气疏泄, 天当极寒之际, 人行盛暑之令, 相火炎蒸, 精液消亡, 是谓冬伤于寒。此缘冬时肾精不秘, 阳飞火腾, 伤其寒水蛰藏之令气, 非感冒寒邪, 冬时不病也。一交春夏, 木火司气, 内热愈增, 偶因风露侵伤, 郁其内热, 则为温病春为温病, 夏为热病, 时令不同, 名目虽殊, 实一证也。病因外感而根原内伤, 感在经络而伤在脏腑, 故病传三阳即内连三阳之腑, 病传三阴即内连三阴之脏。在脏在腑, 但热无寒, 以其原有内热, 因表郁而里发也。六日经尽, 则脏腑经络表里皆热, 故曰三阴三阳, 五脏六腑, 皆受病也《素问·热论》语。

伤寒中风, 本无内热, 但因风寒外感而发, 病在经络, 不在脏腑。阳盛而后传阳明之腑, 阴盛而后传太阴之脏, 其视温病之热自内发者不同。而病传阳腑则为热, 病入阴脏则为寒名曰病入, 实里气之自病也, 其视温病之表里皆热者亦不同也。

叔和混热病于伤寒叔和叙例, 引热病之文以释伤寒, 寒热始混, 遂启后来传经为热之讹。注伤寒者数十百家, 无不背仲景而遵叔和。一论之误, 遗祸千古, 此虽叔和之谬, 而实后人之愚。仲景《伤寒》, 昭如日星, 后人一字不解, 无怪其狐惑于邪说也仲景而后, 医法失传, 非第伤寒, 杂病亦尔。祖派已讹, 孙支愈谬, 庸妄接踵, 不可胜数也。(《伤寒悬解·卷首》)

积聚

病, 有积、有聚、有谷气。积者, 五脏之病也, 脏为阴, 其性静, 故终不迁移。《难经》: 脏病者, 止而不移, 其病不离其处。聚者, 六腑之病也, 腑为阳, 其性动, 故发作有时, 展转痛移, 此为可治。《难经》: 腑病者, 仿佛贲响, 上下行流, 居无常处。谷气者, 谷气也, 水谷不消, 中气郁满, 木气抑遏, 故胁下作痛。按之郁开则愈, 举手复发, 是为谷气。此风寒之伤于脏腑, 而成积聚者也。

诸积大法, 脉来细而附骨者, 乃积也。寸口, 积在胸中。微出寸口, 积在喉中。关上，积在脐旁。上关上，积在心下。微下关，积在少腹。尺中，积在气街。脉出左，积在左，脉出右，积在右，脉两出，积在中央，各以其部处之。

诊诸积之大法，脉来细而附骨者，乃积也。见于寸口，则上而积在胸中。微出寸口，则更上而积在喉中。见于关上，则中而积在脐旁。上于关上，则上而积在心下。微下于关，则下而积在少腹。见于尺中，则下而积在气街。脉出于左，积在于左，脉出于右，积在于右，脉左右两出，积在中央，各以其上下左右之部处之。五十六难：肝之积，曰肥气，在左胁下，如覆杯，有头足。心之积，曰伏梁，起脐上，大如臂，上至心下。脾之积，曰痞气，在胃脘，覆大如盘。肺之积，曰息贲，在右胁下，覆大如杯。肾之积，曰奔豚，发于少腹，上至心下，若豚状，或上或下无时。此五积之部也。此就积聚而分三焦之部。

积聚者，风寒之所成也。《灵枢·百病始生》：夫百病之始生也，皆起于风雨寒暑、清湿喜怒。喜怒不节则伤脏，风雨则伤上，清湿则伤下，是谓三部虚邪之中人也。始于皮肤，皮肤缓则腠理开，开则邪从毛发入，入则抵深，深则毛发立，毛发立则淅然，故皮肤痛。留而不去，则传舍于络脉，在络之时，痛于肌肉，其痛之时息，大经乃代。留而不去，传舍于经，在经之时，洒淅善惊。留而不去，传舍于腧，在腧之时，六经不通四肢，则肢节痛，腰脊乃强。留而不去，传舍于伏冲之脉。在伏冲之时，体重身痛。留而不去，传舍于肠胃，在肠胃之时，贲响腹胀，多寒则肠鸣飧泄，食不化，多热则溏出糜。留而不去，传舍于肠胃之外，募原之间，留着于脉，稽留而不去，息而成积。或着孙脉，或着络脉，或着经脉，或着腧脉，或着于伏冲之脉，或着于膂筋，或着于肠胃之募原，上连于缓筋，邪气淫泆，不可胜论。

其着孙络之脉而成积者，其积往来上下。臂手，孙络之所居也，浮而缓，不能句积而止之，故往来移行肠胃之间，水凑渗注灌，濯濯有音。有寒则腹满雷引，故时切痛。其着于阳明之经，则挟脐而居，饱食则益大，饥则益小。其着于缓筋也，似阳明之积，饱食则痛，饥则安。其着于肠胃之募原也，痛而外连于缓筋，饱食则安，饥则痛。其着于伏冲之脉者，揣之应手而动，发手则热气下于两股，如汤沃之状。其着于膂筋，在肠后者，饥则积见，饱则积不见，按之不得。其着于腧之脉，闭塞不通，津液不下，孔窍干塞。此邪气之从外入内，从上下也。

积之始生，得寒乃生，厥乃成积也。厥气生足悗，悗生胫寒，胫寒则血脉凝涩，血脉凝涩则寒气上入于肠胃，入于肠胃则䐜胀，䐜胀则肠外之汁沫迫聚不得散，日以成积。卒然多食饱则肠满，起居不节，用力过度，则络脉伤。阳络伤则血外溢，血外溢则衄血。阴络伤则血内溢，血内溢则后血。肠胃之络伤，则血溢于肠外，肠外有寒，汁沫与血相抟，则并合凝聚不得散，而积成矣。卒然外中于寒，若内伤于忧怒，则气上逆，气上逆则六腧不通，温气不行，凝血蕴里而不散，津液涩渗，着而不去，而积皆成矣。

忧思伤心，重寒伤肺，忿怒伤肝，醉以入房，汗出当风伤脾，用力过度，若入房汗出浴，则伤肾，此内外三部之所以生病者也。风寒积聚之义如此。（《金匮悬解·卷二》）

六气解

天有六气，初之气，厥阴风木，二之气，少阴君火，三之气，少阳相火，四之气，太阴湿土，五之气，阳明燥金，六之气，太阳寒水。天人同气也，肝足厥阴之经，是为风木，心手少阴之经，是为君火，三焦手少阳之经，是为相火，脾足太阴之经，是为湿土，大肠手阳明之经，是为燥金，膀胱足太阳之经，是为寒水。经有十二，六气统之，厥阴以风木主令，手厥阴火也，从母化气而为风，少阴以君火主令，足少阴水也，从妻化气而为热，少阳以相火主令，足少阳木也，从子化气而为暑，太阴以湿土主令，手太阴金也，从母化气而为湿，阳明以燥金主令，足阳明土也，从子化气而为燥，太阳以寒水主令，手太阳火也，从夫化气而为寒。经气对化，自然之理。

人之六气，不病则不见，病则一经之气见。或自见其令气，或自见其本气，或主令者而见从化之气，或从化者而见主令之气，视其经气之盛衰焉。厥阴、太阴、太阳，足经主令而手经化气者也。足厥阴，风木也，手厥阴之火，应从风化，而厥阴经病，阳虚则手厥阴化气于风木，阳盛则手厥阴不从风化，而从少阳之暑化。足太阴，湿土也，手太阴之金，应从湿化，而太阴经病，阳虚则手太阴化气于湿土，阳盛则手太阴不从湿化，而从阳明之燥化。足太阳，寒水也，手太阳之火，应从寒化，而太阳经病，阳虚则手太阳化气于寒水，阳盛则手太阳不从寒化，而从少阴之热化。少阴、少阳、阳明，手经主令而足经化气者也。足少阴，水也，水之气为寒，少阴经病，阳盛则足少阴化气于君火，阳虚则不从火化，而从太阳之寒化。足少阳，木也，木之气为风，少阳经病，阳盛则足少阳化气于相火，阳虚则不从火化而从厥阴之风化。足阳明，土也，土之气为湿，阳明经病，阳盛则足阳明化气于燥金，阳虚则不从燥化而从太阴之湿化。主令者盛，则化气者从之，化气者盛，则主令者从之，总之不离乎本气之虚实耳。

阴易盛而阳易衰，凡人之病，阴盛者多，阳盛者少。太阳之病，足太阳主令于寒水者十之六七，手太阳化气于君火者十之二三。阳明之病，足阳明化气于燥金者十之一二，足阳明化气于湿土者十之八九。少阳之病，足少阳化气于相火者十之三四，足少阳化气于风木者十之六七。太阴之病，足太阴主令于湿土者不止十九，手太阴化气于燥金者未能十一。少阴之病，足少阴化气于寒水者无人非是，足少阴化气于君火者千百之一。厥阴之病，足厥阴主令于风木者十之八九，手厥阴化气于相火者十之一二。阳从阴化则易，阴从阳化则难，气数如此，无如何也。

一经有一经之性情，经气和平，彼此交济，一经之性情不至偏见。一经病则自见其本气，而一经之性情遂处发现。《伤寒》六经之证，六经之性情发现也。仲景为六经写真，知六气也。知六气之变化，则知六经之性情矣。（《伤寒说意·卷首·六气解》）

里气解

风寒之伤人也，不能为寒，不能为热，视乎人之里气而为变者也。里气和平，则腑热不作，脏寒不动，终始在经，不能内传，但当发散其表邪，不必用温清补泻之剂也。里气非平而表邪外束，腑阳盛者，则阳郁而生内热，脏阴盛者，则阴郁而生内寒。寒热之分途，全在乎中。

太阴以湿土主令，阳明从燥金化气。阳旺之家，则阳明司气，胃腑生其燥热；阴旺之家，则太阴当权，脾脏生其湿寒。湿寒者，水气也；燥热者，火气也。脾以阴土而含阳气，阳升则化火；胃以阳土而含阴精，阴降则化水。水寒而流湿，火热而就燥。土者，水火之中气也。故火盛则燥热传于戊土，水盛则湿寒传于己土，此脏寒腑热之所由来也。然己土之性湿，庚金之性燥。湿者，太阴脾土之本气，燥者，阳明胃土之子气也，子气不敌本气之旺，故湿盛者多而燥盛者少。

盖水偏胜则病湿寒，火偏胜则病燥热，而阴阳非平者，则燥易消而湿易长。缘土居水火之中，水火交蒸，但能生湿，不能生燥，则湿有日增而燥有日减，自然之事。况五行之理，水能克火，火不能克水，故火常败而水常胜。此寒热燥湿进退消长之大凡也。

后世庸工，悖缪不通，乃有传经为热，直中为寒，种种胡说。千载不得解人，何可期之旦暮间也。(《伤寒说意·卷首》)

大枣

大枣　味甘、微苦、微辛、微酸、微咸，气香，入足太阴脾、足阳明胃经。补太阴己土之精，化阳明戊土之气，生津润肺而除燥，养血滋肝而息风，疗脾胃衰损，调经脉虚芤。

《金匮》十枣汤甘遂、芫花、大戟等分为散，大枣十枚，煎服一钱匕。治中风表解，内有水气，下利呕逆，头痛，心下痞硬满，引胁下痛，汗出不恶寒者。以土败不能制水，水邪泛滥，中气郁阻，肝脾下陷而为泄利，胆胃上逆而作呕吐。戊土迫于甲木，是以心痞胁痛。相火升而卫泄，是以汗出。表证既解，故不恶寒。芫、遂、大戟，决其积水，大枣保其脾精也。

《伤寒》苓桂甘枣汤方在茯苓。用之治伤寒汗后，脐下悸动，欲作奔豚。以汗泻肝脾精气。木枯风动，郁勃冲击，土败而风木升腾，是为奔豚，大枣补脾精而滋风木也。

《金匮》甘麦大枣汤方在小麦。用之治妇人脏躁，悲伤欲哭，以木枯风盛，肺津被耗，大枣补脾精而润风燥也。

《伤寒》小柴胡汤方在柴胡。治少阳伤寒，胁下痞硬者，去大枣，加牡蛎，咳者，去人参、大枣、生姜，加五味、干姜。

《金匮》黄芪建中汤方在胶饴。治虚劳里急，诸不足，腹满者，去大枣，加茯苓一两，以其补而不行，益滞而助壅也。

木宜直升，曲则作酸，金宜从降，革则作辛，水宜上行，润下则咸，火宜下济，炎上则苦。酸则木病，故宜辛散，辛则金病，故宜酸收，咸则水病，故宜苦温，苦则心病，故宜咸寒。金木不遂其性则病生，水火各遂其性则病作，治宜对宫之味，所以反逆而为顺也。土居四象之中，得五味之和，五气之正，不酸、不辛、不苦、不咸，其味曰甘，不腥、不臊、不焦、不腐，其气曰香。味为阴而气为阳，阳性动而阴性静，以其味甘，则阴静而降，以其气香，则阳动而升。升则己土左旋而水木不陷，降则戊土右转而火金不逆。四象之病而生四味者，土气之弱也。

大枣纯和凝重，具土德之全，气味甘香，直走中宫，而入脾胃，其甘宜胃，其香宜脾。而香甘之外，则四象之味俱备，其辛宜肝，其酸宜肺，其苦宜肾，其咸宜心。补中宫而养诸子。既左右之咸宜，亦四达而不悖，真天下之佳果，人间之良药。

其味浓而质厚，则长于补血而短于补气。人参之补土，补气以生血也，大枣之补土，补血以化气也，是以偏入己土，补脾精而养肝血。凡内伤肝脾之病，土虚木燥，风动血耗者，非此不可，而尤宜于外感发表之际。

盖汗血一也。肺主卫气而司皮毛，肝主营血而司经络。营行脉中，为卫之根，卫行脉外，为营之叶，非卫则营不生，非营则卫不化。酝于卫而藏于营，则为血，酿于营而泄于卫，则为汗，虽异名而实同出，故曰夺汗者勿血，夺血者勿汗。太阳中风，卫气外敛，营郁而生内热又详桂枝、麻黄。

桂枝汤方在桂枝。开经络而泻营郁，不以大枣补其营阴，则汗出血亡，外感去而内伤来矣，故仲景于中风桂枝诸方皆用之，补泻并行之法也。十枣汤、葶苈大枣数方，悉是此意。惟伤寒营闭卫郁，义在泻卫，不在泻营，故麻黄汤方在麻黄不用也。其甘多而香少，则动少而静多，与姜桂同用，调其凝重之气，使之游溢于脏腑，洒陈于经络。以精专之体，改而为流利之性，此先圣之化裁也。

桂枝为内外感伤之原，遇沉、迟、结、代之脉，一变而为新加，再变而为炙甘草方在甘草，总不离桂枝之法。而当归四逆方在当归治厥阴脉微欲绝，则倍用大枣以滋肝血，方用大枣二十五枚。扩桂枝之义以宏大枣之功，而大枣之能事始尽。其伟绩殊效，备见于仲景诸方矣。

新制大枣法：选坚实肥大者，煮去苦水，换水煮烂，去皮核，净肉半斤，加生姜汁八两，入原汤煮化，连汁晒干。（《长沙药解·卷一》）

桂枝汤

太阳病，头疼，发热，汗出，恶风者，桂枝汤主之。

桂枝汤，甘草、大枣补脾精以滋肝血，生姜调脏腑而宣经络，芍药清营中之热，桂枝达营中之郁也。

风为阳邪，卫为阳气，风邪中人，则阳分受之，故伤卫气。卫秉肺气，其性收敛，风鼓卫气，失其收敛之职，是以汗出。风愈泄而卫愈敛，则内遏营血，郁蒸而为热。是卫气被伤而营血受病也，故伤在卫气而治在营血。桂枝汤，甘草、大枣补脾精以滋肝血，生姜调脏腑而宣经络，芍药清营中之热，桂枝达营中之郁也。汗者，营卫之所蒸泄，孔窍一开，而营郁外达，则中风愈矣。（《伤寒悬解·卷三》）

伤寒，发汗已解，半日许复烦，脉浮数者，可更发汗，宜桂枝汤。

伤寒，服麻黄发汗已解，乃半日许复烦，脉见浮数，是卫郁已泻而营郁不达，可更发汗，以泻其营，宜桂枝汤也。（《伤寒悬解·卷三》）

阳明病，脉迟，汗出多，微恶寒者，表未解也，可发汗，宜桂枝汤。

脉迟，汗出，恶寒，是太阳中风脉证，故宜桂枝。而汗多，已属胃阳之盛，故曰阳明病也。（《伤寒悬解·卷六》）

太阴病，脉浮者，可发汗，宜桂枝汤。方在太阳五。此太阴经病。

太阴病，已传脾脏，宜见腹满吐利、腹痛不食诸证。若不见诸证，而脉浮者，是脏病未成，而但见经病也，宜桂枝发汗。

下利腹胀满，身体疼痛者，先温其里，乃攻其表，温里宜四逆汤，攻表宜桂枝汤。方在太阳五。

下利而腹又胀满，是太阴脏病，腹满自利之证俱见矣，而其身体疼痛者，又有太阳经病，是当先温其里，乃攻其表。温里宜四逆汤以驱寒，攻表宜桂枝汤以驱风，里温则发汗不虑其亡阳矣。此与太阳伤寒，医下之，续得下利清谷章法同。（《伤寒悬解·卷十》）

吐利止，而身痛不休者，当消息和解其外，宜桂枝汤小和之。

吐利既去，而痛不休，以表寒未解，经气壅滞之故。桂枝汤，通经解表，小和其外，身痛即休也。（《伤寒悬解·卷十三》）

病常自汗出者，此为营气和，营气和者外不谐，以卫气不共营气和谐故耳。以营行脉中，卫行脉外，复发其汗，营卫和则愈，宜桂枝汤。

病常自汗出者，营气疏泄，此为营气之和。然营气自和者，必外与卫气不相调谐，以卫被风敛，内遏营血，不与营气和谐故耳。以营行脉中，卫行脉外，卫郁而欲内敛，营郁而欲外泄。究之卫未全敛而营未透泄，是以有汗而风邪不解。复发其汗，使卫气不闭，营气外达，二气调和，则病自愈，宜桂枝汤也。

卫闭而营郁，则营不和，卫未全闭而营得汗泄，此为营气犹和。然此之和者，卫被风敛而未全闭也，闭则营气不和矣。以卫常欲敛，不与营气和谐，终有全闭之时，汗之令营郁透发，则二气调和也。（《伤寒悬解·卷三》）

太阳病，初服桂枝汤，反烦不解者，先刺风池、风府，却与桂枝汤则愈。

风池，足少阳穴。风府，督脉穴，在项后，大椎之上。督与太阳，同行于背，而足少阳经，亦行项后，两穴常开，感伤最易。感则传之太阳，太阳中风之病，皆受自两穴。服桂枝汤，风应解矣，反烦不解者，风池、风府必有内闭之风不能散也。先刺以泄两穴之风，再服桂枝，无不愈矣。（《伤寒悬解·卷三》）

产后中风，续续数十日不解，头微疼，恶寒，时时有热，心下闷，干呕，汗出，虽久，阳旦证续在耳，可与阳旦汤。即桂枝汤，方在"下利"。

产后太阳中风，续续数十日不解，头痛恶寒，时时有热，心下壅闷，干呕汗出，此皆太阳中风之证。日期虽久，太阳之阳旦证续在耳，可与阳旦汤，以解其表。

阳旦汤即桂枝汤。《伤寒·太阳篇》：伤寒脉浮，自汗出，反与桂枝汤，欲攻其表，此误也。问曰：证象阳旦，按法治之而增剧。答曰：病证象桂枝，是阳旦即桂枝，义甚明白。喻嘉言无知妄作，乃有桂枝加黄芩之论，又造阴旦之方。庸愚狂缪，何至于此！（《金匮悬解·卷二十一》）

桂枝加葛根汤

太阳病，项背强几几，反汗出，恶风者，桂枝加葛根汤主之。

阳明经行身之前，自头下膈而走足，太阳经行身之后，自头下项循背而走足。太阳经病，头痛项强而已，不至几几。缘太阳表病不解，郁遏阳明经腑之气，不得顺降，逆冲胸膈。背者，胸之府也，胸膈胀满，则项背壅阻，愈格太阳下行之路，故几几不柔。葛根泻阳明之经气，降逆而达郁也。（《伤寒悬解·卷六》）

阳明腑证，自太阳传来，方其自经入腑之始，法宜解表。其得之中风，发热恶风，汗出脉缓者，宜桂枝汤。其得之伤寒，发热恶寒，无汗脉紧者，宜麻黄汤。以太阳、阳明，经腑合病，经证如初而腑热未成，故但解太阳之经，不攻阳明之腑，经热既泄，则腑热不作矣。

经热不泄，则腑热必作，以其腑阳之盛也。何以知其腑阳之盛？以其脉大也。阳明经腑，皆主下降，外为风寒所闭，经络束迫，胃气郁遏，上脘不降，宗气壅塞，不能顺下，故有喘而胸满之证。背者，胸之府也，胸膈郁满，宗气不得前降，则逆冲于背项，是以项背强直，大与太阳不同。一见项背强直，便是经腑合邪，宜加葛根，清散阳明经腑之郁。其项背强直而汗出恶风者，用桂枝加葛根汤。其项背强直而无汗恶寒者，用葛根汤。胃为受盛之腑，胃腑松缓，容纳有余，则吐利不作，经络束迫，致腑气郁遏，不能容受，故见吐利。利者，用葛根汤，解表而舒胃气，使不致郁陷。吐者，用葛根加半夏汤，解表而降胃气，使不致冲逆。

表证不解，自太阳、少阳之经，内连阳明之腑，是谓三阳合病。其脉浮大，上于关上，胆热传之胃土，但欲眠睡，睡则阳气郁蒸，目合而汗出，是又当于桂、麻、葛根之中，加以柴、芩也。（《伤寒说意·卷四》）

大半夏汤

胃反呕吐者，大半夏汤主之。

胃反呕吐者，前窍短涩，后门干燥，多有粪若羊屎之证。盖手足太阳，两经同气，水谷入胃，脾阳消磨，散其精华，上归于肺，雾气化津，传于膀胱小肠，水路清通，谷道滋润，是以小便不涩，大便不干。胃反气逆，肺金莫降，津液凝瘀，化生痰涎，二阴失滋，枯涩燥结，故粪如羊屎。下窍堵塞，浊气莫泄，逆而上冲，故呕吐不止。缘其阳衰土湿，中气颓败，不能腐熟水谷，化气生津，以滋肠窍，是以饮食不得顺下而逆行也。大半夏汤，人参补中气之虚，白蜜润小肠之燥，半夏降胃气之逆，中气旺而水谷消，下窍开而渣滓降，浊气不升，呕吐自止也。

"阴阳别论"：三阳结，谓之膈。手足太阳，是为三阳，足太阳膀胱结则小便涩，手太阳小肠结则大便干，下窍涩结，浊气上逆，故食膈而不下，总由于阳明之阳虚。噎膈、反胃颇同，反胃之病，在胃之下脘，噎膈之病，兼在胃之上脘。上脘气闭，则食不能入，下脘气闭，则入而复出。阳明之性，阳盛则开，阴盛则闭故也。

大半夏汤，人参补中气之虚，白蜜润小肠之燥，半夏降胃气之逆，中气旺而水谷消，下窍开而渣滓降，浊气不升，呕吐自止也。（《金匮悬解·卷十三》）

人参补中脘之阳，建其枢轴，白蜜润下窍之结涩，半夏降上逆之胃气也。（《长沙药解·卷一》）

大承气证

得病二三日，脉弱，无太阳、柴胡证，烦躁，心下硬。至四五日，虽能食，与小承气汤，少少与，微和之，令小安。至六日，与承气汤一升。

若不大便六七日，小便少者，虽不能食，但初头硬，后必溏，未定成硬，攻之必溏，须小便利，屎定硬，乃可攻之，宜大承气汤。

得病二三日，脉弱而无太阳、少阳表证，乃烦躁而心下硬满，是非少阳之证，而实阳明之证也。盖胆胃之经，自头走足，悉由胃口下行，少阳病则以甲木而迫戊土，阳明病则以戊土而遏甲木，经气不降，痞结胃口，皆有心下硬满之证。而此则无少阳表证，而见烦躁，故定属阳明，而不关少阳也。至四五日，虽犹能食，然腑邪已成，可以小承气汤，少少与和之，令其烦躁少安。至六日邪实之时，与承气汤一升以利之，则腑热泄矣。若不大便六七日，计期可下，而小便少者，则大便必不硬。便硬肠结，胃热不得下泄，浊气熏冲，必不能食。此证虽不能食，然胃非干燥，其大便初头结硬，阻浊气下泄之路，故不能食，其后必是稀溏，未至结硬，而遽攻之，必成溏泄。须小便利后，津亡土燥，屎定全硬，乃可攻之，宜大承气汤也。（《伤寒悬解·卷六》）

腑热已盛，结粪堵塞，不得泄路，非下不可，当审观下证，以投承气。其一，日晡潮热，以金旺于申酉，至期热发，如海水潮汐，应期不爽也。其一，手足汗出，以四肢秉气于胃，胃热四达，手足蒸泄，涣然流漓也。其一，烦躁懊侬，以胃气壅遏，不得下行，燥热郁发，心君挠乱也。其一，昏冒谵语，以胃热熏蒸，消亡心液，神明迷惑，昏狂不清也。其一，喘呼不卧，以胃热上燔，肺金被克，清气冲逆，不得安卧也。其一，呕不能食，以胃土郁遏，浊气上涌，水谷不下，恶心欲呕也。其一，心胸痞硬，以胃土冲逆，甲木不降，浊气填塞，固结不开也。其一，脐腹痛满，以燥粪堵塞，胃气遏闭，蓄积莫容，不得通达也。凡此诸证，皆大便结塞，胃热郁升之故。胃以下行为顺，上行为逆，燥矢阻碍，下窍秘涩，胃郁莫泄，因而逆行。下其结粪，肠窍通达，腑热泄而胃气顺矣。缘燥矢为害，燥矢不去，胃郁无从泄也。视其小便，顺利舒长，诊其脉候，沉缓实大，而兼见以上诸证，宜大承气泻之，无庸疑也。若于蒸蒸发热之时，早和以调胃承气，稍重者，小承气微清胃热，不令异时燥结，更为妙也。（《伤寒说意·卷四》）

土胜之极，则成下证。若得之二三日，口燥咽干者，是土燥而水亏，失期不下，水涸则死，当急下之，宜大承气汤。若自利清水，其色纯青，心下疼痛，口中干燥者，是土燥水亏，伤及肝阴，当急下之，宜大承气汤。若六七日后，腹胀而不大便者，是土燥水亏，伤及脾阴，当急下之，宜大承气汤也。

少阴病，水旺火熄，土败人亡，故少阴宜负而阳明宜胜。但少阴不可太负，阳明不可太胜，太胜则燥土克水，津液消亡，亦成死证，故当急下。此即阳明之急下三证也，以阳明而伤少阴，故病在阳明，亦在少阴，两经并载，实非少阴本病也。（《伤寒说意·卷九》）

少阴病，得之二三日，口燥咽干者，急下之，宜大承气汤。方在阳明二十一。

少阴之经，循喉咙而挟舌本，燥土克水，阴液枯焦，故口燥咽干。肾水被烁，故当急下。此与阳明发热汗多章义同。

此下三章，皆少阴负趺阳之太过者。少阴固宜负趺阳，而负之太过，则肾水涸竭，亦必至死，故急下阳明，以救少阴。少阴三承气证，即是阳明急下三证，以其伤在少阴，故又列之少阴篇中，实非少阴之本病也。(《伤寒悬解·卷十一》)

四逆汤

少阴病，脉微细沉数，此里气之实，不可发汗。凡一见脉沉，当急温之，宜四逆汤也。(《伤寒说意·卷九》)

少阴病，饮食入口即吐，心中温温欲吐，复不能吐，始得之，手足寒，脉弦迟者，此胸中实，不可下也，当吐之。若膈上有寒饮，干呕者，不可吐也，急温之，宜四逆汤。

入口即吐者，新入之饮食，心中温温欲吐，复不能吐者，旧日之痰涎，此先有痰涎在胸，故食入即吐，而宿痰胶滞，故不能吐。温温者，痰阻清道，君火郁遏，浊气翻腾之象也。手足寒者，阳郁不能四达也。阳衰湿旺，是以脉迟。土湿木郁，是以脉弦。此胸中邪实，不可下也。腐败壅塞，法当吐之。若膈上有寒饮，干呕，则土败胃逆，不可吐也，当急温之，宜四逆汤。(《伤寒悬解·卷十一》)

病发热头痛，脉反沉，不瘥，身体疼痛，当温其里，宜四逆汤。

发热头痛，是太阳表证，脉应见浮，乃脉反沉，是已入太阴之脏。若脉沉，不瘥，虽身体疼痛，表证未解，然当先温其里，宜四逆汤。甘草培其土，干姜温其中，附子温其下也。(《伤寒悬解·卷十》)

治太阴伤寒，脉沉腹胀，自利不渴者。以寒水侮土，肝脾俱陷，土被木贼，是以腹胀下利。(《长沙药解·卷一》)

阳明病，胃阳旺者，则当能食，至燥矢结塞，胃气上逆，乃呕不能食，若初传胃腑，即不能食，是阳虚而胃寒也。再见小便不利，而手足汗出，是湿寒凝滞，阳不内藏，而发泄于四肢也。四肢为诸阳之本，故阳虚内寒之家，手足常多冷汗。湿寒积聚，必作固瘕。固瘕者，瘕块坚固，石硬不软，湿寒渐结，日久而成。人之便后凝白寒滑，成块而下者，即瘕之未固而后行者也。此其大便，必初硬后溏，以胃气虚冷，不能蒸水化气，水谷不别，合同而下，故成溏粪也。

凡阳明病，脉浮而迟，便是表热里寒，而见下利清谷者，宜四逆汤，温其胃寒。若不温里，而反饮冷水，以助其寒，胃气上逆，必生呕哕。若大吐大下后，阳虚汗出，医见其外热，或以为表证未解，复与之水，以发其汗，或以为里热未清，误以凉药攻之，土败胃逆，俱发哕噫。缘其胃中寒冷，不堪凉泻之味伐其微阳也。

若哕噫而见腹满，便具太阴之证，其前后二窍，定有不利之处。盖木主疏泄，脾土湿陷，肝木莫达，疏泄不行，故二窍不利。湿无泄路，己土郁胀，是以腹满。浊气不得下达，故冲逆而生哕噫。视其前后不利之部，通其郁塞，则湿消滞散，满减哕除矣。(《伤寒说意·卷五》)

下利腹胀满，身体疼痛者，先温其里，乃攻其表，温里宜四逆汤，攻表宜桂枝汤。

　　下利而腹又胀满，是太阴脏病，腹满自利之证俱见矣，而其身体疼痛者，又有太阳经病，是当先温其里，乃攻其表。温里宜四逆汤以驱寒，攻表宜桂枝汤以驱风，里温则发汗不虑其亡阳矣。此与太阳伤寒，医下之，续得下利清谷章法同。（《伤寒悬解·卷十》）

　　凡呕而脉弱，身有微热，四肢厥逆，而小便复利者，此土败胃逆，微阳不归，最为难治。宜四逆汤，以温中下也。（《伤寒说意·卷十》）

　　大汗出，热不去，内拘急，四肢疼，又下利厥逆而恶寒者，四逆汤主之。

　　伤寒，表寒闭其内热，大汗既出，热应解矣，若大汗出而热不去，此阳亡而不归也。里阴盛则内拘急，表阳虚则四肢疼，又下利厥逆而恶寒者，火土双败，宜主四逆。（《伤寒悬解·卷十二》）

　　吐利汗出，发热恶寒，四肢拘急，手足厥冷者，四逆汤主之。方在太阴三。

　　火土双败，表里之阳俱虚，故用四逆。（《伤寒悬解·卷十三》）

　　附子温补其肾水，姜、甘温补其脾土也。脾主四肢，脾土湿寒，不能温养四肢，则手足厥冷。四肢温暖为顺，厥冷为逆，方以甘草而君姜、附，所以温中而回四肢之逆，故以四逆名焉。治少阴病，膈上有寒饮，干呕者。以其肾水上凌，火土俱败，寒饮泛溢，胃逆作呕。姜、甘、附子温补水土而驱寒饮也。治厥阴病，汗出，外热里寒，厥冷下利，腹内拘急，四肢疼者。以寒水侮土，木郁贼脾，微阳不归，表里疏泄，姜、甘、附子温补水土，以回阳气也。（《长沙药解·卷一》）

第八章　陈念祖

一、生平简介

陈念祖（1766—1833），字修园，号慎修，福建省长乐县（今福州市长乐区）江田乡溪湄村人。陈氏幼年丧父，家境贫寒，少时从祖父陈居廊（字天弼）读经史兼习医学。陈氏天资聪颖，好读书，曾肄业于福州鳌峰书院。经史医书无不精研，故于习举子业之余，兼行医活人。他目睹时医专尚唐宋以后各家方书，而对先贤相传之《内》《难》《本草》《伤寒》《金匮》诸典籍弃而不习，不以为然，因此偾事者比比皆是。于是，他潜心研究经典，尤重仲景之学，凡数十年而不倦。乾隆壬子岁（1792），陈氏科举入寓京师，悬壶应诊，适刑部郎中伊云林患中风症，人事不省，手足偏废，汤水不入口十余日，诸医束手，皆云不治，而陈氏以大剂愈之，声名大震，求治者日盈其门。嘉庆辛酉（1801）罢试南宫，涉足仕途，先后任河北省保阳、磁县、枣强县、威县，以及直隶州知州、代理正定府知府，在任时恤民薄刑，贤名四播，沉浮宦海十几载，公余仍著书治病。时人皆谓修园治病好与人争辩，处方后每自批、自赞、自解、亲调刀圭汤药，服之却如其言。嘉庆二十四年（1819），陈氏以年老告归，归闽后讲学于嵩山井上草堂，从游者众。

陈氏一生孜孜不倦，善于著书立说，发明甚多，深入浅出，返博为约。治学主张凡求学者必先授以自著之《伤寒论浅注》和《金匮要略浅注》，要求从经典入手，叩开医学之门，兼选各家学术之长，尊古而不泥古，循循善诱，诲人不倦。其著作虽曰"浅"曰"易"，但其论述言之成理，持之有故，全是从精深里提炼而来，具有深者见深、浅者见浅、雅俗共赏、得其要旨之妙。

陈氏临证注重实效，著作讲究实用，崇古而不泥古，敢于批判前人的缺点和错误，又善于吸取各家学说之长。这种求实精神也是医者和科学研究者必须具备的素质。

陈氏还重视中医科普，编纂许多中医入门书，如《医学三字经》《长沙方歌括》《金匮方歌括》《伤寒真方歌括》等，深入浅出，对后世产生了重大影响。由于陈氏的学术影响，因此许多书商将其著作纂为《陈修园医书十二种》《陈修园医书四十八种》《陈修园医书七十二种》等出版销售，一时洛阳纸贵。故《四库全书·医家类续编》赞曰："念祖墨守仲景，笃信经方，或谓其变化较少，治效未必尽符。然宗派纯正，议论明确，实足以阐发先贤，津梁后学，故晚近医者多奉为圭臬。"

陈氏著作等身，代表著作有《伤寒论浅注》《金匮要略浅注》《伤寒医诀串解》《长沙方歌括》《金匮方歌括》《伤寒真方歌括》等。现有《陈修园医学全书》合订本。

二、著作概要

1.《伤寒论浅注》 本书成书于 1796 年，共六卷。陈氏认为《伤寒论》原著三百九十七节，每一节自成一法；又于每节之后扼要标明其法之所在；并根据《伤寒论》精神，合若干节为一段，采用"按""述""引"等形式进行综合评价。在遵从仲景原著的基础上，博采各家之长，并结合己见，以颇具特色的衬注方式注释《伤寒论》，即采用浅显易懂的小字衬加于原文中，原文与注文协调一致，既可连读又可分读，文字流畅，通俗易懂。《后跋》中做了如下评价："修园夫子自燕都解组后，以道济世，以药救人，德与功无论已。至其立言，则《伤寒论浅注》见一斑焉。盖以是书章旨节旨具至当不易之规，分观合观得一本万殊之妙。又每于虚字中搜精意，于无字处会精神，非才学识兼长，何以启昔贤所未发，绝先圣之真传。"

2.《金匮要略浅注》 本书成书于 1820 年，共 10 卷、25 篇。陈氏博采《内经》《伤寒论》《千金方》《外台秘要》等书及明清诸家精华，"《金匮要略》以赵以德、胡引年、程云来、沈目南、喻嘉言、徐忠可、魏念庭、尤在泾辈所著之书盛行于海内，凡业医者无有不备。余即于书中取其能发挥本文之旨者，重订而收录之，以为迎机之导"，又参以自己的见解，用衬注法对《金匮要略》各篇经文逐段诠释，分析透彻，对后世影响较大。

3.《伤寒医诀串解》 本书约成书于 1821 年，共 6 卷，为陈氏晚年著作。全书按六经排列，以《内经》理论为依据，以标本中气、经络学说为基础，以"分经辨证"为指针，在三阳分经腑二证，在三阴分从化二证，融会贯通，条理清晰，颇得伤寒传变转归之要旨，代表了陈氏研究伤寒的突出成就，值得后世推崇。正如清·林寿萱所云："吾闽陈修园前辈，精于医理，尝取仲景伤寒，揭其旨要，分经辨证，各立方例，间日未尽明者，复详注其所以然之妙。"

4.《医学三字经》 本书约成书于 1804 年，全书 4 卷。卷一、二仿效《三字经》体裁，以三字一句的韵语，概括医学源流、基本理论和临床各科常见病的症状、诊断与治疗。卷三、四详论书中所列各种病证的方药、加减运用及煎服方法，有论有方，详略得当。全书从源到流，对历代名家名著的学术特点及临证诊治纲要作了高度概括，其中也不乏新鲜论点，例如以"存津液"为伤寒全书之宗旨。

5.《长沙方歌括》 本书约成书于 1808 年，全书 6 卷，歌诀 112 首。全书以方名为纲，每首汤方之下，先摘引《伤寒论》原文，揭示该方主治病证，继而为药物组成剂量、煮服法，然后用诗歌形式表达这些内容，简明扼要，便于记诵和应用。

6.《金匮方歌括》 本书约成书于 1830 年，全书共 6 卷，歌诀 166 首，乃是陈念祖命其子陈元犀仿照《长沙方歌括》而撰。每方先引原文，次为歌括，后为方解。对"前贤名言精论，千古不磨者，本集或于歌中，或于注中，采集不遗"。间附己见或治验，医文并茂，言简意赅。

7.《伤寒真方歌括》 本书约成书于 1841 年，全书 6 卷，14 篇，歌诀 96 首。全书以六经为纲，每篇先精选《伤寒论》主要条文，对六经含义、辨证和治疗大法做概括介绍，然后用按语形式重申汤方的应用价值，在普及医学知识、提高医疗水准方面，作出了重要贡献。

三、学术渊源

1. 幼承庭训，兼习中医　陈修园幼承庭训，随祖父诵习经史，研习医药知识，学而有成。其长子陈蔚在《长沙方歌括》记载："先严少孤，家徒四壁。半治举子业，半事刀圭家。"

2. 私淑仲景，崇尚经方　陈氏学术上主张尊经崇古，推崇仲景，重视经方。陈氏认为仲景专以方药为治，集诸贤之大成，将仲景比为儒门之孔子。在《伤寒论》研究方面，陈氏继承和发扬了张志聪、张锡驹等医家的学术思想，主张维护旧论、反对错简之说。

陈氏穷一生之心力，深入研究伤寒，出版了《伤寒论浅注》《金匮要略浅注》《伤寒医诀串解》《长沙方歌括》《伤寒真方歌括》《金匮方歌括》等多部著作，内容多深入浅出，由博返约，浅显易懂，流传广泛，对后世产生了很大影响。

四、伤寒学术成就

1. 维护旧论　陈氏崇奉钱塘二张之说，针对明代方有执的错简重订主张，坚持维护旧论的观点，而成为伤寒学派中维护旧论一派的中坚人物。对于王叔和编次的《伤寒论》，张志聪认为："本经章句，向循条则，自为节目，细玩章法，联贯井然，实有次第，信非断简残篇，叔和之所编次也。"张锡驹亦认为其"章节井井，前后照应，血脉贯通，无有遗漏，是医中诸书之《语》《孟》也"。陈氏兼采二张之说，并对王叔和作了中肯的评价。他说："叔和编次《伤寒论》，有功千古，增入诸篇，不书其名，王安道惜之。然自《辨太阳病脉证篇》至《劳复》止，皆仲景原文，其章节起止照应，王肯堂谓如神龙出没，首尾相应，鳞甲森然。兹刻不敢增减一字，移换一节。"所谓"增入诸篇"，是指《辨脉》《平脉》《伤寒例》以及"可与不可与"等十一篇。陈氏认为，这些篇虽是王叔和所著，编入《伤寒论》中，其目的不过是"增之欲补其详，非有意变乱"，只可惜未明书其名而已。而"增入诸篇"削而不录的理由，乃"仲景即儒门之孔子，为叔和者，亦游夏不能赞一辞耳"。意思是削去"增入诸篇"，只保留《辨太阳病脉证篇》至《劳复》十篇，是因叔和之于仲景，犹如子夏之于孔子，学生不能与先生相提并论。所谓"如神龙出没，首尾相应，鳞甲森然"，是指削去"增入诸篇"后的《伤寒论》，即397条的编次，具有严格的逻辑性和条理性，反映出疾病的传变、转归及其辨证论治规律，所以"不敢增减一字，移换一节"。而其《伤寒论浅注》笃守原文旧编，却也未曾稍懈。所谓"一节"，陈氏自谓："仲景原论，始于《太阳篇》，至《阴阳易差后劳复》止，共三百九十七节（原注：二张于阳明篇'病人无表里'一节，误分为两节，今改正之），何以不言节而言法，盖节中字字是法，言法即可以该节也。"认为《伤寒论》每节自成一法，并于每节之后，标示其法之所在。如此，则三百九十七节实为三百九十七法，看来，陈氏对前人如喻嘉言等"三百九十七法"之说，并不反对。

　　围绕《伤寒论》条文编次的论争所形成的错简重订与维护旧论两个派别，表面上是文字分歧，实际上是对伤寒发病方式与传变、转归的不同认识的论争。以方有执、喻嘉言为代表的错简重订派认为伤寒太阳病有三种发病方式，即"风伤卫""寒伤营""营卫俱中伤风寒"。由于三者感受邪气的性质不同，中伤人体病位层次不同，所以"三者之病，各分疆界"，各有各的传变规律，并以此认识对伤寒条文进行重新编次。而以陈氏为中坚的维护旧论派坚持王叔和编次的旧论，未增减一字、移换一节。实际上认为，伤寒太阳病只有"风伤卫"和"寒伤营"，即桂枝汤证和麻黄汤证两种发病方式，也就是陈氏所谓太阳病经证中所分的表虚证与表实证，至于"营卫俱中伤风寒"的大青龙汤证实属麻黄汤证的变局，认为旧论原文连贯并然，实有次第。可以说，两派观点都是从实践中来，由于不同的经验形成的不同认识，都不是为注解而注解，为立说而立说。这种争鸣和各自的阐发，推动了对伤寒学理论的深入探究。

　　2. 分经辨证　陈氏晚年著《伤寒医诀串解》，是具有代表性的伤寒研究性著作，书中提出分经辨证一法，是其研究《伤寒论》最主要的创新思想。

　　分经辨证揭示出伤寒三阴三阳辨证纲领及其传变转归规律和方药运用准则，使人临证时有规矩可循和法度可守，胸中晓然而处病不差。

　　首先将太阳病分成经证、腑证和变证三大纲。经证以头痛项强、发热、恶寒为特征症状，其中又有虚证、实证之分。脉缓、自汗出为虚证特点，治宜桂枝汤一类；脉浮紧、无汗为实证特点，治宜麻黄汤一类，此为表中之表的二证二法。如表邪不解，循经入于膀胱，则有蓄水与蓄血两种性质不同的腑证。蓄水证治宜五苓散，蓄血证治宜桃仁承气汤，此为表中之里的二证二法。至于变证，多由汗下失宜引起，其中有从阴化、从阳化之别。如汗下太过而虚其阳，则从化少阴，为太阳少阴表里传变，如汗漏不止之桂枝加附子汤证、下利厥逆之四逆汤证等。如汗下失宜，热盛伤阴，则从化阳明，为太阳阳明循经传变，包括白虎加人参汤证、调胃承气汤证等，前者为热炽于阳明之经，后者有热结阳明腑之趋势。发汗、利水为治太阳病的两大法门。太阳为寒水之经，凡驱其水气外出而为汗，当分清浅深，有发皮肤之汗、发经络之汗、发肌肉之汗、发心下之汗和发内扰胸中阳气而为汗共五法。如驱其水气内泄，则有生姜泻心汤散上焦之水、小陷胸汤内泄中焦之水和桂枝去桂加茯苓白术汤引竭下焦之水的利水三法。

　　阳明分为经腑二证。经证以身热、目痛、鼻干不得卧、反恶热为特征症状，又有未罢太阳与已罢太阳之分。兼见头痛恶寒，是太阳未罢证，治宜桂枝加葛根汤、葛根汤之类；无头痛恶寒、壮热口渴是太阳已罢证，治宜白虎汤一类。腑证以潮热谵语、手足腋下溅然汗出、腹满便硬为特征症状，又有太阳阳明、少阳阳明与正阳阳明之别，如麻子仁丸证为太阳阳明，蜜煎胆汁导法为少阳阳明，三承气汤证则是正阳阳明。

　　少阳亦分为经腑二证。经证以口苦、咽干、目眩为特征症状，其中有虚火、实火之辨。兼往来寒热、胸胁苦满、默默不欲饮食为虚火，治宜小柴胡汤；往来寒热、心中痞硬、郁郁微烦、呕不止为实火，治宜大柴胡汤。腑证无往来寒热于外，却有寒热相搏于中，其中有痛、痞、利、呕四证之分。因呕而痞、不痛者，治宜半夏泻心汤；胸中有热而欲呕，胃中有邪气而腹痛，宜黄连汤；邪已入里，胆火下攻于脾而自利，治宜黄芩汤；胆火上逆于胃而呕，治宜黄芩加半夏生姜汤。

太阴之邪分从阴化、从阳化两途。从阴化以腹满而吐、自利不渴、手足自温、时腹痛为特征症状，治宜理中汤或四逆辈。从阳化以腹实痛为特征，包括承气汤证和桂枝加大黄汤证。其中从阴化者多，从阳化者少。

少阴受邪，分从水化而为寒证、从火化而为热证两途。寒化证以脉沉细而微、但欲寐、背恶寒、口和腹痛、下利清谷、小便白为特征症状，治疗总则为回阳。其中四逆汤、真武汤、附子汤为温阳法，麻黄附子细辛汤为交阴阳法，麻黄附子甘草汤为微发汗法。热化证以脉沉细而数、但欲寐、内烦外躁、或不卧、口中热、下利清水、小便赤为特征症状，治疗总则为救阴。其中甘草汤、桔梗汤、苦酒汤、半夏散及汤、猪肤汤、黄连阿胶汤、猪苓汤等为补正以救阴之法，而诸承气的急下证则是攻邪以救阴之法。

厥阴为两阴交尽之域，应无热证，但因厥阴主肝，而胆藏于内，胆火内发，故从热化者反多，寒化者反少。凡四逆散、白头翁以及"厥应下之"诸证，皆为治热化证之法。

陈氏如此分经辨证，展现六经证治及其传变之规律，若非深得堂奥，难有如此发挥。所揭示的三阴三阳发病与传变规律，独开生面，获得医界的普遍公认，而成为临床辨证的理论指导，大大地提高了伤寒的学术水准，从伤寒传统学理而言，尚未见有超越其说者。可以说，陈氏的成就绝非泥古不化、拾唾前人、始终循旧者所能及。

3. 传经直中，皆有寒热　宋元以后，医家大多以为邪从三阳传入皆是热证，治疗唯有攻下一法。《伤寒论》中四逆、白通、理中等方皆为直中立法，直中之邪不从三阳传入，而直入三阴之脏，治疗唯有温之一法。所以数百年来的结论是：凡传经之邪尽皆热证，寒邪只有直中而无传经。陈氏初亦同意此说，随着临证经验的积累，逐渐由疑惑而生异议。他说："直中二字，《伤寒论》虽无明文，而直中病则有之。有初病即见三阴寒证者，宜大温之；有初病即是三阴热证者，宜大凉之、大下之。是寒热俱有直中，世谓直中皆为寒证者非也；有谓递次传入三阴，尽无寒证者亦非也。盖寒热二气，盛则从化。余揆其故则有二：一从病体而分，一从误药而变。何则？人之形有厚薄，气有盛衰，脏有寒热，所受之邪，每从其之脏气而为热化寒化。凡汗下失宜，过之则伤正而虚其阳，不及则热炽而伤其阴。虚其阳则从少阴阴化之证多，以太阳少阴相表里也；伤其阴则从阳明阳化之证多，以太阳阳明递相传也。所谓寒化热化，由误治而变者此也。"其实《伤寒论》中方证已足证明陈氏"寒热俱有直中"之说的正确性。例如，得之一二日的附子汤证、得之二三日的麻黄附子甘草汤证、二三日不已的真武汤证就是初病即见三阴寒证之例。又如，少阴病得之二三日的大承气汤证、厥阴病得之一二日的热深厥深证就是初病即见三阴热证。陈氏之说，持之有故。至于病情的从化倾向，虽与感受邪气的性质、程度有关，但起决定作用的还是病体阴阳盛衰，如其阳盛阴虚，则易从热化；阴盛阳虚，则易从寒化。故陈氏"寒热二气，盛则从化"的论点也是正确的。因此，他认为所谓"寒邪不相传"不能成立，并提出论据说："下利腹胀满，身体疼痛，先温其里，乃攻其表，温里宜四逆汤，攻表宜桂枝汤，此三阳阳邪传入三阴，邪从阴化之寒证也。如少阴证下利，白通汤主之，此太阴寒邪传入少阴之寒证也。如下利清谷，里寒外热，汗出而厥者，通脉四逆汤主之，此少阴寒邪传入厥阴之寒证也。谁谓阴不相传、无阳从阴化之理乎？"即有理有据，不为众说所束，发挥仲景之精义，师古而不泥古。

4. 存津液，是真诠　陈氏在《医学三字经》中画龙点睛地指出："长沙论，叹高坚。存津液，是真诠。"接着自注云："存津液是全书宗旨。善读书者，读于无字之处。如桂枝汤，甘温以解肌养液也。即麻黄汤，直入皮毛，不加姜之辛热、枣之甘壅，以外治外，不伤营气，亦养液也。承气汤急下之，不使邪火灼阴，养液也。即麻黄附子细辛汤，用附子以固少阴之根，令津液内守，不随汗涣，亦养液也。麻黄附子甘草汤，以甘草易细辛，缓麻黄于中焦，取水谷之津而为汗，毫不伤阴，更养液也。推之理中汤、五苓散，必吸粥饮，小柴胡汤、吴茱萸汤皆用人参，何一而非养液之法乎？"这是陈氏研究伤寒数十年悟出的真谛，即一部《伤寒论》辨证论治的精神实质，就在于"存津液"三个字。因为津液的存亡是病证传变、转归的决定因素，换句话说，一经病传变为另一经病，一证候转化为另一证候，是亡津液所致；而病证的好转、痊愈也首先是由于津液回复或"津液自和"的结果。关于这点，《伤寒论》中阐述甚明，如"太阳病，若发汗，若下，若利小便，此亡津液，胃中干燥，因转属阳明"，是太阳病误治亡津液转属阳明病；"少阳不可发汗，发汗则谵语。此属胃……"是少阳病误治亡津液转属阳明；"太阳病，发汗，遂漏不止。其人恶风，小便难，四肢微急，难以屈伸……"是太阳病误治亡津液出现向少阴转化趋势；"大下之后，复发汗，小便不利者，亡津液故也，勿治之（按：指勿用利小便的治法，以免重伤津液），得小便利必自愈"，小便利是津液回复的征象，所以当愈。陈氏揭示"存津液"为伤寒治法真诠，确为慧眼卓识，见解独超。他举例分析发汗、攻下、温阳、益气、利水等法，无不寓"存津液"之义，是其独特的理论创新。

陈氏举出桂枝汤甘温解肌、麻黄汤以外治外，二方解表发汗以"存津液"，实际是排除病邪于萌芽状态和刚入门户之时，以免入里化热伤津。《伤寒论》云："发其汗，汗先出不彻，因转属阳明。"说明病在表不仅要解表发汗，而且要解得透彻，如解表不透彻也会化热伤津引起传变。由此可见，解表发汗实是预保津液之先着。陈氏举出承气汤急下之，不使邪火灼阴以"存津液"，包括阳明病二急下证和少阴病三急下证，以及其他里热化燥成实的承气证，由于热邪内结，津液内消，下之以排除耗液之因，实为"存津液"根本。由此义引申，则清热诸方如白虎汤、竹叶石膏汤等，目的也在于"存津液"。陈氏举出附子固少阴之根，使津液内守，不致涣散，实际是温阳以"存津液"的治法，有"阳生阴长"之义，在三阴病用得最多。陈氏举出小柴胡汤、吴茱萸汤、麻黄附子甘草汤等方中，用人参、甘草即养液之意，实际是益气生津的治法。这在《伤寒论》中用之甚广，无论是亡津液的寒证热证、阳虚阴虚，都用到此法，因"津气同源"也。例如，白虎加人参汤证、竹叶石膏汤证、桂枝人参汤证、四逆加人参汤证等，都用到人参、甘草益气以生津。陈氏举出五苓散等，必吸粥饮，亦养液之意。这里实际包括两层意思，一是用五苓散分利以存津，二是吸粥饮以补充津液。分利旨在制止津液偏渗大肠，而达到"存津液"的目的。吸粥或饮直接补充津液，在《伤寒论》中也很多，如《辨太阳病脉证并治中》"欲得饮水者，少少与饮之，令胃气和则愈"，《辨阳明病脉证并治》"渴欲饮水，少少与之，但以法救之"，《辨厥阴病脉证并治》"厥阴病，渴欲饮水者，少少与之愈"等均是。陈氏不过举上述诸法为例而已，推之《伤寒论》中各种治法无不着眼于"存津液"，甚至服药法也不例外。如服桂枝汤、麻黄汤、葛根汤只取微汗，不要大汗，汗出则"停后服"，服承气汤"若一服利，则止后服"，服瓜蒂散不吐则"少少加"等，都是为防止津液耗损而采取的措施。

陈氏指出，一部《伤寒论》治法的精神实质是"存津液"三字，使人茅塞顿开，从纷繁的治法方药中看出了所以然，对一些条文的意义也有了更深刻的理解。仔细分析，不少方证"存津液"的作用是通过调节人体自身津液的代偿而实现的。以五苓散证为例，原文分别见于《辨太阳病脉证并治》中篇和下篇，其证一方面表现为水饮内蓄、小便不利，另一方面又津液缺乏，表现为烦热、口燥、消渴。用五苓散化气行水，皆在促使停蓄的水液加速流动，去充填津液缺乏的层次，促使分布平衡，而收到消除烦热、口燥、消渴等津液缺乏症状的效果，就是通过自身调节与代偿而实现"存津液"。再如，少阳病小柴胡汤证，《辨少阳病脉证并治》云"少阳之为病，口苦、咽干、目眩也"，是少阳病初始上焦津液不足的反映。《辨阳明病脉证并治》云"阳明病，胁下硬满，不大便而呕，舌上白苔者……"是津液不得下输，引起下焦津液缺乏所致，"可与小柴胡汤。上焦得通，津液得下，胃气因和，身濈然汗出而解"。这里用小柴胡主要是疏导气机之郁结，使津液之流动得以上下通达。津液得下，大便自调，胃气因和；津能升腾，口苦、咽干、目眩自解；能输津于皮毛，故使其濈然汗出而解。也是通过自身调节而实现"存津液"作用的。诸如此类，以陈氏"存津液"之说去理解方证的作用机理，显然更符合实际。

五、应用经方临证经验

1. 尊经崇古，擅用经方　陈氏根据辨证论治的原则，把《伤寒论》与《金匮要略》的方剂与主治，编成七言歌诀著作《伤寒真方歌括》《长沙方歌括》和《金匮方歌括》，寓医理于诗歌之中。如麻黄汤歌曰："太阳脉紧喘无汗，身痛腰疼必恶寒，麻桂为君甘杏佐，邪从汗散一时安。"桂枝汤歌曰："发热自汗是伤风，桂草生姜芍枣逢，头痛项强浮缓脉，必须稀粥合成功。"文字浅显顺口，联系临床实用易记，深受后世的青睐。

2. 灵活运用，扩大适用范围　如桂枝汤不仅治疗外感表证，陈氏还用于治疗多种内伤杂病，如痢疾、肿症、心腹诸痛等。如《时方妙用·痢疾》："发热不休，非感冒风寒……香苏饮加防风、川芎以取微汗则愈；重，必用桂枝汤、当归四逆汤之类。"痢疾初起，发热不休，宜解表为主。陈氏以桂枝汤、香苏饮解表剂，意使邪气从表而解，加当归四逆加强通络，则解表之力更彰。以桂枝汤加黄芪治疗肿症有黄汗者，陈氏认为桂枝汤治疗肿症"重在桂枝以化气，尤赖啜粥取汗，以发内外交郁之邪也"，妙用桂枝汤化气行水，再加治气虚水肿之黄芪，消肿之力更优。又如陈氏认为脐下痛之病机为"少阴水脏、太阳水腑不得阳热之气以施行，致阴寒凝结而痛""太阳水腑虚寒，用桂枝汤加熟附子、茯苓温之"。桂枝汤为太阳病主方，太阳水腑乃膀胱也，以桂枝汤治疗膀胱气化无权，加附子、茯苓温通气机，通利水道而痛症消除。陈氏善用经方，知常达变，值得效仿。

六、临证医案

1. 感冒医案

（1）感受寒邪，头痛鼻塞，时流清涕，脉浮兼弦，是寒邪上干于肺，咳嗽连连不绝，宜从实证施治，用金沸草散。

旋覆花二钱（包煎），荆芥穗一钱五分，姜半夏一钱五分，白芍一钱五分，前胡一钱五分，麻黄八分，甘草八分，加生姜三片。

煎。（《南雅堂医案·卷一》）

（2）脉象浮紧，发热头痛，项强无汗，恶寒，干呕而咳，拟用小青龙汤。

麻黄二钱（去根节），桂枝二钱，白芍药三钱，制半夏三钱，干姜二钱，甘草二钱，五味子一钱，细辛八分。（《南雅堂医案·卷六》）

（3）伤寒，头痛发热，无汗烦躁，拟以大青龙汤主之。

麻黄三钱（去根节），桂枝木一钱，杏仁五枚（去皮尖炒），石膏三钱，甘草四钱，生姜一钱，大枣两枚。

水同煎服。（《南雅堂医案·卷六》）

（4）太阳为寒水之经，主一身之表，头痛项强，发热恶寒，邪在表也；脉缓自汗，又为虚邪之症，宜用桂枝汤主之。

桂枝木三钱，白芍药三钱，炙甘草二钱，生姜三钱，大枣四枚。

水同煎服。（《南雅堂医案·卷六》）

（5）头痛，发热恶寒，无汗而喘，脉象浮紧，病在太阳之经，今宗仲景法。

麻黄二钱（去根节），桂枝木一钱，杏仁一钱（去皮尖），甘草五分，生姜三片，大枣两枚。

水同煎服。（《南雅堂医案·卷六》）

2. 伤寒医案

（1）病已转入阳明之腑，邪势内陷，津液被劫，潮热时作，谵语腹满，小便数，大便硬，法宜急下。

麻仁二钱（另研），白芍药二钱，炒川朴二钱，枳实二钱（炒），杏仁二钱，大黄六钱。

水同煎服。（《南雅堂医案·卷六》）

（2）病在少阳之腑，寒热相搏于中，胸有热故欲呕，胃有邪故腹痛，拟用黄连汤主治。

黄连一钱五分，桂枝一钱五分，制半夏一钱，人参五分，干姜一钱五分，炙甘草一钱五分，大枣二枚。（《南雅堂医案·卷六》）

（3）病在少阳之腑，邪入于里，故腹痛自利。盖少阳为一身之枢纽，胃气充盛，则开阖有限，邪自不能内犯。胃土中虚，则关键废弛，邪乃乘虚而入，法宜寒热攻补兼施，而仍不外乎和解之一法，方列后。

人参一钱五分，黄连一钱五分，黄芩一钱五分，干姜一钱五分。（《南雅堂医案·卷六》）

（4）腹满时痛时止，病已属于太阴，宜主以苦泄之剂，使误下之邪得以升举，将由阴分而达于阳分，是为正治之法。

芍药四钱，桂枝二钱，炙甘草二钱，生姜二钱，大枣三枚。

水同煎服。（《南雅堂医案·卷六》）

（5）厥阴为风木之脏，木中有火，其病多从热化。消渴，气上冲心，是火盛上逆之象，心中疼热，是火盛邪逼于上，食入则吐，蛔虫为风化，脏寒故虫不能自安。种种见症，无非厥阴为病，兹宗仲景乌梅丸法。

乌梅九十三枚（去核），干姜一两，当归身四钱，川连一两六钱，蜀椒四钱，炒桂枝六钱，人参六钱，黄柏六钱，附子六钱，细辛六钱。

上药各研为末，先将乌梅去核，用苦酒浸一宿，在饭锅上蒸之，捣成泥，和药令匀，入炼蜜，捣千下，丸如桐子大，日三服，每服十丸。（《南雅堂医案·卷六》）

（6）厥阴为乙木之脏，木能生火，火下守则肾水温，火上升则肾水寒。今病消渴，气上撞心，心中疼热，皆由火升之故；饥不能食，食则吐蛔，皆属肾寒之故。此经所病，阴阳错杂，寒热混淆，审症处方，必须合乎病机，今宗长沙法主治。

乌梅三个，川连一钱五分，干姜一钱，黄柏五分，桂枝五分，附子五分，当归身五分，川椒三分（炒），细辛五分，人参五分。

水同煎服。（《南雅堂医案·卷六》）

（7）厥阴邪在胸中，心烦痞满，饥不能食，手足厥冷，脉象紧，于法宜吐，拟用瓜蒂散。

甜瓜蒂二钱，赤小豆二钱，香豉一钱。

上药三味，先以香豉用热汤煮透，和药作散吞服，以得吐为止。（《南雅堂医案·卷六》）

（8）厥阴之脉，贯膈，上络肺而循于喉咙。今病经六七月，大下之后，津液已亡，致咽喉不利，并唾脓血，脉形沉迟，手足厥冷，利仍不止，是肺脾阳气下陷，肝阴亦复衰竭于下，阴阳不相顺接，此症治最棘手。姑以升阳和阴，润肺调肝，勉冀挽补而已，俟利止厥回，再商。

麻黄二钱五分（先煮去沫），桂枝三钱，干姜三钱，当归身一钱，黄芩五分，知母五分，白茯苓三钱，甘草三钱，升麻一钱，白术三钱，石膏三钱，白芍药三钱，天门冬三钱，葳蕤五分。（《南雅堂医案·卷六》）

（9）脉形沉细，手足厥冷，气上冲心，心中疼热，是肝火乘心所致。盖厥阴相火所寄，其脏本热，热结于内，阳气不能外达，故有里热表寒之象，拟主以和解之寒剂，使郁热得以解散，阳邪亦得外泄，庶合仲景之旨，方列于后。

当归身二钱，桂枝木一钱五分，细辛一钱，炙甘草一钱，白芍药一钱五分，木通一钱，大枣四枚。

水同煎服。（《南雅堂医案·卷六》）

（10）脉形沉细而微，神志昏愦欲寐，背常恶寒，口中和，腹痛下利，小便色白，是少阴之邪从水化而为寒，今宗仲景法。

麻黄二钱（先煎去沫），细辛一钱，附子一钱。

水同煎服。（《南雅堂医案·卷六》）

（11）脉形洪大而长，壮热口渴，目痛鼻干，心烦不得安卧，反恶热，病宜从手阳明经治，方列后。

石膏八钱，肥知母三钱，粳米两盏，甘草一钱。（《南雅堂医案·卷六》）

（12）膀胱为太阳之腑，表邪久必入里，故烦躁如狂，小腹硬满、小便自利、脉沉，是为膀胱蓄血症，于法宜下。

大黄四钱，芒硝二钱，桃仁十六枚（去皮尖），桂枝二钱，甘草二钱。

水同煎服。（《南雅堂医案·卷六》）

（13）伤寒身热目痛，鼻干不得眠，自汗口渴，症属阳明显然，但头痛恶寒如故，是太阳未罢之象，拟用桂枝汤。

桂枝木三钱，白芍三钱，炙甘草二钱，生姜三片，大枣四枚。

水同煎服。（《南雅堂医案·卷六》）

（14）伤寒头痛目痛，鼻干肌热，脉浮大而长，本属阳明经证，惟项背强几几，濈汗出而恶风，此乃太阳未罢之明征，拟用桂枝加葛根汤主之。

葛根四钱，桂枝二钱，白芍药二钱，炙甘草二钱，生姜三片，大枣两枚。

水同煎服。（《南雅堂医案·卷六》）

（15）伤寒邪犯厥阴，呕吐黄黑浊饮臭水，乃胃气空虚，肝风乘虚袭胃，而胃底肠中阴浊，被肝风热毒所胜，遂致逆涌上出于口，宜安阳明以泄厥阴，并用镇逆之品佐之。

桂枝木一钱，白芍药二钱，吴茱萸钱半，白茯苓三钱，乌梅三个，人参二钱，代赭石三钱，制半夏二钱，干姜八分，川椒五分。

水同煎服。（《南雅堂医案·卷六》）

（16）少阳经病，外有寒热往来，心痞，口微苦，烦闷，呕不止，脉弦沉有力，是内有积热也，今遵仲景法。

柴胡四钱，制半夏一钱五分，淡黄芩一钱五分，枳实一钱五分，白芍药一钱五分，生姜二钱五分。

水同煎服。（《南雅堂医案·卷六》）

（17）少阳为病，法有汗吐下三禁。今因误下之后，心烦口渴不呕，胸胁满而微结，小便不利，兼有寒热往来，头汗出，是邪郁于经，不得外泄故也，表证未去，仍应汗之为宜。

柴胡四钱，桂枝一钱五分，黄芩一钱五分，炙甘草一钱，瓜蒌根二钱，干姜一钱，牡蛎一钱。

水同煎服。(《南雅堂医案·卷六》)

（18）少阳主半表半里，是以寒热相杂，今邪已入于里，胆腑受病，胆中相火内寄，下攻于脾，故自下利；上逆于胃，故又兼呕。法宜调中存阴，并以降逆散邪者佐之。

黄芩二钱，白芍药二钱，制半夏二钱，炙甘草二钱，生姜三钱，大枣三枚。(《南雅堂医案·卷六》)

（19）少阳主寒热，属于半表则为经，属于半里则为腑。今邪在半里，寒热相搏于中，故食入即呕，是为火炎之象，振胃阳以开格逆，是乃一定法程，方列后。

人参一钱五分，黄连一钱五分，黄芩一钱五分，干姜一钱五分。(《南雅堂医案·卷六》)

（20）少阴病，干呕并自下利，乃君火之神机，不能交会于中土，土气虚，无以达于四肢，故手足逆冷。至烦躁之作，是心脉不下交于肾，肾脉不上通于心之象。法宜扶养生气，降泄浊阴，使震坤合德，土木不害，而其恙自平。

吴茱萸二钱（炮），人参二钱，生姜四钱，大枣三枚。(《南雅堂医案·卷六》)

（21）少阴汗后，病仍未解，而烦躁益甚，是真阳扰越，水气凌心故也，拟用四逆汤加味。

白茯苓六钱，人参一钱，附子一钱（生用），炙甘草二钱，干姜一钱五分。

水同煎服。(《南雅堂医案·卷六》)

（22）少阴伤寒腹痛，小便不利，四肢沉重疼痛，下利，心烦而呕，用仲景真武汤法加减。

炒白术三钱，白茯苓二钱，生姜四钱，干姜一钱五分。(《南雅堂医案·卷六》)

（23）少阴为病，内寒外热，腹痛下利清谷，四肢厥冷，恶寒不渴，拟用四逆汤主治。

附子一枚（生用），干姜一钱五分，炙甘草三钱。(《南雅堂医案·卷六》)

（24）湿聚热蒸，互相纠结，初起身苦烦疼，渐至连及心脘，面黄舌白，口渴烦躁，疟邪痞结心下，用泻心汤加减。

半夏六钱，黄芩三钱，黄连二钱，枳实三钱，生姜三钱。(《南雅堂医案·卷七》)

（25）太阳表邪不去，入于膀胱之腑，口渴烦躁不得眠，脉浮，小便不利，水入即吐。此乃蓄水之症，宜用五苓散法。

桂枝八分，白茯苓二钱，猪苓二钱，泽泻三钱，白术二钱。

水同煎服。(《南雅堂医案·卷六》)

（26）太阳病发汗太过，妄动营血，反致卫邪内伏，故汗出而病仍不解，发热如故。心悸头眩，筋惕肉瞤，无非心液过伤，虚阳内动，不能荣养筋肉之故，拟用真武汤。

炮附子七分，炒白芍三钱，白茯苓三钱，炒白术三钱，生姜三片。

水同煎服。(《南雅堂医案·卷六》)

（27）太阴为湿土纯阴之脏，腹满，食入即吐，自利，口不作渴，手足温，腹中时痛，是邪从阴化也，宜益气驱寒，并调和阴阳为主。

人参二钱，白术二钱，干姜一钱五分，炙甘草一钱。（《南雅堂医案·卷六》）

（28）太阴邪从阳化，汗后不解，腹痛宜急下之，今用大承气汤。

大黄二钱（酒洗），川朴四钱，枳实二钱五分，芒硝二钱。（《南雅堂医案·卷六》）

（29）太阴自利，不渴而呕，痰多腹痛，是内有虚寒也，拟用理中汤加味。

人参一钱，白术一钱，干姜一钱，甘草八分，生姜一钱，附子五分。

水同煎服。（《南雅堂医案·卷六》）

（30）邪入少阴，从火化而为热，脉沉细而数，欲寐心烦，背恶寒，口燥，咽痛微肿，腹胀痛，大便闭，小便短赤，热邪内淫方炽，急宜攻热以救阴，所谓急则治标也，方列后。

大黄二钱（酒蒸），川朴四钱，枳实二钱五分，芒硝二钱。

上药四味，用水三杯，先将枳朴煎至一杯半，去滓，纳大黄，煮取一杯，去滓，纳硝，煮数沸，温服。（《南雅堂医案·卷六》）

（31）邪伤太阳，病在寒水之经，头痛项强，发热无汗，心下痞满，隐隐作痛，小便不利，乃膀胱气化不行，营卫失调，是以不能作汗，此为太阳变症，宜从下焦施治。

白术三钱，白芍三钱，白茯苓三钱，炙甘草二钱，生姜三片，大枣四枚。

水同煎服。（《南雅堂医案·卷六》）

（32）邪在半表半里，寒热往来，胸胁痞满，心烦喜呕，口苦咽干，病在少阳之经，拟用小柴胡汤主之。

柴胡四钱，人参一钱二分，淡黄芩一钱五分，炙甘草一钱五分，制半夏二钱，生姜三片，大枣两枚。（《南雅堂医案·卷六》）

3. 痞满医案　城西李某，患腹中满闷、倦怠懒言等证，医用逍遥散服三十剂，小便绿色，脚痿弱。延余诊之，六脉数而弦。余曰：邪在中土，土气本缓而变数。数者，缓之反也，且兼弦象，弦为土贼，误药大伤土气。先以石斛、薏苡之类，先取其淡以补脾，嗣以大药救之。李某云：甘本入脾，今谓淡以补脾，何义？余曰：《洪范》有"炎上作苦、润下作咸"等句，皆就本物之味言之。惟于土，则曰"稼穑作甘"，以土本无味可指，故指土之所生而言也。无味即为淡，五味皆托始于淡，淡为五味之本；五脏皆受气于脾，脾为五脏之本，此理甚妙。李某持方商之前医，谓药力太薄，议作大补元煎，日服一剂。半月后大喘大汗，四肢逆冷。适余为盐台坚留署中治病。前医用贞元饮加味，即理阴之类，夜用六味回阳饮三剂。次早余到，肢冷如冰，汗出如涌，六脉全无，气喘痰气辘辘。余曰：此因误服参地过多，致下焦阴气上凌阳位，痰涎水饮闭塞气道，《内经》名为冒明晦塞，反以贞元饮、六味回阳饮，与前此所服大补元煎，皆重用地黄，附和阴气，令阴霾四布，水势滔天，托回阳之名，以促其归阴。余每年目击服此药枉死者数十人。午后阴气用事，必不能少延。果如言而殁。附此以为喜用地黄、当归、枸杞、人参者戒！（《景岳新方砭·卷一》）

七、参考文献

1. 林慧光. 陈修园医学全书［M］. 北京：中国中医药出版社，1999.

2. 林慧光. 陈修园对《伤寒论》存津液的发挥 [J]. 福建中医学院学报, 2003, 13 (1): 46.

3. 赵占领, 吴印亮, 陶晓华. 陈修园与《金匮要略浅注》[J]. 山东中医药大学学报, 2017, 41 (5): 459.

4. 王履康. 陈修园小传 [J]. 福建医药杂志, 1980 (6): 25.

5. 蔡友敬. 陈修园对《伤寒论》的研究 [J]. 福建中医药, 1985 (1): 15.

6. 谭日强, 翟岳云. 陈修园学术思想之研讨 [J]. 福建中医药, 1985 (1): 6.

八、原著摘录

辨太阳病脉证篇

人之言伤寒者, 动曰传经, 其所以然之理难言也。有正传, 有邪传, 有阴阳表里之气相传, 有六经连贯之气相传。请以阴阳表里之气相传者言之: 伤寒一日, 太阳之气受之, 然太阳与少阴相表里, 脉若安静而不数急者, 为止在太阳, 而不传于少阴也; 颇欲吐者, 即少阴欲吐不吐之见证。若兼见足少阴之躁、手少阴之烦, 诊其脉数急而不安静者, 乃病太阳之气, 中见少阴之化, 为传也。伤寒如此, 中风亦然。

又以六经之气相传言之: 伤寒二日当阳明主气之期, 三日当少阳主气之期。若阳明之身热、自汗、不恶寒、反恶热之外证不见, 少阳之口苦、咽干、目眩之外证不见者, 为气之相传, 而病不与气俱传也。伤寒如此, 中风可知矣。二经如此, 他经可知矣。

且夫太阳病之即发者, 有中风、伤寒之异。至于不即发者,《内经》谓冬伤于寒, 春必病温, 为伏邪蕴酿成热, 邪自内出。其证脉浮、头项强痛, 故亦谓之太阳病。但初起即发热而渴、不恶寒者, 须于中风、伤寒之外区别, 为温病。治宜寒凉以解散, 顺其性以导之, 如麻杏甘石汤之类。若无头项强痛之太阳病, 但见发热而渴、不恶寒之证, 是太阳底面少阴为病。《内经》谓冬不藏精, 春必病温是也。如心中烦不得卧者, 黄连阿胶汤主之。稍轻者, 阳盛阴虚之人, 周身之经络浑是热气布护, 治法只宜求之太阳署之里, 阳明署之表。如所云心中懊侬、舌上苔者, 栀子豉汤主之; 渴欲饮水、口干舌燥者, 白虎加人参汤主之; 脉浮、发热、渴欲饮水、小便不利者, 猪苓汤主之之类, 切不可用辛温以发汗。若医者误用辛温之剂汗之, 其内蕴之热得辛温而益盛。不特汗后身不凉静, 而且发汗已, 身反灼热者, 是温病为风药所坏, 遂变重证, 名曰风温。风温之为病, 若何? 其脉阴尺阳寸俱浮, 其证自汗出, 犹为太阳中风之本象, 而大可患者全显出少阴之危象。肾主骨, 热在骨, 故身重; 热入阴分, 故神昏而多眠睡; 鼻息必鼾, 为肾热而壅于肺; 语言难出, 为肾热而壅于心, 以肾脉上连心、肺也。若被误下者, 津液竭于下, 而小便不利, 津液竭于上, 则目系紧急而直视, 且既竭之余, 肾气将绝, 不能约太阳之气而失溲。危乎, 危乎! 若更被火灸或烧针者, 以热攻热, 肾败而现出克攻之象。微者皮肤发黄色, 为土克水。剧则热亢攻心, 如惊痫, 热极生风, 时瘛疭。其皮肤不止发黄, 竟若火熏之, 现出黄中带黑之色, 是被下为一逆, 被火再为逆。一逆尚可引日, 再逆则促其命期。推而言之, 凡服一切消导之药, 皆犯被下之禁; 凡服一切辛热之药，皆犯被火之禁，医者可不慎乎哉？

此言太阳病中有温病，误治即变风温也。(《伤寒论浅注·卷一》)

伤寒

太阳为寒水之经，邪之初伤，必须发汗。麻黄汤发皮肤之汗，桂枝汤发经络之汗，葛根汤发肌肉之汗，小青龙汤发心下之汗，大青龙汤发其内扰胸中之阳气而为汗，此发汗之五法也。若汗之而不能尽者，则为水。水在心下，干呕而咳，宜小青龙汤。发热而烦渴欲饮水，水入即吐，名曰水逆，宜五苓散。汗后心下痞硬，干噫食臭，胁下有水气，腹中雷鸣下利者，病势虽在腹中，而病根犹在心下，宜生姜泻心汤。此水气在上焦，在上者汗而散之也。若妄下之后，自心上至小腹硬满，而痛不可近，水与气所结，脉迟，名大结胸，宜大陷胸汤。若项亦强，如柔痉之状，宜大陷胸丸。程郊倩谓病势连甚于下者，主以汤，病势连甚于上者，主以丸是也。若其结止在心下，按之始痛，脉浮滑，名小结胸，邪气尚在脉络，宜小陷胸汤。若无热证，名寒实结胸，宜三物白散。若心下痞硬满，引胁下痛，干呕，短气，汗出，不恶寒，三焦升降之气阻格难通，宜十枣汤。此水气在中焦，中满泻之于内也。若头痛项强，翕翕发热，无汗，心下满微痛，小便不利者，因膀胱之水不行，营卫不调，不能作汗，桂枝去桂加茯苓白术汤治之，是水气在下焦，在下者引而竭之是也。(《时方妙用·卷四》)

栀子豉汤

少阴君火居上，少阴肾水居下，而中土为之交通。若发汗、吐、下后，上中下三焦俱为之伤。是以上焦之君火不能下交于肾，下焦之肾水不能上交于心。火独居上，阳不遇阴，故心虚而烦，胃络不和，故不得眠，若剧者，不得眠之盛，必反覆颠倒，烦之极，自见其心中不爽快而懊侬，以栀子豉汤主之。以栀子入心而下交于肾，豆豉入肾而上交于心，水火交而诸证自愈。若少气者，为中气虚而不能交运于上下，以栀子甘草豉汤主之。即《内经》所谓交阴阳者，必和其中也。若呕者，为热气搏结不散而上逆，以栀子生姜豉汤主之，取生姜之散以止呕也。

此一节，言汗、吐、下伤其三焦之气，以致少阴之水火不交也。张令韶云：自此以下六节，论栀子豉汤之证，有热、有寒、有虚、有实之不同。

发汗，若下之，其热宜从汗下而解矣。而竟不解为烦热，且烦不解，留于胸中而窒塞不通者，以栀子豉汤主之。盖以胸中为太阳之里、阳明之表，其窒塞因烦热所致，必令烦热止而窒塞自通矣。

此一节，言栀子豉汤不特交通上下，而且能调和中气也。

按：此证最多，须当切记。

伤寒五日至六日，六经已周，大下之后，身热不去，心中结痛者，知太阳之里、阳明之表搏结，俱未欲解也，以栀子豉汤主之。

此一节，言栀子豉汤不特升降上下，而亦能和解表里也。(《伤寒论浅注·卷二》)

阳明表证少而里证多，下法之外，发汗尚宜详慎，而温针更无论矣。然而病兼表里，又另有其法。阳明病在表，其脉则浮，而涉于里则又紧。咽连胃脘，脾开窍于口，阳明与太阴相表里，邪气相侵，故咽燥口苦。手太阴肺主天，足太阴脾主地，地气不升，天气不降，故腹满而喘，此病阳明之里也。发热汗出，不恶寒，反恶热，已详本篇之首，此病阳明之表也。土气不和，则为身重，此阳明之表里俱病也，可转其机为两解之法。若误发其汗，则伤肾液而躁，伤心液而愦愦，阴液既伤，则阳邪益炽，故病反增谵语。若误加烧针，则经脉受伤，必见怵惕，水火不交，则为烦躁不得眠。若下之，则胃中空虚，客气乘虚而动膈，又从膈而上乘于心，故心中懊憹。舌为心苗，舌上有苔者，热甚而为邪气所郁之象也。宜栀子豉汤，导火热以下降、引阴液以上升以主之。

阳明主合，若终合而无开机则死矣，所以言之不厌于复也。兹先以阳明之气不得交通于上下言之。阳明病，外证未解而遽下之，其外有热而手足温。热在于外，故不结胸。胃络不能上通于心，故心中懊憹。下后胃虚，故饥不能食。阳明之津液主灌溉于上下，今阳明气虚，其津液不能周流遍布，惟上蒸于头，故但头汗出，而余外无汗者，宜交通其上下，以栀子豉汤主之。受业薛步云按：栀豉汤能开阳明之合，须记之。

此言阳明之气不得交通上下，而为栀子豉汤证也。（《伤寒论浅注·卷四》）

古方加减论

古人制方之义，微妙精详，不可思议。盖其审察病情，辨别经络，参考药性，斟酌轻重，其于所治之病，不爽毫发，故不必有奇品异术，而沉痼艰险之疾，投之辄有神效，此汉以前之方也。但生民之疾病不可胜穷，若必每病制一方，是曷有尽期乎？故古人即有加减之法，其病大端相同，而所现之症或不同，则不必更立一方，即于是方之内，因其现证之异，而为之加减。如《伤寒论》中治太阳病用桂枝汤，若见项背强者，则用桂枝加葛根汤。喘者，则用桂枝加厚朴杏仁汤。下后脉促胸满者，桂枝去白芍汤。更恶寒者，去白芍加附子汤。此犹以药为加减者也。若桂枝麻黄各半汤，则以两方为加减矣。若发奔豚者，用桂枝，为加桂枝汤，则又以药之轻重为加减矣。然一二味加减，虽不易本方之名，而必明著其加减之药。若桂枝汤倍用芍药而加饴糖，则又不名桂枝加饴糖汤，而为建中汤，其药虽同而义已别，立名亦异，古法之严如此。后之医者不识此义，而又欲托名用古，取古方中一二味，则即以某方目之。如用柴胡则即曰小柴胡汤，不知小柴胡之力全在人参也。用猪苓、泽泻即曰五苓散，不知五苓之妙专在桂枝也。去其要药，杂以他药，而仍以某方目之，用而不效，不知自咎，或则归咎于病，或则归咎于药，以为古方不可治今病。嗟乎！即使果识其病，而用古方支离零乱，岂有效乎？遂相戒以古方为难用，不知全失古方之精义，故与病毫无益，而反有害也。然则当何如？曰：能识病情与古方合者，则全用之。有别症则据古方加减之。如不尽合，则依古方之法，将古方所用之药，而去取损益之。必使无一药之不对症，自然不倍（按：当为悖字）于古人之法，而所投必有神效矣。（《长沙方歌括·卷六》）

虚痨

按：方书论虚痨之证最繁，余取《圣济》书，以五痨、七伤、六极立论，为握要之法，以下分采各方，听人择用。然有不得不分者，亦有不必分者。神而明之，存乎其人，不可以口授也。《圣济》于总结处，提出"气味"二字，示人当从阴阳根本之地而药之，所谓吾道一以贯之也。按阳虚阴虚，是医家门面话，然亦不可不姑存其说，以资顾问。吴门马元仪分阳虚有二、阴虚有三，较时说颇深一层。所谓阳虚有二者，有胃中之阳，后天所生者也，有肾中之阳，先天所基者也。胃中之阳喜升浮，虚则反陷于下，再行敛降，则生气遏抑不伸。肾中之阳贵凝降，瘵则浮于上，若行升发，则真气消亡立至，此阳虚之治有不同也。所谓阴虚有三者，如肺胃之阴，则津液也；心脾之阴，则血脉也；肾肝之阴，则真精也。液生于气，惟清润之品可以生之；精生于味，非黏腻之物不能填之；血生于水谷，非调补中州不能化之。此阴虚之治有不同也。

按：此证又多蒸热咳嗽，故医者以二皮清心、二冬保肺，而不知土旺则金生，无区区于保肺；水升则火降，勿汲汲于清心。李士材此四语，深得治虚瘵之法。脾肾虽有一方合治之说，其实驳杂，不能奏效，当审其所急而图之。如食少倦怠、大便或溏或秘、肌肉消瘦等症，治脾为急，以六君子汤、四君子汤、归脾汤之类补养脾胃，调其饮食，即所以输精及肾也。如形伤骨痿、面色黧黑、骨蒸炊热、腰痛气喘，或畏寒多梦、腹痛遗精等症，治肾为急。肾阴虚者，以六味丸补坎中真水，肾阳虚者，以八味丸补坎中真火以通离火。稽之《周易》卦象，坤土是离火所生，艮土是坎水所生。赵养葵谓补水以生土，语虽离奇，却为妙旨也。（《医学从众录·卷一》）

虚瘵续论

虚瘵证，宋元诸家，分类别名，繁而无绪，如治丝而棼也。丹溪颇有把柄，专主补阴，用四物汤加黄柏、知母之类，后世非之。明·薛立斋出，以六君子、四君子、归脾汤、补中益气汤、加味逍遥散之类，与六味丸、八味丸、养荣汤之类间服，开口便以先后天立论，虽视诸家颇高一格，其实开后人便易之门。至张景岳出，专宗薛氏先天之旨，而先天中分出元阴元阳，立左右归饮丸及大补元煎之类，有补无泻，自诩专家。虽论中有气虚精虚之辨，而大旨以气化为水，水化为气，阴阳互根。用方不甚分别，惟以熟地一味，无方不有，无病不用，是于简便之中又开一简便之门。且又著《药性》云，地黄生于中州沃土，色黄味甘，谓非脾胃正药，吾不信也。此论一出，而《本经》《金匮》诸圣训，扫地尽矣。夫薛氏书通共二十四种，吾不能一一摘其弊，而观其案中所陈病源，俱系臆说，罕能阐《灵》《素》不言之秘，所用方法，不出二十余方，加减杂沓，未能会《本经》性味之微。时贤徐灵胎目为庸医之首，实不得已而为此愤激之言也。即景岳以阴虚阳虚，铺张满纸，亦属泛泛套谈，能读《金匮》者，便知余言不谬也。详考虚瘵治法，自《内经》而外，扁鹊最精，上损从阳，下损从阴，其于针砭所莫治者，调以甘药。《金匮》因之，而立建中诸方，意以营卫之道，纳谷为宝，居常调营卫以安其谷。寿命之本，积精自刚，居常节欲以生其精。及病之甫成，脉才见端，惟恃建中、复脉为主治，皆稼穑作甘之善药，一遵精不足者，补之以味之义也。景岳亦会得甘温之理，或变而为甘寒至静之用，视惯用苦寒戕伐中土者颇别。然方方重用熟地，自数钱以及数两，古法荡然矣。且熟地之用滞，非胃所宜；其性湿，非脾所喜。彼盖取滋润以填补其精，而不知精生于谷，脾胃伤则谷少入，而不生其血，血少自不能化精，而虚痨日甚。况虚痨之人，必有痰嗽，亦最易感冒，若重用频用熟地，又佐以参术，则风寒闭于皮毛而不出，痰火塞滞于胸膈而不清，药入病增，谓非人人之共见乎？予于此证，每力争治法，无如医友及病家，心服薛氏景岳诸法，以六味、八味、左归、右归、补中、逍遥、六君、四君、大补元煎之类，谓不寒不燥之品，先入为主，至死不悔，亦斯民之厄也。戊申秋闱后，抑郁无聊，取《内经》《金匮》等书，重加研究，参以平时所目击之症，如何而愈，如何而剧而死，大有所悟。知虚痨之病，死于病者少，死于药者多，侃侃不阿，起立斋、景岳于今日，当亦许为直友也。（《医学从众录·卷一》）

桂枝汤

发热自汗是伤风，桂草生姜芍枣逢。

头痛项强浮缓脉，必须稀粥合成功。

此方最切于时用，中风汗自出者用之，服麻黄汤复烦者用之，下后脉仍浮者用之，气冲利不止者用之，阴证脉浮为欲愈亦用之。

桂、草辛甘化阳，助太阳融会肌气；芍、草苦甘养阴，启少阴奠安营血；姜佐桂枝行阳，枣佐芍药行阴。此方本不发汗，藉热粥之力，充胃气以达于肺，令风邪从皮毛而解，不伤气血，为诸方之冠。

时医以桂枝汤、麻黄汤，地非北方，时非冬月，戒不敢用，以羌、独、苍、芎、荆、防代之，而不知此等药更燥烈害人也。桂枝汤以桂枝为君，色赤入心生血，得芍药之苦以和之，为阴阳调和之剂。麻黄汤以麻黄为君，此物轻清走表，绝无辛烈之味、悍浊之气。又佐以桂枝入心化液，杏仁入肺降气，甘草安内攘外，不加姜之上行、枣之留中，径走肌表，不伤津液。观苍、芎、羌、独之类，孰和平？孰峻烈耶？（《伤寒真方歌括·卷一》）

麻黄汤

太阳脉紧喘无汗，身痛腰疼必恶寒。

麻桂为君甘杏佐，邪从汗散一时安。

麻黄三钱，桂枝二钱，炙草一钱，杏仁二十三枚。水二杯半，先煎麻黄至杯半，去沫，入诸药同煎至八分，温服，覆取微似汗，不须啜粥。

《内经》云：寒淫于内，治以甘热，佐以辛苦。此方得之。（《伤寒真方歌括·卷一》）

小建中汤

二三日内烦而悸，尺迟营虚又须记。

桂枝倍芍加饴糖，汤名建中温补治。

即桂枝汤倍芍药，入饴糖烊服。呕者不可用，以甜故也。

此阴阳平补之神方。（《伤寒真方歌括·卷一》）

五苓散

不解而烦热且渴，泽苓桂术猪苓末。

积水留垢藉此行，方曰五苓表里夺。

泽泻一两六铢，猪苓、茯苓、白术各十八铢，桂枝半两。共为末。

本方重在内烦外热，用桂枝小发汗以解表，不是助四苓以利水；其用四苓，是行其积水留垢，不是疏通水道。以白饮和服方寸匕，今用三钱，日三服，多饮暖水，汗出愈。多饮暖水，使水精四布，上滋心肺，外达皮毛，溱溱汗出，表里之烦热两除矣。白饮和服，即啜粥之微义也。

按：此汤与桂枝去桂加茯苓白术汤及猪苓汤，细细分别，方知仲景用药之妙。桂枝色赤入丙，四苓色白归辛，丙辛合为水运，用之为散，散于胸中，必先上焦如雾，然后下焦如渎，何有烦渴、癃闭之患哉？（《伤寒真方歌括·卷一》）

乌梅丸

乌梅丸内柏连姜，参桂椒辛归附当。

寒热散收相互用，厥阴得此定安康。

乌梅九十三枚，干姜一两，当归四钱，黄连一两六钱，蜀椒四钱，炒，桂枝、人参、黄柏、附子、细辛各六钱。各研末，以苦酒浸乌梅一宿，去核，饭上蒸之，捣成泥，和药令相得，入炼蜜，共捣千下，丸如桐子大。先饮食，白饮和服十丸，日三服，渐加至二十丸。

《内经》云：伏其所主，先其所因。或收或散，或逆或从，随所利而行之。调其中气，使之和平。此方深得经旨，为厥阴病之总法。（《伤寒真方歌括·卷六》）

葛根汤

太阳项背病几几，桂葛麻黄因汗无。

炙草枣姜监制用，阳明合病亦何虞？（《伤寒真方歌括·卷二》）

四两葛根三两麻，枣枚十二效堪嘉。

桂甘芍二姜三两，无汗憎风下利夸。（《长沙方歌括·卷二》）

鳖甲煎丸

寒热虚实相来往，全凭阴阳为消长，

天气半月而一更，人身之气亦相仿。

否则天人气再更，邪行月尽差可想，

疟病一月不能瘥，疟母结成癥瘕象。

《金匮》急治特垂训，鳖甲赤硝十二分，

方中三分请详言，姜苓扇妇朴韦问，

葳胶桂黄亦相均，相均端令各相奋。

君不见十二减半六分数，柴胡蜣螂表里部，

一分参苈二瞿麦桃仁，牡夏芍䗪分各五，

方中四分独蜂窠，体本经清质水土，

另取灶下一斗灰，一斛半酒浸另服，

纳鳖甲酒内煮如胶，绞汁煎药末丸遵古。

尤在泾云：天气十五日一更，人之气亦十五日一更，气更则邪当解也。否则，三十日天人之气再更，而邪自不能留矣。设更不愈，其邪必假血依痰，结为癥瘕，僻处胁下，将成负固不服之势，故宜急治。鳖甲煎丸行气逐血之药颇多，而不嫌其峻；一日三服，不嫌其急，所谓乘其未集而击之也。

王晋三云：鳖甲煎丸，都用异类灵动之物，若水陆，若飞潜，升者降者，走者伏者，咸备焉。但恐诸虫扰乱神明，取鳖甲为君守之，其泄厥阴破癥瘕之功，有非草木所能比者。阿胶达表熄风，鳖甲入里守神，蜣螂动而性升，蜂房毒可引下，䗪虫破血，鼠妇走气，葶苈泄气闭，大黄泄血闭，赤硝软坚，桃仁破结，乌扇降厥阴相火，紫葳破厥阴血结，干姜和阳退寒，黄芩和阴退热，和表里则有柴胡、桂枝，调营卫则而人参、白芍，厚朴达原，劫去其邪，丹皮入阴，提出其热，石韦开上焦之水，瞿麦涤下焦之水，半夏和胃而通阴阳，灶灰性温走气，清酒性暖走血。统而言之，不越厥阴、阳明二经之药，故久疟邪去营卫而着脏腑者，即非疟母，亦可借以截之。

按：《金匮》惟此丸及薯蓣丸药品最多，皆治正虚邪着久而不去之病，非集血气之药，攻补兼施，未易奏功。（《金匮方歌括·卷二》）

薯蓣丸

三十薯蓣二十草，三姜二蔹百枚枣，

桔茯柴胡五分匀，人参阿胶七分讨，

更有六分不参差，芎芍杏防麦术好，

豆卷地归曲桂枝，均宜十分和药捣，

蜜丸弹大酒服之，尽一百丸功可造，

风气百疾并诸虚，调剂阴阳为至宝。

魏念庭曰：人之元气在肺，人之元阳在肾，既剥削则难于遽复矣，全赖后天之谷气资益其生。是营卫非脾胃不能宣通，而气血非饮食无由平复也。仲景故为虚劳诸不足而兼风气百疾立此薯蓣丸之法。方中以薯蓣为主，专理脾胃，上损下损，至此可以撑持；以人参、白术、茯苓、干姜、豆黄卷、大枣、神曲、甘草助之，除湿益气，而中土之令得行矣；以当归、芎劳、芍药、地黄、麦冬、阿胶养血滋阴；以柴胡、桂枝、防风去邪散热；以杏仁、桔梗、白蔹下气开郁。惟恐虚而有热之人，滋补之药上拒不受，故为散其邪热，开其逆郁，而气血平顺，补益得纳，为至当不易之道也。（《金匮方歌括·卷二》）

第九章　郑寿全

一、生平简介

郑寿全（1824—1906），字钦安，四川邛崃人，清代著名医家，时人称其为"姜附先生"。郑氏祖父郑守重，乃嘉庆年间恩贡，曾任溪县教谕。父亲郑守智，初攻科举，后屡试不第，退而办私塾执教。郑氏出身儒门世家，又为独子，5岁即从父读，年稍长则博览群书，年16岁已遍读四书五经。后随父由邛崃迁居省城成都，学医于成都双流儒医刘止唐。刘止唐为当时蜀中名士，习儒而通医，儒学上尤精经史，医学上则精《内经》《伤寒论》。郑氏在刘止唐指导之下，潜心研读《内经》《周易》《伤寒论》《陈修园医书一十三种》诸书。其在《医理真传》叙中自述："余蜀南临邛人也，迁居于成都省城，学医于止唐刘太夫子，指示《内经》《周易》《太极》，仲景立方立法之旨。"览医书七十余种，遂穷究天地盈虚消长之理、人身阴阳合一之道、仲景立法垂方之旨，博学深思，兼采众家之长，医术日精。道光二十八年（1848），郑寿全24岁，悬壶蓉城成都，誉冠一时。

郑氏沉潜于《内经》《周易》《伤寒论》数十年，引易入医，明析阴阳，学术风格独树一帜，尤其以善于辨治阳虚一证著称，临证动辄用大剂量姜桂附回阳，擅用姜桂附等温燥之品起沉疴、愈痼疾，效若桴鼓，其医著《医法圆通》一书诸阳虚阴证证治中，处处可见"急宜大剂回阳"等字眼。因其学验俱丰，学术风格独特，誉满川滇诸省，学者一时为盛，今世俗称其门户为"火神派"或"扶阳学派"。

郑氏治学严谨，医技精湛，踵门求治者应接不暇，屡起沉疴，活人无数。行医课徒之余，撰成《医理真传》《医法圆通》《伤寒恒论》三部著作，均流传于今，为后世学者所珍视。

二、著作概要

1.《医理真传》　本书刊行于1869年，四卷，论乾坤坎离、阴阳五行之理，主医易汇通，结合易理阐述医理，以阴阳坎离为纲，强调真阴真阳为性命之本，讨论阳虚证、阴虚证及杂病的辨治。

2.《伤寒恒论》　本书刊行于1869年，十卷，发明仲景之学，考释伤寒，详释方义，细析脉理。

3.《医法圆通》　本书刊行于1874年，四卷，主要讨论杂病，论杂病以阴阳为实据，辨明阴阳虚实及杂病处方圆机活法，并批驳时医弊端，示以用药法眼。

三、学术渊源

1. 师承儒学大师刘止唐　郑氏出生于儒门世家，师承晚清四川槐轩学派儒学大师刘止唐（刘沅）。《医理真传》《医法圆通》所论"人身性命立极""阴虚阳虚""先天后天""乾坤大旨""坎离水火立命"诸说，实皆源于刘止唐学说，刘氏儒学学说为郑钦安医学真传要旨、圆通心法之理论根基。因其源出刘止唐儒学门户，槐轩儒学在郑钦安医学思想中打下了深深的烙印，其《医理真传》自序中说他学医于刘止唐夫子，刘止唐为其指示《内经》《周易》《太极》。后郑氏沉潜于中二十余载，始知人身阴阳合一之道。郑钦安于刘氏门下，圆融刘门理学、医学，发明其说，继承刘止唐医统，为槐轩学派医学一门的发扬光大者。

2. 推崇经方与扶阳心法　扶阳指一切扶助阳气的治法。中医扶阳思想起源很早，早在先秦时期便已萌芽，至《内经》《伤寒杂病论》已发展到了相当成熟的理论高度，其后历代医家均有研究发展，在明代还形成了著名的温补学派。郑氏温扶阳气的思想是学有所承的，其《医理真传》《医法圆通》中详细阐述了阴证、阳证的鉴别，上可追溯到易水学派王好古的《阴证略例》。明代温补学派张介宾等医家一些温阳思想对郑钦安也有着深刻的影响，尤其是在对真阳的重视方面以及医易汇通方面，立论都十分重视"坎中之阳"，以易释医，还有引火归原、纳气归肾一些治法，郑钦安对温补学派诸家有所继承，更有发展。

四、伤寒学术成就

1. 倡立真阳学说　郑氏出生于儒门世家，熟谙易理，引易入医，其《医理真传》开篇即以乾坤坎离诸卦立论。这是郑氏"真阳学说"的基础，亦是其圆通心法的根本。郑氏认为天地乾坤媾生万物，天施地孕生出坎水，地产天成生出离火，坎离水火为万化立基。而人禀天地正气而生，坎离亦为人身立命之根，坎水在人为肾，离火在人为心。从卦理论，肾为一点真阳含于二阴之中，而心为一点真阴藏于二阳之中。肾中一点真阳，郑钦安又把它命名为相火、命门火、龙雷火、无根火、阴火、真火、先天元阳、下阳、坎中一阳、元气、先天真气等；又因乾为龙，坎水为乾分一气落于坤宫，故肾中真阳亦名龙、真龙、初生之龙、坎宫之龙、水中之龙等。郑氏在其著作中对肾中真阳有着许多不同的称谓，看似混乱，其实是借此以强调肾中真阳的重要性。他强调"真阳为一阳落于二阴之中，是立水之极，是阳为阴根"（《医理真传·坎卦解》），而人身是一团血肉之躯，全赖这团真气运于其中立命，肾中真阳即为性命根源，有此真阳，"死机便转成生机"。重视真阳的重要性是郑氏"真阳学说"的根本内容。

郑氏又认为，真阳是初生之龙，不能飞腾而兴云布雨，唯潜于渊中，以水为家，安其在下之位。换而言之，便是真阳宜潜宜藏，以潜藏为顺，不得随意飞越，这是郑氏从医易理论出发阐发的真阳的基本生理特性。在《医理真传》与《医法圆通》两书中，他处处都在强调这一生理特性的重要性。《医理真传·坎卦解》云："历代诸家，俱未将一阳潜于水中底蕴搜出，以致后学茫然无据，滋阴降火，杀人无算，真千古流弊，医门大憾也。"郑氏基于"滋阴降火"的流弊，提出了真阳潜藏的重要性的，也正是他善用姜桂附等温热药物的立论依据。

潜藏于肾中水底的真阳又具有蒸腾之性，可蒸腾气化肾水上济于心。与此同时，心中真阴又降心火下交于肾。肾中真阳与心中真阴互为其根，郑钦安在《医理真传·离卦解》中说："子时一阳发动，起真水上交于心，午时一阴初生，降心火下交于肾，一升一降，往来不穷，性命于是乎立。"而对于真阴真阳二者的交济，郑氏着墨更多的是真阳的蒸腾气化。因为从生理功能而言，肾中真阳蒸腾则肾水上交于心，肾水充济心中真阴，心阴足则真阴自然下降。《医法圆通》云："真火上腾，必载真水上升以交于心，故曰离中含阴。又曰气行血随，水既上升，又必复降下。水下降，君火即与之下降，故曰阴中含阳……水火互根，其实皆在坎也。"真阳是水火升降的"发机"之处，气化是水火升降的原动力，真阳不熄，升降不歇。若无真阳蒸化，水火阴阳不交。蒸腾气化是郑氏"真阳学说"中所阐发的真阳的生理功能。故依郑氏所论，人体最为重要的是肾中真阳的潜藏，真阳虽潜于水中，但其蒸腾气化却是水火升降的根本，水火升降全在于真阳气化的发动推行。论述真阳的"潜"与"发"，构成了郑氏学说的基本内容。

郑氏在强调肾中真阳重要性的同时，也重视中阳，认为中阳是真阳潜藏的辅助。真阳潜于水中，需要以土封固。郑氏认为水是无土而不停蓄，土覆水上，水在地中，而水中有龙（真阳），故龙亦是无土而不潜藏。同时，水中真阳须得中阳的温煦，水才不至于寒极。地得龙潜才能冲和，水土合德，世界大成。他在《医理真传·三焦部位说》中论述，上焦为天，中焦为地，下焦为水，而中阳处于上下焦水火交济之间，故为调和阴阳水火的气化枢机。郑氏在治疗中也处处体现这一思想，他认为"阳气即回，若无土覆之，火光易熄，虽生不永"，真阳如同灰中之火，灰覆之则长存。故他在治疗真阳飞越的同时，亦注意温补中阳，说明他一方面重视先天真阳，另一方面亦很重视后天中阳。中阳是真阳的封固，中阳充足才利于真阳的潜藏。

郑氏十分强调肾中真阳的潜藏之性，在其所论的病证之中，半数以上皆是阳虚阴证。所以他在论阳虚阴证病机时，大多主真阳腾越，不能固守于下，而致生机断灭。他认为，倘若能识真阳飞潜之运，何患无方？郑氏所论真阳腾越的原因机理，分析归纳起来有如下数条：第一，阳气受伤，群阴即起，阴气太盛，逼出元气真阳，真阳为群阴阻塞，不能归根。这实际上是阴盛格阳，阴寒内盛，格阳于上。第二，真阳虚衰，不能镇纳诸阴，肾中坎水阴气上腾，一线之阳光亦附阴气而上腾，元阳上浮，真气暴出。第三，少阴心之君火不足，阴气蔽塞太空，犹如地气上腾为云为雾，遂使天日无光，阴霾已极，龙乃飞腾。即所谓龙因水盛而游，真阳不潜。第四，脾土太弱，或阴盛逼出中宫之阳，无土覆火，光焰易熄，火不能潜藏，真阳外越。郑钦安在《医理真传》卷二数十条病证末尾云："以上数十条专论阳虚，指出先天真气上浮。反复推明：真气，命根也，火种也，藏于肾中，立水之极，为阴之根，沉潜为顺，上浮为逆。病至真气上浮，五脏六腑之阳气已耗将近，消灭剥削，以至于根也。"郑氏以真阳腾越为阳虚重证，认为五脏之病穷必及肾，极为重视真阳腾越这一病机，他所论述的需用姜桂附诸药的数十条病证，大半以此为基本病机。

　　郑氏的"真阳学说"论理独到，既重视真阳的潜藏，又重视真阳的蒸腾升降，以真阳飞潜腾越为阴证的根本病机，为其独特发挥，形成郑氏"真阳学说"的理论核心。

　　2. 万病一气说　　郑氏重视人体真阳，认为真阳是一身阳气之根，故又称为真气、元气、真元之气。由于此一气为根本之气，因此全身各处之气均来源于此一气之根。而人身患病往往会累及气机，或因气的生理失常而引发疾病，主要包括气的盛衰与气的运行，气的病证是气血津液病证、五脏内伤杂病的根本。因此，郑氏对这根本一气（真气、元气）是极为强调的，在其第一部著述《医理真传》中，便已表达出对人体根本之气的强烈重视程度。

　　如在对三焦的论述中，郑钦安认为三焦为气化之三焦，上焦统领心肺之气，中焦统领脾胃之气，下焦统领肝肾之气，人体一气分布，化为上中下三焦之气。其《医理真传·三焦部位说》云："三焦之气，分而为三，合而为一，乃人身最关要之府，一气不舒，则三气不畅，此气机自然之理，学者即在这三焦气上探取化机，药品性味探取化机，便得调和阴阳之道也。"三焦之气分布人体上中下三部，关联五脏，而来源却是真元一气一分为三的变化，其核心实质即是说三焦为真阳气化所生，源自一气。

　　对于伤寒六经，郑氏亦指出六经根源自真阳之气。他将太阳、阳明、少阳、太阴、少阴、厥阴六经亦称为六步，认为六经是真阳一气流布人身不同状态的六个阶段。《医理真传·六经定法贯解》说真阳之气原寄于肾，因肾与太阳膀胱相表里，一气发动，从太阳经开始，而后循行诸经，昼夜循环，周而复始，六经源自一气。《医理真传·太阴经证解》更加明晰地论述："夫人身立命，全赖这一团真气流行于六步耳。以六步合而观之，即乾坤两卦也。真气初生，行于太阳经，五日而一阳气足。真气行于阳明经，又五日而二阳气足。真气行于少阳经，又五日而三阳气足。真气行于太阴经，五日而真气衰一分，阴气便旺一分。真气行于少阴经，又五日而真气衰二分，阴气便旺二分也。真气行于厥阴经，又五日而真气衰极，阴气旺极也……人活一口气，即此真气也。"根据真气运行不同阶段盛衰的不同，即分作六经。郑氏强调六经一气贯通，反对将六经割裂来对待、分裂六经的关系，反对仅从证候提纲上单独研究六经中的某一经，而不及六经一气贯通的要义。六经证治都可以从真气盛衰、流布情况方面来辨析。他说："人活天地之气，天道有恒，故不朽，人心无恒，损伤真气，故病故死……后代注家（《伤寒论》历代注家）专在病形上论三阴三阳，固是究未领悟气机，指出所以然之故。以致后学无从下手，虽记得三阳三阴，而终莫明其妙也。"（《医理真传·六经定法贯解》）

　　推而广之，不仅三焦，亦不仅六经，全身脏腑、经络、气血、津液、官窍皆可归于一气。《医理真传·阳虚证问答》总论中提出："但有形之躯壳，皆是一团死机，全赖这一团真气运用于中……水谷之气与先天之真气相依而行，周流上下四旁，真是无微不照者也。"《医理真传》之后，随着郑氏学术思想的进一步深入，郑氏对真阳一气的认识更为成熟，以至于在其50岁时所撰著的第3部著述《医法圆通》中史为明确地提出了"万病一气"的学说。

　　郑氏撰著《医法圆通》，在叙中即全盘托出其多年的临证心得，可谓其全书主旨，也是其晚年医学临证的主要指导思想。其谓："始明仲景之六经还是一经，人身之五气还是一气，三焦还是一焦，万病总是在阴阳之中。仲景分配六经，亦不过将一气分布上下、左右四旁之意，探客邪之伏匿耳。"三焦、五气、六经皆源出一气。书中卷三、卷四中《万病一气说》《食气篇》《一气分为六气说》几个篇章探讨了个中原理。

《医法圆通·万病一气说》将各种疾病的病机都归结为一气之盈缩，即一气的盛衰。一气即是一元，一元即是元气真阳，一气盈缩即是元气的盛衰运动。《医法圆通·万病一气说》云："病有万端，发于一元。一元者，二气浑为一气者也。一气盈缩，病即生焉。有余即火，不足即寒。"并论述了一气盈缩的外在征象，一气盈缩是如何影响脉证的，或者如何通过望闻问切四诊判断一气之盈缩。如在脉，"脉来洪大，气之盈也，脉来数实，脉来浮滑，气之盈也，间亦不足。脉来迟细，气之缩也，脉来短小，脉来虚弱，气之缩也，间亦有余。脉来劈石，脉来鱼尾，脉来雀啄，脉来釜沸，脉来掉尾，脉来散乱，气之绝也"。又如在面色，则云："推之面色如朱，气盈之验，亦有缩者。面青有神，气盈之验，亦有缩者。面白有神，气盈之验，亦有缩者。面黄有神，气盈之验，亦有缩者。面黑有神，气盈之验，亦有缩者。"在饮食起居，则云："食健力健，言气之盈。食少力少，本气之缩。"由此可见，万病皆可归结为一气，一气的盈缩运动影响到人体是否发病。郑氏云："病也者，病此气也。气也者，周身躯壳之大用也。用药以治病，实以治气也。气之旺者宜平，气之衰者宜助，气之升者宜降，气之陷者宜举，气之滞者宜行，气之郁者宜解，气之脱者宜固，气之散者宜敛。知其气之平，知其气之变，用药不失宜，匡救不失道，医之事毕矣。"治万病皆可求之于一气。

《医法圆通·食气篇》进一步强调了先天一点真气的重要性。在郑钦安看来，气即是阳，先天一气即是真阳之气，此一气与人体是否有生命的存在有着密切的关系。《医法圆通·食气篇》说："夫人之所以奉生而不死者，惟赖有此先天一点真气耳。真气在一日，人即活一日，真气立刻亡，人亦立刻亡，故曰人活一口气。气即阳也，火也。又曰：人非此火不生。此火一存，凡后天一切食物，下喉一刻，立刻锻炼。食物之真气，皆禀诸先天、先地之真气，与人身之真气，本同一体。借食物之真气，以辅人身之真气，故人得食则生，不得食则死。所以食物健旺之人，肌肉丰隆，精神倍加，由其盗得天地生物之真气独厚也。今人只知饮酒、食肉以养生，谁知还是天地之真气，日日在灌溉，呼吸不住在充周也。"人之有生，得自先天一气，而后天食物中禀受天地之真气，食物即以长养先天一气。有此一气相续不绝，人乃有生。

此先天一气与人体是否发病亦息息相关。郑钦安在《医法圆通·食气篇》阐述了一气不调酿生疾病的机理——"人不能保全身内之真气，则疾病丛生。疾病者何？邪之为也。邪气之来，无论内邪外邪，皆是阻隔天地之真气，不与人身之真气相合，身即不安，故曰病。必待邪去，而天地之真气与人身之真气，仍旧贯通合一，始言无病。"真气是人身根本之气，人体外感邪气，影响脏腑、气血功能，都会导致真气不调，阻隔天地真气与人身真气的贯通合一，真气不调则病生。郑钦安此所言真气，也包含了人体正气的内涵，《医法圆通·邪正论》云："凡天地之道，有阴即有阳，有盈即有虚，有真即有伪，有邪即有正。试问邪正之道若何？邪也者，阴阳中不正之气也。不正之气，伤于物则物病，伤于人则人病。治之调之，皆有其道。欲得其道，必明其正。正也者，阴阳太和之气也。太和之气，弥纶六合，万物皆荣。人身太和充溢，百体安舒。太和之气有亏，鬼魅丛生，灾异叠见，诸疾蜂起矣。"这里所说的太和之气出自《易》，亦称"大和之气"，指天地冲和之气，《易·乾》："保合大和，乃利贞。"朱熹《周易本义》云："太和，阴阳会合冲和之气也。"郑氏看来，在自然界为天地之真气，在人身则同于真气、元气、真阳、元阳，即是所谓"一气"。一气调和，太和充溢，百体安舒，人则不病。反之，则疾病蜂起。治疗的关键在于祛邪为急，调和真气为先。郑氏说："故曰圣出而立法垂方，祛邪为急。明人身脏腑之由来，五行分布，阴阳充周，天人一气之道，借草木之真气以胜邪。邪居在上，则以能制在上之邪之品以攻之，邪去自然正复。"（《医法圆通·食气篇》）调治当明保生之要。天地即是我身，我身即是万物之身，万物、我身、天地原本一气，此即天人一气之道。

郑氏重视伤寒，精研六经之理，将六经概括为一气，这也是其"万病一气说"的重要内容之一。《医法圆通·一气分为六气图说》便是以万病一气之理贯解伤寒六经之理。郑氏认为六气即是六经，六经即是六气。六经六气包括太阳寒气、阳明燥气、少阳暑气、太阴湿气、少阴火气、厥阴风气，都是由一元真气分化而来。真气分为六气之后，气机自下而上，自内而外，真气充满周身，布护一定不易，成为六层真气，即六经。第一层为太阳寒水气化出路，真气病此则畏风恶寒，治之法宜宣散。第二层为阳明燥气，外邪自此化为燥邪，病则恶热，治之法宜清凉。第三层为少阳所主，居半表半里之间，法宜和解。第四层为太阴湿气，真气病此则吐泻，治之法宜温中。第五层为少阴所主，"少阴有两法，一邪从少阴心火为病，则火症居多，法宜清润。一邪从少阴肾水为病，则阴寒为重，法宜温经散寒"。第六层为厥阴所主，"厥阴有两法，一邪从风化为病，风为阳邪，故曰热深厥深，下攻而便脓血，上攻而为喉痹，法宜养阴清热。一从阴化为病，多见爪甲青黑，腹痛，法宜回阳"。郑钦安认为六经实质就是真气分化，真气充满周身的六个层次，六经根源还是一气。

郑氏的"万病一气说"是建立于其"真阳学说"的基础之上的，是对"真阳学说"的进一步发挥。郑氏对人身真阳极其重视，认为真阳即是元阳，真气即是元气，气即是阳，人身全身各气皆根源于此真阳一气。因此，只要把握好此"一气"，便能执简驭繁，论治全身各处疾病。

3. 六经气化说 郑氏重视仲景学说，认为仲景立法垂方之美，并说其所览七十余种医书都没有不讲仲景之法的。清代后期，福建名医陈修园所撰著的医书在四川一带影响很大，部分地区甚至将陈修园医书作为习医课徒的教材。郑钦安到中年时购得陈修园医书十三种，对陈氏医论十分佩服，认为陈修园医书颇得仲景之微，亦且明透，唯间有略而未详者。故郑氏撰著《医理真传》时，论伤寒部分对陈修园医书多有借鉴发挥。陈修园是清代伤寒学派的重要代表医家，其研究仲景《伤寒论》的主要特点是六经分经审证。如将太阳病分作经证、腑证和变证，阳明、少阳皆分经腑，太阴有阴化、阳化，少阴有水化、火化，厥阴有寒化、热化，并融入六经气化之说。如此分证深得六经六气之旨，对于掌握六经病机、传变特点和证治规律极有帮助。受陈修园影响，郑钦安研究伤寒也以六经为重点，注重六经分经审证与六经气化的研究，且较陈修园更加明晰，自云以明仲景立法垂方之苦心，补修园先生之未逮。

郑氏研究伤寒，首先注重伤寒六经分经证治，其次注重以"标本中气"六经气化理论来探讨六经病机及六经传变的机理，借以探讨六经本质及临床证治。六经各有标、本、中三气为主。如太阳以寒气为本，少阴为中气，太阳为标；阳明以燥为本，太阴为中气，阳明为标；少阳以火为本，厥阴为中气，少阳为标；太阴以湿为本，阳明为中气，太阴为标；少阴以热为本，太阳为中气，少阴为标；厥阴以风为本，少阳为中气，厥阴为标。客邪入于六经，有从中化为病，有不从中而从标化为病，有本气为病，从而产生各经不同的病证。

对于六经气化，郑钦安还从"万病一气"的角度出发，十分强调六经一气流通。郑氏在《医法圆通·伤寒溯源解》中指出："太阳为三阴三阳之首，居于寒水之地，其卦为坎。坎中一阳，即人身立极真种子，至尊无二，故称之曰太阳。如天之日也，太阳从水中而出，子时一阳发动，真机运行，自下而上，自内而外，散水精之气于周身，无时无刻无息不运行也。"真阳自太阳开始，循环六经，一团真气流行于六步，依次循行于太阳、阳明、少阳、太阴、少阴、厥阴，每五日循行一经，根据其阴气、阳气的盛衰，别为六经。由此，六经证治，只需依此阴阳盈缩、一气进退，便能以一而执万端。

六经分治方面，郑氏指出了六经各自的提纲病情。"一曰太阳，以脉浮、头痛、项强、恶寒八字为提纲，恶寒二字为病情。二曰阳明，以胃家实三字为提纲，恶热为病情。三曰少阳，以口苦、咽干、目眩六字为提纲，喜呕二字为病情。四曰太阴，以腹满而吐，食不下，自利益甚，时腹自痛，若下之，必胸下结痛二十三字为提纲，食不下三字为病情。五曰少阴，以脉微细、但欲寐六字为提纲，但欲寐三字为病情。六曰厥阴，以消渴，气上冲心，心中疼热，饥而不欲食，食则吐蛔，下之利不止二十四字为提纲，不欲食三字为病情。"（《医理真传·伤寒六经提纲病情》）这样一来，六经各自的主症便较为明晰，便于学者掌握。而六经气化原理、六经证治、六经用药，郑氏在《医理真传》《医法圆通》等著作中不仅进行了专篇讨论，在杂病论治中亦多有体现和运用。

（1）太阳经气化及证治　郑氏认为，六经之中，太阳是一身之藩篱，病邪初入，必定由此而入。从易理来讲，太阳居于坎宫子位，为寒水之区，与膀胱一腑相属。人身的气机，每日从十二时辰中的子时发起，子为一阳初生，故曰太阳，犹如太阳从大海升起，此时海水水性主寒，故曰太阳寒水。太阳初升，光照一身上下四旁，无微不照，所以在人身主皮肤，统营卫，为一身之纲领，御邪之藩篱。太阳膀胱经与少阴肾经相表里，太阳的底面即是少阴，少阴肾经中的真阳即是太阳初生阳气之根源。真阳之气机发动，必先于太阳经，而后行于阳明、少阳、太阴、少阴、厥阴诸经，昼夜循环，周而复始。真阳于太阳初生，此时尚为稚弱，太阳又为寒水之经，四面皆是寒水，因此若太阳病，发汗太过则易伤及少阴肾经中之真阳。或外感寒邪，客于太阳寒水地界，则阻碍真阳升发运行之气机，变生太阳诸症。总体而言，太阳以风、寒、热、湿、燥、火六气中的寒气为本，少阴为中气，太阳为标。太阳、寒、少阴即是其标本中气。从太阳症状病情上来看，则可分为太阳经病与太阳腑病，太阳经病又可分为伤风证、伤寒证、两感证，太阳腑病可分为蓄尿证、蓄热证、蓄血证、癃闭证。

太阳经病以脉浮、头项强痛、恶寒发热为主要特点。其中风邪伤及太阳卫分，则为伤风证，以脉浮、头项强痛、恶寒发热兼有自汗、恶风为特点，治疗主以桂枝汤。寒邪伤及太阳营分，则为伤寒证，以脉浮、头项强痛、恶寒发热兼有无汗为特点，治疗主以麻黄汤大开腠理，发汗解表。风、寒合邪两感太阳营卫，则为两感证，以脉浮、头项强痛、恶寒发热兼有壮热、烦躁、脉浮紧为主要特点，治疗则以大青龙汤营卫两解，风寒并驱。若太阳经病不解，不传于下一经则必定传于太阳腑，而见太阳腑病。

太阳腑病是因邪气由太阳之经转入太阳之腑所致，以口渴而小便不利为主要特点。治疗以五苓散化太阳之气，气化一行，小便亦利，邪气从小便而出，病邪由此而解。太阳腑病又分为蓄尿、蓄热、蓄血、癃闭。蓄尿证是因寒邪束于太阳经，太阳气机不运，所储之水不能出，上涌而见小腹作满，治疗以五苓散倍桂，以化太阳之寒气，气化一行，小便得出。寒邪入腑，从太阳之标阳而化为热，热甚则必涸其所注之水，见小腹不满而便不利，此则为蓄热证，治疗以五苓散去桂、加滑石，以清利其热。寒邪入腑，阻碍太阳气机，血行失常，不得归经，流入腑中，聚而不散，而见以少腹硬满为主症，则为蓄血证，治疗以五苓散加桃仁、红花、当归、万年霜，从小便以逐其瘀。癃闭证则以尿不得出为主要特点，是因三焦气机不运、水道壅塞所致，治法宜升提。

太阳经病亦有不传本经之腑而传阳明、少阳者。三阳经证同见，名为三阳并病，以三阳之法治之，如用桂枝汤加葛根、柴胡，桂枝汤为太阳经主方，葛根入阳明，而柴胡入少阳。又有太阳传阳明而不传少阳者，名二阳为病，以二阳法治之，如桂枝加葛根汤。又有三阳经证与太阴腹满、自利同见的，即于三阳表药中合理中汤法治之。有经证初见，转瞬而见少阴之身重、欲寐症者，为太阳表及于少阴里，治以少阴之法，如麻黄附子细辛汤。表里不通、壮热烦躁者，以大青龙汤治之。太阳经证误下遂利者，以桂枝加葛根汤治之。太阳病过汗、汗不止者，桂枝加附子汤治之。下后损伤胸中阳气而致脉促胸满者，桂枝去芍药汤治之。郑氏对仲景太阳病兼证、变证各加减法也做了简明而清晰的总结，指出"仲景之法，总在活法圆通，并无死法，方方皆有妙义，轻重大有经权，学者先将六经提纲、病情熟记于心，方能见病知源"（《医理真传·六经定法贯解》）。主张明了六经之要义，方能运用圆通、灵活掌握。

在《医法圆通》中，还有"太阳用药图""桂枝汤圆通应用法""太阳经腑用药图""麻黄汤五苓散圆通应用法"等相关内容。

"太阳用药图"提出桂枝汤是调和阴阳第一法，其图中云："仲景原文治自汗恶风，体痛头疼，脉浮缓者，名曰中风。桂枝汤，太阳卫分主方也，以自汗、恶风为大眼目。调和阴阳第一法。"图下还对太阳中风证自汗、恶风症情进行了分析："风为阳邪，善动，从毛窍而入。风动于中，血液不藏，毛窍疏而不实，故见自汗出，恶风。""桂枝汤圆通应用法"则对桂枝汤方理进行了分析。郑氏认为桂枝汤为调和阴阳之方，其功用彻上彻下、能内能外，临证运用此方时不应死守陈方、不敢变通而拘泥于治伤风证，凡是属于太阳经地面之病，皆可用此方。并在其后附临证各科运用桂枝汤验案十条，以说明桂枝汤的变通运用。如治一患者病胸腹痛、背亦彻痛者，郑氏认为太阳之气从下而上至胸腹，若寒邪阻逆太阳，气机不畅，则见胸腹痛，太阳经又行于身之背，腹中之气不畅，而背亦受之，故以桂枝汤治愈。又治一小儿角弓反张、手足抽搐，郑氏认为太阳经行于身之背，若风邪中于背，太阳经气不舒，经气闭塞，因此见角弓反张，而桂枝汤能宣散太阳经之风邪，故仍以桂枝汤治愈。又治一患者周身作痒，伴时时恶风，郑氏认为人身周身毛窍为太阳寒水出路，若风寒之邪外犯而不得入，逆滞于皮肤，抑郁生热，则见周身作痒，而桂枝汤能宣散太阳经抑郁之气，故仍以桂枝汤治愈。又如治疗一患者恶风，下痢日数十次，郑氏认为乃风邪犯于太阳，表气不通，里气不顺，邪气陷于下，因而见下痢，桂枝汤能宣风外出，表气顺则太阳之气升而不陷，故予桂枝汤治愈。凡此种种，涉及内、外、妇、儿临床各科病证，体现了郑氏对六经辨证的广泛运用与发挥，以及临证运用桂枝汤的"圆通心法"。

"太阳经腑用药图"论述了麻黄汤、五苓散两方的临床证治。图中论麻黄汤云："麻黄汤，太阳营分主方也。以无汗、恶寒为大眼目。仲景原文治太阳病。头痛发热，身疼腰痛，骨节疼痛，无汗恶寒而喘者，此方主之。"图下对麻黄汤症情进行了分析："寒为阴邪，从毛窍而入，寒主静而不动，毛窍密而不疏，故见无汗恶寒。"论五苓散则云："五苓散，太阳腑分主方也，以口渴、小便不利为大眼目。原文治发汗后，烦渴欲饮水者主之。"图下解析了五苓散证，并强调了太阳病桂枝汤、麻黄汤、五苓散三方的重要性，其云："邪不传经而传腑，故见口渴、小便不利。五苓散功专利水，水道利则太阳气舒，邪亦从此而解。桂、麻二方，是祛邪从上出者也。五苓散是祛邪从下出者。惟此三方，可称太阳首尾专主之方也。"其后"麻黄汤五苓散圆通应用法"则列麻黄汤验案三则及五苓散验案三则。如治一患者两脚弯发起红色包块，且疼痛剧烈，郑氏认为脚弯为太阳经循行之道，若为寒邪闭束，气机阻碍，郁遏则起红色包块而痛甚，而麻黄汤力能散太阳之寒，故以麻黄汤治之而愈。五苓散验案如治一患者，头晕、咳嗽、呕吐、腹胀、小便短少，郑氏认为病系膀胱气化不运，水湿之气不得下降，气机返于上，水湿上干清道，而见此证，五苓散功能利水，水气下降，气机自顺，故用此方则愈。

（2）阳明经气化及证治　对于阳明一经，郑钦安先生指出阳明主燥，客寒之气自太阳传入阳明，寒邪即化为燥邪，燥邪入于阳明经，阻碍真阳运行之机，则发为阳明病诸症。从标本气化而言，阳明以燥为本，因阳明胃与太阴脾相表里，故以太阴为中气，阳明为标。

阳明病也有经证、里证、腑证的区别。阳明经证此时系寒邪初入阳明之经，寒气尚有一线未化尽，尚未完全化燥，故其临床特点：前额连及眼眶胀痛，鼻筑气而流清涕，发热不恶寒。阳明主肌，故治疗用葛根汤解肌，祛邪从肌而解。若阳明经证不解，有传少阳经而二阳合病者，则以葛根汤合柴胡汤治之。若阳明经证不解而传入阳明之里，燥热之邪气盘踞胃中，邪热之气与胃中之气二火交煽于中，邪热炽盛，则变生阳明里证。阳明里证的临床特点：口燥、心烦、汗出、恶热、渴欲饮冷。治以白虎汤。若阳明里证不解，邪热传入阳明之腑，热盛灼尽阳明胃肠中之血液、津液、宿谷，胃中枯槁，胃火旺盛，大便闭塞，则见阳明腑证。阳明腑证的主要临床证候：张目不眠，声音响亮，口臭气粗，身轻恶热，大便闭塞。以痞、满、燥、实、坚、谵语、狂走等病情为特点。治法主以大、小承气汤苦寒陡进，推荡并行，以灭火邪。

在《医法圆通》中，有"阳明经证用药图""葛根汤圆通应用法""阳明经用药图""白虎汤圆通应用法""阳明里证用药图""大承气汤圆通应用法"数篇探讨了阳明病的方药证治。

"阳明经证用药图"探讨了葛根汤的临证运用心法。图中云："本经以胃家实三字为提纲，此方是言其邪初入而治之也。葛根汤，是因邪在太阳之经输而设，其实又治太阳与阳明合病必自下利。"图下解析葛根汤证云："盖太阳主开，阳明主阖。今阳明为太阳之邪所逼，不从本经之阖，而从太阳之开，开于下，故下利也。""葛根汤圆通应用法"则举葛根汤验案四则以论葛根汤圆通心法。如云治一患者上下眼睑红肿疼痛剧烈，郑氏认为上下眼睑为阳明所主，今为风热所闭郁，抑郁发为红肿痛甚，葛根汤能解阳明风热，故治之而愈。又如治一患者两乳红肿发热，郑氏亦认为两乳为阳明所主，邪气外感而伏于两乳间，而见红肿痛甚，葛根汤能祛阳明之邪，故以此方治愈。

"阳明经用药图"以讨论白虎汤临证运用为主。图中云："白虎汤，阳明腑分主方也。服桂枝汤大汗出后，大烦渴不解，脉洪大者主之。又云渴欲饮水，无表证者，此方主之。"图下解析白虎汤证云："此方本列于太阳篇中，而又曰治阳明腑证者，盖以太阳之邪，服桂枝汤大发汗，表邪既解，而阳明之血液已伤。阳明乃气多血多之腑，今血液骤伤，阳明之内热立作。若不急用白虎以清热、人参以养血液，邪火益盛，即有不可扑灭之势，故白虎又是阳明之腑方也。""白虎汤圆通应用法"则举白虎汤验案五则以论白虎汤之圆通心法。如治一患者牙龈红肿疼痛，饮冷饮，郑氏认为牙龈乃阳明所主，若胃火聚于上，则见红肿痛甚，又见饮冷，知其为邪火伤阴，以白虎汤清胃而愈。又如一患者两乳红肿痛甚，郑氏认为两乳乃阳明脉过之所，今见红肿痛甚，是因胃中之邪热壅滞所致，白虎汤专清胃热，热邪去而肿自消，故治之而愈。

"阳明里证用药图"以探讨大承气汤临证运用为主。图中云："阳明病脉迟，虽汗出不恶寒者，其身必重，短气腹满而喘，有潮热者，此外欲解，可攻里也。手足濈然汗出者，此大便已硬也。大承气汤主之。若汗多微发热，恶寒者，外未解也。其热不潮，未可与大承气。若腹大满不通者，可与小承气微和胃气，勿令大泄下。"图下解说凡用大承气汤必须审察的确，以胃家实三字为提纲。胃家实以大小便不通、大便硬而腹满、狂妄奔走、叫骂不避亲疏、潮热谵语等为临床特点。"大承气汤圆通应用法"则举大承气验案三则以论本方之圆通心法。如治一患者头晕、昏乱无主，三五日一发。郑氏认为头晕一症原本不是运用下法的证候，但因患者阴血虚极，不能制约其亢龙（亢盛的阳气），龙奔于上，则浊火乱其神明，故昏昏无主，以大承气汤可制约其亢盛之阳气，故治之而愈。

（3）少阳经气化及证治　郑氏认为少阳一经，"少阳之上，相火主之"，因此以火为本。因少阳胆与厥阴肝相表里，故以厥阴为中气，少阳为标。少阳病也有经证、腑证、半表半里证之分。

少阳经证以头痛在侧、耳聋、喜呕、不欲食、胸胁满、往来寒热等症状为主要临床表现。对于少阳经证这些症状的机理，郑氏进行了论述。他说少阳病由阳明病发展而来，往往因为外犯之寒邪传至阳明化为燥邪，燥邪之客气未尽，遂传入少阳。六经之中，少阳为枢机，为枢转阴阳之道，燥邪自阳明犯于少阳，则阻碍少阳条达之气机，正邪相击，头两侧属少阳，故见两侧头痛。少阳胆经入耳，燥邪侵袭，则清窍闭塞，而见耳聋。少阳胆木性喜条达，呕吐气动，能使木气稍泄，故病喜呕。少阳木气不舒，克伐脾土，而不欲食。胸胁为肝胆所主界限，肝胆不舒，则胸胁胀满。少阳外接太阳、阳明，内与太阴接壤，为阴阳交界之区，故为半表半里，邪气犯于少阳，出与阳争则热，入与阴争则寒，故见寒热往来。治少阳经证主以柴胡汤（即小柴胡汤）疏少阳之气，少阳木气疏泄，则枢机复其枢转功能，邪气即可从枢转而出。少阳腑证则以口苦、咽干、目眩为提纲。其因燥邪入于少阳之腑，少阳以火为本，燥与热合成一家，热甚则胆气泄，故见口苦、咽干。肝开窍于目，肝与胆相表里，表病及里，里热太甚，必伤肝中所藏之血液，故见目眩。治疗主以黄芩汤清少阳里热，里热一解，邪自灭亡。而郑氏所论少阳半表半里证相当于疟病。郑氏说邪在三阳则以表论，邪在三阴则以里论。半表者从阳分，半里者从阴分，而疟疾往来之寒热则取决于少阳。邪在少阳，不能从枢转而出，直趋阳明地界，阳明主燥热，故病者发热，为热疟。邪气从少阳趋于太阴，太阴主寒，故病者发寒，为寒疟。

《医法圆通》中有"少阳经用药图""小柴胡圆通应用法"两篇以探讨小柴胡汤临床证治。"少阳经用药图"图中云："口苦、咽干、目眩为提纲。小柴胡汤治发热，口苦，耳聋，其脉弦者。又治太阳、阳明二经发热不退，寒热往来。"郑氏还十分强调少阳经感邪的途径，认为少阳感邪终究由太阳而来，治少阳实是治太阳。图下解析小柴胡汤方义云："此方虽名为少阳方，究竟总是太阳经所感受的这一点邪气种子不能从胸出去，逆于胸胁之间，阻其少阳升降之机，故少阳之经证作。其方治少阳，实是治太阳也。""小柴胡汤圆通应用法"则举小柴胡汤五种临床运用，以说明小柴胡汤临床功能颇多，加减变化之无穷。如论小柴胡汤治两耳红肿痛甚，郑氏认为两耳前后俱属少阳所主，两耳红肿疼痛，是因风热之邪聚于少阳。而小柴胡汤力能治少阳风热，故以小柴胡汤治之。又如论小柴胡汤治疗吐酸不食，郑氏认为不食而吐酸，是因木气不舒，上克脾土，土畏木克，故不食。酸属木，乃是禀少阳热气所化，土木相凌，故见不食而吐酸。而小柴胡汤力能疏泄少阳木气，少阳之气舒，即不克制脾土，两经之气平而病可愈，故以小柴胡汤治之。

（4）太阴经气化及证治　对于太阴一经，郑氏认为"太阴之上，湿气主之"，故以湿为本。太阴脾与阳明胃相表里，故太阴以阳明为中气，太阴为标。太阴病则有经证、五饮证、着痹行痹证、阳黄阴黄证之分。

太阴经证以腹满而吐、食不下、时腹自痛、自利益甚、手足自温为主要临床特征。对于太阴经证这些症状的机理，郑钦安也进行了论述。郑氏说太阴主湿而恶湿，少阳热邪传入太阴，即从湿化，湿气太甚，阻滞中脘，邪乘于上则腹满而吐，邪乘于下则腹痛自利。四肢禀气于胃，邪犯脾未犯胃，故有吐利而手足尚温。太阴经证的治疗则当以理中汤为主。另《伤寒论》有桂枝倍芍药汤一方，是太阳经证误下，而寒邪陷入太阴之内的主治之方，是还寒邪于太阳之表。太阴五饮证实质即是水病。郑氏认为"饮"是

"水"之别名，饮证可以一"水"字概括。太阴主湿，湿即水，水盛则土衰，土衰即不能制水，以致寒水泛溢，或流于左，或流于右，或犯心下，或直下趋，或化为痰，从而才有五饮的别名。治疗五饮证则以温中健脾、除湿行水、燥脾为主因势利导。着痹、行痹，郑氏则认为痹为不通之意，风胜为行痹，寒胜为着痹，风为阳而主动，风行而寒湿随之，故流走作痛，寒为阴而主静，寒停不行，风湿附之，故痛处有定。风寒湿三气闭塞经络，若忽尖起，不红不痛，为溢饮，法当温中除湿。对于阳黄、阴黄，郑氏则说黄为土之颜色，为湿热蒸动，土象外呈，故周身皮肤尽黄。阳黄是邪气从中气（太阴以阳明为中气）而化，阴黄是邪气从本（太阴以湿为本）而化。阳黄主以茵陈五苓散治之，阴黄主以附子理中汤加茵陈治之。

《医法圆通》有"太阴经用药图""理中汤圆通应用法"两篇以论太阴经临床证治。"太阴经用药图"图中云："以腹满而吐、食不下、时腹自痛、自利、不渴为提纲。理中丸，治霍乱吐泻，寒多不饮水者。"图下还有论述认为太阴病主方应为理中汤，而《伤寒论》太阴篇中的桂枝加芍药汤、桂枝加大黄汤皆是为太阳误治、邪陷于太阴而设，皆非太阴病主方。"理中汤圆通应用法"则有理中汤临床上的灵活运用，以说明理中汤的加减变通。如以理中汤治疗吐血，郑氏认为吐血多由中州脾土失运，阴血遂不归经，瘀滞闭塞清道，清阳不升，阴血僭上，以致吐血，而理中汤能调中州之气，中州健运而血自归经，故以理中汤治之。又如以理中汤治疗四肢浮肿，郑氏认为四肢属土，土虚则元气发泄，不能潜藏，故见四肢浮肿，而理中汤能温暖脾胃，脾胃有权而元气不致散漫，故以理中汤治之。又如以理中汤治疗呃逆不休，郑氏认为呃逆有寒有热，若属于胃寒者，理中汤能温中，中寒去而呃逆自止，故以理中汤治之。

（5）少阴经气化及证治　少阴一经，郑氏认为"少阴之上，君火主之"，故少阴以热为本，少阴心与太阳小肠相表里，故少阴以太阳为中气，少阴为标。少阴病多由太阴传来，太阴客邪未罢，势必传于少阴，所以治少阴必兼治太阴，若全不见太阴证，而专见少阴证，则方可专治少阴。分证治疗上，少阴病则有经证、协火证、协水证之分。

少阴经证的临床特点是脉微细、但欲寐，其原理是因少阴病元阳亏虚，不交于阴，阴气虚弱，不交于阳。主治当以麻黄附子细辛汤，此用麻黄附子细辛汤不是为发汗，而是欲令阴阳交而水火合。郑氏认为本方立法之奇，无过于此。少阴协火证则以病见心烦不眠、肌肤燥熯、小便短而咽中干为主要临床特征。其病因病机是因病人真阳素旺，客邪入而附之，即从阳化而为热，热甚则血液必亏，不能养心而心烦不眠，不能润泽而肌肤燥熯、小便短而咽中干。治法宜养阴以配阳，主以黄连阿胶汤分解其热、润泽其枯。少阴协水证则以病见目瞑倦卧、声低息短、少气懒言、身重恶汗、四肢逆冷为主要临床特点。其病因病机是因病人真阳素弱，客邪入于其中，即从阴化，阴气太盛，阳气欲绝，故见上述症状。治法宜回阳，阳旺则阴气自消，主以四逆汤等方。

《医法圆通》中有"少阴经用药图""麻黄附子细辛汤四逆汤圆通应用法"两篇以论少阴经临床证治。"少阴经用药图"图中云："主方四逆汤治下利清谷、三阴厥逆、恶寒、脉沉而微者，此方主之（原文）。麻黄附子细辛汤治少阴病反发热、脉沉者，此方主之（原文）。以脉微细、但欲寐为提纲。"图下解四逆汤说，少阴乃水火交会之地，元气之根，人身立命之主，若病至于此，则元气衰极、剥至于根，而四逆汤是为专救这一点元气而设。郑氏进一步还强调少阴肾中这一点元气（即真阳）能于全身彻上彻下，包罗天地。因此，四逆汤不独为少阴立法，上中下三部皆包罗其中，姜附实是立一身阳气之极。

"麻黄附子细辛汤四逆汤圆通应用法"则有麻黄附子细辛汤临床圆通应用三条，四逆汤临床圆通应用更是多达二十三条。

如运用麻黄附子细辛汤治疗周身皮肤浮肿、内冷自重。郑氏认为周身浮肿、内冷自重是因先天之阳衰于内，寒湿之邪内生，故见身重内冷。寒湿太盛，则真气不藏，散于周身，无阳以运化，故见浮肿。治疗以麻黄附子细辛汤温肾扶阳、祛阴逐寒。又如以麻黄附子细辛汤治疗忿嚏（喷嚏）不止。郑氏认为此因少阴受寒，麻黄附子细辛汤力能祛少阴之寒。又如以麻黄附子细辛汤治疗腰痛难以转侧。郑氏认为腰痛难以转侧是因肾脏不温，阴寒阻滞于内而致，而麻黄附子细辛汤能温经散寒。

由于郑氏重视真阳，故其医书中对四逆汤的临床运用相当广泛，仅"麻黄附子细辛汤四逆汤圆通应用法"一篇中即有二十三种用法。如以四逆汤治疗头脑冷。郑氏认为脑为元神之府，清阳聚会之处，之所以冷者，是因命门火衰，真气不能上充，而四逆汤能扶助先天真阳，真阳旺而气自上充。又如以四逆汤治疗气喘痰鸣。郑氏认为气喘痰鸣是因一点真气衰弱，不能镇纳浊阴之气，阴气上腾，渐干清道，故见痰鸣，而四逆汤能温下焦之阳，故能治之。又如以四逆汤治疗舌黑唇焦、不渴、少神。郑氏认为舌黑唇焦多因阳明胃火而作，此必定兼烦躁口渴饮冷等症，但本症舌黑唇焦却见不渴、少神，乃因真阳衰极，不能熏蒸津液于上。四逆汤能回先天之阳，阳气一回，津液复升，焦枯立愈。又如以四逆汤治疗朝食暮吐、完谷不化。郑氏认为饮食入胃，其运化之机全在先天命门这一点真火，真火衰弱，不能腐熟水谷，而成完谷不化、朝食暮吐。四逆汤能补下焦命门之火，故能治之。又如以四逆汤治疗头摇而面白少神。郑氏说头摇一症，人皆认为因风而致，但本症头摇而面白少神，当因清阳不升，元气虚极，不能镇定所致。四逆汤能扶阳，真阳一旺，即能镇定上下四旁，故能治之。又如以四逆汤治疗鼻涕如注而面白少神。郑氏说鼻流涕一症原有外感、内伤的区别，而本症兼见面白少神，是因真阳衰于上，不能统摄在上之津液所致。四逆汤能扶坎中真阳，阳旺自能统纳，故能治之。又如以四逆汤治疗发热、谵语而见无神、不渴症。郑氏说发热谵语，世人皆认为是热伏于心，热扰心神，而致神无所主。但热伏于心应兼见精神不衰、口渴饮冷、小便短赤等症，而本症兼见症为无神、不渴，为真阳衰极所致，发热是因阳越于外，谵语是因阴邪乘于心、神无所主。四逆汤能回阳，阳回则神安热退，故能治之。凡此种种，可见郑钦安对少阴寒化证、真阳浮越证及四逆汤的重视程度，亦是其临床善用温热的依据所在。

（6）厥阴经气化及证治　厥阴一经，因"厥阴之上，风气主之"，故认为厥阴以风为本。又因厥阴肝与少阳胆相表里，故厥阴以少阳为中气，厥阴为标。厥阴病亦有经证、纯阳证、纯阴证、寒热错杂证之分。

厥阴经证以"消渴，气上冲心，心中疼热，饥而不欲食，食则吐蛔，下之利不止"为主要临床特征。对于厥阴经证各临床症候的病因病机，郑氏进行了分析论述。郑氏认为，厥阴之木气，从下起而上合于手厥阴心包络，心包络主火，与厥阴风木风火相煽，故能消，火盛津枯，故见渴。包络为心之外垣，心包火动，故热气撞心、心中疼热。木气太盛，木凌脾土，土畏木克，故饥而不欲食。蛔虫禀厥阴风木所化，故吐蛔。木克土，脾土虚弱，若更下之，则下利不止。当以当归四逆汤、乌梅丸两方为主方。厥阴纯阳证则以"热深厥深，上攻而为喉痹，下攻而便脓血"为主要特点，其治疗，在上则以黄连、二冬、阿胶、鸡子清，在下则以黄连、二冬、阿胶、鸡子黄润燥救阴。厥阴纯阴证以目瞑倦卧、身重懒言、四肢逆冷、爪甲青黑、腹痛拘急等为主要症状，由于客邪入厥阴，不从中化，而从标化，标为至阴，客邪亦阴，故病见纯阴，治疗宜回阳，阳回则阴消。寒热错杂证乃标阴与中气同病，症以腹中急痛、吐利厥逆、心中烦热、频索冷饮、饮而即吐为主，法宜大剂回阳，少加黄连汁同服。

五、应用经方临证经验

1. 益火消阴 郑氏十分强调辨识阴阳，指出万病不出阴阳二字，医者临证若不将阴阳两纲辨识清楚，动手便错。阴阳两纲之中，郑氏针对当时市习滥用寒凉之偏，提出要重视阳虚证的证治。学者初读郑氏《医理真传》《医法圆通》两书时，初步印象便是郑氏处处都在强调温阳、补火、消阴，似乎郑钦安于阴阳一途十分偏激。但是实际细读郑氏医书，对于寒凉一法，郑氏并未偏废，《医理真传》一书临证部分分为"阳虚证问答"与"阴虚证问答"两大部分，其中"阴虚证"问答几乎通篇都是在讲寒凉补阴治法，郑氏医书只不过是对温阳补火消阴等治法强调较多而已，这实与当时市习滥用寒凉的现象有关。因此郑氏医书强调温阳补火消阴，很大程度上是为棒喝时医之偏见。在这种纠偏的行医过程中，注定名医郑钦安会在阳虚证证治与温阳补火消阴治法积累更多的经验，成为温阳一脉的代表医家。所以可以说，郑钦安并非偏执温阳，而是善用温阳。

郑氏于温阳法的应用突出的特点又表现在益火以消阴的学说之上。其益火以消阴的治法溯其根源，源自唐代王冰"益火之源，以消阴翳"说。正如前文所论，郑钦安十分重视人身真阳，认为人身真阳是一身阳气之根，有阳则生，无阳则死。若真阳受损，阳气虚弱，则不能镇纳群阴，一线之元阳欲绝，阴邪群起。因此在治法之上，当以姜、桂、附等辛温回阳之品大补真火，以拯一线元阳，真火补足，阴邪自然消散。这就是郑钦安临证益火消阴治法的根本原理。《医法圆通》有"益火之源以消阴翳辨解"一篇，指出益火消阴当以姜、桂、附等品及四逆、白通等方为主，反对以阳八味（八味丸）益火消阴的一般见解，这又是郑氏临证的一大特色。篇中说："前贤云：益火之源，以消阴翳，阳八味是也。此方此语相传已久，市医莫不奉为准绳，未有几个窥透破绽，予不能无疑也。疑者何？疑方药之不与命名相符。既云益火之源，以消阴翳，必是在扶助坎中一点真气上说，真气一衰，群阴四起，故曰阴翳。真气一旺，阴邪即灭，故曰益火。方中桂、附二物，力能扶坎中真阳，用此便合圣经，何得又用熟地、枣皮之滋阴，丹皮之泻火，山药、茯苓、泽泻之甘淡养阴则利水乎？推其意也，以为桂、附之辛热属火，降少升多，不能直趋于下，故借此熟地、枣皮沉重收敛之品，而使其趋下。又以丹皮之苦寒助之，更以苓、泽利水，使阴邪由下而出。似为有理，独不思仲景治少阴病，四肢厥逆，腹痛囊缩，爪黑唇青，大汗淋漓，满身全是阴翳，何不重用此熟地、枣皮、丹皮、苓、泽之品，而独重用姜、附、草三味起死回生，其功迅速。由此观之，仲景之白通、四逆，实益火之源，以消阴翳者也。"郑氏于此实质是强调阳虚一证，真阳大损，当以姜、桂、附单刀直入补火以消阴，反对杂合阴柔之品。其重点在于阴翳的理解之上，郑氏引出少阴病四逆汤证"四肢厥逆，腹痛囊缩，爪黑唇青，大汗淋漓"的例子，指出此证即是火衰而导致"满身全是阴翳"，故可知，郑氏所指出的益火消阴是针对阳虚重症，损及真阳，阳虚欲脱者，以少阴病四逆汤证为代表。当此之时，真阳欲脱，全身阴邪为盛，即现阳虚阴证诸候，只当大补真火，回阳救逆。阳回阴消，便是益火消阴机理。

郑氏长于温阳，擅用姜、桂、附，但并非一味滥用，其运用是针对阳虚证候，并有其辨识标准和依据。《医理真传》有"辨认一切阳虚证法"一篇以探讨温阳补火法运用的适应证，在本篇中，郑氏说："凡阳虚之人，阴气自然必盛。外虽现一切火症，近似实火，俱当以此法辨之，万无一失。阳虚病，其人必面色唇口青白，无神，目瞑，倦卧，声低，息短，少气，懒言，身重，畏寒，口吐清水，饮食无味，舌清滑或黑润青白色，淡黄润滑色，满口津液，不思水饮，即饮亦喜热汤，二便自利，脉浮空，细微无力，自汗肢冷，爪甲青，腹痛囊缩，种种病形，皆是阳虚的真面目。用药即当扶阳抑阴。"这是典型的阳虚证候，临证不难辨识，然又有阴极似阳、真寒假热之证，由于假象重重，更加难以辨识。郑氏于此多有深入，进一步将其"真相"指出："然（阳虚）亦有近似实火处，又当指陈。阳虚证有面赤如朱而似火者，有脉极大，劲如石者。有身大热者，有满口齿缝流血者。有气喘促，咳嗽痰涌者。有大小便不利者。"（《医理真传·辨认一切阳虚证法》）这些假热证候实质皆是阳虚重症，以致虚阳外越、元阳暴脱所致。由此，郑氏在书中将阳虚证情层层剥离，详解分解，在《医理真传·阳虚证问答》中列出了二十余篇益火消阴法的阳虚适应证候。

2. 潜阳归肾　郑氏重视人身真阳，在其著作中大篇幅地论证了真阳宜潜宜藏的特性和真阳腾越是阳虚阴证中心病机的观点，据此提出了潜阳归肾等治疗法则。综观他所述的诸多病证，可以发现其治疗大多主以潜阳归肾、回纳元气，这是基于真阳以潜藏为顺的生理特性，并符合真阳腾越的基本病机的。郑氏在《医理真传·阳虚证问答》中云："三阴之方，以温中收纳，回阳降逆，封固为要。"同时又说真火伏藏，命根永固，又得重生。其《医法圆通》中也反复强调"以回阳收纳为要"。他在著作中提出的潜阳、封髓、回阳、纳气、归肾、归根、沉潜、镇纳、收纳等诸多治法，其实都是名异而实同，目的都在于潜其真阳，归纳于肾，恢复真阳的潜纳。归结起来，便是"潜阳归肾"这一核心治法。《医理真传·君相二火解》云："凡见阴气上腾诸症，不必延至脱时而始用回阳，务见机于早，即以回阳镇纳诸方投之，方不至酿成脱证之候矣。"郑氏是主张阴证早期亦要运用潜阳归肾之法的，故可知其潜阳归肾法运用之广泛。在《医理真传》"头面忽浮肿""眼中常见五彩光华""两耳心忽痒极欲死"等症状以及《医法圆通》中心病不安、头痛、目病、耳病肿痛、喉蛾等病证中，郑氏都着重阐述了真阳腾越的病机，力主运用潜阳归肾之法。由此，郑氏为什么善用姜桂附等热药的问题，也就迎刃而解了。他对姜桂附的运用都是对潜阳归肾法的体现，是紧扣病机的。

郑氏不仅提出了独特的"真阳学说"与"潜阳归肾"的治法，而且对"潜阳归肾"法的运用也颇具特色，大致有如下数条特点和思路。第一，温阳消阴，真阳自返。郑氏认为，阳虚之人，群阴必然即起，阴气太盛则逼出元气真阳。《医法圆通·益火之源以消阴翳辨解》中说："真气一衰，群阴四起，故曰阴翳。真气一旺，阴邪即灭，故曰益火……仲景之白通、四逆，实益火之源以消阴翳者也。"郑钦安自云所用诸方，皆从仲景四逆一方搜出。姜桂附诸药温阳而消阴，特别是附子能补坎中真阳，阴气消尽，太空为之廓廓，则真阳自返。郑氏善用姜桂附，由此可见一斑。第二，纳气归肾，收潜真阳。郑钦安常用潜阳丹、封髓丹诸方，云是纳气归肾之法。其中尤其盛赞砂仁一味，两方皆用之，他认为砂仁辛温能纳五脏之气而归肾。郑氏对潜阳、封髓的运用颇具匠心，正是对"真阳学说"与"潜阳归肾"法的高度发挥。第三，通阳化气，龙藏雨止。针对肾气不藏，真阳不能镇纳诸阴，而肾水泛溢者，郑氏主用通阳化气之法，方如桂苓术甘汤。郑氏认为桂枝能化膀胱之气，通坎中之阳。阳气通而水邪散，水与真阳俱自下行，为龙行治水之象，阳通则肾化气行水，真阳易于潜纳。第四，交通阴阳，开其道路。真阳潜于水中，蒸腾气化则水火升降。郑氏常用白通汤、封髓丹、桂枝龙牡汤之类交济阴阳。《素问·生气通天论》云："阳不胜其阴，则五脏气争，九窍不通。"故阴阳交济而水火升降，上下交通，则腾越之真阳返归肾位的窍路气道畅通无阻，方得顺势潜藏，易潜易纳，导入肾中。郑氏解白通汤说葱白一物能引离中之阴，下交于肾；生附子又能启水中之阳，上交于心，阴阳交媾，而水火互根。郑氏又针对此理制补坎益离丹，升降水火，交接心肾，潜纳真阳。第五，补土覆火，封固其阳。这是郑钦安"真阳以土封固"理论的具体运用。他主张以干姜、甘草、砂半理中汤之类温补中阳，培中宫之气，即大补其土以伏火，火得覆而气潜藏，气潜藏而水亦归其宅。郑氏这种以土封固中阳而潜阳归肾的理论，可谓真知灼见，斯得水土合德之妙也！

3. 寒凉补阴 郑氏善用温阳益火消阴，但是并不偏废寒凉之法，其《医理真传·阴虚证问答》便为寒凉养阴之专篇。郑氏重视阴阳两纲，将疾病判为阳虚证、阴虚证两端。但其所说的阴虚证是从伤寒方药角度出发运用寒凉泻火养阴法所适应的阴虚阳证，与一般所说的阴虚证有所区别。通常所说的阴虚证一般强调的是津液精血等阴液亏少，滋润濡养功能减退，无以制阳。而郑氏所说的阴虚证实际是与阳虚证相对应的阳亢证，以邪火内生、阳亢伤及阴液为主要特征，矛盾的重点与一般的阴虚证不同。因此，郑氏学说才会在此基础上派生出寒凉泻火以养阴的独特思想。

郑氏在《医法圆通·壮水之主以制阳光辨解》一篇中对其寒凉补阴治法的机理进行了探讨，他说："前贤云：壮水之主，以制阳光，六味丸是也。此方此说，相传有年，举世宗之而不疑，群医用之而不辨，予不能无说也。窃思此方，必是为邪火伤阴立说，并不是言坎中阳旺立说。今人动云阴虚火旺，阴虚便说是肾水虚，火旺便说是肾火旺，统以六味丸治之，其蒙蔽有年矣。予特辨而明之。阴者，水也。阳者，火也。水火互为其根，合而为一，不可分为二也。水从火里生来，故曰天一生水。阳旺一分，阴即旺一分；阳衰一分，阴即衰一分。试问阴虚火旺何来？所谓制阳光者，明是教人泻邪火也。

邪火始能伤阴，真火实能生阴，此邪正关键，用药攸分区处，岂堪混淆莫辨。要知邪火窃发，无论在于何处，皆能伤血，即以三黄、白虎、承气，与此六味丸，按定轻重治之，皆是的对妙法。今人不明阴阳一气，不明邪正机关，专以此方滋肾中之元阴，泻肾中之元阳，实属不通。"郑氏指出邪火始能伤阴，真火实能生阴，认为壮水之主以制阳光即是泻邪火。

如《医理真传·阴虚证问答》中"头脑独发热，心烦热，小便短赤，咽干者，何故"一条，郑钦安认为其病机是心热移于小肠，小肠热移于肾，小肠血液为热所灼，肾水为邪火所扰，不能启真水上腾。其中实热是主要矛盾，阴虚是次要矛盾，因此治疗"法宜清热养阴，降火为主，方用导赤散"。又如"问曰：鼻尖红肿，上牙龈肿痛，大便不利，烦躁谵语，口渴饮冷者，何故"一条，郑钦安认为其机理是元阴不足于胃，胃火旺盛，阴血衰甚。为元阴不足在先，而火内生，火生太烈，又反伤其阴血。故其治疗"法宜泻火救阴为主，方用大承气汤主之"。又如"问曰：大肠脱出数寸，肛门如火，气粗而喘，欲饮冷者，何故"一条，郑氏认为其机理为元阴不足于肺，肺火旺，而大肠之火亦旺，火上逼肺故喘，火下逼肠故肛出。故治疗"宜滋阴邪火，方用大黄黄连泻心汤，或葛根黄连黄芩汤亦可"。郑钦安将诸条皆断为元阴不足、邪火太盛，而需泻火养阴，但其选方用药之中却少用传统所谓的补阴药，而多用苦寒泻火为主，其原因在于郑氏所言的阴虚证实则多是阳亢证、实火证，邪火不灭而见阴液受伤，此时只需直折火势，邪火灭而元阴得救，故有寒凉养阴之法。

《医理真传》中有"辨认一切阴虚证法"一篇可谓上论之佐证，篇中说："凡阴虚之人，阳气自然必盛。外虽现一切阴象，近似阳虚证，俱当以此法辨之，万无一失。阴虚病，其人必面目唇口红色，精神不倦，张目不眠，声音响亮，口臭气粗，身轻恶热，二便不利，口渴饮冷，舌苔干黄或黑黄，全无津液，芒刺满口，烦躁谵语，或潮热盗汗，干咳无痰，饮水不休，六脉长大有力，种种病形，皆是阴虚的真面目，用药即当益阴以破阳。然亦有近似阳虚者，历指数端。阴虚证，有脉伏不见，或细如丝，而若阳虚极者；有四肢冷如冰，而若阳绝者；有忽然吐泻，大汗如阳脱者；有欲言不能，而若气夺者；此处不过具其一二，余于阴虚证作有问答数十条，反复推明，细玩便知。"从本篇亦可得之，郑钦安所言阴虚其实是阳盛伤阴证，方才有篇中所言各种症情。从此方能明了其寒凉泻火以养阴的各种原理。

4. 善用经方 郑氏崇尚伤寒之学，在临证之中，主要以伤寒经方为主，少用时方，承袭了经方药用精当、药简效宏的特点，继承发扬了张仲景《伤寒论》"温扶阳气"大法，尤其重视伤寒"少阴病"诸方。从《医理真传》《医法圆通》两部医书看，郑氏治疗阴证主要以四逆汤、白通汤、麻黄附子细辛汤、附子甘草汤、干姜甘草汤、理中汤、附子理中汤、苓桂术甘汤等为主，治疗阳证则以白虎汤、大承气汤、小承气汤、调胃承气汤、葛根黄芩黄连汤、大黄黄连泻心汤等为主，为典型的经方家。亦有少量的自制方剂，但亦仿伤寒经方为法度，如补坎益离丹、潜阳丹、姜附茯半汤等。

补坎益离丹乃郑氏自创治疗心阳虚的一张方剂，由附子八钱、桂心八钱、蛤粉五钱、炙甘草四钱、生姜五片五味药组成，实由四逆汤加桂心温心阳、蛤粉温肾阳而成。

郑氏认为本方能补先天之火以壮君火，能调和心、肾、脾胃上下枢机，药品虽少，而三气同调。这是对伤寒方、伤寒法的高度发挥，由经方加减进退而来。正如郑钦安自己所说："把这病之阴阳实据，与夫药性之阴阳实据，握之在手，随拈一二味，皆能获效。"（《医法圆通·各证辨认阴阳用药法眼》）又如郑氏自创的潜阳丹，方含西砂一两（姜汁炒）、附子八钱、龟板二钱、甘草五钱四味药，是在《伤寒论》甘草附子汤或四逆汤的基础上加砂仁、龟板而成。是为纳气归肾法所创，附子能补真火，砂仁能宣中宫一切阴邪而纳气，龟板能通阴助阳，甘草能补中伏火。又如郑氏自创的姜附茯半汤，该方由生姜二两、附子一两、茯苓八钱、半夏七钱四味药组成，功能回阳降逆、行水化痰。郑氏自解姜附茯半汤说："生姜辛散，宣散壅滞之寒；附子性烈纯阳，可救先天之火种，真火复盛，阴寒之气立消；佐茯苓健脾行水，水者痰之本也，水去而痰自不作；况又得半夏之降逆化痰，痰涎化尽，则向之压于舌本者解矣。清道无滞，则四肢之气机复运，而伸举自不难矣。"（《医理真传·阳虚证问答》）可见，郑氏自制方完全是在灵活掌握伤寒方、伤寒法的基础上化裁而来。因此，此类自制方虽非伤寒方，却是深得伤寒法，以至于学者一见方药，便知出自《伤寒论》。

对于后世时方，郑钦安也未一味偏废。他在《医法圆通·用药弊端说》中说："时方如四君、六君、四物、八珍、十全、归脾、补中、六味、九味、阴八、阳八、左归、右归、参苏、五积、平胃、柴苓、逍遥、败毒等方，从中随证加减，亦多获效。大抵利于轻浅之疾，而病之深重者，万难获效。"认为时方加减亦能获效，只是病情深重者还是需要以经方独取。此外，封髓丹也为郑氏所常用。

5. 杂病证治 郑氏为清代名医，悬壶蓉城时，誉满一时，因此郑氏于临床积累了大量丰富的经验，尤其善治杂病，以内科为长。《医理真传》《医法圆通》收载了不少郑氏在杂病证治方面的经验，如血证、中风、肺病咳嗽、喘证、肾病腰痛、头痛、心悸、心痛、遗精、汗证、淋证、痢证、呃逆等，见解独到。现撷取部分内容如下。

（1）血证 血证治疗，其时市风，一见出血，红光遍地，人人皆谓之火，治疗一味滋阴降火、凉血止血。郑氏对这种错误现象进行了批驳。《医法圆通》卷四有"失血破疑说"一篇，郑氏在该篇中说："今人一见失血诸证，莫不称为火旺也。称为火旺，治之莫不用寒凉以泻火。举世宗之而不疑，群医信之而不察。所以一得失血证，群皆畏死，由其一经失血，死者甚多，不知非死于病，实死于泻火之凉药耳。然则，凉药其可废乎？非即谓凉药之可废，但失血之人，正气实者少也，不可不慎。"并认为血证因正气虚衰而致阴邪上逆者，十居八九，邪火炽盛所致者十仅一二。对于正气虚衰、阴邪上逆而致血证者，郑氏主张应大胆使用辛温药，绝对不可喜服清凉而恶辛温，否则每每致死。

郑氏在"失血破疑说"中还以天之日月为喻，说明人身气血之理："不观天之日月，犹人身之气血乎。昼则日行于上，而月伏于下，夜则月行于上，而日伏于下，人身气血同然。失血之人，血行于上，而气伏不升可知。欲求血之伏于下，是必待气之升于上，气升于上，血犹有不伏者乎。知得此中消息，则辛温扶阳之药，实为治血之药也。又可怪者，人人身中本此气血二物，气为阳，法天，火也；血为阴，法地，水也。故曰人非水火不生活。水火二字，指先天先地真气，非凡世之水火也。愚夫愚妇，固说不知，而读书明理之士，亦岂不晓？明知血之为水，水既旺极而上逆，何得更以滋水之品助之。此其中亦有故，故者何？惑于血色之红也，不知血从火里化生出来，经火锻炼，故有色赤之象。岂得以色红，而即谓之火，即宜服凉药乎？此处便是错误关头。"认为血证不可一味滥用凉药。该篇还附有七绝两首，以说明其理。其一云："吐血都传止血方，生军六味作主张。甘寒一派称良法，并未逢人用附姜。"其二云："血水如潮本阳亏，阳衰阴盛敢僭为。人若识得升降意，宜苦宜辛二法持。"以郑钦安所见，血本属水，血证以水旺极上逆者居多，此时应以姜、附等品补火消阴，则血证可退。《医法圆通》"血证门"也有同样讨论。

《医理真传》卷四还分别讨论了血证的吐血、大便下血、小便下血三证，分别提出了吐血三要、下血二要、小便下血二要等辨证方法。

如吐血，郑氏提出其要有三，有阳虚，有阴虚，有外邪阻滞。吐血三要各自的辨证要点是：阳虚吐血以言语无神、脉息无神、面色无神、气衰力竭、困倦喜卧、不思饮食、咳多清痰为主要临证特点，审察上、中、下三部，何处病情独见，便可按法治之也；阴虚吐血以言语有神、面色有神、脉息有神、吐虽多不觉其病、咳多胶黏之痰为要点，察其上、中、下三部，何处病形独现，便可识其脏腑之偏，则用药亦可有据；风寒阻滞吐血以发热、头疼、身痛、脉浮或紧为要点，看定提纲，亦可按法治之。治疗阳虚吐血，法宜辛甘化阳，调其中土，扶其元阳，如甘草干姜汤、理中、建中之类。治疗阴虚吐血，法宜苦甘化阴，如泻心汤、导赤散、黄连阿胶汤之类。治疗风寒阻滞吐血，法宜升散清凉为主，如桂枝汤、麻黄汤、葛根汤之类。

下血二要即是阴阳二字，即阳虚下血与阴虚下血。阳虚下血者，是下焦之阳不足，不能统摄；阴虚下血者，是下焦之阴不足，阴虚则火旺，火旺逼血外溢。阳虚下血者，治疗宜培中下之阳，方用四逆汤、理中汤。阴虚下血者，宜培中下之阴，方用泻心汤、六味地黄汤、当归补血汤。除此阴阳两要，下血又要分粪前血与粪后血，便溏或硬，以判断病位与病性虚实。粪前血者，失血在肠；粪后血者，失血在脾胃。先血而粪硬者，胃火旺所致，可用白虎加人参汤、麻仁丸等方；先血而粪溏者，乃因脾不摄血，可用理中汤、建中汤等方；粪硬而血后来者，心火旺所致，可用导赤散；粪溏而血后来者，乃因心血虚，可用当归补血汤、参枣汤等方。先便后血为远血，主以黄土汤；先血后便为近血，主以赤小豆当归散。

小便下血则有二要，以痛或不痛区分。痛为血淋，按淋证治疗。不痛为尿血，多因脾阳不足，不能统摄脾中阴血所致。治疗法宜理中汤加桂圆，或甘草干姜汤加五味子。若渴喜饮冷，善消食者，则为胃火迫血下行，宜人参白虎汤等方清胃。亦有心移热于小肠，而致血下行者，法宜导赤散清心。

（2）中风　郑氏将其分为中风（狭义）、中痰、中食。狭义的中风证，是因邪气外中所致，以卒倒昏迷，口眼㖞斜，或身软弱，或周身抽搐为主要临床症状。但是郑氏反对专主祛风化痰的治法，认为祛风化痰只会耗散人体元气，增加病情。他说人身原凭一气包罗，无损无伤，外邪无由得入，内邪亦无由得出，凡得此疾者，必其人内本先虚，一切外邪始能由外入内，一切内邪始能由内出外，闭塞脏腑经络气机，而令中风，不能一味责之邪气。故治疗上主张在先天真阳虚衰这一病机上下手，但扶其真元，内外两邪皆能绝灭，是不治邪而实以治邪，未治风而实以祛风。

中痰一证，郑氏认为痰皆由内而生，半由太阳失运，水液不行，聚而为痰。或由中宫火衰，转输失职，水湿生痰。或由心阳亏损，不能镇纳浊阴，水泛于上，而痰证生。中痰者多因素秉阳衰，积阴日盛，饮食不运，气机不宣，忽然感受外邪引动痰邪，阻滞气机，寒痰上涌，堵塞清道，表现为人事昏迷、喉中痰响、脉滑等。治疗宜扶阳为先，祛痰为末，方用姜附汤、姜桂茯半汤、真武汤之类。

对于中食，郑钦安指出病由其人中气素虚，运化气衰，阴邪已经发动，偶遇饮食入内，阻滞不进，闭其清道，人事卒倒，形如死人。若平常气实之人，日日酒食厌饱，则不会发生中食。故中食者，亦必其气先衰于内。治疗宜先探吐之，吐后急温补脾土。

（3）喘证　郑氏认为喘证可分五大类，有因外感风寒而致者，有太阳证误下而致者，有胃火上攻而致者，有湿痰水饮闭塞而致者，有元气欲脱而致者。

因风寒而致者，是因风寒之邪闭塞肺气，肺气发泄不畅，上壅而喘。临床特点见发热、头痛、身疼。治疗风寒喘证法宜宣散，如麻黄汤、定喘汤、小青龙汤之类。

因太阳误下而致喘证者，病由太阳之邪未解，壅塞发泄不畅，本宜开启腠理，俾邪早出。医者若不明其理，见其发热，以为火盛，妄用攻下，客邪下陷，愈不得出，壅于胸膈，呼吸错乱，而生喘证。治法宜举其所陷之邪，如桂枝汤去芍药倍桂，或重加甘葛。

因胃火上攻而致喘证者，病由胃中素有伏热，与外来之热邪相合，或胃中有停滞生热，热甚则邪火上攻，热逼于肺，致生喘证。症见大渴饮冷、口臭气粗、二便不利等。法宜攻下，如大小承气汤、白虎汤之类。

因痰湿水饮而致喘证者，病由太阳气化失调，脾胃转输失职，水湿停滞，痰水日盛，上干清道，壅塞太甚，呼吸错乱，而致喘证。症见食少痰多、清水上涌、喉中不利。治疗法宜温中除湿，如桂苓术甘汤、理中加砂、半、茯苓之类。

因元阳将脱而喘者，病由其人阳衰阴盛已极，逼阳于外，阳气不得下趋潜藏，元阳外越，阴阳两不相接，呼吸错乱，而致喘脱。症见面白唇青、口舌黧黑、人无生气，全是一团纯阴。法宜回阳收纳，如吴萸四逆汤加丁香、胡椒、砂仁之类。

（4）腰痛　郑氏将其分为阳虚腰痛、阴虚腰痛、外邪闭束所致腰痛、湿气闭滞所致腰痛。

因阳虚而致腰痛者，或由其用心过度，亏损心阳；或由饮食伤中，损及脾阳；或由房劳过度，亏损肾阳。下焦之阴寒自盛，阳微而运转力衰，腰痛立作。症见身重畏寒、精神困倦。法宜峻补坎阳，阳旺阴消，腰痛自已，如阳旦汤、术附、羌活、附子汤之类。

阴虚而致者，乃因肾阳素旺，火盛血伤，元阴日竭，真阳无依，而作腰痛。症见小便赤而咽干、多暴躁、阳物易挺、喜清凉。治疗法宜养阴，阴长阳消，肾气自摄，腰痛自已，如滋肾丸、地黄汤、封髓丹倍黄柏加全皮之类。

因寒而致者，乃因外感寒邪，从太阳而入少阴，闭其肾中真阳运行之气机，而作腰痛。症见发热畏寒，或兼身痛、咽干不渴、时时欲寐。治疗法宜温经散寒，寒散而腰痛自已，如麻黄附子细辛汤、附羌汤之类。

因湿滞而致腰痛者，由其人素禀劳苦，久居湿地，湿邪流入肾界，阻其运行之机，故腰痛。症见四肢沉重，常觉内冷，天阴雨更甚，腰重如有所系。法宜温经除湿，湿去而腰痛自已，如肾着汤、桂苓术甘汤加附子、细辛之类。

（5）外科杂病　郑氏强调外科病证从内治疗。《医法圆通》"外科约言"一篇集中论述了外科的圆通治法。

郑氏指出外科又谓疮科，凡疮之生，无论发于何部，皆可统以阴阳两字判之。由此将外科病证统分为阴证与阳证。外科阴证，症见疮皮色如常，漫肿微疼，疮溃多半清水、清脓、黄水、血水、豆汁水、辛臭水。其人言语、声音、脉息、起居动静，一切无神，口必不渴，即渴定喜滚饮，舌必青滑，大小便必自利。病因阴盛阳微，不能化阴血以成脓，故见以上病形。治疗法宜辛甘化阳为主，初起以桂枝汤加香附、麦芽、附子调和营卫之气，或麻黄附子细辛汤、阳旦汤皆可。疮溃而脓不稠，可用黄芪建中汤、附子理中汤。阴盛者，可用回阳饮、白通汤、黄芪甜酒炖七孔猪蹄、羊肉生姜汤之类。

外科阳证其疮红肿痛甚，寒热往来，人多烦躁，喜清凉而恶热，大便多坚实，小便多短赤，饮食精神如常，脉息有力，声音响亮，疮溃多稠脓。其病皆由邪火伏于其中，火旺则血伤。治疗法宜苦甘化阴为主，初起以桂枝汤倍白芍，加香附、麦芽、栀子治之，或麻杏石甘汤，或人参败毒散加连翘、花粉之类。疮溃可用当归补血汤加金银花、生地黄、白芍之类，或补中益气汤加生地黄、金银花之类。

又有外科疮疡而见真阳暴脱者，症见疮痛如刀劈，忽然红肿，其色虽红，多含青色，人必困倦无神，脉必浮大中空，或大如绳，或劲如石，其唇口舌必青黑，每多旦发夕死。治疗宜急于回阳收纳。

（6）妇科杂病　《医法圆通》有女科门专篇论之，主要探讨了经水先期而至、经水后期而至、经来淋漓不断、经水来多而色紫成块、经水来少而色淡、经水将行而腹痛、经水行后而腹痛、妇人经闭不行、崩、带、求嗣、妊娠、妊娠产后诸疾等。调治月经方面多以温固元气、扶阳抑阴等法为主，指出要慎用寒凉。治崩则主张以大甘大温以挽救脱绝，如大剂回阳饮、甘草干姜汤之类，要慎用凉血止血之品。带证治疗则分为湿热下注与下元无火两大证型，湿热下注主以葛根芩连汤，或黄连泻心汤加茯苓、泽泻、滑石之类；下元无火则主以大补元阳、收纳肾气，方用潜阳丹加破故纸、益智仁，或回阳饮加茯苓、肉桂，或苓桂术甘汤加附子、砂仁之类。

郑氏推崇《伤寒论》，重视经方，擅长扶阳，重点阐述阳虚证治，倡用温热，目的在于纠时风滥用寒凉之偏。其学术思想对后世产生重要影响，师承或私淑者众多，名医辈出，主要有卢铸之、祝味菊、吴佩衡、补晓岚、戴云波、刘民叔、范中林、唐步祺、卢崇汉等人，以卢铸之、祝味菊、吴佩衡等人影响较大。

六、临证医案

1. 春温病医案　王某，男，年廿五岁，住四川省会理县北关，于 1920 年 2 月患温病已四日，前医以九味羌活汤加葛根、柴胡、紫苏叶等与服之，服后汗出未解，发热更甚。延余诊视，病者壮热，恶热而烦渴喜冷饮，头疼，但头汗出，面赤而垢，鼻干而喘，唇赤口燥，苔黄而无津，小便短赤，大便三日不解。此系春温病误用辛温发汗，耗伤阴液而成阳明经热之证，以人参白虎汤加麦冬治之。

生石膏30g碎，布包，知母20g，沙参15g，麦冬12g，甘草6g，粳米10g。

连服二盏，竟仰卧而寐，数刻则全身大汗淋漓，热势渐退。次日复诊烦渴已止，脉静身凉，继以生脉散加生地黄、杭芍，一剂霍然。

沙参16g，麦冬13g，五味子5g，生地黄13g，杭白芍13g，甘草6g。（《吴佩衡医案》）

2. 太阳阳明合病医案　吴某，女，16岁，住安靖乡土地堂。1956年4月5日就诊。

病状：已病十三天，初起时发热，头痛身痛，不能食，自汗口渴，想喝热水，喉干，大小便均少，小解每天一两次。

诊断：此人农家之女，随父耕农，不慎风寒，不节食饮，因劳作汗出，当风饮冷，汗闭毛窍，冷凝胃囊，复伤风自汗，太阳阳明两相合病。治宜祛风行水，风去而寒热可解，水行而二便皆通。

一诊处方：桂枝尖15g，茅术9g，南藿香12g，厚朴9g，白芍12g，淫羊藿18g，松节15g，炙甘草6g，生姜24g。

二诊症状：服药后，烧已退，头痛身痛已减，口不干了，心累无力。

二诊处方：桂枝尖15g，茅术9g，厚朴12g，西茴香15g，南山楂12g，淫羊藿18g，法半夏12g，炙甘草6g，生姜30g。

三诊症状：服药后，睡眠安好，吃饭好，精神好转。

三诊处方：桂枝尖15g，贡术12g，厚朴9g，杭巴戟18g，杜仲18g，淫羊藿30g，松节18g，炙甘草9g，生姜30g。

原书总结：此病二八少女，外劳力，内伤食，成内外两感之证，伤了阳明太阳出入之路，翕翕发热，啬啬恶寒。应宣化太阳，使膀胱通利，调和阴阳，使大肠降路可通，为太阳阳明合解之法，自然邪去而阳复，气流而血行，内外皆得畅通，精神得以安复。此病如误治，久久必酿成二阳之害，慎之慎之。（《卢氏临证实验录》）

3. 少阴证鼻衄医案　刘某，男，5岁，成都市某厂职工之子。

病史：1948年春，其父背来就诊时说："小儿一人在家，中午忽发现他鼻出血不止，倦怠无力，躺在椅上，面色苍白。曾频频用凉水冷敷，流血反而加剧，急请范老诊治。"

初诊：患儿精神萎靡，四肢逆冷，唇舌淡白。此为少阴寒证，阳气衰微，不能摄血，阴气较盛，势必上僭。徒止血，岂能止？法宜壮阳驱阴，温经摄血。急投四逆以救其里。

处方：天雄片30g，炮姜30g，炙甘草20g。1剂。嘱急火煮半小时许，先取少量服之；余药再煮半小时，续服。

患儿父亲将处方拿回家中，其母见之，大吵大闹："从古到今，未见鼻流血用干姜、附片！"其父仍坚持服用。1 剂未尽，血立止。傍晚，患儿在院内玩耍如常。

按语：鼻衄一证，西医学认为鼻腔疾病与全身性疾病均可引起，中医学认为与肺、胃、肝、肾等脏腑关系尤为密切。通常外感风邪，肺郁化热；过食辛辣厚味，胃火上逆；暴怒气逆，肝火妄动；肾阴耗损，虚火上炎，等等，均可热伤脉络，迫血妄行，治则常以清热凉血为主。但临证确属虚寒，因血失统摄而致衄者，亦非罕见。后者若误用凉药每成偾事。（《范中林六经辨证医案选》）

七、参考文献

1. 宋兴．清代名医郑寿全运用辛温药物的探讨［J］．中医杂志，2001，42（10）：581.

2. 张文平，刘亮．郑钦安学术思想探析［J］．四川中医，2004，22（1）：3.

3. 汪剑，和中浚．郑钦安真阳学说与潜阳归肾法理论探讨［J］．四川中医，2007，25（6）：1.

4. 周磊，彭玉兰，刘力红．浅述郑钦安对阴阳学说的应用［J］．广西中医药，2009，32（4）：50.

5. 李康铭．浅论郑钦安的中医元气观［J］．中国中医药现代远程教育，2009，7（3）：10.

八、原著摘录

六经定法贯解

凡病邪初入，必由太阳。太阳为寒水之区，居坎宫子位。人身之气机，日日从子时发起，子为一阳，故曰太阳，太阳如天之日 日从东海而出，海为储水之区，水性主寒，故曰太阳寒水，无微不照，阳光句内而发外，一身上下四旁，莫不毕照焉，所以主皮肤，统营卫，为一身之纲领。然太阳底面，即是少阴肾经 相为表里也。若太阳病，过发汗而伤少阴肾经中之真阳，故有亡阳之虞。所以近来医家、病家，畏桂、麻二汤发汗等于砒毒，毫不敢用。由其不知桂、麻二汤非发汗之剂，乃协和营卫之方也。营卫协和，则向之伏于皮毛肌肉间者，今皆随汗而尽越于外矣。邪出于外，则表气疏，里气畅，病所以立解矣。至若发汗而致亡阳者，岂真麻、桂之为害哉。不知由其人内本先虚，复感寒邪，今得桂、麻协和阴阳，鼓邪外出，大汗淋漓，而肾中一线之元阳，乘气机之鼓动，而与汗俱出，实气机势时之使然，非桂、麻之必使人亡阳也。观于气实之人发汗，毫不为害，从可识矣。然则仲景又岂不知内虚之人，不可发汗乎？观于食粥与不食粥，微发汗，更发汗，中病即止诸句，仲景已于内虚之人，早为筹画矣。真是步步规矩，处处苦心，惜乎知之者寡耳。六经当以一贯解之，章旨太多，恐阅者易倦，仍将六经分解，参以附解，虽知分解，还是贯解，附解不在分、贯之列，分、贯是六经大旨，附解是补六经未发之大意。

［附解］按六经以太阳为首，厥阴为终。经者，常道也。先天之真阳原寄于肾，肾

与膀胱相表里，肾为里，膀胱为表。真阳之气机发动，必先于太阳经，而后行于诸经，昼夜循环，周而复始。然太阳四面皆水，寒气布护，故曰太阳之上，寒气主之。真阳之气，此刻初生，阳气甚微，若太阳经病过发汗，则伤肾中之真阳，表阳被夺，里阳立消，故有亡阳之虞。须知太阳地界主寒，复感外寒之客气所犯，阻其真阳运行之机，故太阳之经证作。

二曰阳明，阳明地界主燥，客寒之气自太阳而走入燥地，寒邪便化为燥邪，燥邪入阳明经，而阻其真阳运行之机，则阳明之经证作。余仿此，学者务宜留心，六经各有表里，即有病经不病里处，详太阳附解。（《医理真传·六经定法贯解》）

太阳经证解

太阳一经，以寒为本，少阴为中气，太阳为标。太阳一经为病，有经病，有伤风证，有伤寒证，有两感证，有腑证。腑证之中，又有蓄尿证、蓄热证、蓄血证、癃闭证，不可不知也。

经证者何？脉浮，头项强痛，恶寒发热是也。兼自汗而恶风者，则为伤风证，是太阳之卫分为风邪所伤也，主以桂枝汤，协和营卫，驱风外出，浅一层立法也，服此方而若解则病愈。经证而兼无汗者，则为伤寒证，是太阳之营分为寒邪所伤也，主以麻黄汤，大开腠理，俾营分之寒邪，尽从汗出，深一层立法也。服此方而若解，则病愈。经证而兼壮热烦躁脉浮紧者，则为两感证，是太阳之营卫，为风邪寒邪所伤也。主以大青龙汤，营卫两解，风寒并驱，又深一层立法也。服此方而若解，则病愈。设若不解，不传经则必传腑。

腑证者何？口渴而小便不利是也，是邪由太阳之经而转入太阳之腑也。主以五苓散，化太阳之气，气化一行，小便亦利，邪亦可从此而出，病亦可从此而解矣。至于腑证之中，另有蓄尿一证，盖膀胱乃储水之区，今为寒气所束，太阳之气微，不足以胜寒邪之气，气机于是乎不运矣，气机一刻不运，则所储之水，即不能出，热必上涌，而小腹作满，故名之曰蓄尿，主以五苓倍桂。桂本辛温，力能化太阳之寒气，气化一行，小便得出，病亦立解，此法中之法也。另有蓄热一证，由寒邪入腑，从太阳之标阳而化为热。热甚则必涸其所注之水，故小腹不满而便不利，故名之曰蓄热，主以五苓去桂，加滑石以清利其热。热邪一去，腑自立安，亦法中之法也。另有蓄血一证，缘由寒邪入腑，阻其太阳之气机，而循行本经之血液，失其常度，不得归经，流入腑中，聚而不散，少腹硬满，故名之曰蓄血，主以五苓散中，加桃仁、红花、当归、万年霜之类，从小便以逐其瘀，即可移危为安，皆不易之法也。另有癃闭一证，与热结膀胱不同。热结者，尿常可出一二点，此则胀翻出窍，尿不得出，由三焦气机不运，水道壅塞太甚，法宜升提，俾壅者立开，尿即得出，病亦可解，此皆不易之法也。

太阳经，有经证初见，不传本经之腑而传阳明、少阳。二阳经证同见者，名三阳并病，即以三阳之法治之，如桂枝汤加葛根、柴胡是也。有经证初见，传阳明而不传少阳者，名二阳为病，即以二阳之法治之，如桂枝加葛根汤是也。又有三阳经证同见，而见太阴之腹满、自利，即于三阳表药中合理中之法治之。有经证初见，转瞬而见少阴之身重欲寐者，肾与膀胱为表里，表病而及里也，当从少阴之法治之，如麻黄附子细辛汤是也。表里不通，壮热烦躁者，大青龙是也。经证误下遂利者，桂枝加葛根汤是也。误下邪陷于内，故加葛根以举之。过汗而致汗不止者，桂枝加附子汤是也。下后而致脉促胸满者，桂枝去芍药是也。仲景之法，总在活法圆通，并无死法，方方皆有妙义，轻重大有经权，学者先将六经提纲、病情熟记于心，方能见病知源。六经所主气机乃为本，客气所生乃为病，客气往往随主气而化为病，故一经一经，病形不同，虽云伤寒二字冠首，因寒在子故也。(《医理真传·太阳经证解》)

阳明经证解

阳明一经，以燥为本，阳明之上，燥气主之故也。太阴为中气，脾与胃为表里，阳明为标，主外是本经之标本中三气也。有经证，有里证，有腑证，不可不知也。以下承接上太阳经。太阳之寒邪未尽，热必传于阳明，则治阳明必兼治太阳。若全不见太阳之经证腑证病情，独见阳明之经证腑证，则专治阳明，方为合法。当知寒邪走入燥地，即从燥而化为燥邪，乃气机势时之使然也，寒邪化燥，乃本经病机主脑。经证者何？前额连眼眶胀痛，鼻筑气而流清，发热不恶寒。此际寒邪初入阳明之经，寒气尚有一线未化尽，故还见筑气流清涕之寒形，渐渐发热不恶寒。不恶寒三字，便是寒邪俱化为热也。邪在经尚可解肌，故用葛根汤以解肌，俾邪从肌肉而出。阳明主肌肉故也。此本经浅一层立法也。服此方而邪若解，则病愈。设若不解，有传少阳之经而不传本经之腑，有传本经之腑而不传少阳之经者出矣。便是分途处。若本经经证，合少阳之证，名二阳合病，即以二阳之法治之，如葛根汤合柴胡汤是也。若本经经证而传入本经之里，则现口燥，心烦，汗出，恶热，渴欲饮冷，这便是里证情形。此刻全无一点寒形，尽是一团燥热之邪气盘据胃中，兼之胃乃多气多血之腑，邪热之气又合胃中之气，二火交煽于中，则邪热炽矣。热甚则血亏，故口燥，心烦，热蒸于外故汗出，内热太甚则乞救于外之水，而欲为之扑灭，故大渴饮冷，仲景用白虎汤以救之，有不使邪热归腑之意。深一层立法也。服此方而若解，则病愈。设若白虎力轻，未能扑灭其邪热，邪即入腑。便见张目不眠、声音响亮、口臭气粗、身轻恶热、大便闭塞等情，此际邪已归腑。邪至腑中，热已过盛，热盛必将肠胃中之血液灼尽，即肠胃中所存宿谷糟粕中之津液必灼尽。胃中枯槁，阴气不得上交，所以张目不眠。胃火旺极，故声音响亮，口臭气粗，身轻恶热。肠胃此际无一毫血液运其糟粕，故大便闭塞。通身上下不啻一盆烈火，若不急为扑灭，顷刻将周身血液灼尽，脏腑有立坏之势也，主以大、小承气。苦寒陡进，推荡并行，火邪一灭，正气庶可复生。即有痞、满、实、燥、坚、谵语、狂走等情，皆缘热邪所致，俱当以此法为主，不可因循姑惜，酿成脱证之祸矣。阳旺极而阴必立消。

[附解] 病缘是伤寒为本，至于大黄、芒硝、石膏之药，全不见伤寒面目，学者至此，每多茫然莫解，由其不知化机与六经所主耳。万病不出阴阳二字，阳极化阴，阴极化阳，自然之理。阴阳分布六经，六经各有所主之气，寒主太阳，燥主阳明，火主少阳，湿主太阴，热主少阴，风主厥阴。须知寒邪至燥也，寒气即化为燥邪，一定不易之理也。譬如一团冷物放于热物之中，顷刻冷物化为热物。一团热物放于冷物之中，顷刻

热物化为冷物。知此化机，便得伤寒一贯之旨，庶可识仲景步步立法之苦心也。他经化机仿此。仲景以伤寒二字冠首者，寒居正冬子令，一阳初生，为一岁之首。一年分六气，六气配六经。一岁之气机可以六日括之，六日之气机又可以一日尽之。生生化化，循环不已，学者宜知。（《医理真传·阳明经证解》）

少阳经证解

少阳一经，以火为本，少阳之上，相火主之故也。厥阴为中气，肝与胆为表里。少阳为标，主外，是本经之标本中三气也。有经证，有腑证，有半表半里证，不可不知也。以下承接阳明经。如阳明之邪未罢，势必传于少阳，则治少阳必兼阳明。如全不见阳明之经证腑证，而独见少阳之经腑证者，则专治少阳方为合法。经证者何？头痛在侧，耳聋，喜呕，不欲食，胸胁满，往来寒邪是也。夫寒邪之客气，每至阳明燥地而化为燥邪，燥邪之客气未尽，遂传入少阳。客寒至阳明，从燥而化为燥邪，燥邪入少阳为病机主脑。盖少阳主枢，有枢转阴阳之道，今因燥邪之客气干之，阻其少阳条达之气机，正邪相击，故两侧头痛作矣。耳前后、两侧俱属少阳。胆脉入耳，燥邪干之，清窍闭塞，耳遂骤聋。木原喜乎条达，呕则气动，木气稍泄，病故喜呕。木气不舒，上克脾土，土畏木克，故不欲食。胸胁者，肝胆所主之界限也，肝胆不舒，胀满并作。即此便可悟客气之过也。客气详附解。少阳与太阴接壤，系阴阳交界之区，故曰半表半里。邪附于胆，出与阳争则热，入与阴争则寒，阳指阳明，阴指太阴。故有寒热往来也。主以柴胡汤专舒木气，木气得舒，枢机复运，邪自从枢转而出。此本经浅一层立法也。用药未当，邪不即出，则必入腑，即现口苦、咽干、目眩。六字乃本经腑证提纲。此际燥邪入腑，合本经标阳，燥与热合成一家，热甚则胆液泄，故口苦、咽干。肝开窍于目，与胆为表里，表病及里，里热太甚，必伤肝中所藏之血液，故目眩。主以黄芩汤，清其里热，里热一解，邪自灭亡。此本经深一层立法也。所谓半表半里证者何？即其所处之界，分而言之也，邪在三阳俱以表称，邪在三阴俱以里论。半表者从阳分，少阳与阳明、太阳为一家也。半里者从阴分，少阳与太阴接壤，太阴与少阴、厥阴为一家也。故诸书言疟病不离少阳，因其寒热之往来而决之于少阳也。表邪之为病，寒热无定候，疟邪之为病，寒热有定候，以此别之。邪在少阳，不能从枢转而出，直趋阳明地界也，阳明主燥热，故病者发热，即热疟也。邪苟不趋阳明，而专趋太阴。太阴主寒，故病者发寒，即寒疟也。学者能于寒热二字探其轻重，则治疟不难也。

[附解] 有少阳经证初现，而合三阴为病者，即合三阴之法治之。须知伤寒有传经不传腑，传腑即不传经，更有直中太阴、少阴、厥阴。切切不可拘于一日太阳二日阳明上面搜寻。总在这六经提纲病情上体会，即误治变逆，亦可知也。即本经自受之风，自受之寒，自受之热，皆可以辨也。伤寒一书，通体就在邪正两字，正气乃六经之本气也，寒为太阳之本气，燥为阳明之本气，火为少阳之本气，湿为太阴之本气，热为少阴之本气，风为厥阴之本气，六经之本气，乃一定不易之气也。六经只受得先天之真气，受不得外来之邪气。邪气即客气也，客气者何？风、寒、暑、湿、燥、火是也。此六客者，天地常有之客也。正气旺者，客气不得而干之，正气弱者，客气即得而入之。六客

皆能损人之气血，戕人之性命，故仲景首以寒客立论，先提出六经本气，后指出寒邪之客气。或在三阳，或在三阴。或病于经，或病于腑，或病于卫，或病于营。或随燥化，或随热化，或随湿化，或从火化，或从风化。或邪在表误下而入内，或邪在里误汗而变逆。出入变化，往来胜衰，皆客气流行自然之道，实因人身五脏六腑之偏盛致之也。学者务要识得六经本气，病情提纲，即能明客气之所在，而用药有据则不惑也。仲景虽未将六客逐位立论，举伤寒一端，而六客俱在也。即外之尸气、障气、疫气、四时一切不正之气，亦皆可仿此而推也。（《医理真传·少阳经证解》）

太阴经证解

太阴一经，以湿为本，太阴之上，湿气主之故也。阳明为中气，胃与脾为表里。太阴为标主外，是本经之标本中三气也。有经证，有五饮证，有着痹、行痹证，有阳黄、阴黄证，本经恒有之病，不可不知也。以下承接少阳经。如少阳之邪未罢，势必传入太阴，则治太阴必兼治少阳。若全不见少阳之经腑证，则专治太阴，方为合法。经证者何？腹满而吐，食不下，时腹自痛，自利益甚，手足自温是也。夫太阴主湿而恶湿，太阴为阴经，与阳经有别，寒邪由太阳、阳明、少阳，此际寒邪全化为热，并无寒邪之形。既有寒者，皆由太阳误下，而陷于内者有之，务要知得少阳火邪传到太阴，即从太阴湿而化为湿邪，为传经病机主脑。少阳之热邪入而附之，即从湿化。湿气太甚，阻滞中脘，邪乘于上则腹满而吐，邪乘于下则腹痛自利。四肢禀气于胃，邪犯脾未犯胃，故呈有吐利，而手足尚温也，主以理中汤，直守其中，上下自定，乃握要之道也。若桂枝倍芍药汤，是太阳经证误下，而寒邪陷入太阴之内也。三阴证，原不在发汗之例，不应用桂枝，若此方而用桂枝者，仍是复还太阳之表也，须知。

至于五饮证者何？夫饮者，水之别名也。即以一水字括之，不必另分名目，名目愈多，旨归即晦，学者更无从下手，故仲景列于太阴。太阴主湿，湿即水也。本经是水，复得外来之客水。水盛则土衰，土衰即不能制水，以致寒水泛溢，或流于左，或流于右，或犯心下，或直下趋，或化为痰，种种不一，故有五饮之说焉。《经》云：脾无湿不生痰，即此一语，便得治五饮之提纲也。治法总不外健脾温中、除湿行水、燥脾为主。因其势，随其机，而导之利也，即得步步立法之道也。

所谓着痹、行痹者何？夫痹者，不通之谓也。《经》云：风、寒、湿三气合而为痹。风胜为行痹，寒胜为着痹，行痹流走作痛，着痹痛在一处。风为阳而主动，风行而寒湿随之，故流走作痛。寒为阴而主静，寒停不行，风湿附之，故痛处有定。风、寒、湿三气闭塞经络，往往从本经中气化成热邪，热盛则阴亏而火旺，湿热熏蒸，结于经隧，往往赤热肿痛，手不可近，法宜清热润燥。若忽尖起，不赤不痛，则为溢饮所致，又当温中除湿，不可不知也。

所谓阳黄、阴黄者何？夫黄者，土之色也，今为湿热蒸动，土象外呈，故周身皮肤尽黄。阳者，邪从中化。中者胃也，少阳之热不从太阴之湿化而从中化，胃火与湿合，熏蒸而色黄。阴者，邪从湿化。阳主有余，阴主不足。阳者主以茵陈五苓散，阴者主以附子理中汤加茵陈。立法总在湿热、阴阳二字分途。外验看病人之有神无神，脉之有力无力，声之微厉，则二证之盛衰立决矣。

[附解]夫人身立命，全赖这一团真气流行于六步耳。真气乃人立命之根，先天种子也。如天日之流行，起于子宫，子为一，乃数之首也。六步即三阳经、三阴经也。以六步合而观之，即乾坤两卦也。三阳即乾卦，三阴即坤卦。真气初生，行于太阳经，五日而一阳气足。五日为一候，又为一元。真气行于阳明经，又五日而二阳气足。此际真气渐甚。真气行于少阳经，又五日而三阳气足。合之三五得十五日，阳气盈，月亦圆满。月本无光，借日之光以为光，三阳气足，故月亦圆也。此际真气旺极，极则生一阴。真气行于太阴经，五日而真气衰一分，阴气便旺一分也。

真气行于少阴经，又五日而真气衰二分，阴气便旺二分也。真气行于厥阴经，又五日而真气衰极，阴气旺极也。三阳十五日，三阴十五日，合之共三十日，为一月。一月为一小周天，一岁为一大周天。一日为一小候。古人积日成月，积月成岁，乃不易之至理。一岁之中，上半岁属三阳，下半岁属三阴。一月之内，上半月属三阳，下半月属三阴。一日之内，上半日属三阳，下半日属三阴。一年之气机，即在一月尽之。一月之气机，又可以一日括之。三五而盈，三五而缩，盛衰循环不已，人身气机亦然。阴极复生一阳，真气由盛而衰，由衰而复盛，乃人身一付全龙也。人活一口气，即此真气也。须知天地以日月往来为功用，人身以气血往来为功用。气即火也，日也。血即水也，月也。人活天地之气，天道有恒，故不朽，人心无恒，损伤真气，故病故死。惟仲景一人，明得阴阳这点真机，指出三阴三阳界限，提纲挈领，开创渡世法门，为群生司命之主。后代注家专在病形上论三阴三阳，固是究未领悟气机，指出所以然之故。以致后学无从下手，虽记得三阳三阴，而终莫名其妙也。余故不惮烦，特为指出。（《医理真传·太阴经证解》）

少阴经证解

少阴一经，以热为本，太阳为中气，少阴为标。有经证，有协火证，有协水证，不可不知也。太阴之客邪未罢，势必传于少阴，则治少阴必兼治太阴。若全不见太阴证，而专见少阴证，则专治少阴，方为合法。

经证者何？脉微细，但欲寐是也。夫细微欲寐，少阴之病情悉具，元阳之虚，不交于阴，阴气之弱，不交于阳可知也。主以麻黄附子细辛汤，令阴阳交而水火合，非发汗之义也。服此方而病可立解，立法之奇，无过于此。

至于协火而动者何？病人真阳素旺，客邪入而附之，即从阳化而为热。热甚则血液必亏，故病见心烦不眠，肌肤燥燠，小便短而咽中干，法宜养阴以配阳，主以黄连阿胶汤，分解其热，润泽其枯。

若协水而动者何？病人真阳素弱，客邪入于其中，即从阴化。阴气太盛，阳光欲绝，故病见目瞑倦卧，声低息短，少气懒言，身重恶寒，四肢逆冷，法宜回阳，阳旺阴自消，病庶几可愈矣。

[附解]凡三阴证，从温补为要，是阴盛阳必衰，故救阳为急。三阳证，以解散清凉为主，是阳盛阴必亏，故救阴为先。然阳中有阴证，阴中有阳证，彼此互合，令人每

多不解处，由其未将三阳、三阴各有配偶认清，遂把病机辨察不确，六经不啻尘封也。（《医理真传·少阴经证解》）

厥阴经证解

按：厥阴一经，以风为本。厥阴之上，风气主之故也。少阳为中气，胆与肝为表里，厥阴为标。主外，是本经标本中三气也。有经证，有纯阳证，有纯阴证，有寒热错杂证，不可不知也。以下承接少阴经。少阴之客邪未罢，热必传于厥阴，则治厥阴必兼治少阴。若全不见少阴经证，而独见厥阴则专治厥阴，方为合法。经证者何？消渴，气上冲心，心中疼热，饥而不欲食，食则吐蛔，下之利不止是也。夫厥阴之木气，从下起而上合于手厥阴包络。包络主火，风火相合为病，风火相煽故能消。火盛津枯故见渴。包络为心之外垣，心包火动，故热气撞心而疼。木气太盛，上凌脾土，土畏木克，故饥而不欲食。蛔虫禀厥阴风木所化，故吐蛔。木既克土，土气大虚，若更下之，故利不止。是促其生化之机也。主以当归四逆汤、乌梅丸二方。当归汤是经证主方，乌梅丸是厥阴之总方。方中寒热并行，重在下降，立法大费苦心。细玩《长沙歌括方解》，便易明白。至于纯阳一证，乃客邪从本经之中气所化也。少阳主相火，客邪从火化。故见热深厥深，上攻而为喉痹，下攻而便脓血。外现张目不眠、口臭气粗之火象，有似阳明腑证形。在上则以黄连、二冬、阿胶、鸡子清。在下则以黄连、二冬、阿胶、鸡子黄治之，此润燥救阴之意也。若纯阴证者何？原由客邪入厥阴，不从中化，而从标化，标为至阴，客邪亦阴，故病见纯阴。外现必目瞑倦卧、身重懒言、四肢逆冷、爪甲青黑、腹痛拘争等形是也。法宜回阳，阳回则阴消，而病可瘳矣。至若错杂者何？标阴与中同病也，外现腹中急痛，吐利厥逆，心中烦热，频索冷饮，饮而即吐者是也。法宜大剂回阳，少加黄连汁同服。寒热互用是因其错杂，而用药亦错杂也。

［附解］六经各有标、本、中三气为主。客邪入于其中，便有从中化为病，有不从中而从标化为病，有本气为病。故入一经，初见在标，转瞬在中，学者不能细心研究，便不知邪之出入也。余于六经定法，作为贯解，加以附解，不过明其大致，而细蕴处犹未推明，得此一线之路，便解得三百九十七法之旨也。请细玩陈修园先生《伤寒浅注》，乃可造其精微也。（《医理真传·厥阴经证解》）

附子理中汤用药意解

附子理中汤一方，乃先后并补之方也。仲景之意，原为中土太寒立法，故以姜、术温燥中宫之阳。又恐温燥过盛，而以人参之微寒继之，有刚柔相济之意。甘草调和上下，最能缓中。本方原无附子，后人增入附子，而曰附子理中，觉偏重下焦，不可以理中名。余谓先后并补之方，因附子之功在先天，理中之功在后天也。此病既是真气欲竭，在中宫之界，非附子不能挽欲绝之真阳，非姜、术不足以培中宫之土气，用于此病，实亦妥切。考古人既分三焦，亦有至理，用药亦不得混淆。上焦法天，以心肺立极。中焦法地，以脾胃立极。下焦法水，以肝肾立极。上阳、中阳、下阳，故曰三阳。其实下阳为上、中二阳之根，无下阳，即是无上、中二阳也。下阳本乎先天所生，中阳却又是先天所赖，中阳不运，上下即不相交。故曰：中也者，天下之大本也。后天既以中土立极，三焦亦各有专司，分之为上、中、下，合之实为一元也。用药者，须知立极之要，而调之可也。(《医理真传·阳虚证问答》)

吴茱萸汤用药意解

吴茱萸汤一方，乃温中、降逆、补肝之剂也。夫吴萸辛温，乃降逆补肝之品，逆气降而吐自不作，即能补中。肝得补而木气畅达，即不侮土，又与生姜之辛温同声相应，合大枣之甘，能调胃阳，复得人参甘寒，功专滋养脾阴。二土得补，皆具生机，转运复行，烦躁自然立止。此方重在补肝降逆以安中，中安而上下自定，握要之法，与理中汤意同而药不同也。理中汤浅一层，病人虽吐利，未至烦躁，故酌重在太阴。此方深一层，病人因吐利而致烦躁欲死，烦属心，躁属肾，故知其为少阴病。总由吐利太甚，中土失职，不能交通上下。其致吐之源，却由肝木凌土而成，故仲景主以吴茱萸汤，温肝降逆以安中，是的确不易之法，亦握要之法也。(《医理真传·阳虚证问答》)

麻黄附子细辛汤

麻黄附子细辛汤一方，乃交阴阳之方，亦温经散寒之方也。夫附子辛热，能助太阳之阳，而内交于少阴。麻黄苦温，细辛辛温，能启少阴之精而外交于太阳，仲景取微发汗以散邪，实以交阴阳也。阴阳相交，邪自立解，若执发汗以论此方，浅识此方也。又曰温经散寒，温经者，温太阳之经，散寒者，散太阳之寒。若此病腰痛，乃由寒邪入太阳之外府，阻其少阴出外之气机，故腰痛作。少阴与太阳为一表一里，表病及里，邪留于阴阳交气之中，故流连不已。今得附子壮太阳之阳，阳旺则寒邪立消。更得麻、细二物，从阴出阳，而寒邪亦与之俱出。阴阳两相鼓荡，故寒邪解而腰痛亦不作矣。(《医理真传·阳虚证问答》)

第十章 章 楠

一、生平简介

章楠，字虚谷，浙江会稽（今浙江绍兴）人，清代著名医家。生卒年代不详，根据其自叙和著述年代推算，约生活于乾隆中后期至道光年间，略晚于叶天士、吴鞠通等人。章氏自幼羸弱多病，故对医学情有独钟，潜心于《内经》《难经》等经典，尤殚力于仲景之书，凡三十余年。曾先后到广东、河北、苏州等地拜访名家，请教学问，博览群书，精研百家，以博学卓识著称。著有《医门棒喝》《伤寒论本旨》《灵素节注类编》。

二、著作概要

1.《医门棒喝》 本书成书于 1825 年，四卷，是章氏结合自己的心得体会，讨论医学中向有争议而又比较重要的问题的医论著作。卷一包括六气阴阳论、太极五行论、人身阴阳体用论及伤寒传经论等；卷二有辨《贯珠集》温病、伤寒挽混之误、麻桂青龙汤解、方制要妙论、温暑提纲、评《温病条辨》、评王于圣《慈航集》、虚损论等；卷三有《素问》辨疑、论景岳书、论《易》理、平心论等；卷四有痧胀论、萎仁辨、原痘论、治痘论、治疹论等内容。文中不仅从正面阐述原理，而且能结合临床经验，评论诸家流弊。章氏认为，刘河间、张洁古、李东垣、朱丹溪诸子各以己之阅，或论外邪，或论内伤，或主补气，或主滋阴，不过发明一节经义，而非全经之旨。至于张景岳，立论主于扶阳，也属一偏。学者应从流溯源，知其理之所归，倘执其偏，不免互相抵牾。章氏将该书名为"棒喝"，即取警醒时流之意。

2.《伤寒论本旨》 又名《医门棒喝二集》，成书于 1835 年，九卷。章氏参考方有执《伤寒论条辨》，以风伤卫、寒伤营、风寒两伤营卫为提纲，阐述各经病证。章氏推崇叶天士，并博采众说，"辨别义理，证其讹谬，以期合乎意旨"，故以"本旨"为书名。本书另取顾景文所整理的《温证论治》加以注释，作为外感温病治法；又注释了《湿热条辨》作为暑病治法，以补充《伤寒论》的某些不足之处。

3.《灵素节注类编》 又名《医门棒喝三集》，成书于 1834 年，十卷。章氏节选《内经》原文，统编为禀赋源流、摄养为本、阴阳脏腑、营卫经络、四诊合参、外感内伤、治法准则和运气要略八类，每一类下分为总论和经解两个部分，突出天人合一，强调正气为本，阐发邪正虚实关系，注重与《伤寒》《金匮》合参，将《内经》与临床实践相结合，对后世学者从实际运用的角度理解原文启迪很大。

三、学术渊源

1. 遵从《内经》，崇尚仲景　章氏在《医门棒喝·初集·自序》中提出"非格致诚正之功，不能通医之理。"故其遵《灵》《素》发明天人合一之理，以卫身心性命为医经之源，认为仲景绍圣轩岐，本《灵》《素》作《伤寒杂病论》，为方书之祖。

2. 服膺叶桂，重视诸家　章氏在《医门棒喝》中称赞叶氏说："临证之顷，随病设施，揭其理蕴而因时制宜，无法不备。如造化生物，无迹可求，各得自然之用，与千百年前之仲景心心相印而得其真传。"因此，他认为学医之方法在于学习诸家之说，"要在读者因流溯源，知其理之所归"，当"舍其短而用其长，随时取益，变化无方而理无不合矣"。

四、伤寒学术成就

章楠十分推崇张仲景的辨证论治理论，又深受叶桂等温病学家的影响，对伤寒和温病的研究颇有造诣。他强调伤寒与温病的不同，对六经、六气等概念均有所阐发。

1. 错简重订，以经注论　鉴于《伤寒论》辞简义深，理法微妙，读者难以领会，而又不易找到简明切当的注本，章楠遂依从方有执，以风伤卫、寒伤营、风寒两伤营卫的编次理念重新编注，分篇论证。而在具体条文的订正上，又有异于方有执。如"辨脉法""平脉法"诸条，方氏仅易其篇名而另立之，章楠则选择两篇中有关伤寒病证的内容，分别植入六经篇中，至于其中论脉已见于《灵枢经》《素问》《难经》者，便删之不录。再如六经篇中，章氏从厥阴篇中摘出十余条分列于太少两篇，从太阳篇摘出一条归阳明篇，从阳明篇摘出两条归少阴篇。《伤寒论本旨·吴序》谓"此皆自古淆讹，而注家饰辞强解，晦其义理，几二千年。今一一揭出，朗如日星"。

章氏认为仲景"绝不引用一句《素问》，而句句皆《素问》之理法"，故在重新编次的基础上，根据《内经》《难经》等经典对《伤寒论》的条文进行了注释。《伤寒论本旨·太阳上篇脉证提纲》中注释"太阳之为病，脉浮，头项强痛而恶寒"条下指出："《素问》曰：伤寒一日，太阳受之。其脉连于风府，故头项痛，腰脊强。盖太阳在表而浮浅，故邪客之，其脉浮也。太阳经脉起于目内眦，上额交巅，从巅入络脑，还出下项，循肩膊内，挟脊抵腰中，入循膂，络督属膀胱，故头项痛，腰脊强也。风府，督脉之穴，在脑后，通于太阳者，经也。风寒在表，阳气不伸，故恶寒也。此总揭太阳之脉证，统风寒营卫而言。以下即分列风寒营卫之证治，而称太阳病者，指此条之脉证也。若温病、暑病、痉病等，虽同称太阳病，而其脉证各有不同，仲景皆分辨标出。若不细审，互相校勘，必牵混而失其义理，或以杂证作伤寒，则颠倒误治，害难言喻也。"可以看出，章氏之注，本于《内经》之旨，又于注中有辨，条分缕析，颇有特色。

2. 伤寒温病，辨治有别　出于历代医家学术见解不同，对伤寒与温病两者关系的认识不尽一致，从而导致寒温两大学派的激烈论争。与章氏同朝的伤寒学派医家陆九芝力辟温病学说，指出："温热之病本隶于《伤寒论》中，而治温病之方并不在《伤寒论》之外者。"章氏则认为温病的致病原因、邪入途径、病变部位、病机变化等均与伤寒不同，概念不容混淆，治疗必须严格区分。

"缘伤寒之邪，自表入里，有一分表邪未尽，即有一分恶寒。故虽兼里证，仍当温散，先解其表。若表已解，而邪入胃，寒化为热，仍不恶寒而反恶热，方用白虎、承气等法，以清其里。是表寒为致病之本，里热为传变之标。若温病，由伏气者邪自内发，未病时，已郁而成热，一旦触发，势如燎原。故急清里，则表热亦除，是内热为发病之本，表热为传变之标。即或非伏气蕴酿，凡感温热，终是阳邪。故虽阳虚之人，亦须凉药清解，则与伤寒之邪，标本不同，阴阳迥异，岂可稍容牵混哉。"伤寒与温病由于感邪性质不同，其演变发展也有所区别，治疗上亦不同。章氏认为《伤寒论》中所论的外感，只有风寒暑湿，论温病也只有伏气，而没有谈到外感的温热，"仲景所云：发热而渴，不恶寒者为温病也。以其内热，故初病即渴；以邪非外感，故不恶寒。与风温之邪，由外感者，又为不同"，并用以药测证之法，指出"既用黄芩、白虎必非伤寒合病，实为内发之温热也"。对于寒温治法之别，章氏于书中数次着重提及"若温热阳邪伤人之阴，故初病即宜凉解，与伤寒初起治法冰炭不同矣"。此论重在避免临床误治，防止病情变化。温病与伤寒，初起的证候表现和治疗方法虽有区别，但病邪一旦由表入里，治疗方法又大多相同，因此章氏谓："是以温病初起，治法与伤寒迥异。伤寒传里，变为热邪，则治法与温病大同。" 如伤寒之邪传里化热之后，在治疗上也应凉解泄热，所以有"伤寒与温病始异而终同"之说。

3. 方制要妙，以偏纠偏 章氏认为"天地之大，事物之变，莫可涯矣。究之，一理而已。见其理，则触处皆通，昧其理，则动多窒碍""临证之顷，随病设施，揭其理蕴而因时制宜，无法不备。如造化生物，无迹可求，各得自然之用，与千百年前之仲景心心相印而得其真传"。由此可见，临证的关键在于药与病对、方与法合，才能做到理通病去人安。

《内经》中有七方之制，曰大、小、缓、急、奇、偶、复。徐之才推广其义，设为十剂，曰宣、通、补、泻、轻、重、滑、涩、燥、湿。章楠在《医学棒喝·方制要妙论》中指出："要妙者，药性气味也；配合制度，实不外阴阳五行之理耳……人禀阴阳五行之气以生，气有偏驳则病。药得阴阳五行之偏，是故以偏治偏，必归于平而后病愈。"说明方药治病的奥秘在于以药之偏救病之偏，以药之性适病之表里、虚实、寒热。此亦即章楠所倡"每临一病，胸无成竹，唯审其虚实、阴阳、表里、寒热，设法制方，求其合病而止。药虽不同，古方法度，自然合古。如叶氏医案之所以为传仲景心印者，正因其善能变化而无丝毫执滞，仍不出圣道法度故也。学者必由是而学也，方为医道正宗，否则尽是旁门左道"。可见，章楠能从临床实际出发，注重学理、医理、药理的一致性，可谓高屋建瓴、融会贯通者。

五、应用经方临证经验

1. 注重体质差异 体质是人类生命的重要表现，由于先天禀赋的差异、饮食居处的不同，人们的体质特点以及对疾病的易感性不尽相同。在伤寒病的辨治方面，章氏尤为重视体质因素。他认为："治病之要，首察人体质之阴阳强弱，而后方能调之使安。"

主张治则既要考虑邪气的性质及强弱，更应顾及体质的偏颇，指出："病因症状虽同，而体质强弱不同，则治法自殊，此所以一药可以治众病，一病又不可拘一药治之也。"这种"一药治众病，一病不拘一药"的观点，也是现代中医体质治疗学极为重视的"异病同治、同病异治"思想。例如，凡邪重而体强者，则伤太阳经，为麻黄桂枝汤证；体弱者，邪从太阳直入少阴，为四逆白通汤证。

确立治法后，遣药组方，章氏仍以体质为依据。阴阳俱盛之质，禀厚须用重药，如大黄、芒硝、干姜、桂、附之类，寒热之药，彼俱能受，若用轻药，反不能效也。阴阳两弱之质，不能受大补、大泻、大寒、大热之药，宜和平之味，轻缓调之。阴盛阳虚之质，虽病热邪，药不可过寒，更伤其阳，阳微则防其脱，热退须用温补扶阳。阳胜阴虚之质，每病多火，须用滋阴清火。体质强弱不同，对有毒及峻猛药物的承受能力各异，所以章虚谷在使用此类方药时对剂量审度极为严格，如通脉四逆汤注云："干姜三两，强人用四两。"其意在此。

2. 强调辨证论治　辨证论治是仲景学术思想的精华，而"辨证论治"一词最早出现于章氏的《医学棒喝》中。章氏认为"理有一定而法无定，法有定而方无定，方有定而病无定也"，指出仲景有是证用是药，必详辨脉证而后始立一方，又反复辨其疑似异同，则方药随宜变换。章氏提倡"每临一病，胸无成竹，唯审其虚实、阴阳、表里、寒热，设法制方，求其合病而止；药虽不同，古方法度，自然合古。如叶氏医案之所以为传仲景心印者，正因其善能变化而无丝毫执滞，仍不出圣道法度故也。学者必由是而学也，方为医道正宗，否则尽是旁门左道"。章氏在《医门棒喝·卷二·方制要妙论》中提出，方药治病的奥秘在于以药之偏救病之偏，以药之性适人之表里、阴阳、虚实、寒热。"要妙者，药性气味也；配合制度，实不外阴阳五行之理耳。""夫人禀阴阳五行之气以生，气有偏驳则病，药得阴阳五行之偏，是故以偏治偏，必归于平而后病愈。""无不以药性气味之阴阳，合乎人身表里阴阳虚实寒热者，是故投无不效，而七方十剂之法，亦尽具于中。"可见章氏既有继承传统的一面，又有融会新知的一面，对于《伤寒论》的精华思想把握得非常准确。

3. 析正三纲鼎立　关于伤寒病证，唐代孙思邈曾谓仲景治法大意"不过三种，一则桂枝，二则麻黄，三则青龙，此之三方，凡疗伤寒，不出之也"；明代方有执力持错简之说，将《伤寒论》太阳篇改订为"卫中风""营伤寒""营卫俱中伤风寒"三篇，清代喻昌对此大加赞赏，并进一步指出："夫足太阳膀胱，病主表也，而表有营卫之不同，病有风寒之各异，风则伤卫，寒则伤营，风寒兼受，则营卫两伤，三者之病，各分疆界，仲景立桂枝汤、麻黄汤、大青龙汤，鼎足大纲三法，分治三证。"明确提出了伤寒太阳病"三纲鼎立"说。章氏则对此持有不同见解，强调临床应当根据脉证灵活变通，不可胶柱鼓瑟。

章氏在《医门棒喝·卷二·麻桂青龙汤解》中曰："盖风未始不伤营，寒亦何尝不伤卫。良以寒为阴邪，性凝敛，而卫阳被窒，故腠理闭而无汗，岂不伤卫乎。风为阳邪，性疏泄，而营阴被扰，故津泄而汗出，岂不伤营乎。况寒必夹风，寒多，则风从寒之凝敛而无汗；风必夹寒，风多，则寒从风之疏泄而汗出。故仲景常以伤寒中风，互辞表义。而有青龙麻桂各半等汤，则必辨析脉证，以期药病相当而已。"指出临证选方必以脉证为依据，使用药符合病机。在此基础上，章氏分析了代表方剂的应用原则，如"须知麻桂两大法门，为风寒初犯太阳证治纲领，要在辨其有汗无汗。有汗不得用麻黄，以麻黄汤发散之力甚猛也，既已汗出，而更发之，则必大汗亡阳矣；无汗不得用桂枝，以桂枝汤有芍药之敛也，既已无汗，而更敛之，则桂枝力弱不能表散阴邪也。虽当辨别风寒营卫，而又不可执泥穿凿。必审其脉证宜否而变化无穷，用所当用，此仲景心法也"。由此可见，章氏深得仲景学术精髓，可谓研究伤寒学验俱丰之代表。

六、临证医案

1. 中暑医案　丁亥六月，城中东桑桥，周小梅先生夫人感暑邪。身热五日，始延李先生，服疏散药一剂，次日热更甚。病者疑焉，另换别医。问得大便数日不解，即用大黄数钱，鲜生地尤重，同柴胡、厚朴等服之。便下两次，病人自觉爽快，惟晡时发冷，黄昏发热，直至天明方休，彻夜不寐。其令郎书源兄，邀余诊视。述知病由，余曰：暑为火湿合化，湿系阴邪，遏热不达。李先生用疏散，则湿开热透，并不错误，乃反误投下剂，使邪陷入阴，故夜热而昼不热，则病势重矣。邪既入阴，欲其转阳甚难。只可转其机枢，兼从阴分清其邪热。乃用草果、苍术、厚朴醒脾开湿，以透膜原，柴胡转少阳之枢，青蒿、鳖甲、知母、黄柏清阴分之热。服两日不效。其脉虚软无力，口甚渴，饮茶不绝，腹满，大小便皆不利，粒米不进，稍饮米汤，口即作酸。此中气大伤，乃于前方去知母、黄柏，加党参。又服两日，小便稍利，诸证不减，脉软少神。余曰：不进谷食，已十二日矣，再延数日，胃气绝，则不可救。因其脾肾两伤，元气无权，三焦气化失司，邪反内闭。盖肾伤无开阖之力则便阻；脾伤而转运不前则腹满；阳既委顿，则津液不升，故渴甚。非用附子、干姜大助其阳，则邪终不化。乃用党参、草果、苍术、厚朴、附子、干姜、生姜、乌梅、白芍，稍加黄连。服两日，腹满减而便下溏粪如胶浆，略进稀粥。又服两日，腹满消，而粥食大进，小溲亦长。惟夜热如故，冷则无矣。余曰此湿已化，但有热邪。乃于前方去附子、乌梅，加知母三钱，生石膏五钱，服两日其热全退。即用清补调理而安。

当余用姜附时，见者莫不惊怪。幸病家明理，信而服之，果得向安。而不知余从仲景泻心汤、乌梅丸等法，变化而来。审证既明，其效如神，庸俗不识仲景妙旨，反以为怪。此医道之不可问，病涉疑难，鲜有不死矣。故拙集所记治案，皆疑难而非庸俗所能辨治者，余则不录也。（《医门棒喝·卷一》）

2. 呕吐医案　丁亥仲春，有七十老人，数年前患疟，病根未除，每至夏秋则发。去冬至春，忽病呕吐战振，筋脉掣痛，愈后屡发。或见其小便黄赤，大便干而少，面有红光，谓是肝郁化火，火逆犯胃作呕，胃阴不足，故小便黄赤，大便干少也。余诊脉，虚涩少神，观舌苔，白腐而厚。因言中焦虚寒，浊阴聚胃，故呕吐。是胃阳不振，非肝火作逆，胃阴不足也。病家惶惑，未知孰是，余遂辨之。经曰：膀胱者，州都之官，津液藏焉，气化则能出矣。又曰：三焦者，决渎之官，水道出焉。是小便之行，必由三焦气化而出。三焦为少阳相火，故火盛则小便黄赤，火衰则小便清白，此常理也。然经又言，中气不足，溲便为之变。中气不足者，中焦虚寒也。小便反变黄赤，何也？中有妙理，若不细心体会，欲得其旨，岂不难哉。倘不辨明，或本虚寒而见小便黄赤，误认为火，而用凉药，或系火邪，混引经文中气不足之语，误用温热，其害均也。夫火炎上，水流下，自然之性也。故火有余者，必先盛于上，而后盛于下，水有余者，必先盛于下，而后盛于上，此常理也。然水激之，可使在山，失其就下之性。火若以寒冒之，则屈伏在下，失其炎上之威。三焦者，相火用事，熟腐水谷而化精微，生津液而通水道，故名为焦，取火熟物之义。相火足，气化行，则水道通利，而清浊不混。故曰上焦如雾，中焦如沤，下焦如渎也。若相火衰弱，中焦虚寒，不能化气，则胃中汤饮痰涎，浊阴凝聚。而衰弱之火，势必不能炎上，而屈伏于下，水道不畅，小便反变黄赤。此所以中气不足，溲便为变也。

其大便干而少者，仲景曰：脉沉而迟，不能食，身体重，大便反硬，名曰阴结。此谓阴寒凝结也。世俗见大便坚难，多作火治，误矣！今脉虚涩，身重，不思食，而大便干少，正仲景所云之阴结也。然则何以验之？则当辨之于舌。舌为心之苗，心为君火，色本赤。三焦为相火，脾胃为中土，火土相生，气脉相贯。是故胃中或寒或热，或清或浊，其状其色，必现于舌。舌苔厚腻者，胃中阴浊凝聚也。其色若黄，黄为土之本色，土有生气，生土者火，火与阴浊交混，而成湿热之邪，则宜辛温苦降以祛浊，佐凉以清火。若色白者，白为金色，土无生气，相火衰弱已极。必用辛热助阳化浊，甘酸培土和肝。以其土无生气，故不纳食。胃阳不振，则浊阴盘踞，浊阴已盛，断非胃阴不足矣，若胃阴不足，舌红而光无苔垢，昔人论之已详。此阴阳清浊之理，确乎不易者也。口中并不酸苦，亦非肝火上逆矣。中焦湿聚，气化不行，下焦反燥，故大便干而少也。其面有红光，因呕多肺气逆，虚火浮于经脉之故。肺气顺，其红自退。是面红便少而赤者，上下之假热。舌苔白腐者，中焦之真寒。且脉虚涩，非火可知。又兼疟病根由，膜原必有结邪，故病发呕吐。而畏寒发战，营卫不通也。遂用姜制半夏为君，佐参、苓、附子、干姜、生姜、桂枝、芍药、乌梅、草果仁。一剂，即甚效。继又去乌梅，加厚朴。连进十余剂，每剂附子用至三钱，胃口开而病愈。其大便反溏，小便反清。盖三焦气化，则水道行，而阴浊下也。

可知真假之辨，必以经义为准。若诸家之论，多似是而非，不可为据也。然白苔虽多中寒，更须参以脉证，不可固执。即如瘟疫初起，舌苔厚白如积粉，此秽浊之邪，包热在内，其人必昏愦发热。须达原饮开泄膜原结邪，热即透发。若误作虚寒，其害不小，以此类推，必当脉证互参。故《内经》云：有者求之，无者求之；虚者责之，实者责之。此辨别不易，未可但凭一端也。

又如浊邪包热者，苔虽白，其舌本必红赤，非如虚寒之淡白也。（《医门棒喝·卷二》）

3. 温病医案　城东有徐姓人，种园为业，年近五旬。丙戌夏初，患温病六七日。云医者回复不治，恳余视之。其人昏愦不省人事，大便流粪水不止。按脉寸关散漫不应，尺部摆荡下垂。轻按皮肤则凉，重按肌肉热如火。其妻言病初起时，发热畏寒而口渴，今泄利不止，口即不渴，而神昏矣。余意必因服蒌仁等凉药，脾气滑泄，热邪陷入太阴也。病家检方出，果系柴、薄、羚羊、知、芩、枳、半、蒌仁等药。因思贫苦人劳力，非同内伤，或可救治。遂告病家曰，若服余药，必要仍然发热口渴，及有汗出，方有生机。遂用生党参三钱，加柴、葛、升麻、苏、朴、甘草、姜、葱两剂。次日视之，脉弦数，身热汗出，而口大渴。即于前方去苏、朴、姜、葱，加生石膏一两，知母五钱，又进两剂。大汗淋漓，下利止而神渐清，遂思粥食。乃减党参钱半，加鲜生地根，连服数剂，调理渐安。

按：是证救回后，脉弦数，左尺甚微，右尺独大，数如沸汤。此因贫苦人，力食衣单，冬受寒冷，邪伏少阴。至春阳旺，郁邪化热，劫烁肾阴，故尺脉如此，即余《温暑提纲》中所论之证也。热蕴少阴，乘春升少阳之气而动，兼外感虚风，表里俱病。故初起畏寒发热者，外感风邪也；口渴者，内热勃发也。《内经》云：火郁则发之，木郁则达之。先须辛甘微温，升散其郁，使外风解而汗出，则内热透发，然后清之可愈。若不透达，见其口渴，即投凉药，遏其内发之火。又见大便不解，以蒌仁滑之，脾气下泄不止，火邪内陷，变成坏证矣。夫热邪在经，必从汗解，既无实积腹胀，其大便不解本无妨碍，何必通之，反使外邪内陷乎。总因不究仲圣六经治法，但以吴又可《温疫论》为规则，不辨邪之浅深、人之虚实，谓通大便即可退病。或不效而变坏证，未知其故，则云不治。反谓仲圣之法，止可治伤寒，不可治温病，而不思伤寒、温病虽不同，其辨邪之浅深、人之虚实岂有异乎。若又可之论，偏执一隅，未达至理。余于《温暑提纲》已辨其弊，岂可师法。且仲圣麻桂、四逆、理中、真武、白通等汤，则为治伤寒之法。若黄芩、白虎、泻心、大小柴胡、承气等法，岂不可以治温热乎。而伤寒、温病皆有虚实不同。故如理中、桂枝新加、小柴胡、人参白虎、半夏泻心、复脉等汤，皆用人参，补泻兼备。又如后世之参苏饮、人参败毒散、温脾汤、黄龙汤等法，或发表，或和中，或攻里。而参、地、芩、连、大黄、姜、附，错杂并用者，不可枚举。良由正虚夹邪，不得不攻补兼施。但必审其虚之多少、邪之浅深，而使药病相当，方能奏功，不比纯虚纯实之易治耳。

今也则不然，无论体之虚实、邪之浅深，总以柴、薄、知、芩、枳、朴、杏、半、连翘、栀子、郁金、豆蔻、犀角、羚羊等为主。一闻大便不解，不论寒热，先用蒌仁。如不应，继以大黄。更不辨有无实积，总谓通便可以去病。若诸药用遍不效，反见坏证者，即言不治。凡见身热头痛之病，即用前药，名为时方。如有挽用他药者，即谓其方不时，众必咻之，而不敢服。或有风寒之邪，亦混称风温湿温，而用前药。风寒为凉药所闭，其人委顿，气化不行，大便反结，亦必用蒌仁、大黄以通之，终至不救而后已。如是受枉者，殆不可数计。嗟乎！轩岐仲圣之道，一至于斯，诚可痛也。余既浅陋，年力已衰，断不能挽狂澜于既倒矣。或因刍荛之言以发其端，引申触类，得以渐明圣道，是则望于后之君子。吾今再拜叩首，泣告当世明贤，务师轩岐仲圣，研究历来古法。审病用药，切勿描摩时方，作医门捷径，不顾人之虚实、邪之浅深而致害。则积德无量，获福亦无穷尽矣，幸甚祷甚。（《医门棒喝·卷四》）

七、参考文献

1. 沈元良. 绍派伤寒名家学术精要［M］. 北京：中国中医药出版社，2016.

2. 沈元良．绍派伤寒名家医话精编［M］．北京：中国中医药出版社，2016.

3. 李成文，张治成．伤寒学派医案［M］．北京：中国中医药出版社，2015.

4. 秦玉龙，尚力．中医各家学说［M］．北京：中国中医药出版社，2012.

5. 章楠．医门棒喝［M］．北京：中国医药科技出版社，2011.

6. 李经纬．中医大辞典［M］．2版．北京：人民卫生出版社，2004.

7. 杨森茂．章虚谷遗著《灵素节注类编》钩沉［J］．浙江中医学院学报，1980，6（3）：9.

8. 杨丹，翟双庆．章虚谷著《灵素节注类编》学术成就［J］．中医药学报，2012，40（6）：142.

八、原著摘录

六气阴阳论

夫六气由阴阳所化，仍不离阴阳之体。是故寒为阴，火为阳；风为阴中之阳，暑为阳中之阴。湿为阴，而与火合则名暑。风与火合则化热燥，属阳；风与寒合则化清燥，属阴。斯阴阳变化而成六气之异也。若合五行而配四时，则风木主春，火主夏，燥金主秋，寒水主冬，湿土贯四季，而主令于长夏末月。盖土本先天太极之廓，为后天万物之母，故通贯四气而主于中也。以六气配一岁，则初之气风木，二之气君火，三之气相火，四之气湿土，五之气燥金，六之气寒水。每气各主六十日有零，以周一岁。三四火湿相交，合而为暑，故夏至后病名暑，而湿土主令于夏季也。此特言主气也，主气为地气，静而有常，故岁岁如是。又有客气为天气，动而不常，故每年转换。如子午年，初之气寒水；丑未年，初之气风木；寅申年，初之气君火；卯酉年，初之气湿土；辰戌年，初之气相火；己亥年，初之气燥金。又有主客五运，主运每年自木运起，至水运终，岁岁如是。客运者，如甲己化土，甲己年为土运；乙庚化金，乙庚年为金运之类，每运主七十二日有零。而一岁以初运统之，主者主于内，客者行于外，主客运气流行天地间，则有亢害胜复之变，而人之灾病作焉。

然五行之火一，六气之火有二何也？丹溪曰：君火，人火也；相火，天火也。君火以名，相火以位。余窃谓不然。夫六气流行于天地间，为天人合一之道，但可以君相分体用，不可以君相分天人也。君火以名，仍当遵经作明，何也？盖光明洞彻者，火之体也，名之为君；温煦燔灼者，火之用也，名之为相。无用，则体无以行；无体，则用无以立。火之体用流行，四气从之而变，以成造化之功，一如君相之经纶天下也。然则将有所据乎？《内经》曰：心者，君主之官，神明出焉。缘心之神明，灵光炯炯，恰如君之正南面，而无为无不为，犹上天之载，无声无臭也。虽无声臭，实则主宰万机，神明莫测。故人之心火，名为君火，而其运用施为，生化气血者，相火之功也。相火虽寓于肾，而与心火贯通，良由同出先天混元之根也。自相以下，皆听命于君，故经曰：君明则下安。若心神恬静，则相火奉令而不妄动，气血安和无患。是故君火为体，相火为用，体用虽二，究其源，实则一火而已。天地之神明主宰，君火也；阳气之流布化生，相火也。所以六气之序，君火之后，次以相火，从体发用之意也。相火以后，次以湿土，火生土也。君火为少阴，相火为少阳，是阴一动而变阳，亦即从体发用之理也。是以六气变化之机权在火。故人心志感触，相火随机而动，一身气血从而运用流行，与天地之君相火动，四气随之变化而万物生成同其机括，是为天人合一之道也。

人与天地同根，故天地之阴阳，即人身之阴阳；天地之水火，若人身之血气；五行以配五脏；六气以配六经；二十八宿以合二十八脉；日月光华，犹耳目聪明；土石草木，如骨肉毛发；雷电风雨，若声息涕泪；江河湖海，如血脉周流；骨节交会，若分野度数。自微而著，若合符节，而一身具太极之体，为一小天地也。所以六气亢害，则病外感；五志妄动，则病内伤。内伤外感之病，皆由六气阴阳偏驳所致。论其变状，殆难尽数；究其纲要，察其阴阳而已。经云：知其要者，一言而终，不知其要，流散无穷。然则察之奈何？试观六气之中，寒为阴邪，若伤人之阳经，则发热而又畏寒。畏寒者，阴邪之象也；发热者，阳经之征也。若寒伤人之阴经，则但畏寒而不发热，以阴邪在阴经，故无阳象也。如寒邪始在阳经不解，传里而变为热邪，此阴邪随人身之阳气而变也。若寒伤阴经，而不扶阳救本，以至吐利厥脱，此身中阳气，随阴邪而亡也。又如火湿合气名暑，人感暑邪，若禀体多火，则暑随火而化燥，禀体多寒，则暑随寒而化湿。此邪之阴阳，随人身之阴阳而变也。又如风邪伤人，在冬令成伤寒病，春夏时成风温病，此邪随时令阴阳而变也。或冬伤寒，至春发为温病，此邪因久郁而变也。或温病过服凉药，变为寒病，此因药气而变也。有内热而外反畏寒者，表阳被郁也。有内寒而外反发热者，虚阳发露也。以此推之，六气之变化无穷，要必随类隅反，察其阴阳而已。

然犹必知其要者，所谓六气变化，机权在火，如君相出令，天下皆从。刘河间有见此理，故云六气皆从火化，以寒凉药主治。但此理止可论邪，不可论病。何故？盖邪气伤人，随人禀体而化。如上所云，禀体多火，暑随火而化燥；多寒，暑随寒而化湿之类，故当随病审察。或不知此，而概施寒凉，岂不误哉！况天地六气之火，固易伤人，而人身君相之火，常相因为病。故东垣曰：相火，元气之贼也，火与元气不两立。此谓人身之火也。张景岳非之，云相火元气之本也，岂可谓之贼？此两说皆各有理，不可偏废。缘君火妄动，相火炽然，即忿欲等火也。欲动火炎，元气伤耗，故谓之贼。《内经》云壮火食气是也。若心君安泰，相火奉令，默赞化机，阴阳和平，元气赖以生长，故为元气之本。《内经》云少火生气是也。东垣论其变，景岳道其常耳。是故外感之与内伤，或寒或热，必因人而变，虚实阴阳，参互错综，而治法随宜，不可偏执也。（《医门棒喝·卷一》）

伤寒传经论

伤寒传经，自古纷纷聚论，多为臆说惑人，未见有尽善者，盖为《素问》与仲景之论，辞若不同，而同归一理，不求理之所在，而率凭臆说，反乖经义矣。要必先明元气运行，方知传经之道耳。原夫人身阴阳之气，互相为根，流行不息，升降出入，合乎天地造化，而一身具天地之体也。躯壳居外，脏腑居内；阳气根于阴而固外，阴气根于阳而守内。气之发源名阴阳，及其流行分营卫。营气为阴，起中焦而行脉中；卫气为阳，起下焦而行脉外。缘阴阳二气，同出命蒂，命蒂即浑元太极也，为呼吸之根。阴阳既分，气行各异，所入谷气，亦各随之变化。经曰：其清者为营，浊者为卫。此言谷气之清浊也。以清升浊降，故谷气之清者升中焦，随营气流行而化为血；浊者降下焦，随卫气流行而变成肉也。仲景曰：呼吸者，脉之头也，而营行脉中，卫行脉外。是故营卫二气，虽循行内外，实根于呼吸。呼吸由命蒂发源，表里阴阳本来一贯。形从气生，气借形聚，一而二，二而一者也。《灵枢·营气》曰：营气之道，内谷为宝（此言营气借助于谷气也）。谷入于胃，乃传之肺，流溢于中，布散于外。专精者行于经隧，常营无已，终而复始（此言谷气之精者行于经隧，即是其清者为营，营行脉中也）。故气从手太阴，出注手阳明，上行注足阳明，下行至跗上，注大指间，与足太阴合。上行抵髀，从脾注心中。循手少阴，出腋下臂，注小指，合手太阳。上行乘腋出颇内，注目内眦。上颠下项，合足太阳，循脊下尻，下行注小指之端。循足心，注足少阴，上行注肾，从肾注心，外散于胸中。循心主脉，出腋下臂，出两筋之间，入掌中，出中指之端，还注小指次指之端。合手少阳上行，下注膻中，散于三焦，从三焦注胆，出胁，注足少阳。下行至跗上，复从跗注大指间。合足厥阴，上行至肝，从肝上注肺，上循喉咙，入颃颡之窍，究于畜门。其支别者，上额循颠，下项中，循脊入骶，是督脉也。络阴器，上过毛中，入脐中，上循腹里，入缺盆，下注肺中，复出太阴。此营气之所行也。（《医门棒喝·卷一》）

寒伤营脉证治法

太阳病，头痛，发热，身疼，腰痛，骨节疼痛，恶风，无汗而喘者，麻黄汤主之。

此更详寒伤营证，而出治法也。脉象已详上条，此又言恶风者，正表恶寒无不恶风，恶风无不恶寒，于中苟微甚之殊耳。上条言呕逆，此又言喘，互明寒闭肺胃也。所最要者，风伤卫，则腠理疏而自汗；寒伤营，则腠理闭而无汗；其余脉证，皆互有同异。或有寒邪而脉不紧，或有风邪而脉不缓，盖以人身阴阳有强弱，感邪有重轻，故以下各条，详细分辨。此条特明其证，必无汗而喘，以麻黄汤主之。因卫气内通于肺，寒闭腠理而无汗，卫气壅遏，则肺逆而喘也。故以麻黄开腠泄卫，杏仁内利肺气，佐桂枝色赤入营者，引领麻黄从营祛邪出卫，以发汗而泄之，甘草奠安中气，则表里皆和，故为寒伤营主治之方。以下有兼证变证，皆从麻桂两方变化裁制。必以脉证相合，自然效如桴鼓，苟脉证不明，制方虽精，亦归无用，药不合证，反益其病也。

脉浮者，病在表，可发汗，宜麻黄汤。脉浮而数者，可发汗，宜麻黄汤。

此即教人通变而不可执也。上言脉阴阳俱紧者，名曰伤寒，或其人阳气旺，而脉但浮不紧，或经时日而脉变浮数，然既有恶寒，身痛，无汗之表证，而脉又浮，则其邪仍在表，宜以麻黄汤发汗，不可因脉有变，而疑惑观望，或误攻其里也。

脉浮数者，法当汗出而愈。若下之，身重心悸者，不可发汗，当自汗出乃解。所以然者，尺中脉微，此里虚，须表里实，津液自和，便自汗出愈。

按：本论后有脉虽浮数者可下之之条，以其并无表证，而内热外溢，故脉浮数，则可下其内热，是舍脉从证也。上条言脉浮数，可发汗，要必有恶寒身痛无汗等表证也，如不细辨，因其脉数而误下之，以致身重心悸，而气血两伤。尺中脉微，此里虚已甚，其脉虽浮数，邪仍在表，亦断不可发其汗矣。故教人善为调治，俟表里充实、津液自和，便能自汗出而愈，则其调治之法，已示于表里充实、津液自和两句之中，而不专立一方者，恐人不善于用也。以此见治病之道，或从脉，或从证，或可以定法，或不可执法，全在圆机之士，悟其神理，随宜而施，所谓可与人规矩，不能使人巧也。

脉浮紧，身疼痛而无汗，是寒伤营，当用麻黄汤发汗以解之也。尺中迟者，有竭蹷不前之状，盖由肾虚而营气不足，其血少可见，而汗为心液，心主血脉，营气亦出于心，营虚血少，则不可发汗矣。既具麻黄汤证，而尺中迟一端，最易忽略，故特标出示禁，其详细慎密，为何如哉？（《伤寒论本旨·卷二》）

风寒互伤营卫并兼邪夹虚诸证

伤寒表不解，心下有水气，干呕，发热而咳，或渴，或利，或噎，或小便不利，少腹满，或喘者，小青龙汤主之。

此标伤寒，即麻黄汤证也。表邪不解，心下水气留停，外闭而内逆，故发热而干呕且咳也。或者，不定之辞，言渴利等证，或全具，或不全具，皆为内饮作祟，故以小青龙主之。于麻、桂方中，加温中逐饮，兼细通少阴之阳。盖水邪之本在肾，标在肺，故有喘咳，因而膀胱气闭，则小便不利，少腹满也。通其阳气则水行，而三焦升降调畅，内外之邪俱解，然恐辛散太过，内水尽从外溢，又有肿胀之变，故佐五味收摄肺气归肾。肺气降，则通调水道，下输膀胱，而内饮由小便而去，外饮即化汗而出也，制方之妙有如此。大青龙以麻、桂佐石膏之辛寒，而解郁热，重在达表，故多用麻、桂；此方内外分解，故减麻、桂，重用温中加阳以行水邪，或化气以成水，或行水以化气，皆龙之神用也。此方小其制，故名小青龙，以其现证多端，故方后有加减法。

伤寒心下有水气，咳而微喘，发热不渴，小青龙汤主之。服汤已，渴者，此寒去欲解也。

未曾服汤而渴者，水邪遏其阳气，津液不升也；不渴者，中寒也。服汤后渴者，知其寒去水行，其阳已伸，将欲解也。（《伤寒论本旨·卷二》）

方制要妙论

《内经》有七方之制，曰：大、小、缓、急、奇、偶、复。徐之才推广其义，设为十剂曰：宣、通、补、泻、轻、重、滑、涩、燥、湿。然仲圣为万世祖，其制方要妙，更有出于七方十剂之外者。古来多不体究，虽称名家如喻嘉言，而犹昧昧，反谓桂枝能监制麻黄之发表，何况世俗浅学，无怪乎疑仲圣之方，为夹杂不敢用也。要妙者，药性气味也，配合制度，实不外阴阳五行之理耳。盖药性有四：寒为阴，热为阳，温为少阳，凉为少阴。气有五：气腐走肾，肾属水；气臊走肝，肝属木；气焦走心，心属火；气香走脾，脾属土；气腥走肺，肺属金。味有六：咸先入肾，酸先入肝，苦先入心，甘先入脾，辛先入肺，淡无五味，不入五脏，而走肠胃三焦，能化气利水也。按：此论自首至终，析理精微，辞义显亮，学者必熟读深思，洵为入门要诀。圣道提纲，由是致力，庶免邪僻之害。夫人禀阴阳五行之气以生，气有偏驳则病。药得阴阳五行之偏，是故以偏治偏，必归于平而后病愈。若不明阴阳五行之理，药性气味之殊，配合制度，未得其法，反与病忤也。即以人身分阴阳，则脏腑在内为阴，躯壳包外为阳；以气血分阴阳，则血为阴，气为阳；以营卫分阴阳，则营为阴，卫为阳；以脏腑分阴阳，则脏为阴，腑为阳；以躯壳分阴阳，则浅深层次而有六经。其极表在皮腠间为太阳，稍深在肌肉间为阳明，又近筋骨间为少阳；又进则为太阴，为少阴，为厥阴。厥阴者，六经之极里也。然躯壳脏腑，本来一贯，故太阳经内通膀胱、小肠之腑，而皮腠属于肺脏；阳明经，内通大肠、胃腑，而肌肉属于脾脏；少阳经，内通三焦、胆腑，而筋属肝脏，骨属肾脏；太阴经，内通脾、肺脏；少阴经，内通心、肾脏；厥阴经，内通心包、肝脏也。

人与万物，同禀阴阳五行之气。故药之阴者，能入人身阴分；阳者，入人身阳分，各从其类也。药之气为阳，味为阴。气味又各有阴阳，气焦香为阳，腥腐臊为阴；味辛甘淡为阳，咸苦酸为阴。阳者，动而升浮，所谓本乎天者亲上；阴者，静而沉降，所谓本乎地者亲下也。升浮之力有厚薄，则入于人身有浅深不同，故有入太阳、阳明、少阳、太阴、少阴、厥阴经之分。沉降之力有轻重，故或入于腑，或入于脏之不一。按：自来解方者多矣，未有本阴阳五行之理，而揭其玄妙如此者，真得仲景之心法，以启千古之秘也。学者欲登仲景之堂，岂可不由是而进乎。升浮而兼温热，则走表力猛，而发泄。此麻黄汤所以能治阴寒外闭也。沉降而兼寒凉，则走里迅急而通利。此承气汤所以能破邪热内结也。是麻黄汤，专用其气，取性之温热以治寒；承气汤，专用其味，取性之寒凉以治热。阴寒之邪，在人身阳分，故以走人身阳分之阳药，以治阴邪。阳热之邪，在人身阴分，故以走人身阴分之阴药，以治阳邪。皆为正治之法也。若非阴寒外闭，又非阳热内结，而邪正混淆，阴阳否隔，而为中满者，则用生姜、干姜，温热而升浮者，通其清阳；黄连、黄芩，寒凉而沉降者，破其浊阴。阴阳通和，则邪去正安，此泻心汤所以能治痞满也。但生姜、干姜则味厚，非同麻、桂之味薄轻扬，故虽升浮，不甚走表，又以芩、连沉降之力制之，遂为表之里药也。黄芩、黄连气味清，不及大黄之味厚质重，故虽沉降，不甚迅利。又以二姜升浮之力行之，遂为里之表药也。表之里，里之表，正合乎中矣。邪不在表，又不在里，则不宜表里之法，惟转其阴阳枢纽，则否变成泰，故以芩、连之寒，二姜之热，二者均之，适得其平。是用寒热调阴阳，气味通清浊也。

如或其人阳盛热多，则二姜之热恐助邪势，而芩、连沉降，又不足以开泄浊邪。遂别出心裁，不用二姜，但以黄芩，易大黄之气香而迅利者，以开浊邪。但大黄味厚，下行急速，则中道之邪，仍留不尽，乃不用煎法，以汤渍取汁，则味不出。而气厚味薄，味薄则下行缓，气厚则上浮以泄邪，故仍名大黄泻心，而不名承气也。若邪热虽盛，其元阳又亏，而畏寒汗出，补泻两难，莫可措手。乃以大黄、芩、连，渍取其汁，峻泻中上之邪，另煎附子汁，和入以扶元阳。附子煎熟则达肾甚速，不碍于上，三黄生汁泻上力多，不伤于下。扶阳泄邪，一举两得。欲用其气，而碍于味厚，乃不煎而渍取其汁，此真异想天开，非心通阴阳造化之微，其孰能之。(《医门棒喝·卷二》)

第十一章 张锡纯

一、生平简介

张锡纯（1860—1933），字寿甫，祖籍山东诸城，河北省盐山县人，近代中国中西医汇通学派的代表人物之一。

张氏幼敏而好学，攻读经史之余，兼习岐黄之书；长而私塾乡里，悬壶乡梓。1885年张锡纯治愈了连当时的名医高鲁轩、毛仙阁都束手无策的危重症，颇受二人称道。1893年第二次参加秋试再次落第后，遵父命改学医学，上至《内经》《伤寒论》《金匮要略》《神农本草经》，下至历代名家之说，无不博览。同时张锡纯开始接触西医。受时代思潮的影响，张氏萌发了衷中参西的思想，遂潜心于医学。1900年前后十余年的读书、应诊过程，使他的学术思想趋于成熟。1911年曾应德州驻军统领之邀，任军医正，从此他开始了专业行医的生涯。1917年，苏中宣等人聘请张锡纯到奉天（今沈阳），在大东关开办立达中医院，并担任院长，提倡中西医合作，声名大噪。1920年初，与江西陆晋笙、杨如侯及广东刘蔚楚同负盛名，称为"四大名医"。又和慈溪张生甫、嘉定张山雷齐名，被誉为海内"名医三张"。1928年张锡纯定居天津，创办国医函授学校。1933年秋天张锡纯因病逝世，享年74岁。他的一生除了孜孜研究医学，医术高超，医名显赫，还培养了不少中医人才。

张锡纯为人忠厚，志行高洁。其著作《医学衷中参西录》自序中云："人生有大愿力，而后有大建树……医虽小道，实济世活人之一端。故学医者，为身家温饱计则愿力小，为济世活人计则愿力大。"这种高洁的志向正是张锡纯取得卓越医学成就的原因。张氏医论虽多创论，但是其措辞婉转，鲜直斥前人之非，与同道多友善，不好贬人贵己，不好大言傲人。中西医论争势若冰炭时，仍本其夙志，撰文论中西医理相通，医界不宜作意气之争，人且以为系中庸之道。他处世为学以"志诚"为信条，书屋名"志诚堂"。

张氏治学主张沟通中西医，取长补短，反对崇古泥古、故步自封，同唐宗海、恽铁樵等成为近代中西医汇通的代表人物。在中西医汇通的具体途径方面，张氏主张衷中参西。所谓衷中参西，就是试图以中医为主体，沟通中西医，以发展中医学。从理论到临床，从生理到病理，从诊断到用药，张氏全面进行了尝试。例如用药方面，张氏多喜取西药之所长，以补充中药的不足。他认为，西医用药在局部，是重在病之标；中医用药求原因，是重在病之本。治病原就应当标本兼顾，因此中药西药可以配合使用。张氏还主张重视实验，反对空谈，张氏的实验精神主要体现在药物学方面。张氏认为识药性是学医的第一层功夫，"仆学医时，凡药皆自尝试"。药物毒如巴豆、硫黄，峻如甘遂、细辛、麻黄、花椒等，均验之于己，而后施之于人。因此张锡纯用药之专，用量之重，为常人所不及。

二、著作概要

张锡纯著有《医学衷中参西录》，是他一生刻苦学习的心血结晶，也是他长期实践经验的总结。书名"衷中参西"体现了张氏的治学方向。衷中者，根本也，不背叛祖宗，同道无异议，是立业之基；参西者，辅助也，借鉴有益的，师门无厚非，为发展之翼。《医学衷中参西录》一、二、三期为方剂；四期为药物；五期为医论；六期为医案；七期为《伤寒论》。《医学衷中参西录》出版后备受各界欢迎，被医家奉为"至贵至宝之救命书""第一可法之书"。

三、学术渊源

张锡纯是中医近代史上著名的医家，治学严谨，学有渊源，师古不泥古，并重视临床实践，提倡衷中参西，敢于创新。其学术思想与所处的时代有着密切的关系。

1. 立足中医　张氏幼承庭训，习儒之余，兼于习医。后两次秋闱不第，遂究心中医。其学术思想源于《内经》《神农本草经》及《伤寒杂病论》，汉之后的医家，张锡纯认为唐代孙思邈、王焘，宋代成无己，明代喻昌，清代张志聪、徐灵胎、陈念祖、黄元御等人为医学之正规，并进行深入研究。张氏还涉猎朱震亨、张介宾、叶桂、吴瑭等人，旁及养生家、气功家之说，吸收其精华。张氏综合诸名家之长，终成一代名医，其著作《医学衷中参西录》被称为近百年来第一可效法之书。

2. 参考西医　清末，随着西学东渐，西医之学也大量传入我国。张氏主张"医学以活人为宗旨，原不宜有中西医之界限存于胸中。在中医不妨取西医之所长，以补中医之短；在西医尤当精研气化，视中医深奥之理原为形上之道，而非空谈无实际也"。这一思想代表了早期中西医汇通派的基本主张。张氏认为从生理、病理、用药等方面对中西医进行汇通，借鉴西医理论解释临床病症，中西药物联合治疗疾病标本兼顾，促进了中医学术的发展。

四、伤寒学术成就

1. 伤寒包含温病，伤寒六经可辨治温病

（1）伤寒包含温病　张氏根据《难经》"伤寒有五，有中风，有伤寒，有湿温，有热病，有温病"的相关记载认为，"中风、伤寒、温病皆可以伤寒统之，而其病之初得皆在足太阳经，又可浑以太阳病统之也"。他认为太阳提纲证所谓"头项强痛而恶寒"是针对中风、伤寒而言，"若在温病，但微恶寒即可为太阳病，然恶寒须臾即变为热耳"，"以其（温病）初得犹须臾恶寒，故仍可以太阳病统之"。这样张锡纯将太阳病初病分中风、伤寒和温病，他指出《伤寒论》虽以伤寒为名，"而太阳篇之开端，实中风、伤寒、温病并列"。

　　张锡纯提出的新三纲不仅显示出《伤寒论》对所有外感病辨治的指导价值，也突破了自清以来寒温对立的局面，是其临证寒温两法合用治疗外感病思想的直接来源，为伤寒和温病统一奠定了理论基础。

　　（2）伤寒六经可辨治温病　张氏认为伤寒中原有温病，浑统于六经分篇之中，均名之为伤寒，未尝明指为温病也。"至后论治法之处，则三项中一切诸证皆可浑统于六经，但言某经所现之某种病宜治以某方，不复别其为中风、伤寒、温病，此乃纳繁于简之法，亦即提纲挈领之法也"。因此张锡纯提出"温病之治法详于《伤寒论》"，温病按照上中下三焦论治非确当之论，惟仍按《伤寒论》六经分治乃为近是。

　　张锡纯依据《伤寒论》"发汗后，不可更行桂枝汤，汗出而喘，无大热者，可与麻黄杏仁甘草石膏汤"，指出："之所谓发汗后，即提纲之所谓若发汗也；此节之所谓喘，即提纲之所谓息必鼾也，由口息而喘者，由鼻息而鼾矣；此节之所谓无大热，即提纲之所谓身灼热也，盖其灼热犹在外表，心中仍无大热也。此节之文与温病提纲一一比较，皆若合符节。"张氏以《伤寒论》柴胡汤证误下后仍用柴胡汤为据，进一步指出："伤寒定例，凡各经病证误服他药后，其原病犹在者，仍可投以治之原方。"因此，"知麻杏甘石汤为救温病误治之方，实即治温病初得之方"。张锡纯还指出本方治温病，"不必有汗与喘之兼证也，但其外表未解，内有蕴热者即可用"。

　　除麻杏甘石汤外，张氏认为《伤寒论》中大青龙汤、小青龙汤、小柴胡汤也适合温病初得之时。张氏依据"伤寒脉浮缓，身不疼，但重，乍有轻时，无少阴证者，大青龙汤发之"这一条文，指出大青龙汤适合温病初得之时。张氏认为此条之伤寒是广义的伤寒，"为中风、伤寒、温病之总称"。张锡纯根据大青龙汤方义，创制了犹龙汤，用于治疗"胸中素蕴实热，又受外感。内热为外感所束，不能发泄。时觉烦躁，或喘、或胸胁疼，其脉洪滑而长者"。小青龙汤是治疗外寒内饮的经典方剂，但是张锡纯依据《金匮要略》指出小青龙汤治外感痰喘有奇效，不拘于伤寒，温病也可用。"《金匮》有小青龙加石膏汤，所以补《伤寒论》之未备也"。故将本方用于温病，"恒加生石膏至一两强"，"以调麻、桂、姜、辛之热"。张锡纯还根据其临床经验提出："温病中小柴胡汤证，多兼呕吐黏涎，此少阳之火与太阴之湿化合而成也。"故在温病中使用小柴胡汤时，"加生石膏数钱或两许，以清少阳之火，其黏涎自能化水从小便中出。夫柴胡既能引邪上出，石膏更能逐热下降，如此上下分消，故服药后无事汗解，即霍然痊愈也"。

　　温病传变入里，仍可用伤寒治之。如"清燥热之白虎汤、白虎加人参汤，通肠结之大小承气汤，开胸结之大小陷胸汤，治下利之白头翁汤、黄芩汤，治发黄之茵陈栀子柏皮等汤"，治疗伏气化热温病的黄连阿胶汤等。

　　张氏认为温病之初始自太阳，但其性"化热最速，不过数小时即侵入阳明"。所以，温病初始治法与伤寒不同，"伤寒初得宜用热药发其汗，麻黄、桂枝诸汤是也。风温初得宜用凉药发其汗，薄荷、连翘、蝉蜕诸药是也"。

　　（3）依据伤寒，详论少阴温病治法　温病学家论述伏气温病，多依据《内经》"冬伤于寒，春必病温""冬不藏精，春必病温"之语，从而认为伏气是温病学特有的病因之一。张锡纯则指出："《伤寒论》中非无其证，特其证现于某经，即与某经之本病无所区别。仲师未尝显为指示，在后世原难明辨。且其治法与各经之本病无异，亦无须乎明辨也。惟其病在少阴则辨之甚易。"依此认定伤寒亦有伏气为病。进而，张锡纯依据伤寒，结合《内经》，对少阴伏气温病的理论及治法进行了深入的探讨，取得了一定的学术成果。

张氏分析少阴温病的病因，指出少阴温病是素有虚损，同时又感受外邪所致，"冬伤于寒，又兼冬不藏精，其所伤之寒伏于三焦，随春阳而化热，恒因其素不藏精，乘虚而窜入少阴"。张氏认为少阴温病和伤寒少阴病二者之间并无本质区别，只是伏气化热进入少阴的时令不同，"未至春令即化热窜入少阴，则为少阴伤寒，即伤寒少阴证二三日以上，宜用黄连阿胶汤者也。若已至春令始化热窜入少阴，当可名为少阴温病"。所以少阴伤寒与少阴温病两者虽有实热多少的不同，但其本质相同，而治法也是大同小异。

《伤寒论》治疗少阴热化证用黄连阿胶汤，"用黄连以清少阴之热，阿胶、鸡子黄以增少阴之液，即以助少阴肾气之上达，俾其阴阳之气相接续……而内陷之邪热亦随之外透矣"。张锡纯治疗少阴温病师仲景治法而又有所变通。一是"单用鲜白茅根四两，锉碎，慢火煎两三沸，视茅根皆沉水底，其汤即成，去渣取清汤一大碗，顿服下，其脉之微细者必遽变为洪大有力之象。再用大剂白虎加人参汤，煎汤三茶杯，分三次温饮下，每服一次调入生鸡子黄一枚，其病必脱然痊愈"。二是对于热邪深陷、气化阻隔、阴亏阳亢者，张锡纯创制了坎离互根汤治疗。坎离互根汤由生石膏三两、玄参一两、生淮山药八钱、甘草三钱、野台参四钱、鲜白茅根六两、生鸡子黄三枚组成。此方石膏与人参并用，不但能解少阴之实热，而且能于邪热炽盛之时立复真阴，辅以白茅根更能使肾气上升与心气相济，玄参性凉多液，善清浮游之热，也可除心之烦躁，更能和鸡子黄滋肾补阴，少阴之气化旺盛自能逐邪外出。

2. 伤寒六经以足赅手，六经传变不拘日数

（1）伤寒以六经为纲　其中太阳、阳明、少阳、太阴、少阴、厥阴被后世概言为六经。六经是伤寒学术研究中一个十分重要的问题，历代医家对六经异常重视。正如近代名医恽铁樵指出："《伤寒论》第一重要之处为六经，而第一难解之处亦为六经，凡读《伤寒论》者无不致力于此，凡注《伤寒论》者亦无不致力于此。"历代医家对六经的认识多有不同，比较著名的有朱肱等持经络说、柯琴持界面说、张志聪持气化说。而张锡纯却依据《内经》理论认为，"《伤寒论》之以六经分篇，此遵《内经》定例，寓手经于足经中也"，认为伤寒六经与《内经》经络理论并无本质区别，并进一步对伤寒六经的内涵做了阐释。

张氏认为伤寒六经的实质是指经络而言，其中三阳指足太阳膀胱经、足阳明胃经、足少阳胆经，三阴指足太阴脾经、足少阴肾经、足厥阴肝经。同时伤寒六经不仅指足经，也涵盖手经。这一点与宋金元医家认为六经仅为足经并不相同。张锡纯认为宋金元医家"彼解《伤寒论》者，谓其所言之六经皆系足经，是犹未明仲景著伤寒之深意也"。张氏依据《内经》理论指出，"《内经》之论十二经也，凡言某经而不明言其为手经、足经者皆系足经，至言手经则必明言为手某经。盖人之足经长、手经短，足经大、手经小。足经原可统手经，但言足经而手经亦恒寓其中矣"。"诚以人之手、足十二经，原无处不相贯通，是以六经分篇之中，每篇所列之证皆有连及手经之病"，仲景概言某经，"原以足经为主，实即容纳手经于足经之中，此著书者提纲挈领之法"，为仲景别具深意之处。张锡纯从两个方面对此进行了阐述。一是六经病主方中均有主治手经病的作用，例如"麻黄汤中麻黄与杏仁同用，非因其所治之证于手太阴有涉乎？承气汤中大黄与朴硝同用，非因其所治之证于手阳明有涉乎？知此二方，余可类推也"。二是以少阳为例说明手足二经不能截然划分，"盖少阳为游部，其手经、足经原不能分，是以病在足少阳多有连带手少阳之处"。

张氏认为六经为十二经，以足赅手的理论，澄清了前人"伤寒传足不传手"的错误认识，进而为其温病之治法详于《伤寒论》、温病可六经分治等理论的提出提供了有力的理论支撑。

太阳病是伤寒六经病的重要组成部分。张锡纯重视太阳病的研究，指出太阳病可以概括为二府三纲说，以此为基础提出颇具特色的经腑分证体系。二府说以太阳热力论为基础。张锡纯认为太阳不但为一身之外廓，统辖周身之营血卫气，"且具有充分之热力，为营卫御外感之内侵"。他指出："热力之由来，不外君相二火。"心主君火，又主血脉，经循环归于肺，君火以此"散热于胸中大气，以外通于营卫"。肾主水，命门中藏有相火，"其水火蒸热之气，由膀胱连三焦之脂膜，以透达于身之外表"。太阳的热力来源于胸中和膀胱，因此"太阳之府原有二，一在膀胱，一在胸中"。于是张锡纯将陷胸、泻心诸方证归入太阳本病中，构成太阳腑证分证体系。同时，张锡纯将太阳病与其胸中大气论相联系，用以解释仲景太阳病病理及治法处方。

（2）《伤寒论》传经　张氏认为传、转属、过经、转入等皆是传经的意思。关于伤寒传经，《素问·热论》中有伤寒日传一经之说，最早注解《伤寒论》的金代医家成无己持此观点，指出"伤寒自一日至六日，传三阴三阳尽"。但此说遭到后世医家的指责，如宋代医家朱肱曰："病人有虚有实，邪气传受，迟速不等，岂可拘以日数。"至明清之际，伤寒学家大都认为日数不过"用以明递传之次"，六经传变不可拘泥于日数。张锡纯也指出，一日、二日等语，"此《内经》论六经相传之次第也"，"《伤寒论》六经之次序，皆以《内经》为法"，只不过《内经》言其常，而《伤寒论》更注重变化，"病情之变化恒有出于常例之外者"。因此，他认为《伤寒论》并没有"日传一经"的说法。

张氏据其临证之经验，指出伤寒的六经传变大致规律为：伤寒发病多起于太阳，自太阳传入阳明，"阳明之热已入府者，不他传矣。若犹在经，而未入于府者，仍可传于少阳"，并由少阳而传太阴、少阴、厥阴。除此之外，张锡纯还探讨了《伤寒论》原有的三阳合病（太阳、少阳、阳明）、太少合病（外感之寒凉由太阳直透少阳）等传经形式，并根据实际经验补充了阳明少阳厥阴并病，即"病在阳明之时，其病一半入府，一半由经而传于少阳，即由少阳入厥阴而为脏腑之相传"。

对于六经传变与否，张锡纯提出两个观点。一是传经无定期，"见有伤寒至旬日，病犹在太阳之府者，至他经相传之日期，亦无一定"。二是内伤是基础，"至传至某经，即现某经之病状，此又不尽然"，"传至某经即现某经之病状者，多系因其先有内伤也。若无内伤则传至某经恒有不即现某经之病时"。后者为张锡纯阐发伤寒本经自病和伤寒伏气病奠定了理论基础。例如少阳病，"少阳证不必皆传自阳明也，其人若胆中素有积热，偶受外感，即可口苦、心烦、寒热往来"；再如少阴伏气病，"少阴病之热者，非必自传经而来，多由伏气化热入少阴也"。

3. 重视脏腑气化，提出大气理论　中医学对气化的相关论述可见于《内经》。张锡纯治学以《内经》为基础，故对人体的气化深有研究，并构成了其学术思想的重要组成部分。张锡纯认为气化"其在天地为阴阳化合所生，其在人身为气血化合之所生"，"盖人禀天地之气化以生，人身之气化即天地之气化"。由此可见，张锡纯对气化的认识即人体内的气机运动变化方式。

张氏重视人体气机的调整。首先，斡旋升降法是张氏常用的治疗大法。他认为："盖人之元气，根基于肾，萌芽于肝，培养于脾，积贮于胸中为大气，以斡旋全身。"气机失常当斡旋升降以复其常。如培脾舒肝汤主治肝气不舒，木郁克土，脾胃之气不能升降之胸中满闷、时常短气等。方中以白术、黄芪补脾，同时用桂枝、柴胡助脾气之升，陈皮、厚朴助胃气之降，以复其升清降浊。其次，阐发大气理论，重视升举大气。张锡纯所论大气即《内经》之宗气。他说："胸中之气，独名大气者，诚以其能撑持全身，为诸气之纲领，包举肺外，司呼吸之枢机，故郑而重之曰大气。"因此，大气一陷则诸气紊乱，产生诸多病证，如短气似喘、心中怔忡、淋漓大汗、神昏健忘、寒热往来、频频呵欠者有肢体废用、张口呼吸而气不上达、女子下血不止、或经血逆行，等等。张锡纯独创升陷汤、回阳升陷汤、理郁升陷汤、醒脾升陷汤等方治疗，体现了他注重升举大气以调理人身气化的思想。

张氏将气化理论应用于《伤寒论》的研究，对疾病发病机制、经方作用原理作出了很多精彩的论述，简述如下。

大气理论是张氏学术思想的重要组成部分。张锡纯认为《内经》所谓之宗气即胸中之大气。大气根源于元气，充实于胸中，靠水谷及自然界之气得到充养。其功能贯心脉，行呼吸，并能上达脑髓，作用于全身，主持人一身之气化。因此，张锡纯调节人身气化尤为重视大气的调理。张锡纯认为胸中亦为太阳之府，因此研究《伤寒论》时，对于太阳病中的某些发病机制、经方作用原理也以大气理论为基础进行阐发，十分精彩。例如《伤寒论》认为桂枝汤的病机为"荣弱卫强"，即卫气为风邪侵袭，不能卫护，以致汗出营弱。张锡纯认为其卫气之所以虚弱，其根源在胸中大气，"胸中所积之大气，实与太阳外表之卫气有息息密切之关系"，"推原其卫气不能卫护之故，实由于胸中大气之虚损"。张锡纯将桂枝汤证病机作了如下阐发："盖人之胸中大气，息息与卫气相关，大气充满于胸中，则饶有吸力，将卫气吸紧，以密护于周身，捍御外感，使不得着休，即或着体，亦止中于卫，而不中于营，此理固显然也。有时胸中大气虚损，不能吸摄卫气，卫气散漫，不能捍御外邪，则外邪之来，直可透卫而入营矣……凡桂枝汤证，皆因大气虚损，其汗先有外越之机，而外邪之来，又乘卫气之虚，直透营分，扰其营中津液，外泄而为汗也。"张锡纯还指出桂枝汤煎服法中，"啜热稀粥一升余，以助药力"，其目的是补助胸中大气，"服桂枝汤者当啜热粥以助药力，此不惟助其速于出汗，实兼欲助胸中大气以固营卫之本源也"。基于大气理论，张锡纯对桂枝汤的应用予以加减化裁，"愚用桂枝汤时，恒使黄芪以补其胸中大气，加芍药以助其速于出汗"，"又宜加天花粉助芍药以退热，即以防黄芪服后能助热也"。此外，他还结合临床经验创加味桂枝代粥汤治疗伤寒有汗。方用桂枝尖三钱、生杭芍三钱、甘草钱半、生姜三钱、大枣三枚（掰开）、生黄芪三钱、知母三钱、防风二钱。并解释说："加黄芪升补大气，以代粥补益之力。防风宣通营卫，以代粥发表之力。服后啜粥固佳，即不啜粥，亦可奏效。"再如麻黄汤证也与大气理论有密切的关系。张氏认为大气贯心脉而行呼吸，"夫大气既能以贯心脉，是营血之中亦大气所流通也"，因此麻黄汤证的病机也必然涉及大气。张氏指出《伤寒论》麻黄汤证中太阳病"无汗而喘"与太阳阳明合病"喘而胸满"均与大气内郁有关。他认为"喘"是因为"营卫皆为外寒所束，则大气内郁必膨胀而上逆冲肺"。"胸满"是因为"胸中大气因营卫闭塞，不能宣通而生膜胀也"。

　　张氏还从心肾相交的角度，解释少阴病的发病机制及方剂作用原理。张氏认为心肾相交在整个人体气化过程中起到了重要的作用，"心肾者，水火之根源也，心肾之气相济，则身中之气化自然壮旺，心肾之气若相离，身中之气化遽形衰惫"。心肾不能相济，在临床上多表现为少阴病。张锡纯解释少阴提纲证，"少阴有病者，其肾气为外邪遏抑不能上升以济心，是以无论病之为凉为热，其脉象皆微细无力也。其但欲寐者，因心肾之气不交，身中之气化衰惫，精神必然倦懒，是以常常闭目以静自休息。又因肾气不能上达以吸引心阳下潜，是以虽闭目休息不能成寐，而为但欲寐之状也"。治疗少阴病理应交通心肾。一是热邪阻塞者，宜清心火、滋肾阴，用黄连阿胶汤。"黄连味苦入心，性凉解热，故重用之以解心中发烦，辅以黄芩，恐心中之热扰及于肺也，又肺为肾之上源，清肺亦所以清肾也。芍药味兼苦酸，其苦也善降，其酸也善收，能收降浮越之阳，使之下归其宅，而性凉又能滋阴，兼能利便，故善滋补肾阴，更能引肾中外感之热自小便出也。阿胶其性善滋阴，又善潜伏，能直入肾中以生肾水。鸡子黄中含有副肾髓质之分泌素，推以同气相求之理，更能直入肾中以益肾水。肾水充足，自能胜热逐邪以上镇心火之妄动，而心中发烦自愈矣"。二是寒邪阻塞者，宜温肾阳、开中寒、降心火，如白通汤及白通加猪胆汁汤。"下利固系少阴有寒，然实与脾胃及心脏有关，故方中用附子以暖肾，用干姜以暖脾胃，用葱白以通心肾之气，即引心君之火下济，以消肾中之寒也"。又如炙甘草汤证，张氏也从心肾相交的角度进行解读。张锡纯认为本方虽然主治心动悸，但绝不是一首滋补心血的方剂，"如此以论此方，则浅之乎视此方矣"。张锡纯认为，方中主药生地黄重用一两，煮之以酒，是"欲变生地黄之凉性为温性者，欲其温补肾脏也"；其次，脉之跳动在心，而其跳动有力，则有赖于"肾中气化与心气相交"，本证代脉为肾脏"之气内亏，不能外达于脉之部位"。因此，"炙甘草汤之用意，原以补助肾中之气化，俾其壮旺上升，与心中之气化相救济为要着也。至其滋补心血，则犹方中兼治之副作用也，犹此方中所缓图者也"。张锡纯提出炙甘草汤重在交通心肾，而其证又以里证为主，则不言而喻，本条文不以太阳为主而是以少阴为主。张锡纯以上论述对研究炙甘草汤颇有启迪。

张锡纯认为，医学"因先洞悉己身之气化，自能代人理其身中之气化也"，可见，他治学对气化是极其重视的。张锡纯将气化理论运用于研究《伤寒论》，尤其注重采用大气理论、气机升降理论阐释《伤寒论》中的疑难问题，用气化理论来体现《伤寒论》理法方药的一贯性，张氏的治学方法值得我们学习。

4. 重视脉象 脉诊为中医四诊之一，是中医诊断的重要组成部分。张氏在临床治疗疑难病症的实践中，十分重视脉象在疾病诊断中的作用。张氏的脉学经验没有专篇论述，散见于《医学衷中参西录》的各篇章中。现就张氏在《伤寒论》研究中提到的部分脉象做简要论述。

桂枝汤条文中"太阳中风，阳浮而阴弱"，张锡纯认为当从脉象的角度进行理解。张氏以阴阳为尺寸，"脉法关前为阳，关后为阴，其浮脉见于关前，弱脉见于关后，浮者着手即得，弱者不任重按"。张锡纯进一步对此脉的形成机理及发病前后的脉象做了阐述。他指出："凡受风之脉多见于关前，提纲中所谓阳浮者，其关前之脉因受风而浮也，所谓阴弱者，知其未病之先其脉原弱，至病后而仍不改其弱也。由斯而论，其未病之先，不但关后之脉弱，即关前之脉亦弱也，既病之后，其关前脉之弱者转为脉浮所掩，而不见其弱耳。然其脉虽浮，必不任重按，是浮中仍有弱也。"这样由桂枝汤的寸浮尺弱到病人平素的寸尺皆弱，再到病后寸虽浮而重按仍弱。

紧脉是伤寒中常见的脉象。张锡纯认为，若想了解紧脉必须知晓紧脉形成的机理，指出"脉生于心，心一动而外得输其血，周身之脉即一动，动则如波浪之有起伏。以理研之，凡脉之力大者，其起伏之势自应愈大"。但由于太阳受邪，"脉得太阳蕴蓄之热，原当起伏有力以成反应之势，而寒气紧缩之力，又复逼压其脉道使不能起伏"，因此紧脉表现为"跳动若有力而转若无所起伏"，"指下诊之似甚有力而竟直穿而过，且因其不得起伏，蓄积而有左右弹之势，此紧脉真象也"。张锡纯对紧脉的脉理及形态描述，非深入临床实践者不能为。

阳明病脉迟，历代医家对此多有争论。张锡纯认为脉迟为大承气汤所主，此脉之迟必是迟而有力，"非为迟缓之象，竟若蓄极而通，有迟而突出之象。盖其脉之迟，因肠中有阻塞也，其迟而转能突出者，因阳明火盛，脉原有力，有阻其脉之力而使之迟者，正所以激其脉之力而使有跳跃之势也"。因此，张氏主张"大承气汤所主之证，原宜脉迟"。张锡纯据其临证经验进一步提出，脉迟可用大承气汤，脉不迟而洪实有力者亦可用，唯脉数者不可用，"其脉不迟而转数，若因大便燥结，而遽投以大承气汤，其脉之无力者，恒因大便通后而虚脱。其脉之有力者，下后纵不至虚脱，其病亦必不能愈，所谓降后不解也"。

张氏诊脉经验十分独到，其凭脉辨病、立法的成就非常高深，值得后学者深入研究。

五、应用经方临证经验

《伤寒杂病论》被医者称为"经方之祖"，其所载方剂被人们称为"经方"。由于经方法度严谨，历代被作为临证处方典范加以研习，是伤寒学术思想的重要组成部分。张锡纯十分重视对经方的研究与应用，主要是通过临床辨证，对经方进行灵活应用，再加以理论方面的注释，从而形成了张氏应用经方的特色。

1. 古方今用宜变通 历代著名医家大多认为对古代方剂应当灵活应用，不能拘泥。如张元素认为"运气不齐，古今异轨，古方今病不相能也"。张景岳认为应用古代方剂不能执滞，应当变通，张锡纯亦是如此。张氏认为，"临证之道，不用古方不能治病，拘守古方亦不能治病"。他善用经方，且根据临床每每变通，他说："自汉季至今，一千六百余年，必执定古人之方，以治今人之病，不知少有变通，是亦不善用古方也。"

张氏认为应用经方应当因时制宜、因地制宜、因人制宜，做到三因制宜，他认为"人之禀赋随天地之气化为转移，古今之气化或有不同，则今人与古人之禀赋，其强弱厚薄偏阴偏阳之际不无差池，是以古方用于今日，正不妨因时制宜而为之变通加减也"。同时由于季节不同，人有出汗之难易，故亦当因时制宜，加减变化，张氏指出"温和之时，汗易出，少用麻黄即能出汗。严寒之时，汗难出，必多用麻黄始能出汗，此因时也"。还有地域不同，人的肌肤厚薄不同，故应因地制宜。"大江以南之人，其地气候温暖，人之生于其地者，其肌肤浅薄，麻黄至一钱即可出汗，故南方所出医书有用麻黄不过一钱之语。至黄河南北，用麻黄约可以三钱为率。至东三省人，因生长于严寒之地，其肌肤颇强厚，须于三钱之外再将麻黄加重始能得汗，此因地也"。另外，人的境遇不同，饮食习惯不同，导致体质各异，故临证又当因人制宜。张氏指出"今人禀赋阴亏"，因此用麻黄汤时，"于方中加知母（或天花粉）数钱以滋阴退热，则用之皆效"；至于间有"阳分虚者，又当于麻黄汤中加补气之药以助之出汗"，如加生黄芪。此外，人遭遇不同，则体质也有强弱之别，"其人之劳碌于风尘，与长居屋中者，其肌肤之厚薄强弱原自不同，即其汗之易出不易出，或宜多用麻黄，或宜少用麻黄，原不一致，此因人也"。

张氏对经方应用的变通形式大致有以下几种方法。

（1）辛温佐以凉药 《伤寒论》发表药物偏于辛温，由于运气变化和古今之人体质的不同，临床病证与方证完全符合者甚少。因此，张锡纯常于辛温方剂中佐制以性味偏凉之药，如桂枝汤中加薄荷或连翘。张锡纯认为："薄荷之性凉而能散，能发出人之凉汗，桂枝汤证原夹有外感之热，发出凉汗即愈矣。"张锡纯强调桂枝汤治疗太阴病，"若其脉之浮而有力者，宜将桂枝减半，加连翘三钱。盖凡脉有浮热之象者，过用桂枝恒有失血之虞，而连翘之性凉而宣散……故减桂枝之半而加之以发汗也"。再如麻黄汤，张锡纯使用时"遂于方中加知母数钱以滋阴退热"，组成麻黄加知母汤，"佐以知母于发表之中，兼寓清热之意，自无汗后不解之虞。此乃屡经试验，而确知其然，非敢于经方轻为加减也"。

（2）扶正与祛邪兼顾 正邪矛盾是疾病发展过程中重要的影响因素。实证以祛邪为主，虚证则以扶正为主。但临床实际中，疾病往往是虚实夹杂，不能简单地攻邪或者补益来处理。因此，张锡纯审证制宜，对经方加以变通，祛邪扶正并行。如小青龙汤本为解表化饮之重剂，如果方证相符，但是"脉象虚者"，"宜加参，又宜酌加天冬，以调解参性之热"，重者还可用山萸肉。另如炙甘草汤证，张锡纯认为"其人内亏实甚"，故本方当是以补虚为主，在使用时张氏主张加重人参用量，"人参原能助心脉跳动，实为方中要药，拟加倍为四钱则奏效当速也"。如果病人"脉象结代而兼有阳明实热者，但治以炙甘草汤恐难奏效，宜借用白虎加人参汤，以炙甘草汤中生地黄代方中知母，生怀山药代方中粳米"，以治疗阳明实热兼有少阴阴虚所致脉结代。

（3）应用经方于前，制方收功于后 例如经方小青龙汤治疗外感痰喘十分有效，但是病人元气亏虚者，应用小青龙汤之后需要变方以收敛元气。张锡纯自创从龙汤，"所谓从龙汤者……宜用于小青龙汤后者也"。他指出："小青龙汤以祛邪为主，从龙汤以敛正气为主"，因此临证之时可以"先服小青龙汤，病减去十之八九，即可急用从龙汤以收十全之功也。"从龙汤的组成：生龙牡各一两，生杭芍五钱，清半夏、苏子各四钱，牛蒡子三钱，热加生石膏一两。方中重用龙骨、牡蛎，以其但敛正气而不敛邪气也，又加半夏、牛蒡子、苏子以降气利痰，芍药清热兼利小便，以为余邪之出路。

（4）衷中参西，中西药物联合，增强疗效 张氏是中西汇通医派的代表医家之一，力倡衷中参西。这种学术思想也体现在他对经方的变通应用之中。例如张锡纯治疗桂枝汤证时，有一简便方可以替代桂枝汤，"且较桂枝汤殊为省事"，即为山药与阿司匹林同用，并分析说："桂枝汤证之出汗，不过间有出汗之时，非时时皆出汗也，故必用药再发其汗，始能将外感之风邪逐出。然风邪去后，又虑其自汗之病不愈，故方中山药与阿司匹林并用，一发汗、一止汗也。"从药性上看，阿司匹林作用迅速，发汗作用很快，而山药止汗之力则稍迟，"是以二药虽一时并用，而其药力之行则一先一后，分毫不相妨碍也"。

总之，张氏在古方今用宜变通论的指导下，在使用经方时根据临床实际加以变通，目的在于取得更好的临床疗效。

2. 经方应用举例

（1）小青龙汤 《伤寒论》中记载了小青龙汤的加减法，如"若喘，去麻黄，加杏仁半升，去皮尖"。林亿等校注时提出"麻黄主喘，今此语反之，疑非仲景意"。麻黄为治疗外感痰喘的要药，以小青龙汤治外感之喘，反而去麻黄加杏仁，不免令人生疑。后人有"议其非者，以为既减去麻黄，将恃何者以治外感之喘乎？"张氏提出自己的见解，首先，本证"喘虽由于外感，亦恒兼因元气虚损不能固摄，麻黄虽能定喘，其得力处在于泻肺，恐于元气素虚者不宜"；其次，张锡纯认为桂枝有降气平喘的作用，"《神农本草经》谓桂枝主上气咳逆，吐吸，是桂枝原能降气定喘也"。因此，加减法中"不取麻黄之泻肺，但取桂枝之降肺，更加杏仁能降肺兼能利痰祛邪之品以为之辅佐，是以能稳重建功也"。

张氏认为，桂枝能助血分之热，血证最忌，而血证反不甚忌麻黄。因此，若素有咳血及吐衄之证者，用小青龙汤时，"宜去桂枝留麻黄，又宜于加杏仁、石膏之外，再加大冬数钱"。

张氏认为后世用小青龙汤治疗痰喘，与《伤寒论》有不尽吻合处，因为痰喘属于热者十之八九。小青龙汤性温，是以当加石膏。张锡纯用小青龙汤三十余年，未尝一次不加生石膏，"即所遇之证分毫不觉热，亦必加生石膏五六钱，使药性之凉热归于平均。

若遇证之觉热，或脉象有热者，则必加生石膏两许或一两强。若因其脉虚用人参于汤中者，即其脉分毫无热，亦必加生石膏两许以辅之，始能受人参温补之力。至其证之或兼烦躁，或表里壮热者，又宜加生石膏至两半或至二两，方能有效"。如此多用石膏，其作用"不惟治外感之热，且以解方中药性之热也"。张锡纯"遇其气分甚虚者"，常于小青龙汤中以杏仁代麻黄，加石膏，而又加参。

（2）白虎汤　《伤寒论》白虎汤所主之病分载于太阳、阳明、厥阴三篇之中，其主治不同，张锡纯从中摘取三段条文做了详细阐述。"伤寒，脉浮滑，此表有热，里有寒，白虎汤主之"，此条载于太阳篇。此段"表有热，里有寒"是一个难解的问题，有注家主表里两字有误，有注家认为寒当为痰。张锡纯认为此处里有寒，"谓伤寒之热邪已入里也"，此条的重点是脉浮滑，"脉象浮而且滑，夫滑则为热入里矣，乃滑而兼浮，是其热未尽入里，半在阳明之腑，半在阳明之经也"。

"三阳合病，腹满身重，难以转侧，口不仁而面垢，谵语遗尿。发汗则谵语，下之则额上生汗，手足逆冷。若自汗出者，白虎汤主之"。此条载于阳明篇。张锡纯认为三阳合病为阳明病外连太阳，内连少阳，故"三阳之病会合，即以阳明之病为中坚也。是以其主病之方，仍为白虎汤，势若师师以攻敌，以全力捣其中坚，而其余者自瓦解"。

"伤寒，脉滑而厥者，里有热也，白虎汤主之"。此条载于厥阴篇。此证是阳明之热传入于厥阴，导致肝失疏泄，故见脉滑而厥。张锡纯认为："阳明在经之热，虽由少阳以入厥阴，必仍有余热入于阳明之腑，俾其府亦蕴有实热，故可放胆投以白虎汤，而于胃府无损也。"

在分析《伤寒论》以上三条文的基础上，张氏得出结论：凡阳明在府之病，"其治之主要，自当以白虎汤为称首也"，这成为其重点使用白虎汤治疗热病的依据。同时，对于上述三条病证，张锡纯在临证方面有发挥，他认为"临证时若见其脉象洪滑，知其阳明之腑热已实，放胆投以白虎汤必无差谬"。对于"脉为浮滑，知其病犹连表，于方中加薄荷叶一钱，或加连翘、蝉蜕各一钱，服后须臾即可由汗解而愈"，"其脉为滑而厥也，知系厥阴肝气不舒，可用白茅根煮汤以之煎药，服后须臾厥回，其病亦遂愈"。这些宝贵的经验确能补古书所未备。

《伤寒论》论述了白虎汤的禁忌证，"伤寒脉浮，发热无汗，其表不解，不可与白虎汤"。指出表不解，即使有内热，也当先解表，而不可用白虎汤，此是仲景一贯的先表后里法则。至后人以"白虎剽悍"，为白虎汤添加了很多禁忌，其中以吴鞠通白虎汤四禁为典型。此说源于《温病条辨》，吴鞠通指出："白虎本为达热出表，若其人脉浮弦而细者，不可与也；脉沉者不可与也；不渴者，不可与也；汗不出者，不可与也。常须识此，勿令误也。"这段论述为后人广泛遵从，但张锡纯对此另有看法。他指出脉浮弦而细、脉沉者"原当禁用白虎汤矣"。但不渴、汗不出不可与，显然与仲景原义违背。张锡纯认为，渴与不渴是《伤寒论》使用白虎汤和白虎加人参汤的重要指征，"夫用白虎汤之定例，渴者加人参，其不渴者即服白虎汤原方，无事加参可知矣"。但仲景并未言不渴者不可与白虎汤，因此，"吴氏以为不渴者不可与，显与经旨相背矣"。而且进一步讲，如吴氏所论，其人渴者与白虎汤，则有与仲景渴者用白虎加人参汤之经旨相背乎。因此，吴氏不渴者不可与白虎汤的论述显然有偏差。"汗不出者，不可与"，张锡纯认为："白虎汤三见于《伤寒论》，惟阳明篇中所主之三阳合病有汗，其太阳篇所主之病及厥阴篇所主之病，皆未见有汗也。仲圣当日未见有汗即用白虎汤，而吴氏则于未见有汗者禁用白虎汤，此不又显与经旨相背乎？"张锡纯认为人们奉"汗不出者，不可与"为金科玉律，对白虎汤"不敢轻用者，实皆未明石膏之性也"。他通过对《神农本草经》《名医别录》两书中有关石膏记载的分析中得出结论："石膏原具有发表之性，其汗不出者不正可借以发其汗乎。"

张氏通过其临床经验对无汗可用白虎汤作了直接的阐述。首先，病犹涉及阳明经者，服白虎汤往往汗出病解。"阳明之实热，一半在经，一半在府，或其热虽入府而犹连于经，服白虎汤后，大抵皆能出汗，斯乃石膏之凉与阳明之热化合而为汗以达于表也"。如果恐其不出汗，"则少加连翘、蝉蜕诸药以为之引导，服后覆杯之顷，其汗即出，且汗出后其病即愈，而不复有外感之热存留矣"。

其次，热已经入府，服白虎汤后可由汗解，也可内消。"其阳明之热已尽入府，服白虎汤后，大抵出汗者少，不出汗者多，其出汗者热可由汗而解，其不出汗者其热亦可内消"。张锡纯指出石膏有此作用是因其有"质重气轻"的特性，"其质重也，可以逐热下行，其气轻也，可以逐热上出，俾胃府之气化升降皆湛然清肃，外感之热自无存留之地矣"。为了避免人们的误用，他特别强调："石膏之发汗，原发身有实热之汗，非能发新受之风寒也。"

白虎加人参汤为白虎汤的主要变方，张氏指出："愚生平治寒温实热，用白虎加人参汤时，恒多于用白虎汤时。"《伤寒论》中白虎加人参汤主治或渴、或烦、或舌干，张锡纯认为，这些表现一方面是因为热邪内陷阳明所致，另一方面也标志着"其人真阴亏损也"。对此，采用甘寒之品往往乏效，唯有人参，"加于白虎汤中，实能于邪火炽盛之时立复真阴，此中盖有化合之妙也"。张锡纯根据自己的救误经验对使用白虎加人参汤的证候作了如下概括。

一是脉象数或弦硬者。"凡遇其人脉数或弦硬，或年过五旬，或在劳心劳力之余，或其人身形素羸弱，即非在汗吐下后，渴而心烦者，当用白虎汤时，皆宜加人参"。其原因为，"白虎汤证其脉宜见滑象，脉有硬象即非滑矣，此中原有阴亏之象，是以宜治以白虎加人参汤"。

二是邪伏甚深者。张锡纯指出对此证应当特别注意"补助正气，俾吾身之正气壮旺，自能逐邪外出也"。此时可用白虎加人参汤，方中石膏与人参并用，"其凉散之力，与人参补益之力互相化合，能旋转于脏腑之间，以搜剔深入之外邪，使之净尽无遗"。

在以上使用范围内用白虎加人参汤，张锡纯也常"因证制宜"，对原方稍作变通。"凡遇脉过六至者，恒用生怀山药一两以代方中粳米"；"若遇阳明之热既实，而其人又兼下痢者，恒用生杭芍一两以代方中知母"，因芍药善清肝热以除痢疾之里急后重，又凉润滋阴；"若妇人产后患寒温实热者，亦以山药代粳米，又必以玄参八钱，以代方中知母"；"治寒温证当用白虎加人参汤而体弱阴亏者"，白虎加人参汤以生地黄代知母，生山药代粳米。他还特别指出，"有外感之实热日久不退，致其人气血两亏，危险迫于目前，急救以白虎加人参汤，其病只愈一半，必继服他种补益之药始能痊愈"。

通变白虎加人参汤就是张锡纯白虎加人参汤变通的代表方。通变白虎加人参汤主治下痢，或赤、或白、或赤白参半，下重腹疼，周身发热，服凉药而热不休，脉象确有实热者。该方由生石膏二两、生杭芍八钱、生山药六钱、人参五钱、甘草二钱组成。此方即白虎加人参汤以芍药代知母、山药代粳米。本方所治疗痢证夹杂外感，"外感之热邪，随痢深陷，永无出路，以致痢为热邪所助，日甚一日而永无愈期"。治以人参助石膏，使深陷之邪徐徐上升外散，消解无余。加以芍药、甘草以理下重腹疼，山药以滋阴固下。对于不能食、兼有泄泻、脉细数者，张锡纯在此方基础之上又进行变化，即用滑石代石膏，倍山药，去人参，"用滑石不用石膏者，以其证兼泻也。为不用石膏，即不敢用人参，故倍用山药以增其补力"。此为张锡纯通变又通变之方，充分体现了张锡纯对白虎加人参汤运用的精纯。

张氏根据其临床经验，创新性地提出了"白虎加人参汤代承气汤"以清代下的用法，极大地拓展了白虎汤的运用范围。张锡纯白虎加人参汤代承气汤的依据如下。

一是白虎汤和白虎加人参汤有凉润化燥结之作用。"凡遇有证之可下而可缓下者，恒以白虎汤代承气，或以白虎加人参汤代承气，其凉润下达之力，恒可使大便徐化，其燥结无事用承气而自然通下，且下后又无不解之虞也"。二是因承气力猛。"《伤寒论》阳明篇中，白虎汤后，继以承气汤，以攻下肠中燥结，而又详载不可攻下诸证。诚以承气力猛，倘或审证不确，即足误事"。三是伤寒下不厌迟，可先用白虎汤清之。"伤寒已过旬日，阳明火实，大便燥结，原是承气汤证。然下不妨迟，愚对于此等证，恒先用白虎汤清之，多有因服白虎汤大便得通者"。四是热入阳明但尚未至大便燥硬，热清大便可自行通下。"愚治寒温证不轻用降下之品，其人虽热入阳明之腑，若无大便燥硬，欲下不下之实征，亦恒投以大剂白虎汤清其热，热清大便恒自通下"。

由于以上众多原因，张锡纯主张以清代下，他认为此为"避难就易""百用不至一失之法"。其具体方法是："凡遇阳明应下证，亦先投以大剂白虎汤一两剂。大便往往得通，病亦即愈。即间有服白虎汤数剂，大便犹不通者，而实火既消，津液自生，肠中不致干燥，大便自易降下。用玄明粉三钱，加蜂蜜或柿霜两许，开水冲调服下，大便即通。若仍有余火未尽，而大便不通者，单用生大黄末一钱（若凉水调服生大黄末一钱，可抵煮服者一两），蜜水调服，通其大便亦可。且通大便于服白虎汤后，更无下后不解之虞。盖下证略具，而脉近虚数者，遽以承气下之，原多有下后不解者，以其真阴亏、元气虚也。唯先服白虎汤或先服白虎加人参汤，去其实火，即以复其真阴，培其元气，而后微用降药通之，下后又何至不解乎。"

除上证之外，如阳明腑实，大便燥结，本当用承气下之，但因呕吐不能受药，张锡纯认为此证乃因腑实兼有胃气与胃中津液大伤所致，故用白虎法治之，如芒硝（六钱）、代赭石（二两，研细）、生石膏（二两，捣细）、潞党参（五钱）。此方即所制镇逆承气汤，方中"用党参补助胃中元气，且与凉润之石膏并用，大能滋胃中津液，俾胃中气足液生，自能运转药力下至魄门以通大便也"。

综上所述，张锡纯对阳明实热常以清法治疗，并根据《伤寒论》白虎汤和白虎加人参汤创立诸多有效的方剂，无怪他说："日日临证，白虎汤实为常用之品，承气汤恒终岁不一用也。"

（3）小柴胡汤　张氏认为"小柴胡汤系和解之剂，原非发汗之剂"，但《伤寒论》记载"复与柴胡汤，必蒸蒸而振，却复发热汗出而解"。那么此条汗出如何理解呢？张氏认为，少阳为游部，其手、足二经联系甚为紧密。本证误下之后，邪入足少阳，聚于胁下，同时散漫于手少阳三焦，"此时仍投以小柴胡和解之，则邪之散漫于三焦者，遂可由手少阳外达之经络作汗而解，而其留于胁下者，亦与之同气相求，借径于手少阳而汗解"。张锡纯指出，"足少阳之由汗解原非正路"，此因下后气虚，服小柴胡汤后，胁下之邪不能上升透膈而解，因蓄极而开手少阳三焦旁通之路，故必战而后汗。张锡纯认为，小柴胡汤中用柴胡，是"欲借柴胡之力升提少阳之邪以透膈上出也"。柴胡虽非发汗之药，而多用之亦能出汗。因此，仲景用去滓再煎之法，使其发汗之力减弱，"然多用之又恐其旁行发汗，则上升之力不专，小柴胡汤之去渣重煎，所以减其发汗之力也"。

仲景论小柴胡汤应用指征时指出"但见一证便是，不必悉具"，可见对柴胡证主症的判定是十分重要的，而寒热往来无疑是柴胡证最特征性的症状。张锡纯则认为"用柴胡以治少阳外感之邪，不必其寒热往来也"。他将恶心欲吐作为使用小柴胡汤的主症，"知其人纯系外感，而有恶心欲吐之现象，是即病在少阳，欲借少阳枢转之机透膈上达也。治以小柴胡可随手奏效，此病机欲上者因而越之也"。他还补充了应当使用小柴胡汤的症状，"又有其人不见寒热往来，亦并不喜呕，惟频频多吐黏涎，斯亦可断为少阳病，而与以小柴胡汤"。张锡纯认为频频多吐黏涎，乃"少阳欲传太阴，而太阴湿土之气经少阳之火铄炼，遂凝为黏涎频频吐出"，此时治以小柴胡汤，"可断其入太阴之路，俾由少阳而解矣"。

自叶天士之后，世人多认为柴胡不治疟，而常以青蒿代之。张锡纯指出，叶氏当时所治均为疟久而虚证明显者，或病在厥阴，"先寒后热，出汗少愈，形状类疟之证"，此类证固不可用柴胡之升提。如果是疟疾，"疟邪伏于胁下两板油中，乃足少阳经之大都会，柴胡能入其中，升提疟邪透膈上出，而青蒿无斯力也"。因此，张锡纯以小柴胡汤治疗疟疾，"若遇阴虚者，或热入于血分者，不妨多用滋阴凉血之药佐之；若遇燥热者，或热盛于气分者，不妨多用润燥清火之药佐之"。如加味小柴胡汤，治疗疟久不愈，脉象弦无力，方用柴胡、黄芩、知母、人参、鳖甲、清半夏、常山、草果、甘草、酒曲、姜枣等。

总之，张氏对经方的研究注意从实践中获得经验，对经方的作用进行深研，提出新的认识。他敢于突破经方不可随意更改的传统观念束缚，根据因时、因地、因人、因证的原则对经方的药物、剂量进行变通，甚至在原方的基础上重新组方，以弥补经方治疗今病的不足。张锡纯在研究过程中特别注意自然气化的变更对人体和疾病造成的影响，并以古今人体体质的差异作为其对《伤寒论》研究的基础，这是他取得创新性研究成果的重要原因。

3. 对伤寒药物的研究　张氏不仅精于经方的研究和使用，而且对《伤寒论》中的药物研究也有很深的造诣。下面即以石膏、人参、代赭石为例进行论述。

（1）石膏 《伤寒论》中应用石膏主要用其清热之性，治疗太阳伤寒兼有郁热在内和阳明实热证，以及大热未退气阴两伤者。

张氏使用石膏主要治疗下列病证：①石膏善清外感实热，用治伤寒、温病、温疫，或痢疾夹外感、身热不休，服清火药无效，或疟疾见阳明实热，以及产后温病等，症见身热、烦热甚或神昏、燥渴，喜食凉物，服药后呕吐，或见下痢赤白，小便热，腹中下坠迫及脊骨，苔黄而干或带黑，或苔白厚中心微黄，脉滑洪数有力。②石膏善清瘟疹之热，用治壮热，出疹，舌苔白厚，脉洪数。③石膏善清咽喉头面之热，用治大头瘟、发颐、脑漏等，症见头面悉肿，或颌下颈项肿，咽喉肿痛、硬热色红、难以下咽，或鼻流浊涕、气腥臭，眩晕，大便干，舌苔白而微黄，脉洪滑而长。④石膏善清伏气、外感稽留之热，用治"伏气化热，阻塞奇经之经络"所致的腹痛，或伏气伏于胸膈，熏蒸肺脏咳嗽吐痰腥臭，以及伏热下陷奇经诸脉，上冲脑部时作眩晕，又或热入血室者。对于阳明热证误用甘寒，闭塞邪热，以致病久不愈者，张锡纯指出"外感稽留之热，非石膏不能解也"。⑤其他，张氏用石膏不拘于外感，对"纯系内伤，脏腑失和"的痿证亦用石膏，此外尚用于痔疮、眼疾、劳嗽由外感引发等病，"恒有令人意外之效"。

张氏在仲景使用石膏的基础上加以变通和创新。张锡纯常将石膏与辛凉宣散之品配伍，如薄荷、蝉蜕配伍石膏代替仲景石膏配伍麻黄法。此外，张锡纯还取凉散之作用，用石膏配白茅根、黄芪治疗喘嗽冬时严重者，配羚羊角解除内郁之火毒。

需要特别指出的是，张氏衷中参西，从石膏配麻黄化出石膏配阿司匹林的中西药配伍方法，极具特色。张锡纯认为"石膏之性，又最宜与西药阿司匹林并用。盖石膏清热之力虽大，而发表之力稍轻。阿司匹林……最善达表，使内郁之热由表解散，与石膏相助为理，实有相得益彰之妙也"。在使用中，张锡纯或前后互用，或一时并用，灵活用于治疗多种疾病。一是"外感之热，已入阳明胃腑，其人头疼舌苔犹白者，是仍带表证"。可先用阿司匹林、蔗糖水送服以汗之，复用生石膏两许，煎汤热饮。二是舌苔微黄，脉象犹浮，"虽洪滑而按之不实者，仍可用阿司匹林汗之"。先用生石膏煮汤服之，然后投以阿司匹林，汗后病易解。若其热未随汗全解，仍可徐饮以生石膏汤清其热。三是"若斑疹之毒，郁而未发，其人表里俱热，大便不滑泻者"。用生石膏五六钱，煎汤冲服阿司匹林半瓦许，服后取微似有汗。若汗出热不退，大便燥结者，用生石膏二三两许，煎汤一大碗（约有三四茶杯），冲阿司匹林。壮热全消，仍不至滑泻为度。四是用阿司匹林与石膏并用，"治关节肿疼之夹有外感实热者"，多能立见奇效。

对于石膏的煎服法，张氏主张使用生石膏。认为石膏当生用，不可煅用，如果"误认为大寒而煅用之，则宣散之性变为收敛，以治外感有实热者，竟将其痰火敛住，凝结不散，用至一两即足伤人，是变金丹为鸩毒也"。张锡纯使用生石膏治疗热病，采用多次服法，如单用生石膏，"煎汤三四茶杯，分四五次徐徐温饮下，热退不必尽剂"。甚至有时还主张用鲜梨片蘸生石膏末嚼服，张氏认为此种效果比汤剂更佳。

（2）人参 张氏研究《伤寒论》药物，得出结论"古之人参与今之辽人参原非一种"。首先，从药味上辨别，"《本经》载，人参味甘，未尝言苦，今党参味甘，辽人参则甘而微苦，古之人参其为今之党参无疑也"；从药性上辨别，党参"气温性和"，"辽人参，其补力热力皆倍于党参"，党参较之"辽人参为易用"；从药材上辨别，辽人参"品类不齐，野山自生者性近平和，而价值昂贵，原非常用之品。至种植之秧参，其性燥热"，"用于伤寒、瘟疫诸方，尤非所宜"。因此，张锡纯认为古所用之人参，当为今之党参。

《伤寒论》中人参的功效多为补气、养阴、健脾及补气助运等。张锡纯研究人参的功效，指出人参可用来治疗下列病证：①用治大气下陷证，症见神昏，五六呼吸之顷必长出一口，或不能喘息，脱肛，舌干，脉微弱而迟。②用治戴阳证，症见烦躁，鼻如烟熏，面如火炙，滑泻，关前洪滑，两尺无力。③用治吐血致气血亏极脱证，症见呕血，脉摇摇无根，一动或两三动一止。

张氏对人参的使用继承了张仲景人参补元气、益脾胃、养阴津的思想。他指出："久病之余，元气亏损，人参兼能固元气"，因此临证对于脱证，他效法仲景四逆类以人参配伍附子，回阳固脱，还独创人参、山萸肉并用以止脱固汗的药对组合，如来复汤、急救回阳汤。张锡纯认为人参能养阴，这是因其"性热而濡润"，因此"辅以凉润之药即能气血双补，盖平其热性不使耗阴，气盛自能生血也"。基于此，临床常用麦冬、生地黄、山药等与人参配伍，以达补气滋阴之效，如参麦汤、醴泉饮。

除此之外，张锡纯对人参的功用还有独特的认识，他指出，人参长于补而有时善通，能"补助气化而兼流通其气化"，因此认为临证之时，如"脉虚者，其气化不能运化药力，方虽对证无功，又宜助以人参"。如治疗气虚导致的小便不利，创制了宣阳汤。方用野台参、威灵仙、寸麦冬、地肤子等。再如治疗水肿小便不利，其脉沉迟无力，自觉寒凉的加味苓桂术甘汤，用白术三钱、桂枝尖二钱、茯苓片二钱、甘草一钱、干姜三钱、人参三钱、乌附子二钱、威灵仙一钱五分。方中皆用人参，并佐以威灵仙，补气宣通，所以张锡纯总结道："灵仙与人参并用，治气虚小便不利甚效。"

（3）代赭石　代赭石在《伤寒论》中运用很少，只出现于旋覆代赭汤中，起到降胃气的效果。张锡纯研究代赭石，认为其主治的病证：①代赭石有"降逆开壅"之功效，用治痰涎上壅，堵塞咽喉不得息；自觉气自下焦起，上逆冲心；下脘结痛，呕吐，或妊娠恶阻；以及外感风寒、温病伴见胸膈满闷、呕吐，苔黄，脉滑实。②治疗虚劳咳嗽，兼见胸闷、动则作喘、食后即吐、大便不通，脉弱数，有根底者。③治疗吐衄，"治吐衄之证，当以降胃为主，而降胃之药，实以赭石为最效"。④代赭石"善平肝""重坠之力，能引痰火下行"，用治头疼、癫狂、痫风等。⑤代赭石"下达之力速，上逆之气血即可随之而下"，用治中风。⑥代赭石"重坠则力能下行"，治疗难产。

张氏将代赭石、人参作为药对使用，他指出："参赭镇气汤中人参，借赭石下行之力，挽回将脱之元气，以镇安奠定之，亦旋覆代赭石汤之义也。"张锡纯代赭石、人参同用，用于四种病证的治疗。一是治疗气欲上脱者，人参为救脱的要药，但"人参之性补而兼升，以治上脱，转有气高不返之虞"，"惟与赭石同用，始能纳气归根"，因为代赭石"能引气归原，更能引人参补益之力下行，直至涌泉"。如参赭镇气汤，治阴阳两虚，喘逆迫促，有将脱之势，或肾虚不摄，冲气上干，致胃气不降作满闷。组成：野台参、生赭石、生芡实、生山药、山萸肉、生龙骨、生牡蛎、生杭芍、苏子。应当注意的是，"证兼下脱者，赭石又不宜用"。二是治疗"逆气上干，填塞胸膈，或兼呕吐，其证之上盛下虚者"，如醴泉饮，本方治虚劳发热，或喘或嗽，脉数而弱。组成：生山药、大生地、人参、玄参、生赭石、牛蒡子、天冬、甘草。方中用人参以补助气分，与生地黄、山药、玄参、天冬等凉润药并用，又能补助阴分。"虑其升补之性，与咳嗽上逆者不宜，故又佐以赭石"，其"压力最胜者，可使人参补益之力下行直至涌泉，而上焦之逆气浮火，皆随之顺流而下；更可使下焦真元之气，得人参之峻补而顿旺，自能吸引上焦之逆气浮火下行也"。张锡纯指出："初制此方时，原无赭石，有丹参三钱，以运化人参之补力。后治一年少妇人，信水数月不行，时作寒热，干嗽连连，且兼喘逆，胸膈满闷，不思饮食，脉数几至七至。治以有丹参原方不效，遂以赭石易丹参，一剂咳与喘皆愈强半，胸次开通，即能饮食，又服数剂脉亦和缓，共服二十剂，诸病皆愈。"可见代赭石在方中的重要作用。三是治疗膈食证，"人参以壮胃气，气壮自能撑悬贲门，使之宽展；赭石以降冲气，冲降自夹痰涎下行，不虑杜塞"。如参赭培气汤，治膈食。组成：潞党参、天冬、生赭石、清半夏、淡苁蓉、知母、当归身、柿霜饼。四是治疗吐血。"吐血过多者，古方恒治以独参汤，谓血脱者先益其气也。然吐血以后，多虚热上升，投以独参汤恐转助其虚热，致血证仍然反复。愚遇此等证，亦恒用人参而以重坠凉润之药辅之"。如保元寒降汤，治吐血过多，气分虚甚，喘促咳逆，血脱而气亦将脱，其脉上盛下虚，上焦兼烦热者。组成：生山药、野台参、生赭石、知母、大生地、生杭芍、牛蒡子、三七。

另外，张氏认为用代赭石主要当取其"凉镇"之功。其"性微凉，能生血兼能凉血，而本品不伤肠胃"；"其质重坠，有善镇逆气，降痰涎，止呕吐，通燥结"之功，且"性甚平和，虽降逆气而不伤正气，通燥结而毫无开破"。基于此，张锡纯在人参、代赭石的配伍基础上又有发挥。一是与温补药配伍，治疗下寒上热，以及防止温补过度有碍气化。张锡纯认为，补脾药物有妨碍胃气下降的不良作用，容易导致胀满，而佐以降气之品又与气虚者不宜。"惟赭石性善降胃，而分毫不伤气分，且补药性多温，易生浮热，赭石性原不凉而能引热下行。是以愚习用赭石，不但以之降胃也，凡遇有虚热之证，或其人因热痰嗽，或其人因热怔忡，但问其大便不滑泻者，方中加以赭石，则奏效必速也"。另外，证属下寒上热，"欲用温热之药以祛其寒，上焦恒格拒不受，惟佐以赭石使之速于下行，直达病所，上焦之浮热转能因之而下"，如配附子，治疗房事后食生冷而致烦热、囊缩、便结、少腹抽痛者。二是配伍敛降药，增强降气之作用。如配伍芡实治疗冲气上逆，"赭石以镇之，芡实以敛之，冲气自安其宅也"。方如镇摄汤，治胸膈满闷，其脉大而弦，按之似有力，非真有力，此脾胃真气外泄，冲脉逆气上干之证。组成：野台参、生赭石、生芡实、生山药、山萸肉、清半夏、茯苓。再如配甘遂，"甘遂力甚猛悍，以攻决为用，能下行亦能上达，若无以驾驭之，服后恒至吐泻交作……故以赭石之镇逆，干姜之降逆，协力下行，以参赞甘遂成功也"。如赭遂攻结汤，治宿食结于肠间，不能下行，大便多日不通。其证或因饮食过度，或因恣食生冷，或因寒火凝结，或因呕吐既久，胃气冲气，皆上逆不下降。组成：生赭石轧细二两、朴硝五钱、干姜二钱、甘遂一钱半轧细药汁送服。"甘遂辛窜之性，最善行水，能引胃中之水直达燥结之处"。

六、临证医案

1. 感冒医案

（1）李姓少年，得伤寒证已过旬日，表证未罢，时或恶寒，头犹微疼，舌苔犹白，心中微觉发热，小便色黄，脉象浮弦，重按似有力，此热入太阳之腑也。投以麻黄汤，为加知母八钱，滑石六钱，服后一汗而愈。（《医学衷中参西录·论伤寒脉紧及用麻黄汤之变通法》）

（2）一媪年近六旬，感冒风寒，投以发表之剂，中有桂枝，一服而愈。后数月又得感冒证，兼有心中积热，自服原方，竟至吐血。由斯观之，此证既血热，有将衄之势，桂枝汤亦似难用，纵有表证宜解，拟用麻黄汤，去桂枝，加知母、芍药，方为稳妥。（《医学衷中参西录·治伤寒方》）

（3）一人年近四旬，身体素羸弱，于季冬得伤寒症，医者投以麻黄汤汗无分毫，求为诊治。其脉似紧而不任重按，遂于麻黄汤中加生黄芪、天花粉各五钱，一剂得汗而愈。（《医学衷中参西录·太阳病麻黄汤证》）

（4）一人年过三旬，身形素羸弱，又喜吸鸦片，于冬令得伤寒证，因粗通医学，自服麻黄汤，分毫无汗。求为诊视，脉甚微细，无紧象。遂即所用原方，为加生黄芪五钱，服后得汗而愈。（《医学衷中参西录·论伤寒脉紧及用麻黄汤之变通法》）

（5）一人亦年近四旬，初得外感，经医甫治愈，即出门作事，又重受外感，内外俱觉寒凉，头疼气息微喘，周身微形寒战，诊其脉六部皆无，重按亦不见。愚不禁骇然，问其心中除觉寒凉外别无所苦，知犹可治，不至有意外之虑，遂于麻黄汤原方中为加生黄芪一两，服药后六脉皆出，周身得微汗，病遂愈。（《医学衷中参西录·太阳病麻黄汤证》）

（6）一人年逾弱冠，禀赋素羸弱。又专心医学，昕夕研究，颇费深思。偶于初夏，往邑中办事，因受感冒病于旅邸，迎愚诊视，适愚远出，遂求他医治疗，将近一旬，病犹未愈。时适愚自他处旋里，路经其处，闻其有病，停车视之，正值其父亦来看视，见愚喜甚，盖其人亦略识医学，素深信愚者也。时正为病人煎药，视其方乃系发表之剂，及为诊视，则白虎汤证也。嘱其所煎之药，千万莫服。其父求为疏方，因思病者禀赋素弱，且又在劳心之余，若用白虎汤原宜加人参，然其父虽信愚，而其人实小心过度，若加人参，石膏必须多用，或因此不敢径服，况病者未尝汗下，且又不渴，想但用白虎汤不加人参亦可奏效。遂为开白虎汤原方，酌用生石膏二两，其父犹嫌其多。愚曰：此因君平素小心特少用耳，非多也。又因脉有数象，外加生地黄一两以滋其阴分。嘱其煎汤两盅分两次温饮下，且嘱其若服后热未尽退，其大便不滑泻者，可即原方仍服一剂。迨愚旋里后，其药止服一剂，热退十之八九，虽有余热未清，不敢再服。迟旬日人便燥结不下，两腿微肿，拟再迎愚诊视，适有其友人某，稍知医学，谓其腿肿系为前次重用生石膏二两所伤。其父信友人之言，遂改延他医，见其大便燥结，投以降下之剂，方中重用大黄八钱，将药服下其人即不能语矣。其父见病势垂危，急遣人迎愚，未及诊视而亡矣。夫此证之所以便结腿肿者，因其余热未清，药即停止也。乃调养既失之于前，又误药之于后，竟至一误再误，而不及挽救，使其当时不听其友人盲论，仍迎愚为诊治，或再投以白虎汤，或投以白虎加人参汤，将石膏加重用之，其大便即可因服凉润之药而通下，大便既通，小便自利，腿之肿者不治自愈矣。就此案观之，则知大柴胡汤中用大黄，诚不如用石膏也（重用白虎汤即可代承气，曾于前节论承气汤时详言之）。盖愚当成童时，医者多笃信吴又可，用大剂承气汤以治阳明腑实之证，莫不随手奏效。及愚业医时，从前之笃信吴又可者，竟恒多偾事，此相隔不过十余年耳，况汉季至今千余年哉。盖愚在医界颇以善治寒温知名，然对于白虎汤或白虎加人参汤，旬日之间必用数次，而对于承气汤恒终岁未尝一用也。非敢任意左右古方，且僭易古方，此诚为救人计而甘冒不韪之名。医界同人之览斯编者尚其谅之。（《医学衷中参西录·论大柴胡汤证》）

（7）一少年，于季冬得伤寒证，其人阴分素亏，脉近六至，且甚弦细，身冷恶寒，舌苔淡白。延医诊视，医者谓脉数而弱，伤寒虽在初得，恐不可用麻黄强发其汗。此时愚应其近邻之聘，因邀愚至其家，与所延之医相商。愚曰：麻黄发汗之力虽猛，然少用则无妨，再辅以补正之品，自能稳妥奏功矣。遂为疏方麻黄钱半，桂枝尖一钱，杏仁、甘草各钱半，又为加生怀山药、北沙参各六钱。嘱其煎汤服后，若至两点钟不出汗，宜服西药阿司匹林二分许，以助其出汗。后果如法服之，周身得汗而愈矣。（《医学衷中参西录·论伤寒脉紧及用麻黄汤之变通法》）

（8）一叟年六旬余。素吸鸦片，羸弱多病，于孟冬感冒风寒，其脉微弱而浮。愚用生黄芪数钱，同表散之药治之，得汗而愈。间日，因有紧务事，冒寒出门，汗后重感，比前较剧。病卧旅邸，不能旋里，因延彼处医者诊治。时身热饮水，病在阳明之腑。医者因其脉微弱，转进温补，病益进。更延他医，以为上有浮热，下有实寒，用附子、吴茱萸，加黄连治之。服后，齿龈尽肿，且甚疼痛，时觉烦躁，频频饮水，不能解渴，不得已复来迎愚。至诊其脉细而数，按之略实。遂投以此汤（白虎加人参以山药代粳米汤：生石膏三两、知母一两、人参六钱、生山药六钱、甘草三钱；主治寒温实热已入阳明之腑，燥渴嗜饮凉水，脉象细数。编者注），加玄参六钱，以散其浮游之热。一剂牙疼即愈，烦躁与渴亦见轻。翌日用原方去玄参，将药煎成，调入生鸡子黄三枚，作三次温饮下，大便得通而愈。（《医学衷中参西录·治伤寒温病同用方》）

2. 伤寒医案

（1）李儒斋，山东银行执事，夏日得少阴伤寒，用麻黄附子细辛汤，加生山药、大熟地二味治愈。（《医学衷中参西录·治愈笔记》）

（2）刘姓妇人，得伤寒少阳证，寒热往来无定时，心中发热，呕吐痰涎，连连不竭，脉象沉弦。为开小柴胡汤原方，亦柴胡减半用四钱，加生石膏一两、云苓片四钱。有知医者在座，疑而问曰：少阳经之证，未见有连连吐黏涎不竭者，今先生用小柴胡汤，又加石膏、茯苓，将勿不但为少阳经病，或又兼他经之病乎？答曰：君之问诚然也，此乃少阳病而连太阴也。少阳之去路原为太阴之经，太阴在腹为湿土之气，若与少阳相并，则湿热化合，即可多生黏涎，故于小柴胡汤中加石膏、茯苓，以清少阳之热，

即以利太阴之湿也。知医者闻之，甚为叹服。遂将此方煎服，两剂痊愈。（《医学衷中参西录·少阳病小柴胡汤证》）

（3）马朴臣，辽宁大西关人，年五十一岁，业商，得伤寒兼有伏热证。

病因：家本小康，因买卖俄国银币票赔钱数万元，家计顿窘，懊悔不已，致生内热。孟冬时因受风，咳嗽有痰微喘，小便不利，周身漫肿。愚为治愈，旬日之外，又重受外感，因得斯证。

证候：表里大热，烦躁不安，脑中胀疼，大便数日一行，甚干燥，舌苔白厚，中心微黄，脉极洪实，左右皆然，此乃阳明腑实之证。凡阳明腑实之脉，多偏见于右手，此脉左右皆洪实者，因其时常懊悔，心肝积有内热也，其脑中胀疼者，因心与肝胆之热夹阳明之热上攻也。当用大剂寒凉微带表散，清其阳明胃腑之热，兼以清其心肝之热。

处方：生石膏四两（捣细），知母一两，甘草四钱，粳米六钱，青连翘三钱。共作汤煎至米熟，取汤三盅，分三次温服下，病愈勿尽剂。方解：此方即白虎汤加连翘也，白虎汤为伤寒病阳明府热之正药，加连翘者取其色青入肝，气轻入心，又能引白虎汤之力达于心肝以清热也。

效果：将药三次服完，其热稍退，翌日病复还原，连服五剂，将生石膏加至八两，病仍如故，大便亦不滑泻，病家惧不可挽救，因晓之曰：石膏原为平和之药，惟服其细末则较有力，听吾用药勿阻，此次即愈矣。为疏方，方中生石膏仍用八两，将药煎服之后，又用生石膏细末二两，俾蘸梨片徐徐嚼服之，服至两半，其热全消，遂停服，从此病愈，不再反复。

附记：此案曾登于《名医验案类编》，何廉臣评此案云："日本和田东郭氏谓：'石膏非大剂则无效，故白虎汤、竹叶石膏汤及其他石膏诸方，其量皆过于平剂。世医不知此意为小剂用之，譬如一杯水救一车薪之火，宜乎无效也。'吾国善用石膏者，除长沙汉方之外，明有缪氏仲淳，清有顾氏松园、余氏师愚、王氏孟英，皆以善治温热名，凡治阳明实热之证，无不重用石膏以奏功。今用石膏由四两加至八两，似已骇人听闻，然连服五六剂热仍如故，大便亦不滑泻，迨外加石膏细末梨片蘸服又至两半，热始全消而病愈，可见石膏为凉药中纯良之品，世之畏石膏如虎者，可以放胆而不必怀疑也。"（《医学衷中参西录·伤寒门》）

（4）毛姓少年，伤寒已过旬日，阳明火实，大便燥结，原是承气汤证。然下不妨迟，愚对于此证，恒先用白虎汤清之，多有因服白虎汤大便得通而愈者。于是投以大剂白虎汤，一日连进二剂，至晚九句钟，火似见退而精神恍惚，大便亦未通行。诊其脉变为弦象，夫弦主火衰，亦主气虚，知其证清解已过，而其大便仍不通者，因其气分亏损，不能运行白虎汤凉润之力也。遂单用人参五钱煎汤俾服之，须臾大便即通，病亦遂愈。（《医学衷中参西录·人参解》）

（5）李儒斋，天津山东省银行理事，年三十二岁，于夏季得伤寒证。

病因：午间恣食瓜果，因夜间失眠，遂食余酣睡，值东风骤至，天气忽变寒凉，因而冻醒，其未醒之时又复梦中遗精，醒后遂觉周身寒凉抖战，腹中又复隐隐作疼，惧甚，遂急延为诊视。

证候：迨愚至为诊视时，其寒战腹疼益甚，其脉六部皆微细欲无，知其已成直中少阴之伤寒也。

诊断：按直中少阴伤寒为麻黄附子细辛汤证，而因在梦遗之后，腹中作疼，则寒凉之内侵者益深入也，是宜于麻黄附子细辛汤中再加温暖补益之品。

处方：麻黄二钱，乌附子三钱，细辛一钱，熟地黄一两，生怀山药五钱，净萸肉五钱，干姜三钱，公丁香十粒。煎汤一大盅，温服，温覆取汗，勿令过度。

效果：将药服后，过一点钟，周身微汗，寒战与腹疼皆愈。

或问：麻黄附子细辛汤证，伤寒始得发热脉沉也，今斯证寒战脉沉细，夫寒战与发热迥异矣，何以亦用麻黄附子细辛汤乎？

答曰：麻黄附子细辛汤证，是由太阳传少阴也，为其病传少阴是以脉沉，为其自太阳传少阴是以太阳有反应之力而发热。此证昼眠冻醒，是自太阳传少阴，又因恣食寒凉，继而昼寝梦遗，其寒凉又直中少阴，内外寒凉夹攻，是以外寒战而内腹疼，太阳虽为表阳亦无反应之力也。方中用麻黄以逐表寒，用附子以解里寒，用细辛以通融表里，使表里之寒尽化；又因其少阴新虚，加熟地黄、萸肉、山药以补之，养正即以除邪也，又因其腹疼知寒侵太深，又加干姜、丁香助附子、细辛以除之，寒邪自无遁藏也。方中用意周匝，是以服之即效。至于麻黄发汗止二钱者，因当夏令也，若当冬令则此证必须用四钱方能出汗，此用药因时令而有异也。至若在南方，虽当冬令，用麻黄二钱亦能发汗，且南方又有麻黄不过钱之说，此又用药因地点而有异也。（《医学衷中参西录·伤寒门》）

（6）天津钱姓壮年，为外洋饭店经理，得伤寒证，三四日间延为诊视。其脉象洪滑甚实，或七八动一止，或十余动一止，其止皆在左部，询其得病之由，知系未病之前曾怒动肝火，继又出门感寒，遂得斯病，因此知其左脉之结乃肝气之不舒也。为疏方仍白虎加人参汤加减，生石膏细末四两，知母八钱，以生山药代粳米用六钱，野台参四钱，甘草三钱，外加生莱菔子四钱（捣碎），煎汤三盅，分三次温服下。结脉虽除，而脉象仍有余热，遂即原方将石膏减去一两，人参、莱菔子各减一钱，仍如前煎服，其大便从前四日未通，将药三次服完后，大便通下，病遂痊愈。

按：此次所用之方中不以生地黄代知母者，因地黄之性与莱菔子不相宜也。又愚治寒温证不轻用降下之品，其人虽热入阳明之腑，若无大便燥硬欲下不下之实证，亦恒投以大剂白虎汤清其热，热清大便恒自通下。是以愚日日临证，白虎汤实为常用之品，承气汤恒终岁不一用也。（《医学衷中参西录·太阳病炙甘草汤证》）

（7）同邑友人毛仙阁之三子哲嗣印棠，年三十二岁，素有痰饮，得伤寒证，服药调治而愈。后因饮食过度而复，服药又愈。后数日又因饮食过度而复，医治无效。四五日间，延愚诊视，其脉洪长有力，而舌苔淡白，亦不燥渴，食梨一口即觉凉甚，食石榴籽一粒，心亦觉凉。愚舍证从脉，为开大剂白虎汤方，因其素有痰饮，加清半夏数钱。其表兄高夷清在座，邑中之宿医也，疑而问曰："此证心中不渴不热，而畏食寒凉如此，以余视之虽清解药亦不宜用，子何所据而用生石膏数两乎？

答曰："此脉之洪实，原是阳明实热之证，其不觉渴与热者，因其素有痰饮湿盛故也。其畏食寒凉者，因胃中痰饮与外感之热互相胶漆，致胃腑转从其化与凉为敌也。"仙阁素晓医学，信用愚言，两日夜间服药十余次，共用生石膏斤余，脉始和平，愚遂旋里。隔两日复来相迎，言病人反复甚剧，形状异常，有危在顷刻之虑。因思此证治愈甚的，何至如此反复。即至（相隔三里强），见其痰涎壅盛，连连咳吐不竭，精神恍惚，言语错乱，身体颤动，诊其脉平和无病，惟右关胃气稍弱。愚恍然会悟，急谓其家人曰："此证万无闪失，前因饮食过度而复，此次又因戒饮食过度而复也。"其家人果谓有鉴前失，数日之间，所与饮食甚少。愚曰："此无须用药，饱食即可愈矣。"其家人虑其病状若此，不能进食。愚曰："无庸如此多虑，果系由饿而得之病，见饮食必然思食。其家人依愚言，时已届晚八句钟，至黎明进食三次，每次撙节与之，其病遂愈。（《医学衷中参西录·石膏解》）

（8）一人冬日得伤寒证，胸中异常烦躁，医者不识为大青龙汤证，竟投以麻黄汤，服后分毫无汗，胸中烦躁益甚，自觉屋隘莫能容，诊其脉洪滑而浮，治以大青龙汤，为加天花粉八钱，服后五分钟，周身汗出如洗，病若失。

或问：服桂枝汤者，宜微似有汗，不可令如水流漓，病必不除，服麻黄汤者，覆取微似汗，知亦不可令汗如水流漓也。今于大青龙汤中加花粉，服汤后竟汗出如洗而病若失者何也？

答曰：善哉问也，此中原有妙理，非此问莫能发之。凡伤寒、温病，皆忌伤其阴分，桂枝汤证与麻黄汤证，禁过发汗者恐伤其阴分也。至大青龙汤证，其胸中蕴有燥热，得重量之石膏则化合而为汗，其燥热愈深者，化合之汗愈多，非尽量透发于外，其燥热即不能彻底清肃，是以此等汗不出则已，出则如时雨沛然莫可遏抑。盖麻黄、桂枝等汤，皆用药以祛病，得微汗则药力即能胜病，是以无事过汗以伤阴分。至大青龙汤乃合麻、桂为一方，又去芍药之酸收，益以石膏之辛凉，其与胸中所蕴之燥热化合，犹如冶红之铁沃之以水，其热气自然蓬勃四达，此乃调燮其阴阳，听其自汗，此中精微之理，与服桂枝、麻黄两汤不可过汗者，迥不侔也。

或问：大青龙汤证，当病之初得何以胸中即蕴此大热？

答曰：此伤寒中伏气化热证也。温病中有伏气化热，伤寒中亦有伏气化热。因从前所受外寒甚轻，不能遽病，惟伏藏于三焦脂膜之中，阻塞升降之气化，久而化热，后又因薄受外感之激动，其热陡发，窜入胸中空旷之府，不汗出而烦躁，夫胸中原为太阳之府（胸中及膀胱皆为太阳之府，其理详六经总论中），为其犹在太阳，是以其热虽甚而仍可汗解也。（《医学衷中参西录·太阳病大青龙汤证》）

（9）一人患伤寒热入阳明之腑，脉象有力而兼硬，时作谵语，按此等脉原宜投以白虎加人参汤，而愚时当少年，医学未能深造，竟与以大剂白虎汤，俾分数次温饮下，翌日视之热已见退，而脉搏转数，谵语更甚，乃恍然会悟，改投以白虎加人参汤煎一大剂，分三次徐徐温饮下，尽剂而愈。盖白虎汤证其脉宜见滑象，脉有硬象即非滑矣，此中原有阴亏之象，是以宜治以白虎加人参汤，而不可但治以白虎汤也。自治愈此案之后，凡遇其人脉数或弦硬，或年过五旬，或在劳心劳力之余，或其人身形素羸弱，即非在汗吐下后，渴而心烦者，当用白虎汤时，皆宜加人参，此立脚于不败之地，战则必胜之师也（张锡纯分析白虎加人参汤证病机时指出，白虎加人参汤所主之证，或渴，或烦，或舌干，固由内陷之热邪所伤，实亦由其人真阴亏损也。人参补气之药，非滋阴之药，而加于白虎汤中，实能于邪火炽盛之时立复真阴，此中盖有化合之妙也。编者注）。（《医学衷中参西录·续申白虎加人参汤之功用》）

（10）一人年三十余，素有痰饮，得伤寒证，服药调治而愈。后因饮食过度而复，三四日间，延愚诊视。其脉洪长有力，而舌苔淡白，亦不燥渴。食梨一口，即觉凉甚，食石榴籽一粒，心亦觉凉。愚舍证从脉，投以大剂白虎汤，为其素有痰饮，加半夏数钱。有一医者在座，问曰：此证心中不渴不热，而畏食寒凉，以余视之，虽清解药亦不宜用，子何所据而用白虎汤也？愚曰：此脉之洪实，原是阳明实热之证，治以白虎汤，乃为的方。其不觉渴与热者，因其素有痰饮湿胜故也。其畏食寒凉者，因胃中痰饮与外感之热互相胶漆，致胃腑转从其化与凉为敌也。病家素晓医理，信用愚方。两日夜间，服药十余次。共用生石膏斤许，脉始和平，愚遂旋里。隔两日复来迎愚，言病人反复甚剧，形状异常，有危在顷刻之虞。因思此证治愈甚的，何骤如此反复。及至，见其痰涎壅盛，连连咳吐不竭，精神恍惚，言语错乱，身体颤动。诊其脉，甚平和，微嫌胃气不畅舒。愚恍悟曰：前因饮食过度而复，今必又戒饮食过度而复也。其家人果谓，有鉴前失，所与饮食甚少。愚曰：此次无须用药，饱食即可愈矣。其时已届晚八点钟，至明饮食三次，病若失。（《医学衷中参西录·治伤寒温病同用方·仙露汤》）

（11）一少年，时当夏季，午间恣食西瓜，因夜间失眠，遂于食余当窗酣睡，值东风骤至，天气忽变寒凉，因而冻醒，其未醒之先，又复梦中遗精，醒后遂觉周身寒凉抖战，腹中隐隐作疼，须臾觉疼浸加剧。急迎为诊治，其脉微细若无，为疏方用麻黄二钱，乌附子三钱，细辛一钱，熟地黄一两，生山药、净萸肉各五钱，干姜三钱，公丁香十粒，共煎汤服之。服后温覆，周身得微汗，抖战与腹疼皆愈。此于麻黄附子细辛汤外而复加药数味者，为其少阴暴虚腹中疼痛也。（《医学衷中参西录·少阴病麻黄附子细辛汤证》）

（12）忆五年前，族家姊，年七旬有三，忽得瘫痪证。迎愚诊视，既至见有医者在座，用药一剂，其方系散风补气理痰之品，甚为稳善。愚亦未另立方。翌日，脉变洪长，知其已成伤寒证。先时愚外祖家近族有病者，订于斯日迎愚，其车适至。愚将行，谓医者曰：此证乃瘫痪基础预伏于内，今因伤寒而发，乃两病偕来之证。然瘫痪病缓，伤寒病急。此证阳明实热，已现于脉，非投以白虎加人参汤不可，君须放胆用之，断无差谬。后医者终畏石膏寒凉，又疑瘫痪证不可轻用凉药。迟延二日，病势垂危，复急迎愚。及至则已夜半矣。诊其脉，洪而且数，力能搏指，喘息甚促，舌强直，几不能言。幸喜药坊即在本村，急取白虎加人参汤一剂，方中生石膏用三两，煎汤两盅，分二次温饮下，病稍愈。又单取生石膏四两，煮汁一大碗，亦徐徐饮下，至亭午尽剂而愈。后瘫痪证调治不愈，他医竟归咎于愚。谓从前用过若干石膏，所以不能调治。吁！年过七旬而瘫痪者，愈者几人！独不思愚用石膏之时，乃挽回已尽之人命也。且《金匮》治热瘫痫有风引汤，原石膏与寒水石并用，彼谤愚者，生平盖未见《金匮》也。（本案在《医学衷中参西录·治肢体痿废方·补偏汤》中也有记录：忆数年前，族家姊，年七旬有三，得偏枯证。三四日间，脉象洪实，身热燥渴，喘息迫促，舌强直几不能言。愚曰：此乃瘫痪基础预伏于内，今因外感而发也。然外感之热已若燎原，宜先急为治愈，然后再议他证。遂仿白虎加人参之意，共用生石膏十两，大热始退。编者注）。（《医学衷中参西录·治伤寒温病同用方》）

（13）张月楼，少愚八岁，一方之良医也。其初习医时，曾病少阳伤寒，寒热往来，头疼发热，心中烦而喜呕，脉象弦细，重按有力。愚为疏方调治，用柴胡四钱，黄芩、人参、甘草、半夏各三钱，大枣四枚，生姜三大片，生石膏一两，俾煎汤一大盅服之。月楼疑而问曰：此方乃小柴胡汤外加生石膏也，按原方中分量，柴胡半斤以一两折为今之三钱计之，当为二两四钱，复三分之，当为今之八钱。今方中他药皆用其原分量，独柴胡减半，且又煎成一盅服之，不复去滓重煎，其故何也？弟初习医，未明医理，愿兄明以教我也。

答曰：用古人之方，原宜因证、因时为之变通，非可胶柱鼓瑟也。此因古今气化略有不同，即人之禀赋遂略有差池，是以愚用小柴胡汤时，其分量与药味，恒有所加减。夫柴胡之性，不但升提，实原兼有发表之力，古法去滓重煎者，所以减其发表之力也。今于方中加生石膏一两以化其发表之力，即不去滓重煎，自无发表之虞，且因未经重煎，其升提之力亦分毫无损，是以止用一半，其力即能透膈上出也。放心服之，自无差谬。月楼果信用愚言，煎服一剂，诸病皆愈。（《医学衷中参西录·少阳病小柴胡汤证》）

3. 温病医案

（1）邻村龙潭张媪，年过七旬，孟夏病温，五六日间，身热燥渴，精神昏愦，舌似无苔，而舌皮数处作黑色，干而且缩，脉细数无力。当此高年，审证论脉，似在不治。踌躇再四，为疏两方，一方即白虎加人参以山药代粳米汤；一方用熟地黄二两，生山药、枸杞各一两，真阿胶五钱，煎汤后，调入生鸡子黄四枚。二方各煎汤一大碗，徐徐轮流温服，尽剂而愈。（《医学衷中参西录·地黄解》）

（2）邻村龙潭庄张叟，年过七旬，于孟夏得温病，四五日间烦热燥渴，遣人于八十里外致冰一担，日夜放量食之，而烦渴如故。其脉洪滑而长，重按有力，舌苔白厚，中心微黄，投以白虎加人参汤，方中生石膏重用四两，煎汤一大碗，分数次温饮下，连进二剂，烦热躁渴痊愈。（《医学衷中参西录·石膏解》）

4. 咳嗽医案 北平大陆银行理事林农孙，年近五旬，因受风温，虽经医治愈，而肺中余热未清，致肺阴铄耗，酿成肺病，屡经医治无效，其脉一息五至，浮沉皆有力，自言喉连肺际，若觉痒则咳嗽顿发，剧时连嗽数十声，周身汗出，必吐出若干稠痰其嗽始止。问其心中常觉发热，大便燥甚，四五日一行，因悟其肺际作痒，即顿发咳嗽者，必其从前病时风邪由皮毛袭入肺中者，至今犹未尽除也。因其肺中风热相助为虐，宜以麻黄祛其风，石膏清其热，遂为开麻杏甘石汤方，麻黄用钱半，生石膏用两半，杏仁三钱，甘草二钱，煎服一剂，咳嗽顿愈。诊其脉仍有力，又为开善后之方，用生山药一两，北沙参、天花粉、天冬各五钱，川贝、射干、苏子、甘草各二钱，嘱其多服数剂，肺病可从此除根。后阅旬日，愚又赴北平，林农孙又求诊视，言先生去后，余服所开善后方，肺痒咳嗽仍然反复，遂仍服第一次方，至今已连服十剂，心中热已退，仍分毫不觉药凉，肺痒咳嗽皆愈，且饮食增加，大便亦不甚干燥。闻其所言，诚出愚意料之外也。再诊其脉已不数，仍似有力，遂将方中麻黄改用一钱，石膏改用一两，杏仁改用二钱，又加生怀山药六钱，俾煎汤接续服之，若服之稍觉凉时，即速停止。后连服七八剂似稍觉凉，遂停服，肺病从此竟愈。

按：治肺劳投以麻黄杏仁甘草石膏汤，且用至二十余剂，竟将肺劳治愈，未免令阅者生疑，然此中固有精细之理由在也。盖肺病之所以难愈者，为治之者但治其目前所现之证，而不深究其病因也。如此证原以外感受风成肺劳，且其肺中作痒，犹有风邪存留肺中，且为日既久则为锢闭难出之风邪，非麻黄不能开发其锢闭之深，惟其性偏于热，于肺中蕴有实热者不宜，而重用生石膏以辅弼之，既可解麻黄之热，更可清肺中久蕴之热，以治肺热有风劳嗽者，原为正治之方，故服之立时见功。至于此药，必久服始能拔除病根，且久服麻黄、石膏而无流弊者，此中又有理由在。盖深入久锢之风邪，非屡次发之不能透，而伍以多量之石膏以为之反佐，俾麻黄之力惟旋转于肺脏之中，不至直达于表而为汗，此麻黄久服无弊之原因也。至石膏性虽寒凉，然其质重气轻，煎入汤剂毫无汁浆（无汁浆即是无质），其轻而且凉之气，尽随麻黄发表之力外出，不复留中而伤脾胃，此石膏久服无弊之原因也。所遇之证，非如此治法不愈，用药即不得不如此也。（《医学衷中参西录·太阳温病麻杏甘石汤证》）

七、参考文献

1．张锡纯．医学衷中参西录［M］．太原：山西科学技术出版社，2015．
2．恽铁樵．恽铁樵伤寒金匮研究［M］．福州：福建科学技术出版社，2008．
3．朱肱．类证活人书［M］．天津：天津科学技术出版社，2012．
4．吴鞠通．温病条辨［M］．北京：人民卫生出版社，2005．
5．吴明珠．张锡纯伤寒学术经验研究［D］．北京：北京中医药大学，2005．
6．李成文．张锡纯重剂医案［M］．北京：人民卫生出版社，2016．
7．李成文．张锡纯用石膏［M］．北京：中国医药科技出版社，2017．
8．李成文．张锡纯用人参［M］．北京：中国医药科技出版社，2017．
9．李成文．张锡纯用黄芪［M］．北京：中国医药科技出版社，2017．
10．李成文．张锡纯用代赭石［M］．北京：中国医药科技出版社，2017．
11．李成文．张锡纯用山药［M］．北京：中国医药科技出版社，2017．
12．李成文．张锡纯用姜［M］．北京：中国医药科技出版社，2017．
13．李成文．汇通学派医案［M］．北京：中国中医药出版社，2015．

八、原著摘录

六经总论

伤寒治法以六经分篇，然手足各有六经，实则十二经也。手足之经既有十二，而

《伤寒论》但分为六经者何也？按：《内经》之论十二经也，凡言某经而不明言其为手经、足经者皆系足经，至言手经则必明言其为手某经。盖人之足经长、手经短，足经大、手经小，足经原可以统手经，但言足经而手经亦恒寓其中矣。《伤寒论》之以六经分篇，此遵《内经》定例，寓手经于足经中也。彼解《伤寒论》者，谓其所言之六经皆系足经，是犹未明仲景著伤寒之深意也。

经者，气血流通之处也。人之脏腑与某经相通，即为某经之府，其流通之气血原由府发出，而外感之内侵遂多以府为归宿。今将手足十二经及手足十二经之府详列于下。

手足虽有十二经，其名则分为六经，因手足经之名原相同也。其经有阴有阳，其阳经分太阳、阳明、少阳，其阴经分太阴、少阴、厥阴。其阴阳之经原互相表里，太阳与少阴为表里，阳明与太阴为表里，少阳与厥阴为表里。凡互为表里者，因其阴阳之经并行，其阳行于表，阴行于里也。至于经之分属于府者，足太阳经之府在膀胱，足少阴经之府在肾，足阳明经之府在胃，足太阴经之府在脾，足少阳经之府在胆，足厥阴经之府在肝，此足之三阴三阳经与府也。

手之太阳经其府在小肠，手之少阴经其府在心，手之阳明经其府在大肠，手之太阴经其府在肺，手之少阳经其府在三焦，手之厥阴经其府在心胞，此手之三阴三阳经与府也。

阳经为阴经之表，而太阳经又为表中之表。其经之大都会在背，而实则为周身之外廓，周身之营血卫气皆赖其卫护保合，且具有充分之热力，为营卫御外感之内侵，是以《内经》名之为巨阳。推原其热力之由来，不外君相二火，君火生于心之血脉，与肺相循环，而散热于胸中大气（一名宗气）以外通于营卫，此如日丽中天，有阳光下济之热也，是以其经名为太阳。相火生于肾中命门，肾原属水，中藏相火，其水火蒸热之气，由膀胱连三焦之脂膜以透达于身之外表，此犹地心水火之气（地中心有水火之气），应春令上透地面以生热也，为其热力发于水中，故太阳之经又名太阳寒水之经也。为太阳经之热力生于君相二火，是以其经不但以膀胱为府，而亦以胸中为府，观《伤寒论》陷胸诸汤丸及泻心诸汤，皆列于太阳篇中可知也。（《医学衷中参西录·六经总论》）

桂枝汤证

病名伤寒，而太阳篇之开端，实中风、伤寒、风温并列，盖寒气多随风至，是中风者伤寒之诱起也。无论中风、伤寒，入阳明后皆化为温，是温病者伤寒之归宿也。惟其初得之时，中风、伤寒、温病，当分三种治法耳。为中风为伤寒之诱起，是以太阳篇开始之第一方为桂枝汤，其方原为治中风而设也。《伤寒论》原文云：太阳病，发热，汗出，恶风，脉缓者（缓脉与迟脉不同，脉搏以一息四至为准，脉迟者不足四至，若缓脉则至数不改似有懒动之意），名为中风。

太阳中风，阳浮而阴弱（脉法关前为阳，关后为阴，其浮脉见于关前，弱脉见于关后，浮者着手即得，弱者不任重按），阳浮者热自发，阴弱者汗自出，啬啬恶寒（单弱不胜寒之意），淅淅恶风（为风所伤，恒畏风声之意），翕翕发热（其热蕴而不散之意），鼻鸣干呕者，桂枝汤主之。

陈古愚曰：桂枝辛温阳也，芍药苦平阴也。桂枝又得生姜之辛同气相求，可恃之以调周身之阳气；芍药而得大枣、甘草之甘，则甘苦化合可恃之以滋周身之阴液。即取大补阴阳之品，养其汗源为胜邪之本，又啜粥以助之，取水谷之津以为汗，汗后毫不受伤，所谓立身有不败之地以图万全也。

人之营卫皆在太阳部位，卫主皮毛，皮毛之内有白膜一层名为腠理，腠理之内遍布微丝血管即营也。其人若卫气充盛，可为周身之外围，即受风不能深入（此受风，不可名为中风），其人恒多汗闭不出，迨其卫气流通，其风自去，原可不药而愈也。至桂枝汤所主之证，乃卫气虚弱，不能护卫其营分，外感之风直透卫而入营，其营为风邪所伤，又乏卫之保护，是以易于出汗。其发热者，因营分中之微丝血管原有自心传来之热，而有风以扰之，则更激发其热也。其恶风者，因卫虚无御风之力，而病之起点又由于风也。推原其卫气不能卫护之故，实由于胸中大气之虚损。《灵枢·五味篇》曰："谷始入于胃，其精微者，先出于胃之两焦，以溉五脏，别出两行营卫之道，其大气之抟而不行者，积于胸中，命曰气海。"由斯观之，营卫原与胸中大气息息相通，而大气实为营卫内部之大都会，愚临证实验以来，见有大气虚者，其营卫即不能护卫于外而汗出淋漓，夫大气原赖水谷之气时时培养，观服桂枝汤者当啜热粥以助药力，此不惟助其速于出汗，实兼欲助胸中大气以固营卫之本源也。

或问：桂枝汤提纲中，原谓阴弱者汗自出，未尝言阳弱者汗自出也。夫关后为阴主血，关前为阳主气，桂枝汤证，其弱脉惟见于关后，至关前之脉则见有浮象，未见其弱，而先生竟谓桂枝汤证之出汗，实由于胸中大气之弱，不显与提纲中之言相背乎？答曰：凡受风之脉多见于关前，提纲中所谓阳浮者，其关前之脉因受风而浮也，所谓阴弱者，知其未病之先其脉原弱，至病后而仍不改其弱也。由斯而论，其未病之先，不但关后之脉弱，即关前之脉亦弱，既病之后，其关前脉之弱者转为浮脉所掩，而不见其弱耳。然其脉虽浮，必不任重按，是浮中仍有弱也，特古人立言尚简，未尝细细明言耳。孟子谓："读古人之书，不以文害辞，不以辞害志，以意逆志，是为得之。"至吾人之读古人医书，亦当遵斯道也。是以愚用桂枝汤时，恒加黄芪以补其胸中大气，加薄荷以助其速于出汗，不至若方后所云，恒服药多次始汗也。又宜加天花粉助芍药以退热（但用芍药退热之力恒不足），即以防黄芪服后能助热也（黄芪、天花粉等分并用，其凉热之力相敌，若兼用之助芍药清热，分量又宜多用）。若遇干呕过甚者，又宜加半夏以治其呕，惟此时药房所鬻之半夏，多制以矾（虽清半夏亦有矾），若用以止呕，必须用微温之水淘净矾味，用之方效。

或疑《伤寒论》方中未有用薄荷者，想薄荷之性或于伤寒有所不宜，是以仲景于治伤寒诸方中未尝一用。不知论古人之方，当先知古人所处之世，当仲景时，论药之书唯有《神农本经》，是以仲景所用药品不外《神农本经》，而薄荷古名为苛，菜蔬中或有用者，而《本经》未载，是以仲景不用也。且薄荷之性凉而能散，能发出人之凉汗，桂枝汤证，原夹有外感之热，发出凉汗即愈矣。惟不宜过煎以存其辛凉之性，则用之必有效也。

愚治桂枝汤证，又有屡用屡效之便方，较用桂枝汤殊为省事，方用生怀山药细末两半或一两，凉水调和煮成稀粥一碗，加白糖令适口，以之送服西药阿司匹林一瓦（合中量二分六厘四毫），得汗即愈。（《医学衷中参西录·太阳病桂枝汤证》）

少阴病当灸及附子汤证

《伤寒论》原文：少阴病得之一二日，口中和，其背恶寒者，当灸之，附子汤主之。

陈修园曰：此宜灸膈关二穴以救太阳之寒，再灸关元一穴以助元阳之气。

王和安曰：肾阳以先天元阳藏于丹田，吸引卫阳内返者为体，以后天水谷津液于水府，被心火下交蒸发外出者为用。兹言口中和而不燥渴，则心阳已衰于上，背恶寒则太阳气循脊入命门下丹田者亦衰。治宜引元阳由背脊入命门下丹田，温肾破寒以为之根。故膈关二穴，在脊七椎下各旁开三寸，为足太阳气脉所发，灸七壮，由太阳外部引天阳循脊下胞室矣。关元一穴，在脐下三寸，足三阴任脉之会，可灸百壮，从任脉引心阳以下胞室也。

王氏于此节疏解甚精细，而犹未指出下焦之元阳存于何处。盖人身有两气海，《内经》谓膈上为气海，此后天之气海，所藏者宗气也（即胸中大气）。哲学家以脐下为气海，此先天之气海，所藏者祖气，即元气也。人身之元阳，以元气为体质，元气即以元阳为主宰，诚以其能斡旋全身则为元气，能温暖全身则为元阳，此元阳本于先天，原为先天之君火，以命门之相火为之辅佐者也（此与以心火为君火，以肝中所寄之少阳相火为相火者，有先天后天之分）。至下焦气海之形质，原为脂膜及胰子团结而中空，《医林改错》所谓形如倒提鸡冠花者是也。人生结胎之始先生此物，由此而下生督脉，上生任脉，以生全身，故其处最为重要之处，实人生性命之根也。有谓人之元气、元阳藏贮于胞室者，不知胞室若在女子，其中生疮溃烂，原可割而去之，若果为藏元气元阳之处，岂敢为之割去乎？（《医学衷中参西录·少阴病当灸及附子汤证》）

石膏解

石膏之质，中含硫氧，是以凉而能散，有透表解肌之力，外感有实热者，放胆用之直胜金丹。《神农本草经》谓其微寒，则性非大寒可知。且谓其宜于产乳，其性尤纯良可知。医者多误认为大寒而煅用之，则宣散之性变为收敛（点豆腐者必煅用，取其能收敛也），以治外感有实热者，竟将其痰火敛住，凝结不散，用至一两即足伤人，是变金丹为鸩毒也。迨至误用煅石膏偾事，流俗之见，不知其咎在煅不在石膏，转谓石膏煅用之其猛烈犹足伤人，而不煅者更可知矣。于是一倡百和，遂视用石膏为畏途，即有放胆用者，亦不过七八钱而止。夫石膏之质甚重，七八钱不过一大撮耳。以微寒之药，欲用一大撮扑灭寒温燎原之热，又何能有大效？是以愚用生石膏以治外感实热，轻证亦必至两许；若实热炽盛，又恒重用至四五两，或七八两，或单用，或与他药同用，必煎汤三四茶杯，分四五次徐徐温饮下，热退不必尽剂。如此多煎徐服者，欲以免病家之疑惧，且欲其药力常在上焦、中焦，而寒凉不至下侵致滑泻也。盖石膏生用以治外感实热，断无伤人之理，且放胆用之，亦断无不退热之理。惟热实脉虚者，其人必实热兼有虚热，仿白虎加人参汤之义，以人参佐石膏亦必能退热。特是药房轧细之石膏多系煅者，即方中明开生石膏，亦恒以煅者充之，因煅者为其所素备，且又自觉慎重也。故凡用生石膏者，宜买其整块明亮者，自监视轧细（凡石质之药不轧细，则煎不透）方的。若购自药局中难辨其煅与不煅，迨将药煎成，石膏凝结药壶之底，倾之不出者，必系煅石膏，其药汤即断不可服。（石膏之性，又善清瘟疹之热。石膏之性，又善清咽喉之热。石膏之性，又善清头面之热。外感痰喘，宜投以《金匮》小青龙加石膏汤。若其外感之热，已入阳明之腑，而小青龙中之麻、桂、姜、辛诸药，实不宜用。仲景治伤寒脉结代者，用炙甘草汤，诚佳方也。愚治寒温，若其外感之热不盛，遇此等脉，即遵仲景之法。若其脉虽结代，而外感之热甚实者，宜用白虎加人参汤，若以山药代粳米，生地代知母更佳。有案详人参解中，可参观。疟疾虽在少阳，而阳明兼有实热者，亦宜重用生石膏。石膏之性，又善治脑漏）

【附案】长子荫潮，七岁时，感冒风寒，四五日间，身大热，舌苔黄而带黑。孺子苦服药，强与之即呕吐不止。遂单用生石膏两许，煎取清汤，分三次温饮下，病稍愈。又煎生石膏二两，亦徐徐温饮下，病又见愈。又煎生石膏三两，徐徐饮下如前，病遂痊愈。

夫以七岁孺子，约一昼夜间，共用生石膏六两，病愈后饮食有加，毫无寒中之弊，则石膏果大寒乎？抑微寒乎？此系愚初次重用石膏也。故第一次只用一两，且分三次服下，犹未确知石膏之性也。世之不敢重用石膏者，何妨若愚之试验加多以尽石膏之能力乎？（《医学衷中参西录·石膏解》）

黄芪解

黄芪性温，味微甘。能补气，兼能升气，善治胸中大气（即宗气，为肺叶阖辟之原动力）下陷。《神农本草经》谓主大风者，以其与发表药同用，能祛外风，与养阴清热药同用，更能熄内风也。谓主痈疽、久败疮者，以其补益之力能生肌肉，其溃脓自排出也。表虚自汗者，可用之以固外表气虚。小便不利而肿胀者，可用之以利小便。妇女气虚下陷而崩带者，可用之以固崩带。为其补气之功最优，故推为补药之长，而名之曰芪也。

黄芪不但能补气，用之得当，又能滋阴。

黄芪之性，又善治肢体痿废，然须细审其脉之强弱。其脉之甚弱而痿废者，西人所谓脑贫血证也。盖人之肢体运动虽脑髓神经司之，而其所以能司肢体运动者，实赖上注之血以涵养之。其脉弱者，胸中大气虚损，不能助血上升以养其脑髓神经，遂致脑髓神经失其所司，《内经》所谓"上气不足，脑为之不满"也。拙拟有加味补血汤、干颓汤，方中皆重用黄芪。凡脉弱无力而痿废者，多服皆能奏效。若其脉强有力而痿废者，西人所谓脑充血证，又因上升之血过多，排挤其脑髓神经，俾失所司，《内经》所谓"血菀（同郁）于上，为薄厥"也。如此等证，初起最忌黄芪，误用之即凶危立见。迨至用镇坠收敛之品，若拙拟之镇肝熄风汤、建瓴汤治之。其脉柔和而其痿废仍不愈者，亦可少用黄芪助活血之品以通经络，若服药后，其脉又见有力，又必须仍辅以镇坠之品，若拙拟之起痿汤，黄芪与赭石、䗪虫诸药并用也。

黄芪升补之力，尤善治流产崩带。（《医学衷中参西录·黄芪解》）

第十二章　曹家达

一、生平简介

曹家达（1866—1937），字颖甫，一字尹甫，号鹏南，晚署拙巢老人，江苏江阴人，近代著名中医经方家、著名中医教育家。

曹氏出身于书香门第，其伯祖父曹毓瑛为清朝大臣，曾被慈禧太后赐予匾额"砥砺廉隅"。至今，曹颖甫故居中仍然可见"砥砺廉隅"字样，可见曹颖甫刚正不阿的性格也与伯祖父的潜在影响分不开。曹氏本为朗轩公（鉴彝）之子，曹氏宗祠中"曹家达传略"中写到曹颖甫为"朗轩公（鉴彝）长子"，但秉生公（铭彝）无子，按习俗，兄无子应以弟之长男为嗣，故其自幼即由秉生公（铭彝）抚育。曹氏酷爱古文，工文学，善词画，尤擅画梅，明医理。1895年，曹氏入读于南菁书院，亲炙黄以周先生，汉学诗文功力日进，深受师友赞许。在读书期间，曹氏擅长词章，于研求经训之外，肆力于诗文。其为文，初学桐城，更上溯震川庐陵以达晋魏；其诗尤超绝有奇气，不为古人所囿，别树一帜，同学称之为"诗文大家"。其为人笃厚淳谨，秉性耿直，同学亦称之为"曹戆"。1901年曹氏补行科试，其负笈赶考京师，1902年中举，检选知县。1905年，科举制度废除，曹氏绝意仕途，蓄须留辫，深居简出，除了寄情于书画、诗文之外，还研究仲景之说，埋头著作。1915年，曹颖甫结识了武进孟河的巢梧仲，被聘为西席，为其子传授学业。1919年年末，曹颖甫来到上海，由于受"不为良相，便为良医"的思想影响，悬壶沪上，在医治伤寒方面有独到之处，即吃准病因，重量投药，善用麻黄、桂枝，患者均能迅速康复，故在沪上有"曹一帖"之称。他注重医德，一心服务病家，为人治病不计报酬，对贫病者免费给药，甚至将患者接至家中护理治疗，经常到慈善单位义诊。后来受沪上名中医丁甘仁之聘，任上海中医专门学校教席，并在慈善医药机构同仁辅元堂施诊。1927年后，他还担任上海中国医学院和上海新华艺术学院的教授。1937年曹氏被日寇杀害，终年70岁。

曹氏著有《伤寒发微》《金匮发微》，临证医案有《经方实验录》《曹颖甫先生医案》等。

二、著作概要

1.《伤寒发微》　又名《曹氏伤寒发微》，成书于1930年，四卷，1931年在学生丁济华与沈石顽的资助与校对下，由上海昌明医学社刊行。曹氏自述"予自髫年即喜读张隐庵《伤寒论注》……"而到他丁卯年动笔批注《伤寒论》为止，其间历经四十余载，曹氏对《伤寒论》的探索，应当说积累了相当深厚的心得与经验。本书不可单纯视为《伤寒论》学理的又一注本，可理解为曹氏四十余年对仲景《伤寒论》的理论与临床实践总结。开篇凡例八则，略举大端。卷一为"太阳上篇"，卷二为"太阳下篇"，卷三为"阳明篇"，卷四分"少阳篇""太阴篇""少阴篇""厥阴篇""霍乱篇""阴阳易瘥后劳复篇""痉湿暍篇"。

曹氏认为，研究中医应从源寻流，不应舍本逐末。仲景原书经王叔和收于荒残散乱之余，字句不无缺失，任意增补，已不能吻合原著，加之数千年来传写之讹谬，笺注者非唯不敢置议，抑且于不可解者而强解之。曹氏注释《伤寒论》，一洗空泛之浮论，专务实学，考据精详，凡无字之处必反复探讨，一再解释，而仲景之不出方治者，综而核对，甚为周密，提出方治，以启示后人。他认为当时著述之家多有二病：一为沿袭旧说，一为谬逞新奇。他则考验实用为主要，间附治验一二则，以为征信，非以自炫，特为表仲景之法，今古咸宜，以破古方不治今病之惑。仲景之学，师表万世，但却湮晦深奥。曹氏云："自张隐庵出，始能辨传写倒误而尚多沿袭；自黄坤载出，始能言三阴生死而狃于五行。"他不避讪谤，对《伤寒论》中讹谬之处辄为更正，使学者视病处方有所信从，计太阳病篇23条、阳明病篇12条、少阳病篇3条、厥阴病篇7条、霍乱病篇2条、阴阳易病篇1条、痉湿暍病篇2条，凡50条，或为传写差误，或为传写讹谬，或为传写次序颠倒，或为脱文，或为衍文，均详细解说，并予以订正。《伤寒发微》以经解经，精湛允当，此自古以来，能有几人可与其相比？

2.《金匮发微》 又名《曹氏金匮发微》，成书于1928年，四卷，因为抄工保管不慎，造成撰稿散佚。1931年，曹氏及其长子整理残稿，续加注释，抄录一通，复成完书，稿藏于家。直到1936年，曹氏寿宴中，在众门人请求下决定出版该书，由钱颂霞负责打理，交由上海医学书局出版。

《金匮发微》能于诸家注释之外独树一帜，不为前贤所囿。于原文又多删订，计脏腑经络篇1条、痉湿暍篇1条、百合狐惑篇1条、疟疾篇1条、五脏风寒积聚篇7条、痰饮篇1条、惊悸吐衄篇2条、疮痈肠痈篇1条、妇人产后篇2条、妇人杂病篇4条，凡22条。曹氏之学，提要钩玄，诠解精当，其卓异之处在于，凡经文之错简必校订之，前人注释之谬误必纠正之，复取平日经验方案附于经文之下，以明仲景方治，效如桴鼓，使后学者循是以求，不难入仲景堂奥，为其信而有征。曹氏秉"知之为知之，不知为不知"的治学精神，对临床验证过的敢于提出自己的观点，没有验证的宁缺毋滥，绝不妄加评判。如仲师对"虚劳腰痛，少腹拘急，小便不利者"主以崔氏八味肾气丸，然曹氏曾用之，却绝然不应，便易以天雄散。他认为，原肾脏所以虚寒者，则以肾阳不藏之故，肾阳不藏，则三焦水道得温而气反升，水欲下泄，虚阳吸之，此水道所以不通也。方用龙骨、天雄以收散亡之阳，白术补中以制逆行之水，桂枝通阳以破阴霾之塞，于是天晴云散，水归其壑矣。所以他说："治病不经实地考验，往往失之悬断。"

3.《经方实验录》 本书刊行于1937年，三卷，为门人姜佐景编写的曹氏医案。该书在凡例中特别提到"本书将医案医话混合编制"，"每案之成，必请吾师批阅一过，师直书批语于其后"，"附以编按者之医案笔记"。这就构成了该书既有医案，又有病例讨论，还有阐发学术观点的独特体例。曹氏在《经方实验录》序中最后说到，"甲戌年，姜生佐景来，掇拾方案，佐以解说"。章次公在该书"章序"中也说到，"姜君佐景自近三年中，始游师门下……"根据这两段叙述，可知该书所载之医案当以一年间姜佐景随诊医案为主。此外，还收有部分曹氏早年治验，以及姜佐景个人经验。1937年淞沪战事爆发，图书营销中止。1947年上海千顷堂书局再版发行此书。1949年姜佐景迁居台湾。1959年，姜氏在香港医药书局的要求下完成第三版校稿，刊行于世。全书共上中下三卷。上卷三十一案，中卷三十七案，下卷二十四案，共九十二案，内有十六案，标明为附列门人医案。

仲师之方，寥寥二三字，其所蕴蓄之精义往往不可思议。曹氏益信经方，并亲身体验经方愈病之奇妙，如他在原序中言："用大剂附子理中，则自先母邢太安人病洞泄始；用皂荚丸，则自母氏病但坐不眠，时吐浊痰始；用十枣汤，则自母氏病痰饮始；用甘草粉蜜汤，则自家婢病蛔厥始；用大黄牡丹汤，则自若华母潘氏肠痈始。莫不随时取效，其应如响。"曹氏以擅用峻猛之剂而闻名，他说："痰饮证之有十枣汤，蓄血证之有抵当丸，皆能斩关夺隘，起死回生。"他验证了蓄血证当用抵当汤而用桃核承气汤的不足，并警示后人："世有畏方剂猛峻而改用轻剂者，请以是为前车之鉴。"并佐证了仲师猪膏发煎治黄疸，桂枝汤治脑疽，矾石汤治脚气，猪胆汁导法治吐血患者大便不通，小半夏汤失效的原因是用制半夏而未用生半夏，等等。曹氏还创制了枯痔散治外痔，羊肉当归汤治男子精冷不育，并言屡试而效，阅者尚能传布，功德莫大焉！虽然曹氏一生专用经方，但他在承认羚羊角、犀角（现用水牛角）治脑膜炎奏效时也说："足见治危急之证，原有经方所不备，而借力于后贤之发明者，故治病贵具通识也。"

4.《曹颖甫先生医案》　本书刊行于1925年，中国医学研究社出版，主要内容是门人王慎轩跟师曹氏在同仁辅元堂出诊时的医案记录，"昔年所录之曹师医案，选其精华，记其治验，略分门类，编辑成书，刊印行世"。该书分七门，分别是伤寒门、泄痢门、诸痛门（肿麻附）、咳嗽门、虚损门、妇科门、杂证门。王慎轩在序言中语重心长地提出："曹师医方，精锐猛烈，强弓硬弩，射必中的，苟无曹师之学，而妄效曹师之方，则杀人更甚于庸医，可不慎哉。盖必先于仲圣之经书，详细研读，深用苦功，然后读此医案，庶无穿凿之弊，而获无穷之益也。"这番话除了肯定曹氏用方准确，更昭示读者，必须先精研仲景之书，方能在学习曹氏医案中有所获益。

三、学术渊源

曹氏养父秉生公"深通中医，家人患疾，从不延医，自家处方服药，无不霍然病瘥"。其父曾勉励道："读书之暇，倘得略通医理，是亦济世之一术也！"受父辈影响，曹氏少年时就喜读医书，后专攻医学，成就非凡。

1. 学勤不倦　曹氏认为行医治病关系到人的生命，不能掉以轻心，必须认真研究，否则酿成大错，悔之不及。常告诫其弟子"医虽小道，生死之所出入，苟不悉心研究，焉能生死人而肉白骨"。这种一丝不苟、精益求精的治学精神，对后学多有启迪意义。

曹氏专务实学，考据精详，凡无字之处必反复探讨，一再解说，而仲景之不出方治处，思考尤为周密。自序说："每当不可解说之处，往往沉冥终日，灵机乍发，乃觉天光进露，屡跪屡兴，不可数计。"研究过程多有"两句三年得，一吟双泪流"之景，这正是曹颖甫治学精神的真实写照。

曹氏研究实践经方，是将亲身实验的结果据实写出，未经验者，宁缺毋滥，绝不妄加批判。这种"知之为知之，不知为不知"的精神也很可贵。曹颖甫虽为经方派，处方用药悉遵仲景方书，但除了自己不拘泥于古之外，仍希望学生们从经方去旁求时方，以获得丰富的医学知识。

2. 严谨专精 曹氏严谨治学的精神贯穿于四十年医学生涯，他多次强调研究《伤寒论》《金匮要略》和其他中医理论知识，要从源寻流，而不应该舍本逐末。曹氏在注释经文时，也总是前后互参，仔细琢磨，认真推敲，表现出严谨治学的精神。他说："若攻坚木，不断不释，不见水不止。"曹颖甫总是把经方放到临床上反复验证，从不妄加结论。"先生之临险证也，明知其难治，犹必殚精竭虑，为之立方而后安"。他对经方之笃尊，达到了"毋有方而不用，宁不效而受谤"的地步，但又不浮光掠影，随意轩轾。他说："必求其生而不可得，则死者与我皆无遗憾也。"表现了矢志于学扎扎实实的严谨精神。曹颖甫曾对学生说："予之用大量，实由渐逐加而来，非敢以人命为儿戏也。夫轻剂愈疾也缓，重量愈病也迅。医者以愈病为职者也，然则予之用重量，又岂得已哉？"说明这剂量变化并非随意偶然为之，而是精益求精之结果。又如曹颖甫在《经方实验录》上卷第三二案"大承气汤证其四"中说："治病必求其本，故医者务识其病根所在，然后可以药到而病除。若泥于病名之殊异，多有首尾两端，始终不敢用药，以致人于死者，岂不惜哉！"这些切身体会可知曹颖甫治学态度严谨且专精。

3. 反对空谈 鉴于陆渊雷囿于章太炎经学思想将医学中阴阳五行配属规律与《尚书》的注说相等同，更言"古医书中凡五运、六气、干支、生克之论，皆出于道家之术数。谓为迷信，固属武断，若欲从此寻究医学，则未见其可"。"《伤寒论》本少五行诸字，偶有存者，宜置勿论"。在这种学风影响下，近代诸家对《伤寒论》研究大都避谈阴阳五行，不做过多的哲理思辨，只重视脉证方药的研究，强调临床经验的积累。许多医家不是以理论发挥而是以擅用经方名世。从当时代表性的医著中，多可觅见黜虚崇实思想的痕迹。中医辨证医治，成就者多为亲身实践而后成功，曹颖甫也不例外，他尤其强调临床实践的重要性，极力反对空谈理论，做纸上谈兵之虚家。《经方实验录》辨证论治思想重实践，实事求是。全书以《内经》《伤寒论》《金匮要略》为经，以临床实践所得为纬，总结经验，分析教训，对仲景具有卓效的方剂在运用的基础上，进行了症、因、机、治的阐述。曹氏尝云："药不由于亲试，纵凭思索理解，必有一间未达之处。"他对药物的功用不但观察其效验，而且对有毒中药必亲自尝试而后用之。所著《伤寒发微》《金匮发微》二书立足临床考验实用，贵能"间附治验"以为征信，处处"以考验实用为主要"，诚如沈石顽谓"一洗空泛之浮论。专务实学，考据精详……仲景之不出方治者，综核尤为周密"。曹颖甫与随文敷衍者大相径庭，亦曾说"论病不经实地试验，即言之成理，也终为诞妄"。可见，曹颖甫治学研究不尚空谈，强调求真务实，强调临床实践的重要性。

四、伤寒学术成就

曹氏一生致力于仲景学说研究凡40年，为后人留下了宝贵的医学遗产。在临床实践中，曹氏一直以仲景学说为指导，集自身经验之大成，大力提倡使用经方，敢以峻方重剂力挽沉疴危疾，取得了显著的成效。对于仲景原方的剂量、炮制、应用范围等，他也都有所发展与创新。敢于质疑思考，勇于实践，破除古方不治今病的旧说，是其治学精神的核心。

1. 独崇经方 曹颖甫对仲景医术非常推崇，一生致力于研习，孜孜不倦。同时他又不排时方，主张古为今用，善于古今通变。明清以至当时，随着温病学的兴起，多行时方成为一种时尚，出现许多用药不问病之寒热、表里，一律以辛凉为主，而避用麻黄、附子之类峻药的倾向。鉴于这种情况，曹氏大声疾呼"仲景之法，今古皆宜，岂能弃良方而不用"。曹氏"一生提倡经方，不论教导门人，或者临证处方，一以仲景为法"。他认为经方药精效宏，能立起重笃。他批评当时的医风说："今日之名医，不论何证，概以不能杀人之药为标准。置人于不生不死之间也。"还指出："近人畏忌麻黄，徒以荆芥、防风、豆豉、牛蒡等味，敷衍病家，病家亦以平易而乐用之，卒之愈疾之功不见，鸣呼！此医道之所以常不明也。"他被人称颂为"凡他医不治之症，治之辄着手愈之"。曹颖甫认为《伤寒论》和《金匮要略》是中医临床辨证论治的根本，强调经方是后世方剂的基础，指出学习中医应当从源寻流，而不该舍本逐末。针对当时中医界存在的认为"古方不能治今病"的偏见，和临证用药一味追求平和，极力避开硝黄之类、能愈疾之峻药的倾向，曹颖甫大反其道而行之，极力阐扬经方，治医独尊仲景之学，"特为表明仲师之法，今古咸宜，以破古方不治今病之惑"。他的学生秦伯未说："经方是一切方剂的基本，后世方剂大部分跟经方发展起来。譬如一株树罢，有了根才有枝叶花果，我们不能孤单地欣赏一枝一叶一花一果，而忽略了它的根子。同时，我们也不能见到一树一木，就认作是一座森林。曹颖甫的极端主张研究经方而不坚持反对时方，便是这个道理。"这个说法是对曹颖甫独尊经方而又兼顾时方的辨证观的最好注脚。

2. 发微探奥 自成无己后，注释仲景者不下数百家，其中虽不乏明论，然以空谈为依归者亦不少。曹颖甫认为"著述之家，辄有二病。一为沿袭传说，一为谬呈新奇"。曹氏认为仲师之方，寥寥二三字，其所蕴蓄之精义，往往不可思议。曹氏在学术上致力仲景之学的研究尤有心得，其所著《伤寒金匮发微合刊》，"一洗空泛浮论，专务实学"。如其解释《伤寒论·阳明篇》"伤寒，发汗已，身目俱黄，所以然者，以寒湿在里不解故也，以为不可下也，于寒湿中求之"之条文时，他则认为"寒湿在里，未曾化燥，无论三承气汤皆不可用，即麻仁丸亦在禁例。脉浮者宜麻黄加术汤，脉浮身重宜防己黄芪汤，水气在皮中，宜白术附子汤，所谓于寒湿中求之也"。又如注释《腹满寒疝宿食病篇》"夫瘦人绕脐痛，必有风冷，谷气不行，而反下之，其气必冲，不冲者，心下则痞"时，分析指出"谷气停则浊不行，故绕脐痛，此寒积也。治此者，即宜四逆、理中，否则亦当温下。若误用寒凉，则气必上冲，所以然者，宿食去而风寒不去也。按太阳篇，下之后，气上冲者，可与桂枝汤。不上冲者，不得与之。所以然者，气上冲，则风邪不因下而陷，故宜桂枝汤。若不上冲而心下痞，便当斟酌虚实而用泻心汤矣"。

沈石顽赞《伤寒发微》说："凡无字之处，必反复探讨，一再解说，验之诚然。"如曹颖甫在解释《伤寒论》"阳明病，心下硬满者，不可攻之，攻之利遂不止者死，利止者愈"这段原文时，说："此节当于言外领悟，观'利止者愈'四字，即隐示人明心下硬满之证，实亦有可攻者。若使心下硬满必不可攻，不独大陷胸汤、丸并为赘设，而寒实结胸之三物白散，心下硬满干呕短气之十枣汤，概无用矣。"又如在解释"伤寒呕多，虽有阳明证，不可攻之"时，指出"须知'有阳明证'四字，即隐示人明可攻。仲景之所以言不可攻之，是碍于呕多，是呕而不能进药。不论何药，入咽即吐……必先杀其上逆之势，然后可行攻下。予每遇此证，或先用一味吴茱萸汤。间亦有肝胆郁热而用吴茱萸汤者。呕吐既止，然后以大承气汤继之。阳明实热乃得一下而尽……"曹颖甫的这些论述不但在领悟经文上独具创见，而且在治法上也另辟蹊径。

曹氏还主张对张仲景医书进行综合分析，不拘泥于章节和《伤寒论》《金匮要略》之分，强调前后联系，上下联系，相关之处特要细心推敲，务必要达到汇通前后而其义始见之目的。比如对仲景栀子豉汤的认识，成无己、柯琴等注家皆认为是涌吐剂，曹颖甫力斥其非，认为"栀子味苦而主泄，能使脾湿下陷。故病人旧微溏者，不可与服。今人动以栀豉汤为吐剂。夫探吐之剂，当从口出，岂有反能下泻者，其谬一。第一节言汗吐下后之余邪，岂有吐后虚烦而更吐之理，其谬二。况呕逆者，加生姜明止之，岂有吐剂而反能止呕者，其谬三"。他的这些论述不但论说清晰，富有联系，而且在领悟经文上有所发展，独具创见。正如陆渊雷所赞，"以经解经，精湛允当，以为自来注大论者，未能或先"。其发微阐奥，切合临床，以实用为主，辨证发展，堪属可贵。

3. 注重鉴别 曹氏注重鉴别诊断，对同症异源之证，无不细心揣摩，力求心领神会、剖析清楚。如去桂加白术汤之"大便硬"，历代众说纷纭，难明其义。曹颖甫则从脾湿胃燥的角度加以鉴别分析，认为"其所以大便坚小便自利者，与阳明实证正自有别。阳明证小溲当赤，此则独清，一也。外无潮热，二也。不谵语，三也。脉不见实大而滑，四也。不渴饮，五也。阙上不痛，右膝下经络不牵髀肉而痛，六也。痛在周身肌肉而中脘未尝拒按，七也。有此七者，则此证不当攻下明矣……湿困脾脏，则脾阳停而胃纳阻，脾不升清，胃不降浊，以致大便日坚……去桂枝加附子白术补中而逐水，使中气得温而运行，则大便之坚易去"。曹颖甫治学精神可谓探幽索隐，别有会心。

4. 师古不泥 曹氏在对古代医学文献研究过程中，特别强调独立思考，不人云亦云，不机械模仿，堪称出于蓝而胜于蓝。他用不拘泥于古的态度注释《伤寒论》《金匮要略》，阐明自己的见解和多年的心得体会，体现了实事求是的态度。尽管他的学术观点多宗或源自张、黄，但并不因循张氏而简单维护旧论之说，亦不拘泥于黄氏五运六气之论而机械照搬。特别是对于某些经文的理解、仲景方的运用，皆能独具手眼，大胆质疑和订正。如他分析《伤寒论》"伤寒，若吐若下后，心下逆满，气上冲胸，起则头眩，脉沉紧，发汗则动经，身为振振摇者，茯苓桂枝白术甘草汤主之"，认为"茯苓桂枝白术甘草汤主之"句，当在"头眩之下"，因其为水气凌心之证，与《金匮要略》

"心下有痰饮，胸胁支满，目眩，苓桂术甘汤主之"其理相同。他认为"身为振振摇者"下，当脱落"真武汤主之"五字。这种认识与见解与临床实际均相符，堪称不刊之论。"师古而不泥于古"正是曹颖甫治学精神的重要特点，这种治学精神贯穿于曹颖甫的经典案例和整个治学生涯中。

5. 衷中参西　尽管曹颖甫是经方派的典型代表，但用药并不排斥时方，也不排斥西医，而且常借助西医诊断之力为己服务，他认为治病"贵具通识"。曹颖甫对待西医的态度是"衷中参西"式的，即以中医为主，间采西说作为补充。为此，他积极学习西医学知识，还曾用淋巴管来解释上、中二焦，用酸碱性来解释皂荚的药理作用。他对西医学知识能够积极学习并应用到临床实际中来，这在备受传统熏陶和桎梏的老一代中医来说，并不多见。曹颖甫在其医著中还引用了较多的西医学名词和病理学知识，如脑溢血、脑充血、脑贫血、脑神经、脑膜炎、神经、心房、动静脉、微丝血管、血液循环、白血球、红血球、淋巴管、胆汁、盲肠炎、腹膜炎、十二指肠、大肠、直肠、甲种维生素、乙种维生素、结膜干燥症等，也曾在诸多病案中采用西医知识来阐明病因、病机并指导治疗。如在分析大承气汤治疗"脑膜炎"阳明腑实重证乏效时，指出"大承气但能治肠热之病源，不能治神经之病所，病源虽去，而病所燎原之势已成，诸神经悉受烧灼，故外见种种恶状，卒致不救也"。"当以羚羊角平肝舒筋，定风安魂……"以达"凉和神经，使之舒静"之功。正是因为曹颖甫思想开放，虚心学习，把经方时方、中西医贯通起来，锐意创新发展，虽有一些西医解释牵强附会，然瑕不掩瑜，终于成为一代大家。

五、应用经方临证经验

曹氏临证以仲景为宗，善用经方，重视实践，或原方照搬，或知常达变，尤其是敢用经方峻剂，每每能斩关夺隘，起死回生。曹氏阐论经方235个，应用经方医案多达265个，涉及内、外、妇、儿、五官各科病证等76种。

1. 救表当用麻黄汤者，敢于正桂枝汤之失　"伤寒，医下之，续得下利清谷不止，身疼痛者，急当救里；后身疼痛，清便自调者，急当救表。救里宜四逆汤，救表宜桂枝汤。"曹氏认为太阳伤寒，身必疼痛，以寒伤皮毛肌腠，血络不通之故。但既经误下，表证仍在，里证复起，法当先救里而后救其表。所以然者，一因里寒下陷，有生命之虞；一因水气在下，虽经发汗，汗必牵制而不出；又恐汗而阴阳离决，将有虚脱之变也。若但身疼而绝无里证，自当以解表祛寒为急，而绝无可疑，此皆初学之人，不待烦言而自解者。惟体痛为伤寒之证，他病所无。故身疼痛、腰痛、骨节疼痛，麻黄汤主之；脉浮紧者，法当身疼痛，当汗出而解。仲师虽未出方治，其为麻黄汤证，决然无疑。《金匮要略》云："风湿相搏，一身疼痛，法当汗出而解"。又云"湿家身烦疼，可与麻黄加术汤发其汗"，又云"病者一身尽疼，日晡所剧者，可与麻黄杏仁苡仁甘草汤"。则身疼痛之当用麻黄汤，已可类推。况本论又云：桂枝为解肌，若其人脉浮紧，汗不出者，不可与之。则身疼痛而当救表之证，身必无汗，脉必浮紧，桂枝汤正在禁例，何得反云宜桂枝汤？故知仲景原文必云救表宜麻黄汤。所以他说：学者读仲景书，不观其通，一切望文生训，一旦用之失当，反令活人方治不能取信于病家，此真与于不仁之甚也。

2. 精研方论，桂枝汤用于温补 桂枝汤为太阳病主方之一，一般被视为解表之剂，曹颖甫却提出"桂枝汤功能疏肝补脾"，"若夫素体虚寒之老人及妇女服此诚有意想不到之效力"，别具新意。如桂枝汤其六，治王右案，"无表证，脉缓，月事后期而少，时时微恶寒，背部为甚，纳谷减，此为血运迟滞，胃肠虚弱故也，宜桂枝汤以和之。"此案中，桂枝汤即用于温补。曹氏分析说："仲圣以本汤为温补主方，加桂即治逆气冲心，加附子即治遂漏不止，加龙骨、牡蛎治盗汗失精，加白芍、饴糖即治腹中痛，加人参、生姜、芍药即治发汗后身疼痛，更加黄芪、当归泛治虚劳，去白芍加生地、麦冬、阿胶、人参、麻仁，即治脉结代、心动悸，无一非大补之方。"曹氏通过分析桂枝加桂汤、桂枝加附子汤、桂枝加龙骨牡蛎汤、小建中汤、新加汤、炙甘草汤诸桂枝汤类方的功效主治，并以临证治验为证，说明桂枝汤确为温补之方，拓宽了桂枝汤的应用范围，更借此论及全部经方，"谁谓伤寒方徒以攻劫为能事乎？"发人深思。

桂枝汤证的9则医案，辨治精妙，机圆法活，既有对仲景学说的深刻理解与继承，又有对经方理论独到的发挥和创新，可谓为经方应用打开了思路。这在新病种逐渐增加的今天，对于经方的拓展应用及疑难病的诊治无疑具有开创性的意义。

3. 准确辨证，不拘何病何症 曹氏言："桂枝汤证四字，其义较广，中风二字，其义较狭。易言之，中风特桂枝汤证之一耳。"指出桂枝汤的应用极为广泛。桂枝汤证其五中，记虞舜臣与余鸿孙先生一案，治一老妇，患脑疽，周围蔓延，其径近尺许。启其所盖膏药，则热气蒸蒸上冒，头项不能转侧。先以治脑疽法，膏药敷之，三日不效。四日晚诊之，因见病人伏被中不肯出，询知每日于此时恶寒发热汗出，悟为啬啬恶寒、翕翕发热之桂枝汤证，用桂枝五分，芍药一钱，加姜草枣轻剂投之，一剂而病大减。后逐日增加药量，至桂枝三钱，芍药五钱，不加他药，数日而收全功。极重之症，竟以桂枝汤原方取效，方中均平和之药，且用量极轻，认证之准、效果之佳令人慨叹。姜佐景于按中又指出"仲圣方之活用，初非限于桂枝一汤，仲圣所以于桂枝汤加减法独详者，示后人楷模耳。果能将诸汤活而用之，为益不更大哉？"为读者提供了更为广阔的思考空间。

4. 凭证用药，不拘时令地域 一般认为，桂枝汤中因有桂枝、生姜辛热之品，炎令用之，有抱薪救火之嫌；且草、枣甘腻，易于助满；芍药酸收，最能恋邪，诸药均不宜用于夏日伤暑。而曹氏在桂枝汤其四中治沈瘦鹤，六月二十四日，盛暑之时，因夜进冰激凌一客，兼受微风，次日病，头胀、恶风、汗出、额微冷、大便溏泄，复发心悸宿恙，脉结代。用桂枝汤，夜服之，次早，诸恙悉平。二十六日，又治孙椒君，因进梅浆，病下利、恶风、冷汗出、头胀、胸闷、骨酸、腿软、不欲食而呕，症状较前者虽然有异，但同为暑热之时伤于饮冷之表证，亦用桂枝汤，随手而效。曹氏论曰："桂枝汤实为夏日好冷饮而得表证者第一效方，又岂惟治冬日北地之伤寒而已哉？夫伤寒必限于北地，北地而必限于冬日，抑何固执之甚邪？"

5. 汗家重发汗以致液虚生燥，当下以承气汤者，敢于正禹余粮之失 "汗家重发汗，必恍惚心乱，小便已，阴疼，宜禹余粮丸。"曹氏认为汗家者，以阳明多汗言之也。阳明有余之证，复发汗以劫胃中之液，则胃中燥气上薄于脑，而心神为之不宁。按人之思索事理，必仰其首，或至出神而呼之不应，心神有所专注，疑定而不散也。若胃中燥热上薄，则心神所寄欲静而不得，于是恍惚心乱，遂发谵语。则论中恍惚心乱四字，直以谵语当之。所谓胃中水竭，必发谵语也。后文又云小便已阴疼，盖汗后重发汗，必大肠燥实，燥气熏灼于前阴，故小便短赤而阴疼，此为大承气汤证。后文"宜禹余粮丸"五字，实为下利证脱文，与本篇利在下焦，用赤石脂禹余粮汤同例，不知者误移于此。药为止涩之药，喻嘉言常用之以治下利。历来注家，强作解之，不可从。

6. 厥阴证的寒湿论和霍乱证的虚寒论　曹氏对许多病的认识，敢于提出自己的观点。对厥阴证的寒热错杂论，他称之为谬论。他认为此证饥不能食，食即吐蛔，实由胃中寒湿，胆火不能消谷，腐秽积而虫生也。语云：流水不腐，动气存焉耳；污池积秽，鳅鳝生焉，有积秽为之窟宅也。故特用乌梅丸，方中干姜、细辛以祛痰而和胃，乌梅以止吐，川椒以杀虫，黄连、黄柏以降逆而去湿，当归以补血，人参以益气，附子、桂枝以散寒而温里。故服后蛔虫从大便夹湿痰而俱去。方中杀虫之药，仅有川椒一味，余多除痰去湿、温中散寒之药，可以识立方之旨矣。对霍乱之证，他认为浊气不降，清气不升，纵然有热，吐泻交作之后，中气必属虚寒。故仲师以四逆、理中为主方，药剂太轻，尚恐不及，以致四肢逆冷，无脉而死。无如近世市医，不知天时，不通易理，创为霍乱新论，多用芩连苦寒之品，中气已败，而医更败之，则是不死于天时，不死于病，而死于医。间亦有浮阳在上，阴寒在下，须热药冷服而始受者；又有浮热上冲，必先投黄、连逆折其气，始能受热药者。要其为里寒则一，是在临证时明辨之耳。

7. 蒲灰散之菖蒲论　曹氏治学从不人云亦云。仲师的蒲灰散方，今人不用久矣，世人皆论蒲灰为蒲黄。曹氏经临床验证后指出蒲灰即溪涧中的大叶菖蒲，味咸能降，味辛能开。并举王一仁先生在广益医院治钱姓男子，腹如鼓，股大如五斗瓮，臂如车轴心，头面皆肿，遍体如冷，气咻咻若不续，见者皆曰必死。取药房中干菖蒲一巨捆，炽炭焚之，得灰半斤。随用滑石和研，麻油调涂遍体，以开水调服一钱，日三服，明日肿减大半。三日而肿全消，饮食谈笑如常人。又举自己治谢姓小儿，茎及睾丸，明若水碧，令制而服之，一夕得小便甚多，其肿即消。经方之妙，不可思议。

8. 胶痰阻于胸膈，皂荚丸亲躬试用　皂荚丸出自《金匮要略》，主治"咳逆上气，时时吐浊，但坐不得眠"。曹颖甫用皂荚丸治疗咳喘咳痰的经验是：痰黏胸膈而不出，则用碱性之桔梗以出之，胶痰在中脘，则用有碱性的皂荚以下之。咳痰不出者，重用桔梗15至30克，炙甘草15克，煎服。若胶痰阻于胸膈，症见呛咳，痛引胸肋，痰黄胶稠，时时吐浊，大便干结，但坐不眠，依急则治其标，宜用皂荚丸。此丸制服法，《金匮要略》谓："刮去皮用，酥炙，上一味末之，蜜丸如梧子大，以枣膏和汤服三丸，日三夜一服。"曹颖甫从实践中认识到皂荚刮去外面的黑皮，去子去弦，用微火炙之，使略呈焦黄即得，勿成黑炭。色黄者力巨，色黑者力微。研末，蜜丸如绿豆大，每次服9丸。为便于服药，亦可以砂糖代替枣膏，吞药末，至于每日剂量，除依成法外，曹颖甫最高用量约达36克，超过成方剂量10倍以上，是由其亲身服药而得出的用药经验。

《经方实验录》载曹颖甫自病痰饮，喘咳吐浊，痛连胸胁，以皂荚四枚炙末调赤砂糖间日一服（门人姜佐景按：皂荚 4 枚末约为 36 克许）。连服 4 次，下利日二三度，胶痰涎与粪俱下，有时竟全是痰液。病愈后，体亦大亏。于是知皂荚之攻消甚猛，全赖枣膏调剂也。曹颖甫亲身体验，不可不信。皂荚为消痰猛剂，用治胶痰，只要辨证准确，剂量合宜，效如桴鼓，但对体质虚弱者慎用。初次使用缺乏经验者，宜每服 1.5 克递加，较为妥当。对于水气太甚之湿痰，则不宜使用。《经方实验录》强调"皂荚之消胶痰"，肯定皂荚清涤胶痰的重要功用，皂荚中所含的皂素能刺激胃黏膜而反射地促进呼吸道黏液的分泌，从而产生祛痰作用。如曹颖甫治一例"咳逆上气，必背拥叠被六七层，始能垂头稍稍得睡，倘叠被较少，则终夜呛咳，所吐之痰黄浊胶黏"。曹颖甫分析"因此人平时喜进厚味，又有烟癖，厚味被火气熏灼，因变痰浊，气吸于上，大小便不通，以枣膏送服皂荚丸，四服而浃晨大小便通，去被安睡"。由曹颖甫用皂荚丸治疗咳喘咳痰的经验可知，皂荚丸证候在支气管哮喘、哮喘性气管炎急性发作时常可见到，多因浊痰胶结胸膈，肺失肃降之权，其气上逆所致。皂荚荡涤胶痰而廓清气道，使肺复肃降之性，如是则呼吸通调，咳喘乃平，所谓单捷小剂能治重病，此类是也。

9. 急性脑膜炎头痛，承气汤顿挫邪热　曹颖甫治学崇尚《伤寒论》和《金匮要略》，特别对于经方拯危救急的作用，应用得心应手。尤其善用承气，乃有"曹一帖"之尊称，有"曹承气"之雅号。曹氏善用诸承气汤，阳明攻下，必以峻剂，诊查宜细。又如对大承气汤证，传统归纳为具备痞满燥实四大症，曹颖甫从实践中体验出"右髀有筋牵掣，右膝外旁痛"亦为表现形式之一，因此常将其作为诊断阳明腑实及运用大承气汤的指征之一。尤其特别的是，曹颖甫用大承气汤治疗阳明腑实重症（急性脑膜炎头痛）。头痛病临床多见，然而因肠燥热秘，即阳结而引发的头痛不多见。曹颖甫用承气法治湿热上熏之头痛，在《经方实验录·上卷·大承气汤证其二》指出所谓阳明悍热之气上循入脑证也，即是西医所谓脑膜炎之类，应急下之，所谓釜底抽薪也。并曰："阳明证之头痛，其始则在颞上，甚则满头皆痛，不独承气汤证有之，即白虎汤证亦有之。且阳明腑实证燥气上冲，多致脑中神经错乱，而见谵语头痛。或反在大便之后，无根之热毒上冒，如大便已，头卓然而痛可证也。唯肠中有湿热熏蒸，其气易于犯脑。为水气易于流动，正如汤沸于下，蒸气已腾于上，不似燥矢之凝结，必待下后而气乃上冲也。此证但下浊水，即可证明湿热之蕴蒸阳明。不然，目中不了了，无表里证，大便难，身微热者，何以法当急下乎？"本例属热病急症，患者已出现不语、眼张、瞳神不能瞬、目不辨人等候，显系阳明燥热上扰元神之府，为至危至急之证。此三急下证之第一证。不速治，病不可为。曹颖甫果断地采用大承气苦寒下夺，釜底抽薪，使胃热下泄，无上冲颠顶之害，则头目清明，元神自复，病遂霍然而愈。曹颖甫门人姜佐景补充其论述认为，盖肠中既燥，胃居于上，声气互通，乃亦化热，说明胃中"有神经上通于脑，辗转相传，脑神经受热熏灼，故发为满头剧痛。药后约二小时即下，所下非燥矢，盖为水浊，而恙乃悉除。若身有大热，脉大而实，然后论治，为时已晚"。曹颖甫又谓："恽铁樵治王鹿萍子脑膜炎，用羚羊角、犀角奏效，此王鹿萍子亲为予言之。"大承气汤临床主治肠中湿热蕴蒸，上循犯脑，或阳明腑实证燥气上冲，引起颞上痛（头上眉心部位），甚则满头皆痛，干呕谵语，神识不清，即西医所谓脑膜炎之类。用大承气汤作釜底抽薪之计，峻下热结，则上冲燥气随之而消，头目清明，头痛自愈。曹颖甫应用下法治疗热病急症，在现代临床有很大的进展，如在乙型脑炎、重症肝炎、中毒性菌痢、流行性出血热等病症治疗中，下法应用及时、得当，常可顿挫燎原之邪热，截断病势之逆变，使患者转危为安。现代实验也证明，承气汤一类攻下方药有抗感染、促使毒素排泄和增进新陈代谢等作用，这对改善和消除急性热病的病理状态是很有裨益的。曹颖甫通过临床实践，还总结出了承气攻痰一法，大大发展了仲景攻下学说。他说："若胶痰在中脘，则用有碱性之皂荚以下之，所谓在下者引而竭之也。"如此能使"痰涎与粪俱下，有时竟全是痰涎"。若"肠中燥火太重，上膈津液化为黏痰，上湿而下燥，则须消痰药与通下药并用，或承气合小半夏汤，或承气合皂荚末，甚者硝黄与甘遂并用，使硝黄与甘遂同煎，硝黄之性即与甘遂化合，而为治上膈湿痰之用……"他力主祛邪贵速，祛实宜早，对虚羸之体而具阳明腑实证者，主张抢时攻下，意在祛邪存正、治病留人。盖实邪不去，补之徒劳，若迟疑则"胃实不去，热势日增，及其危笃而始议攻下，惜其见机不早耳"。

　　曹颖甫善用承气类，但他亦曾曰："医至今日难言矣，医者身负盛名，往往不敢用药，迁延日久，精气日败，然后嘱病家另请高明。后医见证之可下也，不暇考其精气存亡而下之，而死之罪乃归于后医矣。"所以曹颖甫亦告诫医者，使用承气类药物仍要考虑患者津液存亡方可议下。曹颖甫以上针对阳明病运用峻剂攻下的经验，不仅是他临床经验的总结，而且在六经辨治理论体系中独树一帜，值得我们借鉴和参考。

　　10. 抵当汤下积癖治干血劳　曹氏应用经方，特别强调作用峻烈的方剂，要有胆有识。有识，就是要求医者对仲景的理法方药，特别是组方的奥义，要潜心领悟，熟练掌握。有胆，就是要求医者在辨证准确的前提下，大胆果断地采取相应措施，该用猛药峻剂的，切勿犹豫。譬如曹颖甫用抵当汤下积癖治干血劳的医案。"余尝治一周姓少女，年约十八九，经事三月未行，面色萎黄，少腹微胀，证似干血劳初起……今腹胀加，四肢日削，背骨突出，经仍不行……第察其情状，皮骨仅存，少腹胀硬，重按痛益甚。此癖积内结，不攻其癖，痛焉能除……于是决以抵当汤予之……知女下黑瘀甚多，胀减痛平"。本例虚实兼夹，但病变重心仍在于"实"。曹颖甫揣度病情，权衡虚实，果断地投以抵当汤，遂使顽疾转机，险症得安。此等验案，值得我们三思。再如曹颖甫治一例"经停九月，腹中有块攻痛，前医以三棱、莪术多药，未应"。曹颖甫分析"三棱、莪术能治血结之初起者，及其已结，则力不胜矣，以抵当丸三钱，夜大下黄白夹杂之污物，后以加味四物汤调理而瘥"。又治一男子蓄血证，"少腹胀痛，小便清长，且目不识人，以抵当汤下之，服后黑粪夹宿血齐下，以后逐渐减量调理而愈"。曹颖甫认为"盖因劳力负重，致血凝而结成蓄血证也"，并提出蓄血证当用抵当汤而用桃核承气汤的实属不足。如治沈女受惊后，"发狂，逢人乱殴，力大无穷"，停经二月，少腹似胀，脉沉紧。曹颖甫脉证合参，诊为蓄血证，治以桃核承气汤加枳实，逐瘀攻下，药后癖血得下，狂止病消。

　　11. 炙甘草汤愈重症、挽垂危　炙甘草汤首见于《伤寒论》，"伤寒，脉结代，心动悸，炙甘草汤主之"。正如曹颖甫所言，"此脉见结代者，心阳不振，而脉中之血，黏滞不得畅行也"。目前临床上炙甘草汤广泛用于心系疾病。但其中麻仁究竟为何药，历代医家见解不一，一般医籍仍沿用《伤寒论》中的麻仁半斤，并认为麻仁实指麻子仁。但对麻子仁在炙甘草汤中的作用，诸多医家存在分歧。曹颖甫之《伤寒发微》曰"麦冬润肺以溉心脏之燥，麻仁润大肠，引中脘燥气下行而不复熏灼心脏，与麦冬为一表一里，润肺与大肠，而心之动悸安"。对麻子仁在炙甘草汤中的作用，其他医家主要观点：一为养血滋阴，二为润肠通便，三为润肠而滋阴。历代诸家对本方的认识颇为精深，其适用病证逐渐扩大。曹颖甫医案载："陆某，年逾六秩，患下利不止，日二三十行，脉来至止无定数。余曰高年结脉，病已殆矣。因参仲圣之意，用附子理中汤合炙甘草汤去麻仁，凡五剂，脉和利止，行动如常。"高年体虚，又因下利无度，遂令气阴衰竭，心阳不振，出现"脉来至止无定数"等险恶征象，病情危在旦夕。曹颖甫以附子理中汤合炙甘草汤益气救阴以复脉，是法是方，皆本诸《伤寒论》，药后即"脉和利止"。经方能愈重症，挽垂危，不得不信服曹颖甫对经方运用的熟稔！

12. 葛根汤为太阳温病主方 曹氏认为《伤寒论》中包含了温病的治法，葛根为太阳温病主药，葛根汤为太阳温病之主方。他说"世之论者动称温病无主方，而《伤寒论》一书几疑为专治伤寒而设，不知越人言伤寒有五，温病即在其中"。他认为"太阳病，项背强几几，无汗，恶风，葛根汤主之"中，"渴"与"项背强几几"同是"伤津"之外证，并同为太阳温病葛根汤证之主症。"盖葛根汤证与伤寒不同者，原以津液不足之故，故于桂枝汤中加麻黄而君葛根。中风证而津液不足者即用桂枝汤本方而加葛根"。另外，太阳标热内陷下利者即用葛根芩连汤，以清热生津为主。曹颖甫认为："人体中水分多于血分者，则易从寒化，故藏于精者，春不病温。血分多于水分者，则易从热化，故冬不藏精，春必病温。从寒化者，伤寒不愈，病成痰饮，虽天时转阳，犹宜小青龙汤。从热化者，中风误治即成热病，为其津液少也。"由上可知，曹颖甫认为葛根为太阳温病主药，葛根汤为太阳温病主方，这是有理有据的。

曹氏是一位具有近代科学思想的学者型中医，深入研究经方、实践经方、推广经方，发微《伤寒论》与《金匮要略》，阐释仲景奥秘，尊经而不拘泥，注重实践，因此被誉为经方大家。

六、临证医案

1. 感冒医案

（1）白漾街，王左。

汗已出，热未彻，宜桂枝汤和之。

川桂枝三钱，白芍三钱，炙甘草二钱，生姜七片，红枣十枚。

王慎轩记：此案初方系用麻黄汤，因服后汗虽出而热仍发，乃予此方。其后再来复诊，病已痊愈，仅予调理而已。初方见于前，后方不关重要，故皆不录。（《曹颖甫先生医案·伤寒门·汗后不解》）

（2）姜佐景又按：本年（二十五年）六月二十四日起，天时突转炎热，友人沈君瘦鹤于其夜进冰激凌一客，兼受微风，次日即病。头胀，恶风，汗出，抚其额，微冷，大便溏泄，复发心悸宿恙，脉遂有结代意。与桂枝、白芍、炙甘草各钱半，生姜一片，红枣六枚（切）。

夜服此，又次早醒来，诸恙悉平。

唯心悸未愈，乃以炙甘草汤四剂全瘥。

诸方均不离桂枝。

又越日，孙椒君以进梅浆，病下利，恶风，冷汗出，头胀，胸闷，骨酸，腿软，不欲食而呕，一如沈君（指友人沈君瘦鹤于其夜进冰激凌一客，兼受微风，次日即病。头胀，恶风，汗出，抚其额，微冷，大便溏泄。编者注），给方与沈同（桂枝、白芍、炙甘草各钱半，生姜一片，红枣六枚。编者注）。

唯孙君以午夜市药，药肆不备红枣，任缺之。服后，一时许，热汗浆浆遍体，舒然睡去。翌早醒来，不知病于何时去。

然则桂枝汤实为夏日好冷饮而得表证者之第一效方，又岂唯治冬日北地之伤寒而已哉？

夫伤寒而必限于北地，北地而必限于冬日，抑何固执之甚邪？使有见我治沈、孙之方，而曰："桂枝、生姜皆辛热之品，值此炎令，何堪抱薪救火？甘草、大枣又悉甘腻之物，甘增中满，腻能恋邪。若芍药之酸收更属不合。综药五味，乃无一可用者。"若病者无坚决之信仰，聆此评语，得毋弃吾方而不敢服乎？

然则桂枝汤证之病理果如何，桂枝汤之药理又如何？至此，不能不有所解说。在余未陈己意之前，姑略引诸家之说，以资参考。《医宗金鉴》略云："桂枝辛温，辛能散邪，温从阳而扶卫。芍药酸寒，酸能敛汗，寒走阴而益营。桂枝君芍药，是于发汗中寓敛汗之意。芍药从桂枝，是于固表中有微汗之道……"陆氏九芝曰："桂枝者，能入营而出卫者也。太阳主开，今风乘之，而过于开，则必祛风外出，而太阳之气始复其常。但中风为虚邪，营气已弱，是宜慢泄。又风邪已近肌肉，即为肝气乘脾，故君以桂枝，而必以养血和中者为臣。风能化热，以芍药之凉者监之……"柯氏韵伯曰："此为仲景群方之魁，乃滋阴和阳、调和营卫、解肌发汗之总方也……"此皆不离营卫以为说。先贤有谓桂枝汤中不应有酸寒之芍药，而祝味菊先生则曰："本汤之组合，应以芍药为主药，桂枝为重要副药。盖适用本方之标准，在皮肤蒸发机能亢进而自汗出者，故用芍药以调节其亢进之机能。桂枝则不过补助心脏之作用而已，故麻黄汤中亦用之，其非主药可知也。"此二说也，相左特甚。汤本右卫门《皇汉医学》云："余之经验，凡用芍药、大枣、甘草之证，必诊得筋肉挛急，而于直腹筋最为明确……可为三药之腹证……亦可为本方之腹证……以上纯属理论，实际上当随师论，准据脉证外证，可以不问腹证也。"此说前后参差，亦堪商矣。众说纷纭，吾将安从？

虽然，吾侪自当从实验中求解决，安可囿于前贤近哲之说，以自锢也哉？今有桂枝汤中风证病人于此，恶风头痛，发热汗出，诸状次第呈现。顾汗出不畅，抚之常带凉意，是可谓之曰"病汗"。设其人正气旺，即自疗机能强者，其发热瞬必加甚，随得畅汗，抚之有热意，于是诸状尽失。可知一切毒素（包括外来之病原物，及内壅之排泄物）已随此畅汗以俱去，此所谓"法当汗解"是也。设其人正气不足以办此，则必须假外物或动作以为助，例如啜滚热之茶汤可以助汗，作剧烈之运动，就温水之淋浴，亦皆可以助汗。方法不一，致汗则同（当炎暑之日，吾人周身舒适无汗之时，偶作此三事，则致汗甚易，可为明证）。及此汗出，病亦寻瘥。然而中风证之重者，又非此简易疗法所可得而几，何况啜水太多，胃不能容，运动就浴，又易伤风，于是乎桂枝汤尚矣。

及服桂枝汤已，须臾，当饮热稀粥一小碗，以助药力，且卧床温覆一二时许，将遍身漐漐微似汗出（似者，续也，非似乎也），病乃悉去。此汗也，当名曰"药汗"，而别于前之"病汗"也。"病汗"常常凉意，"药汗"则带热意，病汗虽久，不足以去病，药汗瞬时，而功乃大著，此其分也。有桂枝证者来求诊，与桂枝汤，告之曰："服此汗出，病可愈矣。"彼必曰："先生，我本有汗也。"夫常人不知病汗药汗之分，不足为责。独怪一般医家尚有桂枝汤能发汗能止汗之辩，呶呶相争，无有已时。不知以中风证而服桂枝汤，"先得药汗"，是"发汗"也，"病汗"遂除，亦"止汗"也。是故发汗、止汗二说，若以为非，则均非，若以为是，则均是，惜乎未观其通，尚差一筹耳！

桂枝为阳药，内含"挥发油"，故能发散。芍药为阴药，内含"安息酸"，故能收敛。收敛之后，继以发散，发散之极，转又收敛。二者互为起讫，如环无端，依道运行，周而复始，是故收敛并无停滞之意，发散更非不复之谓。所以名之者，盖但示其运行之方向不同已耳。由是可知桂芍之分工，实乃合作。况微丝血管之周布于身，无远勿届，与肌肉、神经、汗腺等杂沓而居。故动静脉血运加速之后，势必生热，较此前之发热尤甚。热蒸汗腺，势必汗出。故与吾人剧烈运动之后，心脏鼓动加速，脉搏加速，血运加速，全身发热，因而汗出，理正相同。唯此运动而生之汗，不必有若何毒素于其间，若夫先病后药，因而得汗，其汗必含毒素无疑。本汤煎服法中曰："遍身漐漐，微似有汗者益佳……若不汗，更服……又不汗，后服小促其间……若汗不出，乃服至二三剂……"仲圣谆谆垂教，再三叮咛，以求一汗而后已者，抑亦何哉？曰：盖唯借此"药汗"，方能排除一切毒素故耳！

炎暑之日，汗流浃背，诚能畅进冰制饮料，汗乃遂止。所以然者，冰能凉胃故也。然则凉胃既可以止汗，今欲出汗，又何可不温胃？于是温胃之良药，兼可以止呕之生姜为必需之品矣。又恐汗出过多，将伤胃液，于是用大枣以摄持之。又虑肠居胃下，胃失和，则肠有受传之虞，于是预用甘草以安之。要之，姜也，枣也，草也，同为温和胃肠之圣药。胃肠性喜微温，温则能和，故云。胃肠既受三药之扶护而和，血液循环又被桂芍之激励而急，表里两合，于是遍身漐漐汗出。若其人为本汤证其一其二之表证者，随愈，即有本汤证其三之吐者，亦愈，或有本汤证其四之利者，亦无不愈。使更能明其孰轻孰重，加以权衡，则更善矣。（《经方实验录·桂枝汤证其四》）

（3）汤左。二月十八日。

太阳中风，发热，有汗，恶风，头痛，鼻塞，脉浮而缓，桂枝汤主之。

川桂枝三钱，生白芍三钱，生甘草钱半，生姜三片，红枣六枚。

姜佐景按：大论曰："太阳病，发热，汗出，恶风，脉缓者，名曰中风。"又曰："太阳病，头痛，发热，汗出，恶风，桂枝汤主之。"观此二条，知桂枝汤证又名曰中风。所谓"名曰"者，知前人本有此名，仲圣不过沿而用之。惟严格言之，桂枝汤证四字，其义较广，中风二字，其义较狭。易言之，中风特桂枝汤证之一耳。又此中风非杂病中之中风，即非西医所谓脑溢血、脑充血之中风。中医病证名称每多重复，有待整理，此其一斑耳。至考此所以异证同名之理，盖为其均属风也。中之者浅，则仅在肌肉，此为《伤寒论》之中风。中之者深，则内及经络，甚至内及五脏，此为杂病之中风，所谓风为百病之长也。

仲圣方之药量，以斤两计，骤观之，似甚重。实则古今权衡不同，未许齐观。历来学者考证，达数十家，比例各异，莫知适从。且古今煎法服法悬殊。古者若桂枝汤但取初煎之汁，分之为三，曰一服、二服、三服。今则取初煎为一服，次煎为二服，是其间不无径庭。姑摒此种种勿论，简言之，吾师之用量，大抵为原方之什一，例如桂枝、芍药原作三两者，师常用三钱是也。余视证之较轻者，病之可疑者，更减半用之，例如桂、芍各用钱半是也。以此为准，利多弊少。

曹颖甫曰：桂枝汤一方，予用之而取效者屡矣。尝于高长顺先生家，治其子女，一方治三人，皆愈。大约夏令汗液大泄，毛孔大开，开窗而卧，外风中其毛孔，即病中风，于是有发热自汗之证。故近日桂枝汤方独于夏令为宜也。

姜佐景又按：近世章太炎以汉五铢钱考证，每两约当今三钱，则原方三两，一剂当得九钱，再以分温三服折之，每服亦仅得三钱耳。由是观之，原方三两，今用三钱，于古法正无不合也。（《经方实验录·桂枝汤证其一》）

按：麻黄汤服后，汗出热不退，就传入阳明病，可用白虎汤。但如果汗出热退而不彻，用什么方呢？本案告诉我们，可用桂枝汤。《伤寒论》原书并没有告诉我们在用方上如何进退，我们可以从曹颖甫医案里学习。（《曹颖甫医案·内科疾病·太阳病汗后不彻》）

（4）我治一湖北人叶君，住霞飞路霞飞坊。

大暑之夜，游大世界屋顶花园，披襟当风，兼进冷饮。当时甚为愉快，顷之，觉恶寒，头痛，急急回家，伏枕而睡。适有友人来访，乃强起坐中庭，相与周旋。夜阑客去，背益寒，头痛更甚，自作紫苏生姜服之，得微汗，但不解。次早乞诊，病者被扶至楼下，即急呼闭户，且吐绿色痰浊甚多，盖系冰饮酿成也，两手臂出汗，抚之潮，随疏方，用：

桂枝四钱，白芍三钱，甘草钱半，生姜五片，大枣七枚，浮萍三钱。

加浮萍者，因其身无汗，头汗不多故也。次日，未请复诊。某夕，值于途，叶君拱手谢曰：前病承一诊而愈，先生之术可谓神矣！

姜佐景按：一病一证之成，其病因每不一而足。本案示"风"之外，更有"冷饮"，外为风袭，内为饮遏，所谓表里两病。是犹国家不幸，外有强邻之侵，内有异党之忧，两相牵制，证情复杂。故见证较前案多一"吐"字，可见病人之证随时变化，决不就吾医书之轨范。而用药可加减，又岂非吾医者之权衡，观本方用生姜五片可知矣。

曹颖甫曰：此公系同乡高长佑先生之友。予因治其妻神经病，始识之。盖其妻饮食如故，但终日歌唱，或达旦不寐。诊其脉滑疾，因用丁甘仁先生法，用猪心一枚剖开，内藏辰砂二钱、甘遂二钱，扎住，向炭炉煨枯，将甘遂、朱砂研成细末。一服而大下，下后安眠，不复歌唱矣。后以十全大补汤收膏调之，精神胜于未病时。附录之，以资谈助。（《经方实验录·桂枝汤证其三》）

（5）徐柏生。

初诊：微觉恶寒，头痛，腰脚酸，左脉甚平，右脉独见浮缓，饮暖水，微有汗，而表热不去，此风邪留于肌腠也。宜桂枝汤加浮萍。

川桂枝三钱，生白芍三钱，生甘草一钱，浮萍三钱，生姜三片，枣七枚。

二诊：汗出身凉，大便不行，宜麻仁丸。

脾约麻仁丸三钱，芒硝（泡汤）送下。

拙巢注：药后大便行，愈矣。（《经方实验录·太阳转阳明其二》）

（6）姚左。

发热，头痛，有汗，恶风，脉浮缓，名曰中风，桂枝汤加浮萍主之。

川桂枝三钱，生白芍三钱，生甘草钱半，浮萍三钱，生姜三片，大枣三枚。

服药后进热粥一碗，汗出后，诸恙可愈。汗出热不除，服后方，热除不必服。

生川军三钱、枳实三钱、厚朴钱半、芒硝二钱（冲）、生甘草钱半。

姜佐景按：上列二方乃师初诊时一次疏予者也。他医似无此例，然师则常为之。师曰："我今日疏二方，病者明日可以省往返之劳，节诊金之费，不亦善哉？"虽然，苟我师无先见之明，能预知明日之变证者，其亦安肯若是耶？

浮萍为我师暑天常用之药，多加于桂枝汤中。师每赞其功。

病者姚君持方去后，竟不敢服。质疑于恽铁樵先生之门人某君。某君曰：先解其表，后攻其里，是乃仲圣之大法也，安用疑为？卒从其言。服后汗出，果如方案所记，诸恙悉愈。不意半日许，复热，病者固不知此热却非彼热，姑壮胆服后方，竟便行而热除。三日，悉如常人。

余问曰：桂枝汤之后，有宜继以承气者，有无须继以承气者，其间岂无辨认之点耶？师曰：病者初诊，吾见其苔作黄色而且厚，吾以是用承气也。余曰：诺，举一反三，又岂唯苔黄厚而已？则凡便之不畅或不行者，口渴者，阙上痛者，或素体热盛者，莫非皆承气之预见证乎？予自是亦能效吾师之法，一诊而疏二方矣。

以余临床实验所得，凡服桂枝汤后，桂枝证除而转为阳明轻证，又服承气而病愈不传者，甚多。状此事实，则"一日太阳，二日阳明"八字恰甚贴切。虽然，此仅就太阳病服药者言，若不服药，恐又非如是矣。余固不谓《内经》之一日至六日相传一说，尽合于事实者也。

曹颖甫曰：予治伤寒学，早于仲师大论中证明七日为一候，一候为一经，二候为再经，六经传遍当在四十二日。然亦有不作再经者，由其肠胃中本不燥实也。若太阳之病初起，阳明先见燥实，则先解其表，后攻其里，即为正治。

予昔治赵庭槐之妻常以一方笺书二方，治愈者不止一二次。又尝治缪桂堂亦用二方并书一笺，缪不识字，误以二方之药并煎，亦汗出便通而愈。（《经方实验录·太阳转阳明其一》）

（7）余尝于某年夏，治一同乡杨兆彭病。

先，其人畏热，启窗而卧，周身热汗淋漓，风来适体，乃即睡去。夜半，觉冷，覆被再睡，其冷不减，反加甚。次日，诊之，病者头有汗，手足心有汗，背汗不多，周身汗亦不多，当予桂枝汤原方：

桂枝三钱，白芍三钱，甘草一钱，生姜三片，大枣三枚。

又次日，未请复诊。后以他病来乞治，曰："前次服药后，汗出不少，病遂告瘥。药力何其峻也？"然安知此方乃吾之轻剂乎？。

姜佐景按：或谓仲圣之"脉证治法"似置病因、病原、病理等于不问，非不问也，第不详言耳。唯以其脉证治法之完备，吾人但循其道以治病，即已绰有余裕。故常有病已愈，而吾人尚莫明其所以愈者。

曹颖甫曰：仲景非不言病因病理也。夫邪风外乘，乃病中风，欲救邪风者，宜桂枝汤，此非病因乎？卫不与营和，乃自汗出。风中肌肉，著于营分，而卫气不伤，故卫强而营弱。行水之卫气不伤，故毛孔自能出汗，行血之营气受困，故肌腠不能作汗，致皮毛与腠理显分两橛，而不能相合，故曰不和，不和者，不合也。用桂枝汤以发肌腠之汗，而营卫自和矣。此非病理乎？读书能观其通，则思过半矣。（《经方实验录·桂枝汤证其二》）

2. 伤寒医案

（1）江阴缪姓女。予族侄子良妇也，自江阴来上海，居小西门寓所。

偶受风寒，恶风自汗，脉浮，两太阳穴痛，投以轻剂桂枝汤，计桂枝二钱、芍药三钱、甘草一钱、生姜二片、大枣三枚。汗出，头痛瘥，寒热亦止。不料一日后，忽又发热，脉转大，身烦乱，因与白虎汤。

生石膏八钱，知母五钱，生甘草三钱，粳米一撮。

服后，病如故。次日，又服白虎汤，孰知身热更高，烦躁更甚，大渴引饮，汗出如浆。又增重药量，为石膏二两、知母一两、生甘草五钱、粳米二杯，并加鲜生地二两、天花粉一两、大小蓟各五钱、丹皮五钱。令以大锅煎汁，口渴即饮。共饮三大碗，神志略清，头不痛，壮热退，并能自起大小便。尽剂后，烦躁亦安，口渴大减，翌日停服。至第三日，热又发，且加剧，周身骨节疼痛，思饮冰凉之品，夜中令其子取自来水饮之，尽一桶。因思此证乍发乍止，发则加剧，热又不退，证大可疑。适余子湘人在，曰：论证情，确系白虎，其势盛，则用药亦宜加重。第就白虎汤原方，加石膏至八两，余仍其旧，仍以大锅煎汁冷饮。服后，大汗如注，湿透衣襟，诸恙悉除，不复发。

唯大便不行，用麻仁丸二钱，芒硝汤送下，一剂而瘥。

姜佐景按：白虎汤证有由直中天时之热而起者，有由自身积热而起者，若前案所引是也。有非直起于热，而由寒化热者，即由桂枝汤证转为白虎汤证者，若本案所言是也。

仲圣曰：服桂枝汤，大汗出后，大烦渴不解，脉洪大者，白虎加人参汤主之。是即由寒化热之明证。本条之意若曰："有患桂枝汤证者于此，医者认证不误，予以桂枝汤。服汤已，应热退病除，但病者忽大汗出后，反大烦渴不解，脉且转为洪大。是盖其人素有蕴热，因药引起，或药量过剂所致。但勿惧，可以白虎加人参汤一剂愈之。其属有蕴热者可以顺便除之，其属药量过剂者，此即补救法也。"本条即示桂枝汤证化为白虎汤证之一例。

人多以桂枝麻黄二汤齐称，我今且撇开麻黄，而以白虎合桂枝二汤并论之。余曰桂枝汤为温和肠胃（若以其重要言，当曰胃肠）之方，白虎汤则为凉和肠胃之方。桂枝证之肠胃失之过寒，故当温之，温之则能和。白虎证之肠胃失之过热，故当凉之，凉之则亦能和。和者，平也，犹今人所谓水平，或标准也。失此标准则病，故曰太过等于不及，犹言其病一也。桂枝汤证肠胃之虚寒，或由于病者素体积弱使然，或由于偶受风寒使然，或更合二因而兼有之。白虎汤证肠胃之实热，容吾重复言之，或由于病者素体积热使然，或由于由寒化热使然，或竟由直受热邪使然，或竟合诸因而兼有之。来路不一，证状参差，而医者予以方，求其和则同。方药不一，而方意则同。桂枝汤有桂芍以激血，生姜以止呕，同是温胃。白虎汤之石膏知母同是凉胃，大枣免胃液之伤，粳米求胃津之凝。余下甘草一味，同是和肠，防其下传。两相对勘，一无遁形。

吾师治白虎汤证之直起于热者，用白虎汤；治白虎汤证之由寒化热者，亦用白虎汤。无所谓伤寒，无所谓温热，是乃仲圣之正传。乃温热家硬欲分伤寒温热为尔我彼此，谓由寒化热者是伤寒，由热直起者是温热。然则治伤寒之白虎汤证用白虎汤，治温热之白虎汤证，曷不用其他神汤妙药，而终不脱石膏知母耶？是故温热伤寒之争，甚无谓也。（《经方实验录·白虎汤证其二》）

（2）谓此证初起，即宜人参白虎汤及竹叶石膏汤，使其热势渐杀或当挽救一二。门人刘仲华治安徽林振羽病亲见之。始由某医误汗误下，诸证皆备，刘用白虎汤加西洋参、生地、犀角，二剂后始有转机，十余日方见霍然，治法差谬，生死攸关，是不可以不慎也。

又按：犀角、生地能清脑中上冲之热血。恽铁樵治王鹿萍子脑中热痛，用之奏效，亦其一证也。（《曹颖甫医案·内科疾病·太阳温病》）

（3）住三角街梅寄里屠人吴某之室，病起四五日，脉大身热，大汗，不谵语，不头痛，唯口中大渴。时方初夏，思食西瓜，家人不敢以应，乃延予诊。予曰：此白虎汤证也。随书方如下。

生石膏一两，肥知母八钱，生甘草三钱，洋参一钱，粳米一小杯。

服后，渴稍解。知药不误，明日再服原方。至第三日，仍如是，唯较初诊时略安，本拟用犀角地黄汤，以其家寒，仍以白虎原剂，增石膏至二两，加赤芍一两、丹皮一两、生地一两、大小蓟各五钱，并令买西瓜与食，二剂略安，五剂痊愈。

姜佐景按：本案方原为白虎加人参汤，却标作白虎汤证者，盖为求说解便利，示学者以大范故耳。石膏所以清热，人参所以养阴，养阴所以佐清热之不逮，同属于里，非若白虎加桂枝汤、桂枝加大黄汤之兼有表里者，故今姑一并及之。后人于白虎汤中加玄

参生地麦冬之属，即是人参之变味，不足异也。(《经方实验录·白虎汤证其一》)

3. 咳嗽医案

(1) 咳而上气，恶寒，脉浮紧，此为中有伏饮，外感新凉，当发其汗，宜小青龙汤加减。

生麻黄三钱，川桂枝二钱，生白芍二钱，淡干姜二钱，细辛一钱，仙半夏三钱，射干三钱，前胡二钱，桔梗三钱，炙草一钱。

王慎轩记：此之前方，有五味子二钱，无射干，服之无效。后服此方，两剂而愈。(《曹颖甫先生医案·咳嗽门·寒饮咳嗽》)

(2) 咳嗽吐白痰，肢节酸，此为风水，宜小青龙汤。

生麻黄二钱，淡干姜二钱，制半夏二钱，桂枝二钱，细辛一钱，炙草一钱，生白芍钱半，五味子一钱，旋覆花二钱(包)，防风二钱。(《曹颖甫先生医案·咳嗽门·风水咳嗽》)

(3) 张志明，住五洲大药房。

初诊：十月十八日暑天多水浴，因而致咳，诸药乏效，遇寒则增剧，此为心下有水气，小青龙汤主之。

净麻黄钱半，川桂枝钱半，大白芍二钱，生甘草一钱，北细辛钱半，五味子钱半，干姜钱半，姜半夏三钱。

姜佐景按：张君志明为余之好友，尝患疔毒。自以西药治之，增剧，因就余以中药治愈，乃叹中药之神。自后恙无大小，每必垂询，顾余以事冗，居恒外出，致常相左。某晨，君又贲临，曰：咳嗽小恙耳，何中医久治不瘥？并出方相示，则清水豆卷、冬桑叶、前胡、杏仁、赤苓、枳壳、桔梗、竹茹、牛蒡、贝母、瓜蒌皮、冬瓜子、枇杷叶之属。因询之曰：君于夏月尝习游泳乎？曰：然。君之咳遇寒则增剧乎？曰：然。余乃慰之曰：此证甚易，一剂可愈，幸毋为虑。因书上方与之。越二日，来告曰：咳瘥矣。即为书下方调理焉。

二诊：十月二十日咳已瘥愈，但觉微喘耳，此为余邪，宜三拗汤轻剂，夫药味以稀为贵。

净麻黄六分，光杏仁三钱，甘草八分。

余屡用本方治咳，皆有奇效。顾必审其咳而属于水气者，然后用之，非以之尽治诸咳也。水气者何？言邪气之属于水者也。

如本案张君因习游泳而得水气，其一例也。又如多进果品冷饮，而得水气，其二例也。又如远行冒雨露，因得水气，其三例也。更如夙患痰饮，为风寒所激，其四例也。凡此种水气之咳，本汤皆能优治之。

顾药量又有轻重之分，其身热重，头痛恶寒甚者，当重用麻桂。其身微热，微恶寒者，当减轻麻桂，甚可以豆豉代麻黄，苏叶代桂枝。其痰饮水气甚者，当重用姜、辛、半、味，因此四者协力合作，犹一药然，吾师用五味尝多至三钱，切勿畏其酸收。其咳久致腹皮挛急而痛者，当重用芍草以安之。否则，轻用或省除之，奏效如一。

要之小青龙证，在里为水气，在表为咳(咳之前喉间常作痒)。其表证之重轻，初可勿拘，其舌苔亦不必限于白腻。遑论其他或喘或渴或利或噎哉？此皆经验之谈，不必泥于书本者也。

本年夏，友好多人皆习游泳，耽之不倦，虽雨天不已，一月前后，十九患咳，余悉以本汤加减愈之。（《经方实验录·小青龙汤证》）

4. 泄泻医案

（1）刘右，初诊九月十六日。

始病中脘痛而吐水，自今年六月每日晨泄，有时气从少腹上冲，似有瘕块。气还则绝然不觉。此但肝郁不调，则中气凝滞耳。治宜吴茱萸汤合理中。

淡吴萸四钱，生潞党五钱，干姜三钱，炙草三钱，生白术五钱，生姜三片，红枣十二枚。

二诊：九月十八日。两服吴茱萸合理中汤，酸味减而冲气亦低，且晨泄已全痊。惟每值黄昏，吐清水一二口，气从少腹夹痞上冲者，或见或否。治宜从欲作奔豚例，用桂枝加桂汤，更纳半夏以去水。

川桂枝三钱，白芍三钱，生草钱半，桂心钱半，制半夏五钱，生姜五片，红枣七枚。

拙巢注：服后痊愈。

姜佐景按：本案初诊所谓吐水，二诊所谓吐清水，颇可疑，或即是白津，其说详下案。（《经方实验录·奔豚其一》）

（2）谢先生。三伏之天，盛暑迫人，平人汗流浃背，频频呼热，今先生重棉叠裘，尚觉凛然形寒，不吐而下利，日十数度行，腹痛而后重，小便短赤，独其脉不沉而浮。大论曰：太阴病，脉浮者，可发汗，宜桂枝汤。本证似之。

川桂枝钱半，白芍钱半，炙甘草钱半，生姜二片，红枣四枚，六神曲三钱，谷麦芽各三钱（炒），赤茯苓三钱。

姜佐景按：谢君先是应友人宴，享西餐，冰淋汽水，畅饮膨腹。及归，夜即病下利。三日不解，反增剧。曾投轻剂乏效。愚则依证治之，虽三伏之天，不避桂枝。服后果表解利稀，调理而瘥。

本案不吐而下利，又异于前案，所谓证有变化是也。吐者为胃不和，利者为肠不和。然而能吐能利，胃肠尚有抗毒逐邪之机能，病未得为进也。

大论"太阴篇"云："太阴病，脉浮者，可发汗，宜桂枝汤。"舒驰远疑本条有误，当以理中为主，内加桂枝云云。说似有见，然而理中加桂枝为偏里，桂枝汤为偏表，今脉浮表证重，故宜桂枝汤。况曰"宜"，而不曰"主之"，其宾主层次之分了然矣。

曹颖甫曰：本案桂枝汤证其实为太阴病，盖桂枝汤为证见脉浮之本方，虽重棉叠裘，尚觉恶寒，有似麻黄汤证，不知桂枝汤证原自有啬啬恶寒者，况脉浮而不紧，其不为麻黄汤证明矣。因下利之为食滞也，加六神曲炒谷麦芽，因小便短赤也，加赤茯苓，可以悟随证加减之法矣。（《经方实验录·桂枝汤证其四》）

（3）冯衡荪，嵩山路萼庐账房，十月二十九日。

始而恶寒，发热，无汗，一身尽痛。发热必在暮夜，其病属营，而恶寒发热无汗，则其病属卫，加以咳而咽痛，当由肺热为表寒所束，正以开表为宜。

净麻黄三钱，光杏仁四钱，生石膏五钱，青黛四分（同打），生甘草三钱，浮萍三钱。

姜佐景按：本案脉案中所谓营卫，盖本《内经》"营气夜行于阳，昼行于阴，卫气昼行于阳，夜行于阴"之说。余则谓本案乃麻黄汤证化热而为麻杏石甘汤证耳。观其恶寒发热无汗身疼，非麻黄汤证而何？观其咳而咽痛，非由寒邪化热，热邪灼津而何？方依证转，病随药除。

桂枝汤证，或以服药故，或以病能自然传变故，可一变而为白虎汤证。同理，麻黄汤证可一变而为麻杏石甘汤证。此可证之以大论曰："发汗后不可更行桂枝汤，汗出而喘，无大热者，可与麻黄杏仁甘草石膏汤。"此言本属麻黄汤证，予麻黄汤发汗，孰知药剂太重，竟致肺部转热，虽汗出，而仍喘。浅人无知，见无汗变为有汗，疑麻黄汤证转为桂枝汤证。初不知身无大热，热反聚于肺脏，而肺脏之邪，并非传于肠胃也。经文俱在，可以复按。

余前谓白虎汤为桂枝汤之反面，今当续曰，麻杏甘石汤为麻黄汤之反面，此说当更易明了。何者？二汤中三味相同，所异者，一为桂枝，一为石膏。而后知麻黄汤证为寒实，麻杏甘石汤证为热实。攻实虽同，寒热不一。麻黄汤证有喘，麻杏甘石汤证亦有喘。其喘虽同，而其喘之因不一。喘为肺闭，而其所以闭之因不一，人当健时，肺部寒温调匀，启阖合度，无所谓闭。及其受寒则闭，受热则亦闭。闭者当开，故均用麻杏以开之，甘草以和之，而以桂枝、石膏治其原。于是因寒而闭者开，因热而闭者亦开，仲圣制方之旨，于焉大明！（《经方实验录·麻黄杏仁甘草石膏汤证其二》）

5. 痰饮医案　予尝治崇明黄生元龙寒饮，日中形寒吐酸，用重剂小青龙汤而愈。可以证明病气与天时之反抗。（《曹颖甫医案·内科疾病·寒饮》）

6. 月经后期　王右，无表证，脉缓，月事后期而少，时时微恶寒，背部为甚，纳谷减，此为血运迟滞，胃肠虚弱故也，宜桂枝汤以和之。

川桂枝三钱，大白芍三钱（酒炒），炙甘草三钱，生姜三片，大枣十二枚。

姜佐景按：吾国旧式妇女平日缺少运动，每致食而难化。冬日限于设备，又未能勤行沐浴。而家庭组织庞杂，妯娌姑嫂每难和睦，因而私衷抑郁，影响气血。始则气逆脘痛，纳谷不畅，自称曰肝胃气，书则谓木侮土。名虽有雅俚显晦之分，实则无二致也。驯至头晕，心悸，经事不调，成俗所谓贫血症。按其脉，常缓而无力。若贫血甚者，反成细小而数。不待风寒之侵袭，而常萧瑟恶寒，尤其在冬日为甚。余逢此等证状，常投桂枝汤原方。病者服后，陡觉周身温暖，经脉舒畅，如曝冬日之下，如就沐浴之后。此无他，桂芍活血之功也。而向之大便难者，今乃得润滑而下，因甘草安肠，本有缓下之力。若大便仍坚据不动，不妨加大黄每剂一钱以微利之，生者固佳，制者亦可。二三剂后，便乃畅行，且胃开矣。其用甚妙，亲历者方能言之。若嫌大黄近于霸道，则不妨改用研麻仁每剂四五钱，亦可缓缓奏功。况又有姜枣以刺激其胃机能，令化谷食为精微，渊源既开，血乃渐滋。吾师常以简括之句表本汤之功，曰：桂枝汤功能疏肝补脾者也。盖肝主藏血，血行既畅，神经胥得涵养，可杜烦躁之渐，故曰疏肝，亦曰平肝。脾本概括消化系统而言，今肠胃既健，故曰补脾，善哉言乎。于此有一要点须注意及者，即本案王右服桂枝汤后是否汗出是也。曰：不汗出，但觉周身温暖而已。然则桂枝汤果不能发汗乎？曰：发汗与否乃服后之现象。服后之现象等于方药加病证之和，非方药可得而独专也。详言之，桂枝汤必加中风证，乃得药汗出，若所加者非中风证，而为如本案之里证（姑名此以别于太阳中风之表证），必不得汗出，或纵出而其量必甚微，甚至不觉也。吾人既知此义，可以泛应诸汤。例如服麻黄汤而大汗出者，必其人本有麻黄汤证，服承气汤而大下者，必其人本有承气汤证。反之，加麻黄汤于承气证，加承气汤于麻黄证，则欲下者未必剧汗，欲汗者未必剧下，有可断言者。然而病之形能既乱，于是坏病成矣。或问曰：桂枝汤既能治表证，又能治里证，表里不一，方药却同，亦有仲圣之言可资证明乎？曰：师曰：妇人得平脉，阴脉小弱，其人渴，不能食，无寒热，名妊娠，桂枝汤主之。夫曰无寒热，非即无表证之互辞乎？曰不能食而渴，非即胃肠虚寒，不能化谷食为精微乎？曰名妊娠，非即谓无病而更无表证乎？或又曰：若是论之，桂枝汤直是一首补方，纵令完全无病之人，亦可服此矣。曰：何莫不然？惟严格言之，平素肠胃实热，血压亢进之人，究不甚宜，毋须一试。若夫素体虚寒之老人及妇女服此，诚有意想不到之效力。故仲圣以本汤为温补主方，加桂即治逆气冲心，加附子即治遂漏不止，加龙骨、牡蛎即治盗汗失精，加白芍、饴糖即治腹中痛，加人参、生姜、芍药即治发汗后身疼痛，更加黄芪、当归即泛治虚劳，去白芍加生地、麦冬、阿胶、人参、麻仁，即治脉结代心动悸，无一非大补之方。综计《伤寒论》中，共一百一十三方，由桂枝汤加减者乃占二十余方。然则仲圣固好用补者也。谁谓伤寒方徒以攻劫为能事乎？

曹颖甫曰：本案桂枝汤证其六亦当属诸太阴。盖桂枝汤一方，外证治太阳，内证治太阴，仲师于两篇中既列有专条矣，此又何烦赘说！惟以此治太阳证，人所易知，以之治太阳病之系在太阴者，为人所不信，自有此验案，益可见仲师之言，初无虚设矣。夫仲师不云太阴病，腹满而吐，食不下，自利腹痛乎？设太阴病遇浮缓之太阳脉，即桂枝汤证矣。（《经方实验录·桂枝汤证其六》）

7. 腹痛医案 缪姓小儿。腹痛下利，发热，经言"肠癖身热，法在不治"，然考全身疼痛腹满，乃是太阳太阴合病，发热而身痛证属太阳，腹满而痛证属太阴。

予按仲师法先授以桂枝汤，身之疼痛止，表热亦衰。窃意投以四逆，可应手愈矣。不意连服四剂，小便虽多，而利仍不愈，且不欲食，胃气不绝者如线。予曰此药败胃也。因即令其停药，每日以干姜三钱、乌梅肉三钱煎粥饮之，八日后始得大解，十二日易粥而饭，仍日下三两行，二十四日乃瘳。（《曹颖甫医案·内科疾病·痢疾》）

8. 麻疹医案 镇江赵锡庠，章次公门人也，诊所在曹家渡，尝治忻康里四十八号蔡姓女孩，约一周岁，先病百日咳，月余未痊，忽股背间隐约有红点，咳甚剧，目赤多泪，唯身热不扬，手足逆冷，常自汗出，皮肤宽缓，颜面淡白，无出疹状。锡庠告其母曰，瘄疹欲出，表阳虚而不足以达之，此即俗所称白面痧也。

方用：葛根三钱，桂枝一钱，白芍钱半，生甘草一钱，姜一片，枣二枚。

因其咳也，加前胡钱半、射干钱半、桔梗八分、象贝三钱，复加牛蒡子三钱，以助其提达出表。明日复诊，颜面红疹渐显。神色虽佳，而手足尚冷，遂令再进一剂。二日后，手足温和，周身红疹透达。越二日而回，一切平安，匙咳亦愈。

姜佐景按：学者既已知中风伤寒温病各为太阳病之一纲矣，然此犹为未足。吾今当为学者作进一步言。曰：所谓中风，所谓伤寒，所谓温病，所谓太阳病，推而至于六经病，是皆非疾病之真名，不过疾病之代名耳。更细晰言之，六经病方为疾病之代名，所谓中风、伤寒、温病，尚为疾病中一证之代名耳。病犹戏剧之全部，证犹戏剧之一幕，故病之范围大，而证之范围小。更详尽言之，谓中风、伤寒、温病等为一证之代名，犹不切，毋宁谓之曰一证之通名。何者？知此等通名病证之方治，将可以泛应万病故也。例如吾人知太阳温病之方治，可以泛治痉病，可以泛治麻疹，可以泛治一切类似之病。所谓痉病、所谓麻疹，方是疾病之真名。仲景之所以为圣，即在先教人以病证之通名通治（指《伤寒论》），后教人以病证之专名专治（指《金匮要略》）。后人不晓病证之通名通治，独断断于伤寒温病等代名之争。既不知疾病之通名通治，更不晓何者为证。而余之所欲大声疾呼者，亦即在使学者知仲圣通名通治之大道。柯氏曰："因知仲景方可通治百病，与后人分门证类，使无下手处者，可同年而语耶？"是柯氏宁非得道之深者。

余谓吾人既知太阳温病之方治，即可以泛治麻疹者，犹曰用葛根汤方可以治麻疹之初起也（麻疹之顺者可勿服药，服药而误，反易偾事）。阅者将疑麻桂之决不可治疹病者乎，则吾师遇麻疹病之遏伏甚而不透发者，且用麻黄汤。服汤已，疹乃畅发。唯窃细心考察，间有透发之后，引起灼热者，是正所谓"若发汗已，身灼热者，名曰风温"。但余早已言及，此所谓灼热并非不得了之谓，其轻者将自已，其重者亦可以补治。唯窃意与其补治于后，宁早用葛根预防于前，故余之治小儿麻疹，葛根乃为第一味要药。回观本案赵先生方中，既用前胡、牛蒡、桔梗等开发之品，即可以代麻黄之司。故谓本方为桂枝汤加葛根加味，毋宁谓葛根汤加味，与余之方治乃密合无间也。

余用麻黄常由八分至二钱，用桂枝常由钱半至三钱，用葛根常由二钱至四钱，若吾师之用此三药，则更倍蓰于是。故三药之中，以葛根最为和平。奈何今之医尚多不敢下笔，徒知拾前人之唾余，曰"葛根是阳明药，若邪未入阳明而早用之，将引邪入内"，曰"葛根竭胃汁"，是可慨也。

曹颖甫曰：世之论者动称温病无主方，而《伤寒论》一书几疑为专治伤寒而设，不知越人言伤寒有五，温病即在其中。今姜生能于大论中发明葛根汤为太阳温病之主方，真能发前人所未发。盖葛根汤证与伤寒不同者，原以津液不足之故，故于桂枝汤中加麻黄而君葛根。中风证而津液不足者即用桂枝汤本方而加葛根。太阳标热内陷而下利者即用葛根芩连汤，以清热生津为主。盖人体中水分多于血分，则易从寒化，故藏于精者，春不病温。血分多于水分，则易从热化，故冬不藏精，春必病温。从寒化者，伤寒不愈，浸成痰饮，虽天时转阳，犹宜小青龙汤。从热化者，中风误治即成热病，为其津液少也。即此意以求之，则葛根为太阳温病主药，葛根汤为太阳温病主方，不益可信乎？（《经方实验录·葛根汤证其四》）

七、参考文献

1. 张丽君，李君，丁侃. 曹颖甫生平简介及年表——曹颖甫传记资料调研收获之

一 [J]. 中国医药导报，2011，8（1）：3.

2. 顾国龙，胡磊，徐春霞，等. 经方名医曹颖甫生平与学术思想解读 [J]. 中医药临床杂志，2012，24（1）：2.

3. 董昱佑. 经方大家曹颖甫生平及学术思想浅探 [D]. 北京：中国中医科学院，2007.

4. 罗明宇. 近代经方家曹颖甫学术思想研究 [D]. 北京：北京中医药大学，2006.

5. 张公奇. 曹颖甫《伤寒金匮发微》学术思想探讨 [J]. 陕西中医学院学报，2008（3）：9.

6. 杨世权. 经方派医家曹颖甫学术思想探讨 [J]. 成都中医学院学报，1984（3）：29.

7. 余若江.《经方实验录》辨证论治思想刍识 [J]. 上海中医药杂志，1990（2）：40.

8. 何永明. 经方家曹颖甫研究现状评述 [J]. 中医文献杂志，2001（3）：33.

9. 成晓玉，杨东方. 曹颖甫对《金匮要略》的阐释发微 [J]. 吉林中医药，2016，36（1）：9.

10. 袁伟义，袁芳. 曹颖甫的学术特色 [J]. 陕西中医函授，2001（3）：9.

11. 尚云冰，姜建国. 经方实验，活法无常 [J]. 河南中医，2010，30（10）：954.

12. 龙江人. 桂枝汤何以能发汗又止汗？[J]. 中医药学报，1983（1）：39.

13. 黄志华，王明惠，赵东升. 从《经方实验录》看曹颖甫治学思想 [J]. 中医杂志，1996（5）：267.

14. 张蕾.《经方实验录》桂枝汤证医案评析 [J]. 河南中医，2007（2）：5.

15. 张蕾. 经方医案研究——经方医案的沿革 [D]. 济南：山东中医药大学，2004.

16. 邓秀雯. 经方家曹颖甫方药剂量规律的研究 [D]. 北京：北京中医药大学，2010.

八、原著摘录

桂枝汤

太阳伤寒，始病则在皮毛，既而血热与表寒战胜，热发汗出，便当痊可。其不愈者，则其病已在肌腠，桂枝汤其主方也。

中风发于阳，故卫阳外浮。风着肌理之孙络，闭其外出之路，故营阴内弱。发热恶风暨恶寒并见者，上文所谓发热恶寒发于阳者是也。风袭肺窍，鼻中有清涕而气不通，故鼻鸣；风洄肌腠，脾阳内停，水湿不能作汗外达，故胃气不和而干呕。桂枝汤方用桂枝以通肌理达四肢，芍药以泄孙络，生姜、甘草、大枣以助脾阳。又恐脾阳之不动也，更饮热粥以助之，而营阴之弱者振矣。营阴之弱者振，然后汗液由脾而泄于肌腠者，乃能直出，皮毛与卫气相接，卫始无独强之弊，所谓阴阳和而自愈者也。

邪搏于外，正气不得外泄，则上冲于头，故无论伤寒中风，皆有头痛之证。两太阳穴（在目外眦旁）最为空虚，故上冲之气，此最先受。初病便发热者，为其发于阳也。当皮毛开泄之时，风袭汗孔之虚，内搏肌腠。肌腠为孙络聚集之区（草书丝字形近于孙，故《内经》俱作孙络，即今西医所谓微丝血管），营气居之。营气随受随抗，故一病即见发热；皮毛本开，故汗自出；风从汗孔入犯肌肉，故恶风。所以用桂枝汤者，取其辛甘发散，但令脾阳内动，营气自能作汗从肌理泄出皮毛，然后肌表通彻，风邪即从汗解矣。无如近世庸工，谬以芍药为酸寒，又不知姜、枣、甘草为扶脾主药；桂枝、甘草所用不过三五分，生姜不过三片，红枣不过三枚，桂枝汤乃无复愈疾之功，可笑亦可叹也。

桂枝解肌，所以别于麻黄之解表，而于发热有汗恶风者宜之。若脉浮紧汗不出者，邪正方相持于皮毛，所赖营气未虚，血热足与外寒相抵，奈何在表之寒邪不驱之外泄，而反引之入里乎？不特此也。皮毛不开，而张发肌理之阳气，外不得泄，而郁于皮毛之内，不病喘逆，即增烦躁。近人不明此理，反谓桂枝汤为敛汗之剂（陈修园亦不免），前论与后文"当以汗解""复发其汗"诸条，显相抵牾。按之"解肌"二字，已不可通推原其故，皆由李时珍本草误人。盖因本方有芍药，李时珍《纲目》不知何所依据，目为酸寒。市医以耳为目，于是谬谓芍药监桂枝之燥，及敛肝阴之邪说。不知芍药在《本经》但言苦平，苦者主泄，故能通营分之凝结。肌理为孙络满布，风袭肌理，营气凝闭而不解，故用芍药以泄之。妇人腹痛及疮疡肿痛皆用之，亦正以解血络之凝闭也（今人内证用白芍，外科用赤芍，其实则一）。然则桂枝汤之解肌，芍药实为主要，反谓监桂枝之燥烈，有是理乎？予尝亲试之，白芍甘而微苦，赤芍则甚苦，而皆无酸味（黄坤载《长沙药解》亦以为酸寒，真是糊涂万分）。明乎此，仲景立方本旨，乃可大白也。（《曹氏伤寒发微·卷第一》）

脉浮缓可发汗，宜桂枝汤，此太阳中风方治也。此何以决其为太阴病？以曾见腹满，而吐食不下、自利、腹痛之证言之也。脾主肌肉，太阳中风，风着肌肉而内应于脾，故用助脾阳之姜、枣、甘草以发之。语详"太阳篇"中。（《曹氏伤寒发微·卷第四》）

脾

中医所谓脾，即西医谓膵，在胃底，为吸收小肠水气发舒津液作用，属中焦。此证咳而脉浮，水气留于胸膈，胸中行气发水作用，西医谓之淋巴干，中含乳糜，属上焦。去桂、芍、甘草加厚朴者，正以厚朴去湿宽胸，能疏达上焦太多之乳糜故也。人体之中，胃本燥热，加以胸膈留饮，遏而愈炽，所以加石膏者，清中脘之热，则肺气之下行者顺也；所以加小麦者，咳则伤肺，饮食入胃，由脾津上输于肺，小麦之益脾精，正所以滋肺阴也（妇人脏躁悲伤欲哭，用甘麦大枣，悲伤欲哭属肺虚，三味皆补脾之药，可为明证也）。此厚朴麻黄汤大旨，以开表蠲饮为主治者也，惟病原异于痰饮，故泽漆汤方治君行水之泽漆（《本草》利大小肠，治大腹水肿），而去水之生半夏、利水之紫菀佐之（原作紫参，非）；咳在上则肺热不降，故用黄芩以清之，白前以降之；水在下则脾脏有寒，故用生姜以散之，桂枝以达之；水气在下则胃气不濡，故用人参、甘草以益之，此泽漆汤大旨，以去水肃肺和胃为主治者也。（《金匮发微·卷之二·肺痿肺痈咳嗽上气病脉证治第七》）

白虎加人参汤

若春气方回，忽然大热如盛夏五六月，春行夏令，是谓至而太过。汗液大泄，津液早亏，多人参白虎证。（《金匮发微·卷之一·脏腑经络先后病脉证第一》）

夏令皮毛开泄，热邪直中肌腠，肌腠受灼，故汗出。所以恶寒者，皮毛虚而风犯之也。身热而渴，汗出则津液少而血分增热，故肌肉俱热；胃汁外散，故渴也。此证仲景用人参白虎汤，与"太阳篇"渴欲饮水及口燥渴、心烦、背微恶寒者同法。（《曹氏伤寒发微·卷第四·阴阳易瘥后劳复篇》）

暴行烈日之中，则热邪由皮毛入犯肌腠，于是有太阳中热之病。外热与血热并居，则身热而汗出；暑气内侵，胃液旁泄为汗，则胃中燥热；因病渴饮，寒水黏滞，卫阳不固皮毛，故表虚而恶寒。陈修园谓太阳以寒为本，虽似相去不远，究不免失之含混。此证用人参白虎汤，与太阳篇口燥渴、心烦、微恶寒同，然则本条所谓恶寒，与伤寒中风之恶寒甚者，固自不同也。（《金匮发微·卷之一·痉湿暍病脉证治第二》）

发热恶寒，身重而疼痛，小便已，洒洒然毛耸，手足逆冷，全似太阳表寒证。所异者，脉不见浮紧而见弦细芤迟耳。卫虚故弦细，营虚故芤迟。见此脉者，不当汗下，全书成例俱在，不可诬也。小有劳身即热，口开、前板齿燥，为阴虚之的证矣。然但凭证象而论恶寒身痛似麻黄证，身热、口开、前板齿燥似承气证。然卫阳本虚之人，发汗则其表益虚，故恶寒甚。以营阴本虚之人，下之则重伤其阴而淋甚，以阴亏之人而加温针，故发热甚。此证忌汗下被火，与太阳温病绝相类。所不同者，营卫两虚耳，故脉证不同如此。

按：此亦人参白虎汤证。若西瓜汁、梨汁、荷叶露、银花露，并可用之以解渴也。（《曹氏伤寒发微·卷第四·阴阳易瘥后劳复篇》）

方用石膏、知母以除烦，生甘草、粳米加人参以止渴，而烦渴解矣。此白虎汤加人参之旨也。惟近世用人参多种参。吉林土人以硫水溉之，使易发生，每含温性，似不如西洋参为适用。然西医称其能补胃液，北京产妇多服之，则竟用辽参，亦未为不合也。（《曹氏伤寒发微·卷第一》）

惟仲师主以人参白虎汤，有似专治里热而不关太阳者。不知石膏之质中含硫养，凉而能散，有透表解肌之力，外感有实热者用之。近人张锡纯之言可信也。但石膏性本微寒，欲彻表里之热者，最少亦需鸡子大一枚，否则无济，若煅而用之，尤为谬妄（《伤寒》《金匮》用石膏方治，并属生用。多至鸡子大五六枚，甚有用至二十四枚、用至半斤者，非以其微寒力薄乎？惟漆匠胶入殓后之棺盖则用煅石膏，取其凝固收涩也。然则白虎汤所以彻表里之热者，取其清凉透肌乎？抑取其凝固收涩乎？此又不辨自明也。更以豆腐验之，投煅石膏于煮沸之豆浆，则凝而成腐矣）。去其清凉透肌之性，一变为凝固收涩之败质，致胸膈间热痰结而成痞，吾不知其何以谢病家也？盖白虎汤方治，要为偏于阳热而设，且以吐下伤津液之后始用人参。故同为太阳阳明合病，太阳表病重于里热者则宜桂枝加葛根汤；阳明里热重于太阳者，则宜白虎加人参汤，夫各有所当也。（《曹氏伤寒发微·卷第二》）

津液内伤，则以清胃热生津液主治，故宜白虎加人参。用人参者，为燥气留于气分也。（《曹氏伤寒发微·卷第三》）

葛根芩连汤

今人每以葛根芩连汤证之利为协热利，实则葛根芩连汤证之利虽属热性，仲圣并未称之为协热利，至桂枝人参汤证之寒性利，反称之为协热而利。盖协热者，犹言协表热也，此不可不知。

太阳病，当解表，若不予解表，而用治阳明法以下之，则变证。但或从寒化，或从热化，每无定局。正气盛者多从热化，正气衰者则从寒化。仲景云："太阳病外证未除，而数下之，遂协热而利，利下不止，心下痞硬，表里不解者，桂枝人参汤主之。"此从寒化之例也。又曰："太阳病，桂枝证，医反下之，利遂不止，脉促者，表未解也，喘而汗出者，葛根芩连汤主之。"此从热化之例也。本条有余意，有省文，若欲知其详，而不嫌辞赘者，可在"也"字下，加"宜葛根汤，若利不止"诸字样，则经旨明矣。意谓桂枝汤证因下伤津。利不止亦伤津，而脉促近于浮，为表未解，故宜葛根汤，以解其表，而养其津。若表解之后，内热炽盛，肺受热灼而喘，汗受热蒸而出者，当用葛根芩连汤以直折之。

余前谓桂枝汤证化热，则为白虎汤证，麻黄汤证化热，则为麻杏石甘汤证，今当续为之说，曰葛根汤证化热则为葛根芩连汤证。征之于临床，考之于经文，历历不爽。

曹颖甫曰：表未解者，必不汗出，盖利不止而脉促为表未解。表未解者，宜葛根汤。利不止而喘汗，为表病入里，则宜葛根芩连汤。脉促为脉紧变文，前于伤寒发微中已略申其旨。固知葛根芩连汤唯已化热者宜之耳。唯其化热者宜之，而舌苔白腐，唇干目赤，乃无乎不宜，不唯热利为然也。（《经方实验录·葛根黄连黄芩汤证其一》）

桂枝附子汤

桂枝附子汤为阳旦汤变方而要有差别。阳旦之证，表阳盛而营血未为湿困，故加桂以助芍药之泄营。此证脉见浮虚而涩，表阳已虚，营血先为湿困，故但加熟附以温里，以营虚不可泄，而去疏泄营气之芍药。阳旦所以用生附者，所以助里阳而泄在表之水气也；此用熟附三枚者，所以助表阳而温化其湿也。彼为表实，此为表虚也。顾同一风湿相搏，身体疼烦，不能转侧，不呕、不渴之证，何以大便燥、小便自利者，便须加白术而去桂枝？加术为去湿也。大便坚、小便自利，似里已无湿，而反加白术；身烦疼不能自转侧，似寒湿独留于肌腠，而反去解肌之桂枝，此大可疑也。不知不呕、不渴，则大便之坚，直可决为非少阳、阳明燥化，小便自利，则以阳气不行于表，三焦水道以无所统摄而下趋也。盖此证小便色白，故用附子以温肾，湿痹肌肉，故加白术以扶脾。但使术、附之力，从皮中运行肌表，然后寒湿得从汗解，津液从汗后还入胃中，肠中乃渐见

润泽，大便之坚，固当以不治治之。(《金匮发微·卷之一·痉湿暍病脉证治第二》)

薯蓣丸

虚劳诸不足，是为正虚；风气百疾，是为邪实。正虚则不胜表散，邪实则不应调补，此尽人之所知也。若正虚而不妨达邪，邪实而仍应补正，则非尽人之所知也。仲师"虚劳篇"于黄芪建中、八味肾气丸已举其例，复于气血两虚外感风邪者出薯蓣丸统治之方，所用补虚凡十二味，舍薯蓣、麦冬、阿胶、大枣外，实为后人八珍汤所自出。去风气百疾者凡八味，白蔹能散结气，治痈疽疮肿，敛疮口，愈冻疮，出箭镞、止痛，大率能通血络壅塞，而排泄之力为多。盖风之中人，肌腠外闭而脾阳内停，方中用白蔹，所以助桂枝之解肌也；风中皮毛，则肺受之，肺气被阻，咳嗽乃作，方中用桔梗、杏仁，所以开肺也；气血两虚，则血分热度愈低，因生里寒，方中用干姜，所以温里也；风气外解，必须表汗，然其人血虚，设用麻黄以发之，必致亡阳之变，故但用防风、柴胡、豆卷以泄之；且风著肌肉，脾阳内停，胃中不无宿垢，胃纳日减，不胜大黄、枳实，故但用神曲以导之。要之补虚用重药，惧不胜邪也；开表和里用轻药，惧伤正也；可以识立方之旨矣。(《金匮发微·卷之二·血痹虚劳病脉证并治第六》)

反胃

反胃之证，大便如羊屎，艰涩而不下，不类阳明燥矢，可用大承气汤以下之，况水气太甚，渗入于胃，胃底胆汁不受，因而呕吐；呕吐伤及胃阴，时时上泛，胃因不和，水气所以不降者，又因大肠干涸故（胃中谷食久不下十二指肠，肠中粪秽一似阴干者然）。故大半夏汤方治，生半夏以去水，人参以益胃汁，白蜜以润肠，使渣滓下通，水乃得降，而胃反之病愈矣。

按：世俗相传朝食暮吐、暮食朝吐方治，为熟地二两，山萸肉三两，牡桂一钱。又有脾胃虚弱食不消化方，为秫米粉作汤圆子，每服煮食七粒，加醋吞服。一重用山萸肉，一用醋，皆能令干涸之粪发酵易化，附存之。癸酉闰五月十四日，裴德炎妻病此，予用姜半夏四钱，潞党参一两，白蜜四两，三剂即便通能食呕止。(《金匮发微·卷之四·呕吐哕下利病脉证治第十七》)

小柴胡汤

凡柴胡汤病证而下之，若柴胡证不罢者，复与小柴胡汤，必蒸蒸而振，却复发热汗出而解。

凡柴胡汤病证，不惟以口苦、咽干、目眩言之也。少阳无正病，故方治绝少。所谓柴胡汤证，皆以太阳病邪内陷言之，是无论太阳伤寒由水分内陷者，当从汗解；即太阳中风从血分内陷者，亦当从汗解。柴胡出土者为柴，在土中如蒜状者为胡，其性升发，能引内陷之邪而出表。故柴胡证虽经误下，而本证不罢者，复与小柴胡汤，必先寒后热，汗出而解。所以然者，太阳之气，营卫俱弱，不能作汗，必藉柴胡升发之力，然后得从外解。

　　后文云：潮热者实也，先宜小柴胡汤以解外。夫所谓解外者，与上欲解外者宜桂枝汤，本同一例。桂枝汤解外曰发汗，柴胡汤之解外，独非发汗乎。不发汗，则营卫二气之内陷者，何自而出乎？况本篇又云：呕而发热，柴胡汤证悉具，而以他药下之（非大柴胡汤），柴胡证仍在者，复与柴胡汤，必蒸蒸而振，复发热汗出而解。合之本条，不皆明言发汗乎？吾故曰：柴胡汤为汗剂也。（《曹氏伤寒发微·卷第二·太阳下篇》）

第十三章　恽树珏

一、生平简介

恽树珏（1878—1935），字铁樵，别号黄山、冷风、血涵、药盦、焦木，江苏武进（今江苏常州）夏墅南街人。恽氏 5 岁丧父，11 岁丧母，由族叔抚养成人。他聪颖异常，立志发奋，刻苦攻读，13 岁就读于族中私塾，16 岁即考中秀才，20 岁全部读完了科举经典。恽氏 25 岁考入上海南洋公学，成为近代中医界精通旧学，又系统接受新学制教育的第一人，为吸取现代科学知识发展中医奠定了基础。1911 年恽氏任商务印书馆编译员，次年主编《小说月报》，因其选文严格，在当时文坛上有"大说家"之美誉。中年以后，恽氏三个儿子不幸先后患伤寒，为庸医所误而夭折，因丧子之痛，他深入研究中医典籍，就学于上海名医、伤寒名家汪莲石，并常与姻亲丁甘仁切磋医学。恽氏深研《内经》《伤寒论》等经典，后来他的第四个儿子得伤寒，生命垂危之际，他亲自开方挽回了孩子的生命。恽氏博采诸家经验，治学严谨，学识渊博，不久便医名大振。1920 年，恽铁樵正式挂牌行医。为培养中医人才，恽氏先后创办了"铁樵医学函授学校""铁樵函授医学事务所"，问业者达千余人，门人弟子有徐衡之、章巨膺、陆渊雷、顾雨时、何公度、庄时俊等。1934 年恽氏创刊《铁樵医学月刊》。由于体力透支，积劳成疾，1935 年恽氏病逝于上海，终年 57 岁。作为一位有着远见卓识的杰出医家和蜚声近代的中医教育佼佼者，作为致力于沟通中西医学而对后世产生较大影响的一代宗师，恽铁樵为中医事业所做的一切努力，将永载祖国医学史册。

二、著作概要

恽氏一生著作颇丰，医药学方面的著作有《药盦医学丛书》，包括《论医集》《群经见智录》《伤寒论研究》《脉学发微》《药盦医案》《生理新语》《温病明理》《保赤新书》《热病讲义》《内经讲义》等。其中，《伤寒论研究》为恽氏研究伤寒学术的代表著作。

1.《伤寒论研究》　本书成书于 1923 年，四卷，为恽氏评释阐发《伤寒论》心得之作，乃《药盦医学丛书》第二辑之二。卷一讨论六经实质、《伤寒论》提纲条文；卷二讨论用药，倡导从《伤寒论》方药入手研究中药治病原理；卷三比较中西医所论伤寒，指出彼此得失和异同；卷四附医案。此书上汲《内经》《难经》经旨真意，下批后世各家短长，并引日本中医界之论，辨析阐发《伤寒论》，以明"何者为中医"，旁参细述西医诊疗之正误，并与《伤寒论》相较，以求"知何者为西医"。全书依《伤寒论》之研究展开，囊括了伤寒研究观点之精萃，穷原竟委，以研究《伤寒论》的首要、关键问题为先。部分问题及现象目前中医学术界仍存疑，但他的观点对当今中医科研与临床面临的"中医西化"等问题具有启迪和警醒意义。

2.《论医集》　本书刊于 1948 年，为恽铁樵遗作，经门人章巨膺编次，整理辑入《药盦医学丛书》第一辑。全书辑录《呈中央国医馆意见书》《医学平议》《惊风经验谈》等医论凡十五篇，末附安脑丸、回天再造丸、丙种宝月丹配伍、炮制方法及主治病证，分别从医学管理、医学教育、临证经验、医学思考、制方分析等方面反映了恽氏的中西医汇通思想。恽氏认为革新中医必须重视中医本身理论，不可废医存药，应该在继承前人学术思想的基础上，吸取西医理论之长处，以补充、提高和发展中医药学，其观点对中西医结合研究有一定参考价值。

3.《群经见智录》　本书刊于 1922 年，四卷。卷一首论《内经》之发源、成书、读法及总提纲，次述《内经》与《易经》关系，以及五行、四时、甲子等与中医学相关的问题；卷二通过剖析扁鹊、仓公医案，将《内经》治法与仲景《伤寒论》互证，并对标本中气、七损八益等进行专题讨论，以求证古本《内经》，并说明古人如何运用《内经》法则；卷三系其对余氏《灵素商兑》误解《内经》、否定阴阳五行学说观点的专篇辩论。本书说理汇通中西医学，博古论今，不袭成说，见解独到，对后世启发很大。

4.《药盦医案》　本书系恽氏生平临证验案之辑录，由门人顾雨时、李鸿庆、仲添澜编集，章巨膺增选，于 1936 年辑入《药盦医学丛书》，全书凡八卷。卷一伤寒门；卷二温病门；卷三风病门，分神经病、肝胃病二类；卷四杂病门，分水肿、噎膈、喘咳、黄疸、泄泻、疝气、失眠、消渴、湿热九类；卷五虚损门，分肺病、咳嗽、吐血、遗精、瘰疬、肾病六类；卷六时病门，分疟疾、痢疾、喉疾、麻疹、霍乱、脑炎、肝阳七类；卷七妇女门，分经带、胎前、产后、癥瘕、杂病五类；卷八小儿门，分惊风、天痘、痧疹、咳嗽、食积、泄泻、杂病七类。本书反映了恽氏的精湛医技和某些独特见解。如治伤寒，指出辨证论治之关键，在于舌之白润与干绛。恽氏认为如舌白润，则麻、桂所宜；如舌干绛，必伴口渴见证，则宜辛凉之剂。对治温病，恽氏指出凡发热，无论有汗无汗，不恶寒或恶寒时间甚短，见唇舌干绛者，均为温病，《伤寒论》中用辛凉不参热药之方剂均可选治。对于时病、杂病，恽氏更有独到见解和经验。如肺痨，恽氏提出肺病肾谓之痨、肾病肺谓之瘵两大类。前者主治在肺，兼治在肾，多宗保和汤之类；后者则主治在肾，兼治在肺，多宗补中地黄丸、菟丝子丸等。全书每案详记患者姓氏、性别、年龄、症状、辨证、治法、方药等，多连续记载危重病例诊治经过，凡成功与失败案例均详细记述，可资临床借鉴。对于制方用药，恽氏亦具卓识，认为病浅者不以悍药重创其正，病重者径以猛剂去其毒，不乏临床指导意义。

三、学术渊源

1. 家世影响　恽氏出生于江苏武进，是名医辈出之地，受家乡孟河医派的影响很深。其五世祖南楼为清代名医，伯父西农善内科，堂兄仲乔在家乡行医，也有名声。据

《恽氏家乘》记载，"家世知医，而铁樵尤开悟"。由于乡风熏陶，恽氏年幼已读经典医学著作，粗通医学。恽氏主编《小说月报》，以翻译西洋小说见长。后由于其子相继遭受厄难，遂发愤学医，博览群书，问业于沪上伤寒名医汪莲石，同时又和姻亲名医丁甘仁交往甚密，得名家指点，医技大进，终成一代名医。

2. 重视经典 恽氏从医时间虽晚，但因有着深厚的文化功底，故在不长的时间内就成为沪上名医，并且开设中医函授学校，培养了大量的中医人才，为中医的发展作出了巨大的贡献。恽氏重视《内经》《伤寒论》《金匮要略》的研究，指出"凡治中医者，罔不知《素问》《灵枢》《伤寒》《金匮》之可贵。卒之治医者，或不读以上四书，或虽读之而茫无所得，不敢用其方；即用之，亦不能尽其变，则且功过不相当"。恽氏白天门诊，晚上给所带学徒、学生讲解所治患者的临床得失，好评如潮。同时恽氏著书立说，编写中医教材。恽氏提出"奇恒回转可为《内经》之总纲""四时为全书之总骨干""六经为病状之界"等观点，非常有见地，促进了中医学术的发展。

四、伤寒学术成就

恽铁樵因为自身体质偏弱及三个儿子死于伤寒的惨痛经历，所以特别重视对《伤寒论》的研究，曾就学于沪上伤寒名家汪莲石。恽氏还涉猎群书，经过多年临床实践，形成了自己的伤寒学术思想，现将恽氏伤寒学术思想整理如下。

1. 四时统六经，病状定六经 恽氏认为六经来源于四时的寒、热、温、凉，病人染上四时邪气后出现病状，才可依据症状寻找出属于某经，因此从健体与尸体中寻六经是不可得的。"六经"一词在《伤寒论》著作中没有出现过，但许多研究《伤寒论》的学者十分重视对六经的研究，不同的医家在不同时期提出了不同的认识，代表性的有经络说、脏腑说、气化说、病因说、阶段说、症候群说、综合说等。正如恽氏所言："《伤寒论》第一重要之处为六经，而第一难解之处亦是六经。"对于"六经"，恽氏认为六经来自六气，六气源于四时。一年有四时之春温、夏暑、秋凉、冬寒，万物因自然界气候变动而产生生、长、化、收、藏，这就是"天人相应"。《素问·阴阳应象大论》曰"风胜则动，热胜则肿，燥胜则干，寒胜则浮，湿盛则濡泄"，恽氏解为风、热、燥、寒、湿都是气候的术语，动、肿、干、浮、泻皆是人体感受气候所表现出来的症状。自然界气候之变动导致动植物的生、长、化、收、藏，春风使万物生发，夏热使万物长养，秋燥使万物接收，冬寒使万物封藏。古人观察身体对气候的变动所反映出来的现象，根据人体脏腑的生理功能特性来配属。恽氏提出"六经者，就人体所著之病状为之界说者也"，即人体得病后才见六经，若不病则无六经可言。机体感受气候之异常而出现不同的病状，归纳其症状后命名为太阳、阳明、少阳、太阴、少阴、厥阴，所以有了病状才有六经可言，若想在健体或尸体上找出六经是不可得的，只有病体才有六经的存在。恽氏对六经的认识离开了脏腑、经络、气化等学说，当体虚而又感上四时邪气，有病状则可言为某经病。恽氏所提出的六经其实指的就是来自四时气候着于人体后才表现出六经的症状，其思想继承了古人天人相应的观念，同时也给我们阐明气候的变动，加之人体，就会导致相应脏腑、气血、经络等的阴阳失调。

2. 伤寒以太阳经为提纲 《伤寒论》六经提纲之说，首先由柯琴在《伤寒来苏集》中提出："仲景作论大法，六经各立病机一条，提揭一经纲领，必择本经至当之脉证，而表彰之。"《医宗金鉴》在注释《伤寒论》太阳篇第一条时说"首揭此条为太阳病之提纲，凡上中下三篇内称太阳病者，皆指此脉证而言也"。恽氏认为这是后人"欲强古人就我"，而非仲景本意。恽氏认为如果六经有提纲，会给读者一个误解，读者误认为某经病，则必当见某种病状。而恽氏的学术思想是先有某种病状出现之后，然后才定为某经之病。恽氏举例说"遗精、腰痛为肾病，蜷卧、但欲寐非肾病也；癃闭、淋浊为膀胱病，项强、恶寒非膀胱病也"。又"少阳当以寒热往来为主，而少阳条无其文。少阴只蜷卧但欲寐，其实少阴见证又何只此二者？厥阴自当以厥为主，吐蛔乃非必有之事，而厥阴条有吐蛔而无厥"。指出如谓每篇第一节为一篇之纲，既不甚允恰，亦且无深意。每篇第一节不过为每篇的发端而已，不足以作为疾病的纲领。

恽氏认为凡一经病证，当统全篇观之，方无遗义，并进一步指出如谓提纲云者，乃病之纲领，则鄙意当以中风、伤寒两条当之，倡太阳经为全六经的总纲。其理由是桂枝汤证、桂枝加葛根汤证等桂枝汤类方证，均有中风、汗出、恶风的表现；麻黄汤证、葛根汤证等麻黄汤类方证，均有伤寒、无汗、恶风的表现。故可以看出凡用桂枝皆中风证，凡用麻黄皆伤寒证，且这两条条文一则代表了"举脉可知证，举证可知药，即药可以知病的仲景之法"，二则就六经传变顺序而论，六经病皆起于太阳一经，而"就太阳一篇言之，当以病之未离最初根据地者为提纲"，故其认为将这两条条文作为提纲是较为妥当的。恽氏依此想法，按"中风以桂枝为主，其病证小有出入者，则从桂枝汤加减，故本论中凡用桂枝之方，可谓之桂枝系，其伤寒之用麻黄亦然"，并且对桂枝汤类方、麻黄汤类方做了一定归类，以补充其说。

3. 研究本草当从《伤寒论》方药入手 恽氏认为中药公认为有效，极有研究的价值。研究中药的方法，不能因循五行旧说，即便是用西方理化方法，也未便窥测奥理。恽氏主张药品当自服，方可成良医。若仅凭理论，总不能莫逆于心。恽氏引用章太炎语曰：草昧之时，未有医术，偶患何病而偶服一草得愈，遂传之他人，历试不爽，遂著为本草。古代大医，无不由大病中得来，孙思邈、庞安常皆是，故言多病知医。凡人有奇疾，举世不能治，如此者无有不究心医药，以冀自疗。其所经历，非死读书者所能梦见其万一，此为自古产生大医的唯一途径。此类良医必旷代一遇，嗣后尽人可为良医，不必如古昔时的艰辛。但是医学事业与其他事业不同，凡决心为良医者，必当有先入地狱之气魄。研究药物，当从《伤寒论》方药入手，其次《金匮》，其次《千金》，不由此道，纵记忆千万验方，徒增魔障。以人参为例，《伤寒论》113 首方，用人参的有 22 首，都不是主药，其意不再补益，而在于助药力。恽氏指出凡猛悍之药，走而不守，一发无余，欲其行稍缓，留稍久，与病相得则用人参，人参能令诸药行缓留久而不减其功用，故曰增药力。无论汗下温清和，皆可用人参。唯有表不解者不可用人参、有湿者不可用人参、在下焦者不用人参、邪实正实者不可用人参。恽氏之所以有如此认识，来源于其实验。

为了验证药物的疗效，恽氏也主张临床试验。如为了验证麻杏石甘汤在治疗喉痹中的功效，他在自己 12 岁儿子患喉痹之时，主张将中药麻杏石甘汤与保喉药片分开服用，最终证明麻杏石甘汤在喉痹中起到的决定性作用。

4. 广义伤寒为西医的急性传染病　恽氏主张中西医汇通，中西医汇通的目的在于："采列西说，以证中国之旧说。欲中医知西方学说以纠正自来我国相传之谬说，更欲吾中医以古代学说与西国学说交互映证，确实指出彼短我长、彼长我短之处，使何者当因，何者当革，胸有主宰，然后吾国医学有进步可言。"但是中西医是根本不同、方法不同的两种学说，欲找出其相同之处相互比较，也不是贸然可能的事。

恽氏认为中医的伤寒，有狭义和广义之别。广义伤寒有五，有中风、伤寒、温病、热病、湿温，《内经》记载凡热病皆伤寒之类，《伤寒论》中所论伤寒为广义伤寒，中医的广义伤寒相当于西医的急性传染病。中医狭义的伤寒为《伤寒论》中头痛项强、发热恶寒、无汗、脉紧的伤寒，狭义的伤寒相当于西医的斑疹伤寒。

恽氏认为西医伤寒由伤寒杆菌引起，伤寒潜伏期内，虽恶寒发热或战栗，病者犹能强起动作。迨第一周症状渐见，每日体温列级上升，头痛燥渴，食欲不进，舌苔厚，大便闭，脾脏肿大，这与中医伤寒的太阳病类似。西医伤寒第二周高热不退，脉增速，胸腹生蔷薇疹，下痢闭结，迨无一定，谵语时作，食思缺乏，舌苔干燥生裂，且带咳嗽，有气管枝炎之征，尿中常见蛋白，这与中医伤寒阳明病类似。西医伤寒第三周热甚弛张，心肌衰弱，最可能出现肠出血与穿孔性腹膜炎，这与中医伤寒少阴病类似。其间细目不同之处，亦有理路可以推敲。

恽氏认为中西医在伤寒治疗上亦有相似之处。西医治伤寒有根本疗法和对症疗法，根本疗法用血清克制伤寒杆菌；对症疗法，无汗发汗、有热清热、咳甚治咳，等等。恽氏认为观西医治伤寒之法，足以证明《伤寒论》理论之真确，并足以证伤寒之真相，尤其是西医伤寒病型第二周与阳明病证极相吻合。西医亦知使用下法，西医的下法有微服泻药者，有灌肠器者，也有用甘汞者，这一治法同中医三承气汤有相似之处。至于手足厥冷用汤婆，与中医理论吻合，对于热聚于里、外寒之症，用汤婆引里热外达是中医的正治之法。

五、应用经方临证经验

恽氏善于使用经方治疗疾病，临床善用麻杏石甘汤治疗喉证。外感伤寒，病人往往出现恶寒发热、无汗身痛、头痛喉痛、脉紧等表现，如果得不到及时治疗，往往还会发展为白喉等证。恽氏认为此为表闭阳郁之证，反对白喉忌表之说，临床使用麻杏石甘汤解表发汗，每每获得佳效。恽氏认为麻杏石甘汤本非治喉之药，但麻黄为主药，本义在于发汗，石膏为副药，主要在清胃热，阳郁烦躁者多用之，杏仁、甘草为副中之副药。诸药相合，则汗出而热退，喉痛立减；至于喉头已腐烂者，汗出则腐烂之面积渐渐减少，以至于无。喉之所以痛且烂的原因在阳郁于里，不得发越，恽氏使用麻杏石甘汤愈喉证恰恰符合中医"火郁发之"之意。

临床中喉痛也可见兼夹症或由其他病因引起，恽氏主张应区分加以治疗。对于喉痛兼有麻疹者，即通常所谓烂喉痧，当其初起时，但见喉证而无痧点，可用麻杏石甘汤兼用透发之药，如薄荷、葛根、无价散等；其重者用芫荽外熨。如若病之初起，病人甲状腺所在之处略微高起，胸脘痞闷异常，即表明体内有甚重之痧疹蕴而未达，如此者可用麻黄、葛根、牛蒡子、薄荷、杏仁、防风、无价散，外用芫荽外熨，汗透之后，除去麻黄，继续再进再熨，必见痧点或肤红如片，直至胸脘不闷、喉不痛为止。恽氏认为喉证还可由食积引起，病人发病于宴会之后，喉痛、胸脘痞闷疼痛。此是喉疫之外兼见结胸，需小陷胸汤、槟榔、枳实与麻杏石甘汤同用。喉证还有夹阴之证，病人汗后喉痛不愈，喉痛如刀割，不见头痛、形寒、骨痛之症，可见冷汗、手背冷等少阴证，恽氏认为治疗此种喉证必用附子方可痊愈。

六、临证医案

1. 伤寒医案

（1）邵右，十一月七日。

仅天明时有微汗，现在仍无汗，形寒，口淡，脉沉。此当发大热，现在尚未热，须从速避风。病为正式太阳证，麻桂不误，可加重。

炙麻黄四分，淡芩一钱五分，羌活八钱，桂枝四分，秦艽一钱五分，炒防风一钱，炙草六分，杏仁三钱，茅根四钱（去心）。

药头煎分两次服，如第一次服后得畅汗，后半勿服。

二诊：十一月八日。

昨予麻黄汤，药后得汗，仍形寒，脉气依然不宽，舌色则润，口味仍淡，再当解之。

桂枝三分，炒荆、防各一钱，羌活四分，葛根一钱，川连三分，秦艽一钱五分，淡芩一钱五分，竹茹一钱五分，香葱白二个，杏仁三钱，归身三钱。

尹左，十二月十四日。

咳嗽，形寒，头胀，脉缓，有微汗。是伤寒太阳病桂枝证，其不发热是未发热。

葛根一钱，象、川贝各三钱，秦艽一钱五分，桂枝三分（泡汤去渣煎药），橘络一钱五分，茯苓三钱，杏仁三钱，防风一钱（炒），炙草五分。（《药盦医案全集·卷一》）

（2）张锦宏者，常州奔牛人也。与丁君仲英为襟兄弟，向在丁处。民六岁暮，其掌珠患伤寒，初由余继鸿兄诊治，予以豆卷、栀、豉等不效，病渐内传。张延余诊，其病为阳明腑证，予以调胃承气汤，热不解；更予小承气汤，时已逼岁除，病仍不解。除夕、初一未复诊，初二则病变。舌润汗多，胸闷，肢冷，神志不清，脉数微硬，盖少阴证见矣。问所以致此之由，因连进承气不效，仲英予以银花、连翘、竹叶、芦根等药，初意以为甚平稳之药，恣服无害，不图寒凉过当，遂见阴证也。余曰：今则非附子不可，时座上贺年戚友强半医生，闻附子无不谈虎色变，仲英欲余负责。余曰：彼此稍有交谊，故略尽绵薄，余岂欲眈之邪？时有窃笑于旁者，余不顾，处方用附子钱半，柴胡一钱，即诊嘉兴刘姓所用方，第分量较轻耳。仲英留余雀战，其意盖不能释然于附子，余斗牌技至劣，是日负至四十余元，然附子之药效则良佳，得醡麻竟日，醒而热退矣。继而十日不大便，复有微热，余以半硫丸下之，得干粪，精神复爽慧，从此慎摄，可以逐渐复元，余亦不复往。二月初忽以急足来迓，谓病有变。余莫明其故，姑往诊视，则目上视，环唇汗出，两手无脉，一手脉仅两至。问所以致此之由，因服半硫丸得大便后，又便秘半月，鉴于前此用药之难，不敢予药，以灌肠皮带导之，不图遂有此变。锦宏请处方挽救，余谢不敏。仲英谓此时更能挽救，其技始真能服人。余哂之曰：凡事成之至难，败之至易，治病较之寻常事件尤甚。此病所以不能挽回者，因伤寒之变化至中阴溜腑止，前此便秘用半硫丸，即是溜腑自尔，日得大便后又半月不更衣，其生机即在此处。何以故？以阴病变阳也。今以涤肠法隳其自复之脾阳，吾疑公等之不欲其生也，奈何复言挽救？锦宏声泪俱下，锦之环境甚窘，而爱女如此，余亦爱怜女儿甚于儿子者，且余之儿女多死于医，不觉为之下同情之泪。寻思凡败象之见，其来渐者不可救，暴者拨乱反正却有可愈之理。因令购艾绒于关元穴灸之至八九壮，毫无影响。余曰：此当以五十壮为期，业已目上视而无脉，灸与不灸均之是死，计无复之。遂不返顾，至九十壮汗敛，脉两手皆有，乃以大剂参附频频予服，一面继续再灸至七十余壮，病者呼痛始止。是日薄暮至夜半，进附子、人参各三钱，两钟时再灸，至黎明又五十余壮，脉见缓滑。余曰：可矣。止艾炷，以千槌膏盖灸疮处，饮以米汤，病者得美睡。从此不敢妄予药，病亦竟不复变，至七月间，肌肉充盈，病乃全除，精气全复。

自西法治病盛行后，向患便闭者殆无不知有灌肠皮带及打密唧筒。因中国古法仅有蜜煎导，而药肆中又不备此物，诚不如西法之灵捷便利也。然有两种病不可用为余目击，其害至数十次无一或爽者。一为伤寒之阳明经证，二为痢疾。伤寒最喜化燥，最忌漏底化燥，则一清可愈，漏底则阴证立见。惟阳明腑证当然可用，其非伤寒大便燥结者亦可用。至于痢疾里急后重，所苦者即是粪不得出。西医往往涤肠，即非医生亦往往有此感想，以为涤肠总无大害，不知病理不如是简单也。痢疾之滞下，初起十九属湿热，其有从洞泄变痢者，亦在化热之后，以故太阴腹满症往往有用理中遽变滞下者，故初步皆用寒凉攻下，《伤寒论》之白头翁汤用连、柏、秦皮即是此理。舒驰远长于用温短于用凉，因疑白头翁汤非仲景方，其意盖以凉药为疑，不知痢疾初步之无寒证也。然痢疾之后重在肛门之闭结，而其病笃则在肠胃。又肛门之所以闭，由于气坠，故用枳实、大黄攻其胃肠之积热，会病势差减，用升麻、川芎升举其下坠，则病势更减。若用灌肠法，胃肠之积绝不因此荡涤，而下坠之气则因荡涤而更甚，用一次虽不能愈病，尚能减热而稍松，用多次则大肠由热变冷，白头翁汤之阳证变为桃花汤之阴证，甚且有亡阳而大汗肢冷，非附子大剂不能挽救者。张女之病从前后药效推断，其为灌肠败事，丝毫无疑，是今日治医者不可不知也。（《药盦医案全集·旧著鳞爪》）

（3）吾乡先辈刘少寅先生，光绪中为嘉兴府知府，后即入嘉兴籍，其所居曰保忠埭民五。少寅先生之女公子病，由其孙问筹世兄来沪延诊。病者二十二岁，尚未出阁，其病证初起发热，医谓是温病，服药不效，前后易五六医，延时两月，愈病愈重。旧方纸厚寸许，略一审视，初起豆豉、豆卷，其后均鲜石斛为主药，共四十余纸，每纸石斛三钱，有五钱者，最后则为霍山石斛，综计所服各种石斛至少当有十二两；又其后则为羚羊角、犀角；又其后旋覆花、代赭石；其后紫雪丹；最后则为稽豆衣、糯稻根须。嗣是五日无方，盖已谢不敏矣。视病人则不能动不能言，肉削殆尽，热不退而脉数，遍身无汗，日进粥汤一两羹匙，舌色灰腻厚润，热百零四度，溲有而甚少，气短蜷卧似寐，目尚能瞬而已。病家问如何，余曰此坏证病也，纯为药误，恐不可救。病家自固请挽回，余思既远道来此，亦断无不用药之理，乃为处方，方已不记忆，仅忆是麻黄附子为主，炙麻黄五分、炙附子块一钱。书方已，由问筹偕往游鸳鸯湖。时为八月既望，烟雨楼中光线绝佳，楼外烟云，湖中舟楫，水面菱茨，界为方罫，如铺绿茵，款乃时闻，光景清绝，为之留连竟日。

问筹意在泥吾行，游兴既阑，复往饭店晚餐，延至九钟，当日已无火车可行，乃偕归。因病人不能言，亦不能动，故药后无所表见。余诊其脉，其数度如梨园中之板鼓，骤如急雨不可数，急以寒暑表试之，得百零五度零六，为之大惊失色。病家问如何，余挢舌不能答也。乃至其家厅事中，屏人独处深长以思，已而复入诊视，按病人之胸脘，觉鸠尾骨膛中板然而硬，复四旁按之，察其有无边际，则硬处大如五寸碟子，俨如癥痕，乃处方如下：制附片三钱，柴胡一钱半，姜半夏钱半，吴萸钱半，薤白三钱，炙甘草一钱，云苓三钱。煎成已十二钟，即予服十之七。寻思药已入腹，更无推敲余地，苟不予药，宁有幸者冒险不悔也。乃嘱问筹四钟时醒我，是夜竟得酣寐，黎明时更入诊，脉已软缓，以热度表测之，得百零一度，心为释然。然乃将头煎余药并二煎予服，至八钟能言矣。将原方去柴胡，减附子为一钱，吴萸半之，其余副药略相称。嘱服四剂，以十点钟车返沪。越四日，复延诊，他无所苦，惟腹胀不得大便，便仍以半硫丸下之，计每次一钱，服两次而便行。嗣后竟弗药，仅以糜粥调理，至翌年五月始完全复原，遍身肌肉再生，可谓绝处逢生也。

按：此病本是伤寒系之温病，医者误认以为暍病，而以叶天士医案之法治之，遂致误入歧路。夫暍病是暑温，在伤寒范围之外；通常所谓风温、温热，乃伤寒之类之热病，在伤寒范围之内。此古人所未明者，且叶天士、顾景文等仅知暑温不可用伤寒法，而不自知其石斛、羚羊、犀角杀人反掌，即暑温亦不可用，后人复漫不加察，谬种流传，滔滔皆是，固不必为嘉兴医生咎也。以上所说，可参观《温病讲义》，至吾所用之方，为变相真武汤，为舒驰远所常用者，半硫丸则宋窦材《扁鹊心书》法，此两法若何可用，若何不可用，说详后。（《药盦医案全集·旧著鳞爪》）

2. 热结旁流医案 有住英租界南京路逢吉里金姓者延诊，不知其为何许人也。病者为三十余妇人，其病至重，发热可二十余日，肢寒脉软，热不退，昏不知人，舌色灰腻而润，不能食。大便如水，不能起而更衣，粪尿皆壅，以败絮臭秽殊甚，其最可怕者，遍身均微见痉挛，手指瞤动而谵语时作，目直视，自言自语。省其所言皆鬼话，谓堂中有某某人在其床前碰麻雀，床上更有姊妹邀彼至某处，据其所言，几乎满室皆鬼。按其胸腹不知痛，亦不见蹙额手拒诸反应动作，而前板齿则燥。视前方计二十余纸，皆上海著名高价之中医，而某甲之方最多，近二十纸。每纸皆石斛三钱，有五钱者。石斛之名称不一，曰鲜石斛，曰金钗石斛，曰铁皮石斛，曰风斛，曰霍山石斛，曰耳环石斛，每方之药价从一元四五角起，其最高价一剂可二十元余。因注意病者之生活程度，病者居住仅一楼面，所谓楼面者，一楼一底之房屋。仅租赁楼房前半间之谓上海四五等贫家之居处也，此半间屋中破旧藤椅一，板一，桌一，旧红木橱一，旧铁床一，床上蚊帐补缀如衲衣，观此陈设与其所住楼面之经济程度恰相称。再注意研究其病情，发热三候，神昏谵语，益以自利，不问可知是伤寒。伤寒之误治曰误下、误汗、误清、误温，无不可以原谅，独无用甘凉之石斛遏热不出之理。即让一步说，照叶派治法亦自有变换，断无一味石斛自始至终三候不变之理。夫能生死肉骨，自是良医，苟其动辄杀人，为害犹非甚烈，在病家闻此医之多杀将裹足不前，在医者因营业之不振将发奋而研究，是医而杀人，其结果则为演进，始而为庸医，其后来犹有不庸之时。若其用药既不能活人，复不能杀人，则将终生为庸医。近人且辗转效尤，习医者专门以不死不活为目的，而病家之受祸乃酷矣。若此病者，本属窭人，但因求愈心切，忍痛出高价以延医，更忍痛出高价以买药，残喘仅延，债台已筑，天下吃亏事宁有过于此者？余于是对于某医深恶痛恨，后年余偶值此医于病家，渠又出其惯技，风斛、霍斛、铁皮斛，涂鸦满纸，而病者则为一出痧子之小孩，已拜石斛之赐昏不知人矣。余恨极几欲饱以老拳，其实两人前此且不识面，无论恩怨，此医见余以盛气凌之，亦自莫名其妙，此殊堪喷饭者也。今姑置此而言金姓之病，此病为伤寒已不待言，所当考虑者是伤寒之阳明腑证抑是少阴证。少阴有自利，俗称漏底。伤寒阳明亦有热结旁流之症，少阴自利是粪水热结旁流，亦称为粪水，绝相似而至难辨。又阳明矢燥则谵语，少阴亦有谵语。自来医家分谵语为两种，一种曰郑声，一种曰谵语。谵语者，语无伦次，其人如狂；郑声者，语音细微，言而再言。郑声为虚，谵语为实；实者阳明，虚者少阴。然纸上言之了了，施之实际仍不能无疑义，所以然之故，病情变动不居绝不能与印板文字恰恰吻合。病有弃衣疾走，登高而呼者，实之极端也。有仅仅唇吻辟阖，恍恍惚惚，若有所见者，虚之极端也。走极端者易辨，邻疑似者难知。古人又以小便之清赤辨虚实，舌苔之润燥辨虚实。其言则是，而事实上则全非。少阴证有舌燥溲赤，得大剂附子、吴萸后舌转润而溲清长者。《内经》所谓阳扰于外阴争于内则九窍不通，舌无津溲短赤即九窍不通之谓也。古人又以脉辨虚实，谓脉任按者为实，沉微者为虚，则更不然。脉缓软而沉，沉而弱，沉弱而不至于伏，皆阳明腑证所有者，以大剂承气攻之，其脉始出，正是习见不鲜之事理。由详《脉学发微》：少阴证脉数，数而硬，硬而忤指者，比比皆是，予以大剂附子，其脉转和，所谓脉有阴阳和之气，即指此也。此外，又有肝阳胆火载痰逆行、神经剧变、笑啼并作者，此病与伤寒迥殊，而医者不察，往往混施医药，致多不救者。此当于他日详之。今只言伤寒，伤寒之阴阳虚实既如此难辨，则将奈何？曰：医学所以贵乎根本解决也。读者知脉之所以硬由于纤维神经起反应之故，则阳明证不能滥于少阴；知肠胃扩张过当，手足可以见抽搐，则少阴不能滥于阳明。何以故？因阳明证是阳盛而热，第二步事；少阴证是阳虚而寒，阴虚而热，第三第四步事。就种种方面推考，灼然可见，不致有混淆也。金姓妇之病，脉软舌苔灰润而腻，即此二端，便可知非第三第四步事，非阳虚或阴虚之证，然则非大承气不为功。假使其家而富有者，即处方之后更无其他问题。今病家贫如此，而承气之用极有出入，药力太重将伤及元气，太轻则药不及彀，最好用轻剂药后，六点钟如无动静，斟酌情形，继进一剂。此即仲景一剂分数次服之法也。吾因其贫为之节费，因语之曰：病诚危，药后必须再诊，吾当自来，不必更送诊金也。乃为处方：生大黄一钱，玄明粉六分，厚朴四分，枳实一钱，嘱一次尽剂。六钟后更往，谵语略少，别无动静，脉软如故。嘱更进一剂。明日复诊，已得大便，鬼物悉不复见，神志清楚，热亦渐退矣，更调理五六日竟愈。自第二次复诊至于痉愈，其家不复送诊金，余亦置之。嗣知其家固不贫，病家之夫曰金楷声，汇中西饭店管账，年收入二千元，逢吉里之楼面乃其母家也。是年中秋金君赠予以甚丰盛之礼物，且登报道谢，又广为介绍。鄙谚有云：君子落得为君子。余固不敢以君子自居，然虽俚语，亦耐人寻味也。（《药盒医案全集·旧著鳞爪》）

3. 喉证医案 小女毛头才六岁，呼喉痛，视之一边有白腐，如花生仁大，其症状发热、恶寒、无汗。余于评白喉忌表时，即认定此种症状，等于伤寒太阳病。唯此病传变始终不离咽喉，且舌绛口渴，是温热症状；其脉类洪数，大都无汗，于初起时得汗，则喉痛立痉减，此表闭阳郁之证也。今不问其喉烂与否，仅解其表，而清其热，在法当瘥。其时已夜三钟，不及买药，姑俟明日，乃晨六钟视之，喉间白腐两边均有，其面积较三钟前增加一倍。病毒进行之迅速，良为可惊。即以麻杏石甘汤予服，而内子见报端广告有某药房保喉药片，急足往购，每半钟含药一片。向午汗出，傍晚热退，喉间白腐面积缩小，作黄色微带绿，其不腐处则作殷红色，痛则大瘥。是夜得安寐，翌晨霍然。余深信麻杏石甘汤之中肯，而内子颂保喉药片之功德不置。讵女儿才瘥，十二岁之儿子复病，病状尽同。余已有把握，不复惊惶，然颇欲知保喉药片与麻杏石甘功效孰胜，因勿与药，专服保喉药片。越三钟视之，白腐仍增大，唯不如不服药片者之速，痛亦不甚剧，而壮热无汗则略不瘥减。更进保喉药片，胸闷泛恶，不能受矣。内子惶急，促余予药。余曰：君谓药片佳，故余欲一观其成绩也。内子怒余目，谓此何等事，乃作隔岸观火态度，余乃令屏保喉片弗服。更两钟，喉痛觉增剧，乃予麻杏石甘汤，喉遂不痛，越宿霍然愈矣。嗣是每值此证，予麻杏石甘，无不效者。（《伤寒论研究·卷二》）

4. 痧疹医案 是年九月，家四太爷延诊其第六子病孩，为六个月婴儿，壮热、脉数、无汗，不啼、不乳，两日夜，气促鼻扇，目光无神，病家恐出痧子，以纸捻蘸油燃烛，照其面部。余以纸捻向东西移，其目珠乃不随光转动，试以电灯亦然。视前方，不过豆豉、枳壳。初起发热，至是凡六日，第四日陡增重，则因是日曾服金鼠矢半粒，药后下青色粪，遂不啼不乳。初服金鼠矢，热势略杀，是日复壮热，始惊惶。余有两儿一女，皆因发热时医予以香药而殇者，而此孩才六个月，且气促鼻扇，目不能瞬，计已无望，因不敢处方。家四太爷固强之，仍逐层推敲，久之忽有所悟，因用生麻黄四分、葛根一钱、黄芩八分、炙甘草六分，仅四味，嘱尽剂。翌日复诊，诸恙悉瘥，目能动，啼且乳，微汗出，热且退矣。原方去麻黄加枳实、竹茹，霍然而愈。（《药盒医案·旧著鳞爪》）

5. 食积医案 余最初为人诊病，为家七太爷眉卿之第五子，七太爷住北城都路贞吉里。其五少爷当时生才十四个月，壮热、不啼、不乳，亦无涕泪便溺，延医诊视，予以普通应酬之方豆豉、豆卷等，服后无效，神色则愈昏迷，直两日夜，了无变化，乃惶急无措。专足至商务编译所延诊，七太爷所以急而招我者，因闻小女慧男生才七个月患伤寒，中西医均束手，而吾以麻黄汤自疗也。余视其病证，脉数、肢温、热甚壮，微有汗意，舌苔不绛不糙，唇亦不干，惟目光无神，目珠微向上，按其腹部不硬，按胸部则眉蹙。其时为七月，余思时虽盛暑，却与暑湿无关，是食停上膈证。经云：在上者因而越之。是可吐也，因为书瓜蒂散，生豆豉三钱、生山栀三钱、甜瓜蒂五个，因方中无贵药，嘱其后即近处小药店中购之。既而购药者归，谓无甜瓜蒂，仅有南瓜蒂，余思南瓜蒂甚大，五个殊太多，乃改用两枚，并谓病家，药后如不吐，可以鸡羽探喉。归后殊不放心，翌晨自往探视云药后吐泻并作，已能啼矣。亟往视之，才入室，见病儿目灼灼向余审视，余喜曰愈矣。视其所下皆黄粪成块者甚多甚多，此症停积虽多，舌无黄苔，用表药既非其治，用攻药亦不能一药而愈，以承气证未具也，当时用瓜蒂散，只欲其吐，不虞其泻。（《药盦医案·旧著鳞爪》）

七、参考文献

1. 恽铁樵. 恽铁樵医书合集［M］. 天津：天津科学技术出版社，2010.
2. 曹瑛，臧守虎. 恽铁樵医著大成［M］. 北京：中国中医药出版社，2019.
3. 恽铁樵. 恽铁樵伤寒金匮研究［M］. 福州：福建科学技术出版社，2008.
4. 吴谦. 医宗金鉴［M］. 北京：中国医药科技出版社，2011.
5. 丁坤. 恽铁樵对《伤寒论》学术思想的继承和创新［D］. 北京：北京中医药大学，2017.

八、原著摘录

《伤寒论》六经上篇

《伤寒论》第一重要之处为六经，而第一难解之处亦为六经。凡读《伤寒》者无不于此致力，凡注《伤寒》者亦无不于此致力，卒之能得精义者竟无一人。此处不解，全书皆模糊影响，有何医学可言？尝忆某名人之言曰："中国尽许有良医，然断不能以其所学传授于人。"此两语骤视之极费解，然按之事实，确是如此。夫医术果良，自无不可以传授他人之理；必心所能喻，不能使人共喻，然后其术不传。若是者，非术之精微不可言喻，乃因其学说不能彻底明了故也。学说不能彻底明了，虽能生死肉骨，谓之不良也可。若鄙人所研求而得者，可以自喻，可以喻人，无丝毫模糊影响者存于其中，此则差堪自信者，今为之逐层推论如下。

自来注家皆言太阳主一身之表，阳明主一身之里，少阳主半表半里。吾请得申说其义曰：太阳之为病，常恶寒，恶寒乃皮毛上感觉之事，皮毛是躯体最外层，故太阳主一身之表，此可解者也。阳明病为胃家实，阳明腑证发热、神昏、谵语，用承气汤下之，得燥矢则热解，谵语亦除。是发热谵语之故由于燥矢，燥矢在肠胃，肠胃为躯体之里面，是阳明主一身之里，亦可解也。少阳主半表半里者，少阳之为病，发寒热，先寒而后热，释之者曰：病邪从里出表，至太阳则恶寒，病邪从表陷里，至阳明则恶热，少阳之外一层为太阳，内一层为阳明，故曰少阳半在表半在里。此犹之可解也，然虽可解，而已有不可解者在。太阳有恶寒之病，太阳亦有发热之病，何以少阳之出表者纯粹恶寒？且皮毛为表，肠胃为里，此半表里之少阳，其在皮毛、肠胃之间乎？至于三阴，其说乃不可捉摸。太阴为至阴，故无热可发；厥阴为两阴交尽，少阴为太阳之底面，故太阳之病有直传少阴者。考之诸家之说，大略相同，大都如此。夫三阳既有表有里有半表里，则三阴当亦有地位可言。太阴为至阴，揆之阳在外阴在内之义，既云至阴，既当居最里之地位，然而厥阴为两阴交尽，既是阴之尽处，似当较太阴所处地位为更里也。少阴为一阴初生，其地位近太阳，似少阴当为三阴之表。少阴为表，厥阴为里，岂太阴为半表半里乎？遍考各家，均未言也。或又引《内经》"太阳为开，阳明为阖，少阳为枢；太阴为开，厥阴为阖，少阴为枢"之文。

准此以谈，为开之太阳为表，则主开之太阴亦当为表；为阖之阳明为里，主阖之厥阴亦当为里；为枢之少阳为阳之半表半里，为枢之少阴亦当为阴之半表半里。然而各家均无此说，抑又何邪？肾与膀胱相表里，肝与胆相表里，脾与胃相表里。将膀胱之足太阳为表，肾之足少阴亦为表，胆之足少阳为半表半里，肝之足厥阴亦为半表里，胃之足阳明为里，脾之足太阴亦为里乎？揆情度理，似乎此说为近似，然而各家均无明确之表示。何以于三阳则言之凿凿，于三阴则绝口不谈？揭开假面具言之，各家虽甚致力于六经，各家于六经之三阴均未能彻底明了也。朱子有云，吾读书未尽一页，不敢读第二页；未尽一卷，不敢读第二卷。所谓尽者，谓能尽行明了其意义也。今各家于六经之三阴既未能了了，何有于以后种种？而如喻嘉言者流，方且大放厥词，连篇累牍，刺刺不能休，是亦不可以已乎？（《伤寒论研究·卷一》）

麻黄汤

太阳病，头痛，发热，身疼，腰痛，骨节痛，恶风，无汗而喘者，此汤主之。尤在泾曰："虽本文不言脉紧，然可从无汗而推，犹上篇伤寒不言无汗，以脉紧该之也。"柯韵伯曰："麻黄八证，头痛、发热、恶风同桂枝证，无汗、身疼同大青龙证，本证重在发热身疼，无汗而喘。"

按：头痛、发热、恶风为太阳中风、伤寒共有证，尚省去一项强在内。无汗身疼虽同青龙，然青龙本麻黄系，当以青龙汤属之麻黄，不当因青龙汤在前，而以麻黄汤隶属青龙，此甚明显，是青龙同麻黄证，非麻黄同青龙证。至于喘则有汗无汗之辨，有汗之喘，麻黄不但不能止，且犯禁。若无汗之喘，王朴壮云"喘正因无汗，得汗则喘止"，是麻黄之定喘乃因发汗之故，此屡验而不爽者（参观四卷小女伤寒案）。是麻黄汤之定义当云：太阳伤寒，脉紧，发热无汗，其余皆副证，不必尽具者也。第观下文太阳阳明合病一条，及太阳病十日已去、脉但浮者一条，可以证明吾说。本条禁例为脉微弱，汗出恶风者不可与，第本条未言，于大青龙言之。大青龙汤较之麻黄汤重要成分，仅多一石膏。石膏，有汗固不禁，因知脉微弱、汗出之禁指麻黄言也。（《伤寒论研究·卷一》）

小青龙汤

伤寒表不解，心下有水气，干呕，发热而渴，或咳，或噎，或小便不利，少腹满，或喘者，主此。

按：水气，诸家均释作水饮，冠以或字者为不必悉具之证，其说是矣。但证之经验，有不然者。此病咳与喘为必具之证，细循方药，乃专治肺者，是所谓心下有水气，实即肺中有水气也。有可以证明吾说者，试条举如下。（一）小青龙汤证凡两条。第一条表不解，心下有水气，喘咳为或然证；第二条专举喘咳而著一微字。循绎第二条服汤已云云，汤即小青龙汤，是两条实只一条，第二条之意义，乃服小青龙汤之后，本不渴之病而见渴者，仍主小青龙。然则第一条亦只咳与喘耳，太阳之病表不解，干呕发热，均非小青龙汤独有证，小青龙汤独有者为心下水气与咳。诸家释水气为饮，谓水饮射肺则咳，是肺中有水也。肺中有水，例无不喘者。（二）本论治水之剂曰五苓，曰真武，此处独不及茯苓、附子者，以苓、附与肺水无干也。（三）宋·窦材著《扁鹊心书》，专用艾火、硫黄、附子，而不满意仲景。其书诚不无可议之处，然有一条如流行感冒之伤风咳嗽，窦独谓之肺伤寒，亦用附子，余曾试之而效。细辛、干姜、五味子为镇咳之剂，凡遇肺水喘咳之证，小青龙汤加附子（有汗者去麻黄），殆无不效者。（四）本年值此证最多，有曾经西医诊治而余接手者，有与西医会诊者。凡用听筒听之，肺中有水声者，例无不喘。有以上四者，本条或喘两字，转疑有误，详悉言之，姑不下断语，以待明者。

又方后有若喘去麻黄之文，汗出而喘用麻杏石甘，太阳篇中凡两见，注家均谓麻黄能定喘，而疑此处去麻黄之非，以故尽有多数注家，疑此处方后加减为后人羼人，非仲景意。鄙意有汗用麻黄，总属非是，亦竟未敢尝试。然无论如何，苟此处去麻黄而是，则麻杏石甘条为非，二者必有一错。若以加减法例本文，又安知本条所举之证无或误者，本论三卷发汗后饮水多必喘，亦可与本条互证。（《伤寒论研究·卷一》）

《金匮翼》仲景小青龙汤，散外寒，蠲内饮

麻黄 芍药 干姜 炙甘草 细辛 桂枝各三两 五味子 半夏各半升

此散寒蠲饮之神剂。东垣云：肺寒气逆则宜五味子同干姜治之，有痰者以半夏为佐。按《金匮》厚朴麻黄汤，加厚朴、石膏、杏仁、小麦，减桂枝、芍药。《圣济》干姜汤，加紫菀、杏仁，减芍药、细辛、半夏。《外台》羊肺汤，加款冬、紫菀、白前、食茱萸，减麻黄、芍药、半夏。《易简》杏仁汤加人参、茯苓、杏仁，去麻黄。其干姜、五味、甘草，则四方如一辙也。盖本一青龙而各有裁制耳。

小青龙汤，本书历举《金匮》《外台》《圣济》《易简》四书之加减，谓干姜、五味、甘草四书皆同，自是一种研究方法。鄙人对于此方所得者则不同，兹述其经验及理论如下。

小青龙汤之主治为喘咳。伤寒注家谓：水寒射肺，为喘咳原因。饮之为义，是痰之稀薄者，故曰水饮。肺寒然后有水饮，若肺热则水饮变为稠痰。胸膈停水，肺气不得下降则上逆，是即所谓水寒射肺。但此为喘咳之一种原因，而痰与饮之辨，可谓用此方标准之一。

就方药研求，喘之原因，实由于肺闭。肺何以闭？其真相为气管变窄，此即西国所谓支气管炎之定义，肿与痛、与热之谓。凡气管炎肿变窄，呼吸下利，则鼻翼举筋起救

济作用，使鼻孔扩张，以补助呼吸之通利，如此则鼻孔扇张，通常谓之鼻扇。于是可下一定义曰：凡鼻扇者，皆气管变窄者也。本方之麻黄与细辛乃开肺之药，感寒则表闭，气管变窄则鼻扇，麻黄与细辛并用以治此两种见证。可知此两药之能开，而各有所司。故喘而鼻扇、无汗为用此方标准之二。

　　方中姜、桂为肺寒而设。肺之寒不寒，吾人不得知，所藉以推测者，为所见之证。既云寒，当然舌质不绛，舌面不干，脉象起落必宽。于是可以舌面润、舌质不绛、脉起落宽为用此方标准之三。

　　方中半夏为痰饮而设，麻黄为解表而设，桂枝、芍药、甘草为和营而设，细辛为肺闭气喘而设，五味子为监制细辛而设（此有医案可证，案附后）。以此为原则，加减之法有可得而言者。有汗而他种见证毕具者，去麻黄。舌面干、舌质绛者，去姜桂。烦躁、舌干、渴引饮无汗者，去姜、桂，加石膏。烦躁有汗、舌干绛、渴引饮而几几恶寒者，并去麻、桂、干姜，易以葛根、芩、连、石膏，岂不头头是道邪。

　　附：家北生先生医案。家北生先生为余族叔祖，寒族人丁数千，仅有谱牒祠堂为之维系。余幼孤，曾受卵翼于先生，故族谊虽疏远，而情谊则甚关切。先生年五十，病温热夹食，非重症也。里门医生治之不效，家人疑惧，有沪医某，与先生及余均薄有雅，故促余电招之。见证为发热多汗，室中有病气，舌苔黄厚，口臭，热壮，神情不甚爽慧。沪医方为清水豆卷、射干、黄芩、炙草、蝉衣、桑叶等，再进不效。病人本有两妾，或谓病前曾内而受惊，于是医者以为夹阴伤寒。适有介绍医生者，医来为一白须老人，顾年事虽高而学识实荒伧，渠闻病得之内与惊，力主夹阴伤寒之说，定小青龙汤，麻黄一钱，细辛八分，五味子五分，姜桂各八分。沪医因己方不效，意在规避；伧医议论横生，沪医唯唯诺诺。时有里医，年颇少亦在座，谓细辛直开至肾，恐有险。伧医哂之，谓既知夹阴，岂可畏此适当之药？病家乃决计与服。药后无所可否，翌日复延伧医，则主张去五味子。方既定，余曰既用小青龙，去五味子则非仲景方意。此事在二十五年前，尔时余仅读《温病条辨》，且不通其意，实不知小青龙为何物也。沪医谓去五味则细辛之力专，肾邪得出也。讵知此药入口，才两刻钟许，病人汗脱而逝。

　　近来见类此之伧方两次，有用细辛至钱半，且两三剂者，虽未当时即脱，然卒不救。读《伤寒》者，第一当注意药量，须知细辛、甘遂、巴豆等，皆至悍之药，凡用此者，只能全剂研粗末，煎服方寸匕，不能以分量计。近人有注意古量考据者，然当问能否与病相得，仅就书本上做工夫，还是不妥。须知此等药，迥非附桂之比，多服无有不杀人者，细辛通常用一分即效，多至三分。（《读金匮翼》）

治太阳不传经之证据

　　小女慧男，今九龄矣，读书绝聪慧。当初生六个月时，病发热，热壮无汗，气喘。延友人诊之，予以清水豆卷，一剂依然，两剂依然，延六日，热壮气喘，暵热无汗，而药方总不变。乃改延陆菊轩先生，陆谓此伤寒也，热甚高，须用冰，大约须三礼拜，但此为婴儿，质小病重，愈否尤难必。内人闻用冰，大惧，期期不可，陆辞去。余思此必《伤寒论》之太阳证，当用麻黄。但陆为西医，西国伤寒，是否即中国伤寒，当时未涉猎西籍，无从得知。然无汗而喘，为太阳不解，已可断言。《伤寒论》麻黄汤条云：头痛，身疼，骨节疼痛，腰痛。凡此皆病者自觉证，今病者为婴儿，自无从知。惟热壮无汗，阳郁，桂枝决不可用。乃用芩连葛根汤，加麻黄七分。方从傍晚定，踌躇至午夜始与服，服后仍无汗，天明喘略减，热亦略减。八钟许复与前方一剂，日午微有汗意，热退神清索乳矣。更延陆君视之，渠颇以为诧，言病已愈矣。此为余第一次治伤寒。吾乡有特殊之风尚，凡子弟毕五经者，辄令读医书，故吾幼时曾读《医学三字经》及《素问》与《温病条辨》，此三书不伦不类，乃一炉共冶，自今思之，极为可笑。然当日觉《内经》不可解，《温病条辨》亦不可解，等是莫名其妙。戊戌而后，菲薄中医者渐多，吾亦耻言曾读医书。自经小女此次之病，然后知中国医学尚非全然无用者。麻黄所以用七分者，实因《世补斋医书》考定古量一两合今量七分六厘之故。嗣后用麻黄不过四分，若不及彀，宁继服一剂。余所以详录此案者，所以证明治太阳而当，病即愈于太阳之说，非仅理想也。（《伤寒论研究·卷四》）

热至百零五度零六不死

通常热病，热度以摄氏表百零四度为极点，过此则病剧难治。重证百零四度零二所常见者，其病往往难治，若至百零五度以上，则高明之家，将望而却步矣。然余曾治三人，皆百零五度零六，其二竟愈，其一延一日即死。惜已不甚记忆，兹简单记之。

前年友人某君介绍治一病人，其人肥而多痰而喘，热至百零五度零六。某君治之半月，日见增剧，最后见热度太高，不敢用药，因延余。诊其脉乱，二便均无，气上涌不止，向吸鸦片，此时因气壅不能吸，面部浮肿。余亦不敢治，谢不书方，嗣询知仅至是日夜半即死。承天英华学校校长周志禹君，病伤寒，热亦至百零五度零六，西医两人皆谢不敏。杨凛知君延余往诊，其见证为夹湿者，脉不乱，气亦不喘。余思，论色脉不死，然因热太高，不敢许以可治。因其夹湿胸闷，热有起落，以达原饮开之，颇效。三日后，但欲寐，神志不了了，以真武汤继进，溲多寐酣，热亦退。前后共治七日，竟痊愈。吾乡刘少英先生迁居嘉兴，其女公子患伤寒两月，由其孙世兄刘问筹延诊。其病大肉尽削，仰卧于床，不能动，不能言，终日进粥汤两羹匙，延喘而已。视前方，始而栀、豉，继而石斛、生地，石斛凡三十余剂，每剂三钱，有五钱者，最后神犀丹、羚羊角、猴枣、紫雪，又用糯稻根须、冬瓜子，问筹语余，谓医生皆谓无药可用。余曰：此少阴证也，大肉已削，恐不救。予以轻剂麻黄附子，计麻四分、附一钱。讵是晚脉遽增数，至于乱不可数，以热度表量之，则一百零五度零六。余思此必有药积，按其胸硬而眉蹙，踌躇至再，以舒驰远斩关丸予之，附子三钱，吴萸半之，柴胡亦钱半。药后至四钟，脉竟得和，热退至百零一度，调理月余而愈。此三证皆百零五度零六，第一证所以不敢治者，即因其气奔迫上涌。自今思之，殆勉强治之，亦必不愈。然则热度过高，非必死证矣。（《伤寒论研究·卷四》）